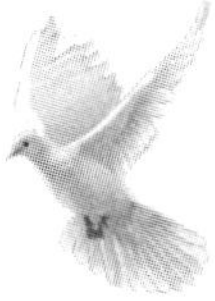

心理健康教育丛书

心理卫生

Psychological Health

王　玲　主编

暨南大學出版社
JINAN UNIVERSITY PRESS

中国·广州

图书在版编目（CIP）数据

心理卫生/王玲主编．—广州：暨南大学出版社，2012.8
（心理健康教育丛书）
ISBN 978－7－5668－0164－7

Ⅰ.①心… Ⅱ.①王… Ⅲ.①心理卫生 Ⅳ.①R395.6

中国版本图书馆 CIP 数据核字(2012)第 066461 号

出版发行：暨南大学出版社

地　址：中国广州暨南大学
电　话：总编室（8620）85221601
营销部（8620）85225284　85228291　85228292（邮购）
传　真：（8620）85221583（办公室）　85223774（营销部）
邮　编：510630
网　址：http://www.jnupress.com　http://press.jnu.edu.cn

排　版：广州市天河星辰文化发展部照排中心
印　刷：湛江日报社印刷厂

开　本：787mm×1092mm　1/16
印　张：20.25
字　数：480 千
版　次：2012 年 8 月第 1 版
印　次：2012 年 8 月第 1 次
印　数：1—3000 册

定　价：43.00 元

目　录

第一章 心理卫生概述

第一节　心理卫生的含义与意义

一、心理卫生的含义

心理卫生，又称精神卫生，是一个与生理卫生相辅相成的平行概念。对于生理卫生，人们都很熟悉，知道它是指维护人类身体健康、预防躯体疾病发生的一系列方法和措施。同样，心理卫生也是一门预防性学科，它是指一切为了维护人类的心理健康、预防心理疾病的发生、促进良好社会适应能力的方法和措施。正如著名社会学家费孝通教授为《中国心理卫生》杂志创刊号撰文中指出的："心理卫生即讲求心理健康和社会适应良好功能之道。"

长期以来，人们对于健康的认识更多地偏重于躯体方面。例如，《辞海》对健康的解释是："人体各器官系统发育良好，功能正常，体质健壮，精力充沛，并具有良好劳动效能的状态。"① 这一概念反映了人们对健康的不够完善的理解，忽略了心理的健康。世界卫生组织 1948 年成立时通过的宪章规定：健康……一种身体上、精神上和社会上的完整状态而不只是没有疾病和虚弱。也就是说，健康不但是指没有身体的缺陷和疾病，还要有完整的生理、心理状态和良好的社会适应能力。因此，我们既要重视躯体的健康，也要重视心理的健康，即既要讲生理卫生，也要讲心理卫生。

对心理健康和心理卫生的含义，《简明不列颠百科全书》（第八卷 615 页）是这样注释的："心理健康是指个体心理在本身及环境条件许可范围内所能达到的最佳功能状态，不是指绝对的十全十美的状态。""心理卫生包括一切旨在改进及保持上述状态的措施，诸如心理疾病的康复、精神病的预防、减轻充满冲突的世界带来的心理压力以及使人处于能按其身心潜能进行活动的健康水平等。"

可见，心理卫生是研究如何保持和增进人类心理健康的科学。罗沙洛夫（Rosanoff）在其著作中指出，心理卫生有这样三个目的：一是心理不正常（包括精

① 王效道．心理卫生．杭州：浙江科学技术出版社，1990. 2.

神障碍）的预防；二是以优生学或其他方法帮助人们在他的能力之内保护其天生禀赋；三是将天生禀赋及才能充分、妥善地运用于身体、社会、教育、职业等活动中，适应良好。[①] 卡尔·赫希特（Karl Hecht）也认为，心理卫生应理解为对人的心理健康进行的预防性保护，其方法是创造性地发挥大脑机能和充分发挥个人心理特征的最佳条件，改善其劳动和生活条件，确立人与人之间多方面的关系，以及提高人的心理对周围环境有害因素的抵抗力等。

综上所述，对心理卫生的理解可概括为：心理卫生既是研究如何维护和增进人类心理健康的一门学问，也是应用有关心理学知识和技术来改善人们心理健康的一种服务。从消极方面去理解，它以预防心理疾病的发生、防止心理出现异常为目的；从积极方面去解读，它以保持心理健康、增强心理抵抗力为目的。由此可见，心理卫生与心理健康可说是一体两面，若严格区分，心理健康是心理卫生的目的，而心理卫生是要达到此目的的手段。

二、心理卫生的意义

心理卫生的目的是要维护和增进个体乃至全人类的心理健康，预防各种心理疾病的发生。无疑，这是一项非常艰巨、涉及范围很广的任务。具体来说，心理卫生要透过以下几方面的任务来实现其目标：

（1）要预防心理障碍和各种精神疾病的发生。随着社会的发展，生活节奏的加快，人们的精神压力也日益增加。于是，心理障碍和精神病成为一种常见病和多发病。根据世界卫生组织的估计，全世界有 4 000 多万人患有严重的精神疾病，而且许多严重的精神疾病又多在青壮年时期发病，患者生活常不能自理，严重损害了社会劳动力。有的精神病人在激动兴奋状态下还会毁物伤人，破坏生产，影响社会。因此，针对心理障碍和精神病的预防工作成为心理卫生的重要任务之一。目前，我国的精神病防治工作可概括为三级预防：

一级预防是针对整个人群和社区的，它以促进心理健康发展为主要内容，以达到预防和控制精神疾病发生的目的。包括防止心理障碍的发生，减少社会人口中新的精神病的发生率，要求有效地解决那些导致心理异常的问题等。实际上，改善人民生活状况所作的任何努力都可谓之为一级预防。它的最主要的特点是范围广，涉及的问题多，因而有许多很难妥善解决的社会问题。

二级预防是指早期发现、早期治疗各种精神疾病，及时处理各种心理问题及精神障碍。其主要目的是使个体轻度的心理障碍不致出现急性发作或转化为慢性疾病，尽量使病程缩短，减少心理障碍造成的损害；早期、高效治疗精神疾病患者。主要方法包括提高心理疾病的识别能力、尽早发现精神疾病患者以及及时有效的治疗等。

三级预防是指减少机能障碍的危害和后遗症，主要是针对重度精神病。目的在于使病人尽可能多地保留人际交往和生活能力，实际的方法主要有维持治疗、康复训练、建立家庭病床和社区支持网络等。

---

① 王以仁等．教师心理卫生．台北：心理出版社，1992. 2.

在三级预防中，一级预防是针对病因的，是根本的预防。因此，揭示心理健康的本质，探讨影响心理健康的各种因素，寻找通过什么样的途径可以有效地增进人类的心理健康等等，这些问题都是心理卫生必须解决的问题。

（2）要根据人生各个不同年龄阶段的不同心理特点，制定出保持各年龄阶段心理健康的一般和特殊的心理保健的原则与措施，为积极增强人的心身素质和活动效能服务。

在人生发展的不同阶段，包括胎儿期、婴幼儿期、童年期、青少年期、成年中期、老年期，其心理卫生的目标和内容是不一样的，心理保健的原则与措施也就有不同的要求。例如，婴幼儿期的心理卫生目标是要保证儿童身体的正常发育，注意儿童智力的早期开发，塑造儿童最初的个性，培育儿童基本的道德品质和社会适应能力等。要实现这些心理卫生目标，就要求儿童的父母和幼教工作者，懂得儿童心理发展的特点和规律，妥善处理亲子关系，积极活跃家庭氛围，不断加强幼教工作者与家长的联系，寓教于乐，养教结合；在接触自然和社会的过程中，促进儿童体、智、德、美、劳均衡发展。而童年期的心理卫生目标与婴幼儿期有很大的不同。童年期需要注意学生读、写、算等基本学习技能的培养和训练，确保学生智能结构的完整与协调，使学生的个性、道德品质和社会行为在学校教育的影响下获得更快、更好的发展。因此，童年期心理保健的原则与措施，就应包括注意师生关系的融洽，课堂气氛的和谐，校园环境的优雅，关心学生的劳逸结合、全面发展，消除学生的恐学、厌学等不良情绪，在教材、教法、课外活动和社会实践等方面充分考虑学生的年龄特征和个别差异等。可见，阐明不同年龄阶段的心理卫生的目标、内容、原则与措施，也是心理卫生的重要任务。

（3）要研究和提供不同职业的人群在其生活、工作和劳动中的心理保健的原则与措施，努力提高全体劳动者的心理健康水平。

工作和生产劳动是人生的一项极为重要的内容。由于人们大部分时间都在工作中度过。因此，职业的性质和职业的环境，对于每个人的前途、幸福生活和心理健康等都起着很重要的作用。良好的职业环境，可以调动职工的积极性，提高工作效率，建立健全的自我约束机制，充分发挥职工的个人才能，增强职工的成就感和自豪感。同时，职业生活中的各种人际关系的处理，也对职工的心理健康起着重要作用。因此，研究如何增进不同群体的心理健康水平，这也是心理卫生工作者的重要任务。心理卫生要针对不同职业群体的心理特点和需要，找出提高其心理健康水平的措施和方法。

从上述心理卫生的任务中可以看出，心理卫生的意义不单是对各种心理障碍和精神疾病的防治，更主要是促进整个社会人群的心理健康。对个人而言，心理卫生要使个体自幼就培育健康的心理和完整的人格，树立正确的价值观和人生观，成为身心全面健康的社会成员。对社会而言，心理卫生有助于促进社会主义的精神文明建设及构建和谐社会。因为心理卫生的研究和措施有助于克服人的消极的心理状态，促进健康心理的形成，振奋民族精神；有助于缓解人际的冲突，改善交往环境，增进社会稳定；有助于塑造良好的个性，发展健全的品格，提高人们道德水平；有助于人的积极性和创造力的发展，推动社会主义现代化建设的进程。可见，心理卫生工作具有非常重要的现实意义。

第二节　心理卫生的原则与途径

一、心理健康的标准

（一）什么是心理健康

心理卫生的目的是要维护人的心理健康。那么什么是心理健康呢？关于心理健康的概念，1948 年第三届国际心理卫生大会曾对此下过一个定义：所谓心理健康是指在身体上、智能上以及情感上与他人的心理健康不相矛盾的范围内，将个人心境发展成最佳的状态。这个定义是把心理健康放在与他人的比较中来界定的。如果一个人同其他人相比较，符合同龄阶段大多数人的心理发展水平，那么这个人的心理状况就是健康的，反之就是不健康的。然而，这个定义在今天已不能为人们广泛接受，因为将个人与他人进行比较，只是衡量心理健康的一种尺度。一个人的心理是否健康，还可以用其他尺度来衡量。为此，有学者将心理健康定义为：心理健康不仅指个体没有心理上的疾病或变态，而且在身体上、心理上和社会上均能保持最高、最佳的状态，即心理健康包含有生理、心理、社会三方面的含义：

就生理层面而言，一个心理健康的人，其身体状况尤其是中枢神经系统应无疾病，其功能在正常范围之内，并无不健康体质的遗传。健康的心理必须以健康的身体为其先决条件，有了健康的身体，个人在情感、意识、认知和行为上，才能运作正常。所以说，健康的心理基于健康的身体。

就心理层面而言，一个心理健康的人，其个体必须对自我持肯定的态度，能自我认识，明确自己的潜能、长处和缺点，并发展自我。认识系统和环境系统也能保持正常而有效率，在自我发展上与人际和谐方面均能兼顾。人格发展健全，能积极面对现实，而不依赖消极的心理防御。

就社会层面而言，一个心理健康的人，在社会环境中能有效地适应，并能妥善地处理人际关系，其行为符合生活环境中文化的常模而不离奇古怪，角色之扮演符合社会要求，与环境保持良好的接触，且能为社会贡献其力量。可见，心理健康是一个包含有多种特征的复合概念。

（二）心理健康的特征

要判别一个人的心理是否健康，仅从某一方面去看是不够的，必须从多方面去考察。那么心理健康究竟包含哪些特征呢？

美国学者坎布斯（A. M. Combs）认为心理健康、人格健全的人应有四种特质：

（1）积极的自我观念。能悦纳自己，也能为他人所悦纳；能体验到自己存在的价值；能面对并处理好日常生活中遇到的各种挑战。虽然有时也感觉不顺意，也并非总为他人所喜爱，但是，肯定的、积极的自我观念总是占优势。

（2）恰当地认同他人。能认可别人的存在和重要性，既能认同他人又不依赖或强求他人；能体验到自己在许多方面与大家是相通的、相同的，又能与别人分享爱与恨、乐与忧，以及对未来美好的憧憬，并且不会因此而失去自我。

（3）面对和接受现实。能面对和接受现实，即使现实不符合自己的希望与信念，也能设身处地、实事求是地面对和接受现实的考验；能多方寻求信息，倾听不同意见，把握事实真相，相信自己的力量，随时接受挑战。

（4）主观经验丰富，可供取用。能对自己及周围的事物环境有较清楚的知觉，不会迷惑和彷徨。在自己的主观经验世界里，储存着各种可用的信息、知识和技能，并能随时提取使用，以解决所遇到的问题，从而提高自己的行为效率。

此外，著名心理学家马斯洛（Maslow）和密特尔曼（Mittelman）也曾提出判断人的心理是否健康的10条标准：①是否有充分的安全感。②是否对自己有充分的了解，并能恰当地评价自己的能力。③自己的生活理想和目标能否切合实际。④能否与周围环境保持良好的接触。⑤能否保持自身人格的完整与和谐。⑥是否具备从经验中学习的能力。⑦能否保持适当和良好的人际关系。⑧能否适度地表达和控制自己的情绪。⑨能否在集体容许的前提下，有限度地发挥自己的个性。⑩能否在社会规范的范围内，适度地满足个人的基本需求。

我国学者王登峰等人综合各方面的研究，提出了以下有关心理健康的八条标准：

（1）了解自我，悦纳自我。一个心理健康的人能体验到自己的存在价值，既能了解自己，又能接受自己，有自知之明，即对自己的能力、性格和优缺点都能作出恰当的、客观的评价；对自己不会提出苛刻的、非分的期望与要求；对自己的生活目标和理想也能定得切合实际，因而对自己总是满意的。同时，努力发展自身的潜能，即使对自己无法补救的缺陷，也能安然处之。一个心理不健康的人则缺乏自知之明，并且总是对自己不满意；由于所定的目标和理想不切实际，主观与客观的距离相差太远而总是自责、自怨、自卑；由于总是要求自己十全十美，而自己又总是无法做到完美无缺，于是就总是和自己过不去，结果是使自己的心理状态永远无法平衡，也就避免不了心理危机的产生。

（2）接受他人，善与人处。心理健康的人乐于与人交往，不仅能接受自我，也能接受他人、悦纳他人，能认可他人存在的重要性和作用。同时他也能为他人所理解，为他人和集体所接受，能与他人相互沟通和交往，人际关系协调和谐；在生活的集体中能融为一体，既能在与挚友同聚之时共享欢乐，也能在独处沉思之时而无孤独之感；在与人相处时，积极的态度（如同情、友善、信任、尊敬等）总是多于消极的态度（如猜疑、嫉妒、畏惧、敌视等），因而在社会生活中有较强的适应能力和较充足的安全感。一个心理不健康的人，总是游离在集体之外，与周围的人们和环境格格不入，孤单孤僻，没有朋友。

（3）正视现实，接受现实。心理健康的人能够面对现实，接受现实，并能主动地去适应现实，进一步地改造现实，而不是逃避现实；对周围事物和环境能作出客观的认识和评价，并能与现实环境保持良好的接触；既有高于现实的理想，又不会沉湎于不切实际的幻想与奢望。同时对自己的力量有充分的信心；对生活、学习和工作中的各种困难和挑战都能妥善处理。心理不健康的人往往以幻想代替现实，而不敢面对现实，没有足够的勇气去接受现实的挑战；总是抱怨自己“生不逢时”或责备社会环境对自己不公，怨天尤人，因而无法适应现实环境。

（4）热爱生活，乐于工作。心理健康的人能珍惜和热爱生活，积极投身于生活，并在生活中尽情享受人生的乐趣，而不会认为是重负。他们还在工作中尽可能地发挥自己的个性和聪明才智，并能从工作的成果中获得满足和激励，把工作看作是乐趣而不是负担。同时也能把工作中积累的各种有用的信息、知识和技能贮存起来，便于随时提取使用，以解决可能遇到的新问题，克服各种各样的困难，使自己的行为更有效率，工作更有成效。心理不健康的人总是感觉疲劳和压力大，视工作学习为负担，或不愿工作，或逃避退缩，感觉生活没有意义和乐趣。

（5）能协调与控制情绪，心境良好。心理健康的人愉快、乐观、开朗、满意等积极情绪状态总是占优势的，虽然也会有悲、忧、愁、怒等消极情绪体验，但一般不会长久；同时能适度地表达和控制自己的情绪，喜不狂，忧不绝，胜不骄，败不馁，谦而不卑，自尊自重，在社会交往中既不妄自尊大，也不退缩畏惧；对于无法得到的东西不过于贪求，争取在社会允许的范围内满足自己的各种需要；对于自己能得到的一切感到满意，心情总是开朗和乐观的。心理不健康的人常常情绪低落，或经常发脾气，不是自卑就是经常责怪他人，情绪波动大，难以控制。

（6）人格完整和谐。心理健康的人，其人格结构包括气质、能力、性格和理想、信念、动机、兴趣、人生观等各方面能平衡发展。人格作为人的整体的精神面貌能够完整、协调、和谐地表现出来；思考问题的方式是适中的，待人接物能采取恰当灵活的态度，对外界刺激不会有偏颇的情绪和行为反应；能够与社会的步调合拍，也能和集体融为一体。不健康的人常常看问题比较偏激，待人处事让人难以接受，有一些怪异的行为习惯，无法被大多数人接纳和喜爱。

（7）智力正常，智商在 80 以上。智力正常是人能正常生活的最基本的心理条件，是心理健康的重要标准。智力是人的观察力、记忆力、想象力、思考力和操作能力的综合。一般常用智力测验来诊断智力发展水平，智商低于 70 者为智力落后。

（8）心理年龄符合年龄特征。在人的生命发展的不同年龄阶段，都有相对应的不同的心理行为表现，从而形成不同年龄阶段独特的心理行为模式。心理健康的人应有与同年龄多数人相符合的心理行为特征。如果一个人的心理行为严重偏离自己的年龄特征，一般都是心理不健康的表现。

（三）心理健康水平的判别

心理健康并不是一个绝对、恒定的概念，而是一个具有不同层次、不同水平的动态概念。即除了心理是否健康的标准之外，还存在着一个心理健康的水平问题。通常，判别心理健康水平的高低，可根据以下几方面的标准进行：

1. 适应能力

对环境的适应能力是人赖以生存的最基本的条件，“适者生存”是生物进化的普遍规律。人的一生中，内外环境是不断变化的，有的变化还很大，因此要求人们对各种变化要作出相应的适应性反应。而对变动着的环境能否适应，是心理健康水平的重要标准。有的人适应能力较差，环境一改变，就紧张、焦虑、心悸失眠，出现各类精神症状和躯体症状。有的人则适应能力良好，很快就能随遇而安。适应能力与个体神经系统的强弱和灵活性有关，也与人的生活经历和学习锻炼有关。

2. 耐受力

对精神刺激或压力的承受能力或抵抗能力统称为耐受力。不同个体的耐受力各不相同，对精神刺激的反应也各不相同。例如，亲人不幸死亡，有的悲痛欲绝，号哭不已；有的立刻昏倒，人事不省；有的虽遭受强烈的情感打击但仍能坚强；有的则可能导致反应性精神病或癔病等。这是经受精神刺激、社会变故的强度方面的不同的耐受力。此外，耐受力的不同，还表现为对刺激时间的持续性方面。生活中有一类精神刺激是频繁出现或持续存在的，虽然不十分强烈，但总是在折磨着人的精神。有的人能耐受短暂的强烈刺激，但在这种慢性精神折磨下则出现心理异常，人格改变，精神萎靡，或导致身心疾病；有的人虽然终身伴随种种精神刺激，但并不导致心理上的严重问题；也有的人把克服这种精神刺激带来的种种不快变为人生奋斗的动力；也有的人在几乎无法忍受的逆境中奋发图强、作出辉煌的成绩。耐受力的高低既与人的先天素质、神经类型有关，更与个人的坚强意志力和生活信念有关。

3. 控制力

控制力是指自我控制和调节的能力。人对自己的情绪、情感、思维和注意等心理活动及其行为表现是可以自觉地加以控制和调节的。当一个人心身健康时，心理活动就稳定正常，思维流畅，情感表达恰如其分，行为举止大方得体，反应良好等。相反，如果一个人总是不能较好地控制自己的情绪和行为，则会出现失控的情况，表现为情绪激动，暴跳如雷，难以控制自我，甚至出现冲动性、攻击性行为等。所以，控制力水平是衡量一个人心理健康水平的一项重要标准。

4. 社会交往能力

社会交往是人类社会的基础，人类心理活动得以产生和维持，有赖于社会交往的发展。个体若与世隔绝，社会交往被剥夺，往往出现心理障碍，甚至精神崩溃。因此，社会交往能力标志着一个人的心理健康水平。一般说来，人们在交往中应当遵循人际交往的有关准则，做到适度而有礼节。如果一个人总是把自己隔离起来，拒绝与人交往，或过分和无选择地广泛交往，都是不正常的，要考虑是否有心理障碍。如果一个人总是对周围事物漠不关心，与人交往总是很冷淡或以自我为中心，这就要考虑他的人格特征是否偏离正常或心境欠佳。一个人如果没有知心朋友，或很少和朋友交流思想情感，虽然他可能在工作上是好的，行为也是正常的，但不能说他在心理健康上没有缺陷。

5. 康复力

康复力是指在蒙受精神打击或刺激后心理创伤的复原能力。生活中任何人都难免遭受打击或受冤屈，但由于个体认识与评价能力的水平不同，阅历不同，个体的气质和性格也不同，人们在遭受打击后需要复原的时间和复原的程度也不同。有的人很快康复，并且不留什么痕迹，每当再谈起这次创伤时，一笑了之，原来的情绪色彩淡化了，对他以后的心理及行为并不产生明显的影响。有的人虽然能康复，但需要时间很长，而且一旦回忆往事，仍会耿耿于怀，形之于色，情绪起伏不已；有的人甚至不能完全恢复，无论在心理上、行为上和躯体上都留下了较深的痕迹。如原来性格活泼的人变得呆滞麻木，原来不拘小节的人变得谨小慎微，原来有独立性的人变得唯唯诺诺。这就犹如躯体疾病，有的人能很快治疗好且不留后遗症；有的人虽能治疗好，但容易复发；有的人则终身痼疾缠身。因此，康复力也是心理健康水平的一项重要标准。

二、心理卫生的原则与途径

心理卫生，包括个体心理保健和群体心理健康的维护。其工作途径包括心理卫生知识宣传、心理健康专题讲座、心理沙龙、心理健康教育、心理辅导与心理咨询及心理健康环境构建等。不管通过怎样的途径去实施，都要依据心理健康的标准，来达到维护和增进人的心理健康、预防心理疾病发生的目的。为此，必须遵循以下原则和途径：

（一）自我意识良好

自我意识是指个体对自己、对自己与他人关系的认识，它是自我调节的基础。就心理卫生来说，自我意识良好的核心是自知和自爱。

俗话说：“人贵有自知之明。”正确认识自己是很重要的，所谓正确认识自己，主要是指对自己的认识要与自己的实际相符合，自己有什么长处就认识到自己有什么长处，自己有什么缺点就认识到自己有什么缺点；不把自己的长处当作缺点来降低自己，也不把自己的缺点当作长处来抬高自己。只有当人对自己有正确的了解和认识时，才能确立适当的抱负水平，从而合理地设计和安排自己的学习和工作。否则，确立的抱负水平就可能过高，学习或工作的要求难以达到，遭受挫折但又经受不起，就会失望、沮丧，产生严重的心理矛盾；也可能确立的抱负水平过低，学习或工作目标毫不费力就能达到，无法发挥自身的潜能，这也不利于心理健康。

要正确认识自己，特别是认识自己的思想、个性、行为等方面的品质是不容易的。一般说来，对自己的了解和认识，最普遍可行的方法有：①通过与他人相比较来认识自己。这里所说的他人既包括现实中具体的人也包括人们所崇拜的楷模。和别人相比较是轻而易举的事，通过比较很快就可以见长短，知优劣。如学校中的考试就是比较，通过考试的成绩就可以认识自己学习的情况，了解自己学习能力的高低。不过，和别人比较的目的，不在于分高低，而在于认识自己的实际能力、实际水平。由于人与人之间的个性差异是客观存在的，各人所处的客观环境条件又是复杂不同的，所以有时比较的前提是不公平的，因而通过比较发现自己高于别人时就不应该自傲，低于别人时也无须自卑，正确的态度应该是通过比较来认识、了解自己，然后努力去扬长避短，发展自己。②从别人的态度来了解自己。人总是要和别人相处的，与他人接触交往时，别人的态度常可以作为自己的一面镜子，用于观察自身的情况。比如，一个人如果为朋友所尊重，为群众所拥戴，大家都乐于与他交往，常可表示他一定有某种令人喜欢的品质。如果一个人常被群众推举担任某项工作或常成为大家求教的对象，那就反映他具有某种才能。反之，如果他不为周围的人喜欢，大家对他都是厌恶的态度，或不重视他，不让他参加各项主要工作，那就应该自我省察，可能说明他有某些方面的缺点和不足。当然，镜子不一定很完好，有时可能会作出歪曲的反映。别人的态度也一样，由于受感情或成见的影响，不一定能反映自己的实际情况。但这毕竟是少数。如果我们能和较多的人接触交往，看看多数人对自己的反应，一般情况下是有助于对自己的了解的。③借活动成果来认识自己。每个人都要从事各种各样的活动，包括学习方面、工作方面、文娱体育方面、社会交往方面等活动。一个人从事任何活动要取得成果都需要具备有关的品质和才能，所以活动成果本身就反映了一个人在某些方面的品质和才能。我们借助它，也就可以估量自己，确立自我印象。

自爱要比自知更难些。自爱就是喜欢自己，接纳自己，爱惜和保护自己，重视自身健康，珍惜自己的品德和荣誉。自爱的反面就是自暴自弃，如酗酒就是一种不自爱的表现。自爱也可以理解为“不要和自己过不去”。似乎不会有人和自己过不去，但实际生活中和自己过不去的情况并不少见。自卑就是看不起自己，不愿意接纳自己不足的表现。自责和自罪就更是和自己过不去的表现了。有自卑心理的人并不一定是本身具有某些缺陷或短处，甚至比起来和别人不相上下或优于他人，但总是被“我不喜欢自己”、“我讨厌自己”的心理困扰，并化为“别人不喜欢我”的意向，离群索居，使自己陷入不利的境况，甚至出现伤害自己的行为。

自爱以自知为基础，在客观了解自我的前提下，自觉地进行修养，以养成自爱的心理。自爱的实现宜从以下几点着手：①通过和别人比较来培养自知力，但又不以比较作为唯一的尺度。前面提到通过与他人比较来了解自己是很普遍的方法，但比较只是了解自我的手段之一，而不是人生的目标。如果一个人把超越别人当作他努力的目标，他一定要失败，因为他不可能同时在各方面超越所有的人。反过来说，即使某个人一般能力都较别人低，但他自己总有比较擅长的一方面，如果他能够把握这个长处，努力向上，使之得以充分的发展，仍会取得一定的成就。所以，自爱就要善于扬长避短，独立自主地发展自我，从事力所能及的工作，造福社会。②尽力扩大生活领域，积累生活经验。任何经验都是个人对环境的适应过程，也是个人应用某种才能或品质的结果，而总结这些经验，就将使个人对自身的情况获得一些了解。因此，一个人不能把自己囿于某个固定的生活圈子里，而需要不断地扩展自己的生活范围，多接触一些人和事，多摄取一些新的经验，从而能在现实生活中体验自己的才能和品质，促进自爱。③认真地检讨自己的得失。人世间没有绝对完善的事物，也没有十全十美的人。人人都有短处和弱点，要认真分析和对待：对能力和品质上的短处，对工作方法的缺点和行为方式的不妥之处，应该有勇气承认并寻求改正或改善的途径和方法；对某些生理缺陷或不能改变的短处，应该有勇气加以接受，而不伪装或隐讳，否则会增加心理的负担。④调整“理想自我”和“现实自我”的差距。“跳一跳，摘果子吃”，会感到成功和满足；若果子唾手可得或不管怎样往上跳都摘不到果子，则会使人感到气馁、受挫或无满足感。只有调整自己的抱负水平，使理想我和现实我的差距恰到好处，才能有利于目标的实现，达到成功的满足以及心理的健康。

（二）良好的人际关系

人是社会的动物，人不能离开社会而独立存在。一个人生下来就要与人交往，接受社会的影响，这样才能维持正常的心理活动。同时，在与人的交往中，只有彼此沟通，互相悦纳，才能消除孤独感，获得安全感。此外，希望得到关心和帮助是人的基本需要，这种需要得不到满足，人的心理就会失去平衡，进而影响健康。所以，与人交往，建立良好的人际关系，对于维护和增进心理健康有重要的意义。

良好人际关系的建立，有赖于有关各方的共同努力。但从个人来说，需要做到以下几点：①待人以诚。即对人的态度要诚恳，不虚伪，不做作。无论是关心帮助别人，或说别人的好话，批评别人的缺点，都应真诚，这样才能增进友谊。例如，一般人都喜欢听到别人的称赞，我们也无妨多称赞别人，但这种称赞必须出自真心，如果是言不由衷的虚伪恭维或阿谀奉承之词，就会令人反感，损害友谊。又如，一般人都不乐于听到别人的批评，但如果批评是诚心诚意地为帮助对方进步，又注意到了批评的方式方法和时间场合，那么就会为对方接受，而有利于增进友谊。②关心他人。为人所关心是人类的重要需要，所以我们要随时关心他人，帮助他人去满足自己的需要。当我们关心他人时，对方就会有被悦纳之感，觉得自己倘能为人所注意、所重视，而没有被人忽略或遗忘，这大大有利于他的心理健康。同时，对方也会有信心和你交往，关心你的需要，彼此的关系也就因此增强。③尊重人。每个人都有自尊心，每个人都希望得到别人的尊重。尊重是人类的基本需要，所以我们在和别人交往时，就要注意满足对方的这种需要，这样才有建立良好人际关系的基础。④多和人沟通。良好的人际关系有赖于相互了解，而人与人之间的了解要靠彼此思想上时有交流，经常寻找机会与对方说话，讨论一些问题，交换意见。在与人交谈时，要善于倾听别人的意见，并能从别人的表情、姿势及当时的整个反应去体察对方的“弦外之音，言外之意”。同时，也要会恰当地表达自己的意见，态度要谦虚，说话要简明易懂，易为对方所接受。

（三）积极参加劳动

所谓劳动，包括体力劳动和脑力劳动，具体说主要是学习和工作。劳动对于心理健康的作用表现在：①劳动可以促进个体的发展。机器不用会生锈，大脑和身体的器官不活动会萎缩，人的心理能力充分发展必须通过劳动实践。②劳动活动可以使人与现实保持联系，不致沉溺于幻想之中。每个人都会有幻想，但不能沉溺于幻想中。如果一个人终日生活在幻想里，什么也不干，蹉跎岁月，幻想成“镜中之花，水底之月”，就会使人失望、痛苦，而要避免无益的幻想，最好的办法就是积极从事学习或劳动。劳动时，人总是要面对一些实际事物，为了获得劳动成果，必须努力去认识它，根据情况采取切实可行的行动。所以，劳动活动有利于使人保持和现实的联系，使人生活在现实中。③劳动可以使人不过分关注自己。心理学家和精神病专家都劝导人们不要过分关注自己，因为一个人过分关注自己会引起对自身的不必要的疑虑或精神紧张。而积极从事劳动活动，专心致志地做一件事，使心中想的是做这事的方法、计划和成果等，就可以减少想到自己的机会，摆脱自我中心主义。④劳动可以增加快乐，排除不必要的忧虑。每个人都想生活得愉快，都想没有忧愁，但人生快乐不易得，忧愁却常有。而劳动最能增加人的快乐，使人感到满足和体验到自己存在的社会价值，从而增加生活的乐趣。同时，劳动可以转移人的注意力，使人思想集中，自然而然地排除了不必要的忧虑。所以，劳动有利于心理健康。

（四）乐观的生活态度

人们的生活是乐观还是悲观，不仅对他们的学习或工作有重要的意义，对他们的心理健康也有巨大的影响。乐观的人会看到生活中光明的一面，对前途存有希望、信心，时常怀着轻松的心情努力前进。即使碰到困难和挫折，也能耐心地去克服，追求更大的成功。悲观的人却正好相反，他们只看到生活中黑暗的一面，对前途不存半点希望和信心。遭遇到失败或阻碍，更会感到忧虑和恐惧。所以，要维护和增进心理健康，就要养成乐观的生活态度。当然，乐观的态度并不是只看到生活中美好的东西，而否定其中也有痛苦和困难，也不是在遇到不愉快的事情时假装没有看见而逃避之，或在遇到困难或挫折时强作欢笑，装着毫不在乎的样子。乐观的态度需要和周围环境保持良好的接触，争取对接触的事物有充分的认识，从而可以避免由于认识上的缺乏而引起的焦虑或悲观情绪。同时，乐观者善于从多种角度去观察事物，防止思想方法的片面性，能从黑暗中看到光明，从失败中看到成功，从消极现象中看到其积极意义。乐观者还能面对现实，勇敢地接受各种挑战，“兵来将挡，水来土掩”，努力采取适当的方法去适应或改变现实环境。

第三节　心理卫生的演进与发展

一、心理卫生的思想渊源

心理卫生的思想渊源通常被认为产生于两千多年前的古希腊时代。当时古希腊有一位非常杰出的人物，那就是著名的医生和自然科学家希波克拉底(Hippocrates)。他的“体液学说”可谓影响深远，被认为是心理卫生思想的重要见解。按照希波克拉底的观念，人体内含有四种体液：黏液生于脑，黄胆汁生于肝，黑胆汁生于胃，血液出于心脏。一个人的身体是否健康，个性是否健全，概因体内四种体液的比例混合是否恰当所致。正如希波克拉底在《论人的本性》一书中所描述的：“当这些元素（体液）在复合上、力量上、体积上，彼此没有适当的比例，并当这些元素有一种太多或太少，或在体内孤立而不与一切其他元素结合时，人就会感到痛苦。”[①] 希波克拉底认为，使人的体液始终保持正常平衡，或把已经紊乱的体液结合恢复到正常的状态，是精神健康的基本途径，也是医生的主要职责。这就是希波克拉底关于心理卫生的重要描绘。

在古希腊，除了希波克拉底之外，还有一位重要的人物也对人的心理健康问题发表过一些闪光的见解，他就是哲学大师柏拉图（Plato）。他认为，形成健康人格的决定因素，是理性的精神以及维持生命食欲能力或“性爱”的相互协调一致。一些人能够十分理智地看待问题；另一些人勇于实践并抱有雄心大志；还有一些人则在动机和行为上成为放荡主义者，这正反映出人们在人格健康方面的个别差异。柏拉图还认为，人的精神失常，主要是躯体因素造成的，此外心理因素和神学因素也在其中起着某些作用。

在古代中国，同样有许多哲学家、思想家对心理健康问题提出了重要的论述。比如，早在我国的春秋之初，著名的政治家、思想家管仲在其《管子·内业》篇中，将人的适应心理状态分为善心、定心、大心等不同层次，并以此为标准，提出了相应的养心之术。《管子》中说：“凡道无所，善心安爱”；“定心在中，耳目聪明”；“心全于中，形全于外，不逢天灾，不遇人害”；“大心而敢，宽气而广，其形安而不移”。而养心的具体方法则包括正静（形体要正，心神要静）、平正（中平和正，节欲去凶）、守一（专心致志，独乐其身）。著名思想家、教育家孔子的著作中也有许多心理卫生的思想。例如，他十分注重诗歌、音乐对陶冶人的性情的作用，提出“兴于《诗》，立于礼，成于乐”；也特别注重人际交往中的心理卫生，提出“己欲立而立人，己欲达而达人”，“己所不欲，勿施于人”等。他还强调教师素养对学生心理健康的意义，认为教师须慎重地对待自己的一言一行、一举一动，所谓“君子有九思：视思明，听思聪，色思温，貌思恭，言思忠，事思敬，疑思问，忿

---

① 陈永胜．导引人生——心理卫生学．济南：山东教育出版社，1996. 3.

思难，见思义”，这就是孔子为人师表的一贯主张。老子作为道家的创始人，其思想中含有许多养心健神的宝贵财富，历来为医家所重视。老子主张“恬淡”、“素朴”、“清静”、“知足”为养心之根本。例如，他指出：“致虚极，守静笃”，这是修身冶性的基本要求；“见素抱扑，少私寡欲”，这是免除忧难的有效途径；“居善地，心善渊，与善仁，言善信，政善治，事善能，动善时”，这是为人处世的美德标准；“知足不辱，知止不殆”，“知人者智，自知者明。胜人者有力，自胜者强。”这些带有勉励性质的心理健康箴言，既是老子的经验之谈，也是对后人的谆谆教诲。可见，中国的心理卫生思想是源远流长的。

陈永胜还将古代东西方的心理卫生思想进行了比较，并归纳出他们各自的特点。他认为古代西方心理卫生思想的特点为：①注重生理、遗传因素对精神健康的作用；②重视家庭、学校教育在心理卫生中的作用；③逐渐认识到人际关系对心理保健的意义；④初步形成了心、身、物相统一的心理卫生整体观。而古代中国的心理卫生思想的特点为：①提倡形神兼养、以神卫形；②主张以理制情，情欲适度；③注意以静御躁，精神内守；④提倡藏、修、息、游，劳逸适度；⑤重视四气调神，顺其自然；⑥关心生、长、壮、老，阴阳调理。陈永胜认为，与古代西方心理卫生思想相比较，中国的心理卫生思想历史更为悠久、内容更为丰富、心理保健的方法更为独特，因此他认为中国才是世界心理卫生思想的真正发源地。①

二、心理卫生运动的兴起

当代心理卫生运动是从如何正确认识精神病和给精神病患者以人道的待遇开始的。法国大革命（1789 年）以后，比奈尔（P. Pinel）医生对全人类的“自由与和平”充满希望。在他工作过的两所医院里，他以大无畏的勇气和改革的气魄，毅然给住院精神病人解除了束缚他们躯体的锁链，并且努力为他们提供清洁的房间、良好的食物和仁慈的护理。这一创举在社会上引起了巨大的反响，因为在此之前，精神病人一直遭受着锁链的折磨和非人的对待。法国政府对比奈尔的改革十分重视，并予以支持，遂使一些精神病院的治疗环境逐步得到改善。比奈尔的名声也因此而传遍欧洲，他被公认为是心理卫生的倡导者。

另一个对现代心理卫生运动的兴起作出贡献的是美国人比尔斯（C. W. Beers）。比尔斯生于 1876 年，18 岁就读于耶鲁大学商科。毕业后，他到纽约一家保险公司工作。比尔斯的哥哥患有癫痫病，他目睹其兄病情发作时昏倒在地、四肢抽搐、口吐泡沫的可怕情景，担心这种病会遗传到自己身上，于是终日惶恐不安。24 岁时，比尔斯因精神失常从四楼跳下，企图自杀，未遂，结果被送入精神病院。在精神病院的三年痛苦经历，使比尔斯亲身体验到精神病患者的苦闷和所受到的虐待，亲眼目睹了一系列精神病人惨遭折磨和不被公正对待的事件。病愈出院后，比尔斯立志为改善精神病患者的待遇而努力。1907 年，他写了一本自传体著作，取名为《自觉之心》（*A Mind That Found Itself*）。在这本书中，他用生动的笔墨，历数了当

① 陈永胜．导引人生——心理卫生学．济南：山东教育出版社，1996. 7 ~ 19.

时精神病院的冷酷和落后，详细记述了自己的病情、治疗和康复经过，并且向世人发出改善精神病患者待遇的强烈呼声。此书第二年3月问世之后，得到心理学大师詹姆斯（W. James）的赞赏和著名精神病学家迈耶（A. Meyer）的支持。比尔斯得到各方面的赞助和鼓励后，于1908年5月成立了“康涅狄格州心理卫生协会”，这便是世界上第一个心理卫生组织。1909年2月，又在纽约成立了全国心理卫生委员会（比尔斯任顾问）。1917年，全国心理卫生委员会创办了《心理卫生》杂志，采用多种形式宣传普及心理卫生知识，使心理卫生运动在美国逐步形成了一股热潮。在美国心理卫生活动的推动下，世界许多国家纷纷成立各国的心理卫生组织。1918年，加拿大全国心理卫生协会宣告成立。1919年至1926年的7年之间，法国、比利时、英国、巴西、匈牙利、德国、日本、意大利等国，先后建立起全国性的心理卫生组织。此后，又有一些国家如阿根廷、古巴、印度、新西兰、苏联、土耳其、挪威等国，建立了相应的心理卫生机构。1930年5月5日，第一届国际心理卫生大会在华盛顿召开，有3 042人代表53个国家和地区出席了会议，中国也有代表参加，盛极一时。同时产生了一个永久性的国际心理卫生委员会，标志着心理卫生运动已经发展成为一种世界性的潮流。

三、现代心理卫生运动的发展

现代心理卫生运动的发展，大致经历了三个阶段：第一阶段是从改善精神病人的待遇到注意精神疾病的预防。在1930年召开的第一届国际心理卫生大会上，大会的中心议题是进一步改善精神病人的待遇，积极研究、治疗和预防精神疾病。在这一阶段，从事心理卫生工作的人大多数是精神病学工作者，心理卫生运动的重点也更多地放在精神病患者本身及其家属方面。该阶段从20世纪20年代到第二次世界大战结束。

现代心理卫生运动的第二阶段从关心身心因素的制约到关注社会因素的影响。这一阶段从第二次世界大战后到20世纪60年代。此阶段，随着临床领域生物学模式向生物—心理—社会医学模式的逐步转变，心理卫生工作的重点也从关心身心因素对精神健康的制约逐步向关注社会因素对精神健康的影响方面发展。在1948年伦敦第三届国际心理卫生大会上通过的《心理健康与世界公民》文件中，明确指出了心理卫生的社会化趋向，要求各国的心理卫生工作者必须十分重视社会因素对心理健康的意义。到了1961年，世界心理健康联合会在其出版的《国际心理健康展望》中，更是明确地提出：心理卫生今后的任务是在生物学、医学、教育学和社会学等最为广泛的方面，使居民的心理健康达到尽可能高的水平。这一奋斗目标表明，此时的心理卫生工作已远远超出传统的精神学的活动范围，而与新形成的生物—心理—社会医学模式合拍并进，并正在向更为广阔的领域渗透。

从20世纪70年代初到今是心理卫生运动发展的第三个阶段，该阶段从努力提高个人的适应能力到力图全面提高人的心理素质。20世纪70年代以来，随着人本主义心理学的兴盛，西方的不少心理卫生工作者，开始尝试用人本主义的观点重新审视心理卫生问题。一些学者指出，过去的心理卫生工作过多地集中在个体心理的不健康的一面，而对健康的一面关心不够，特别是对如何增强人的适应能力缺乏应有的重视，这种状况亟须改变。著名的心理卫生专家贾霍达（Jahoda）认为，应当从个体对自己的态度，个体成长、发展的类型与程序，个体人格的完整性，个体的独立性或自主性，个体现实知觉的适宜性，个体驾驭环境的能力等方面，大力增强人的适应能力。贾霍达的这种观点，得到许多学者的赞同与支持。但是，增强个体的适应能力，毕竟没有从更积极的方面反映出人类对于心理健康的向往与追求。因此，全面提高人的心理素质，充分发挥人的潜能和创造性，塑造美好的心灵与个性，便成为当今世界心理卫生运动的新的目标和发展趋向。近几年来，心理学领域迅速崛起的积极心理学风潮，正体现了这种发展趋势。

中国的心理卫生事业自 20 世纪 80 年代复苏以来，也正在朝着积极心理学的目标积极努力。1985 年中国心理卫生协会在泰安宣告成立后，在党和国家的重视以及社会各界的大力支持下，开展了内容丰富、形式多样的心理卫生宣传普及、科学研究和骨干培训工作。近些年来，作为心理卫生的一个重要组成部分的心理咨询和心理健康教育活动，也在学校、医院和社会蓬勃兴起。心理咨询特别是对青少年的心理健康教育，对提高整个中华民族的心理素质，有着不可低估的意义。可以肯定，心理卫生这一具有远大前途的事业一定能够在我国得到更快的发展。中国心理卫生事业的迅速发展也必将对世界心理卫生运动产生积极的影响。

第二章 心理卫生的理论背景

第一节　应激与相关理论

应激（Stress），即紧张刺激。1937 年，加拿大学者汉斯 · 塞里（Hans Selye）在其发表的一篇论文中，首先提出了应激的概念并给予了阐述。他认为，应激是各种各样的紧张刺激（如寒冷、外伤、中毒、受打击等）所引起的一系列非特异性的生理反应，这种反应与刺激物的性质无关，被称为“一般性适应综合征”。

按照塞里的观念，这种综合征通常是由三个紧密连接但又清晰可划分的阶段构成：第一阶段是警戒反应阶段，这时机体所发生的生理变化（例如心率加快、促肾上腺素活跃），是机体正常防御机能的表现；第二阶段是抵抗反应阶段，这时机体的适应水平处于最高水平，动员并利用了体内全部资源；第三阶段是衰竭反应阶段，这时机体已耗尽了体内所有的资源，丧失了抵抗的能力，严重时导致崩溃与死亡。

塞里的应激生理反应说，开创了应激研究的新天地。现在，围绕应激的研究已经扩展到与应激反应有关的各个方面，如应激源，应激状态下的心理、行为反应，应激与心身健康的关系以及应付应激的各种策略等问题，我们分别给予阐述。

一、关于应激源

（一）主要种类

应激源就是引起应激反应的刺激因素。它们可能来自生物方面，如病毒；物理方面，如噪音或灼热；心理方面，如情感剥夺；社会文化方面，如贫穷。其中，心理社会因素在应激源中居主导地位。下面我们从职业、个人生活、环境等方面对某些主要应激源进行阐述：

1. 职业应激

职业应激产生于人与职业之间的相互作用。职业应激可分为三类，即组织特征和过程，工作条件与人际关系以及工作要求和职业特点。

在组织特征中，高度集中化、形式化、具体化、规模宏大及变动性小等均具有应激性。工资待遇不公、经常调动、交流不够、任务分配不清、矛盾冲突以及作业反馈不足等组织政策和执行，也都可能是应激产生的来源。

在工作条件和人际关系方面，拥挤、无法独处、噪音、过热、过冷、照明不足、灯光刺眼或闪烁不定、存在有毒物质和空气污染等均可能成为应激刺激物。工作中缺乏接受和承认、缺乏互相信任的人际关系、竞争和矛盾等同样可成为应激源。

在工作要求和职业特点方面，可能应激物有重复性工作、时间压力和限制、技术水平低、责任和才能未能充分利用或过度使用。对人在工作中的角色研究表明，角色冲突和模糊不清、角色欠载或超载、角色地位不当等都是潜在因素。

2. 家庭危机

组织家庭本身就是为了减少引起个人危机的某些因素，而家庭自形成之时，就开始遇到危机。麦克马瑞（T. Mcmurrain）认为促发家庭危机产生的事件有几种类型：渐发成熟性事件、消耗性事件和冲击性事件。

渐发成熟性事件是在家庭生活周期的经历中自然产生的转折点。黑利（J. Haley）认为在一个人的发展过程中，当面临生活周期的转折点时，家庭的紧张达到高峰。在这些关键时刻，家庭易变得“脆弱”，从而需要某些治疗性干预，使当事人容易从一个阶段过渡到另一个阶段。生活周期的应激源可分为纵向和横向两个因素。纵向的应激源是从家庭的先辈传来，它包括家庭的模式、家庭的传统观念与说教。例如：出身于比较民主家庭环境的女孩嫁到比较传统的专制家庭环境，该家庭的观念与说教就可能是该女孩的应激源。横向的应激源是从一个发展阶段过渡到另一个阶段所经历到的紧张事件，比如，儿童从小学升入中学或高中毕业生面临的升学或就业。

消耗性危机的根源在于应付期过分延长，在此期间由于持续的紧张而逐渐产生的危机。比如：长期卧床；父母为抚养孩子而勉强地凑合在一起，忍受不和谐的婚姻生活；相当长期的贫困度日等。消耗性危机的不良后果不是突然发生的，可能常在人们的意料之中。

冲击性危机的特点是在比较短的时期内发生的危机，它会对家庭造成突然撞击，人们无法对此作出顺应，这种危机会导致深刻而又出人意料的悲剧，即使原来的家庭是稳定的，家庭成员的心理是健康的。例如：因火灾、地震、洪水等自然灾害而丧失房屋或家庭。

家庭对于应激的反应有两点极为重要，即解决问题的方式和应付策略。通常具有良好解决问题能力的家庭能够成功地处理问题，避免发生危机。

3. 环境应激

用应激的概念来说明环境因素引起有机体反应的最早研究开始于坎农（W. Cannon）。他提出“攻击和逃跑”的反应，以提示动物用生理反应对环境作出行动。环境刺激有使人厌恶的，也有使人感到舒服的。环境刺激不一定是应激源，只有当个体把它看成是紧张因素时才起作用。因此研究环境应激源的主要目的不在于消除应激源，而是确定最佳的适应策略，对刺激作出特殊的应付方式。

环境应激源的第一类为生态应激源，这就是外界物理环境中的许多刺激。最常研究的生态应激源是热和冷。其他受到重视和曾经实验研究的应激源有污染、太阳光照、荧光屏照射、噪音和其他声源、嗅觉刺激、万有引力影响等。这些均是物理环境因素，要求有机体作出反应以保持其内部稳定性。

第二类环境应激源称为偶合应激源，它们是外来的作用于人的非一般环境事件，如意外事故、车祸的心身伤害等。

第三类环境应激源是社会应激源，包括社会经济地位、营养状况、工作条件、教育水平、居住地点、生活质量等。这些都是文化社会条件冲击个体的因素。

第四类环境应激源是自我导引应激源。包括生活风格和自愿摄入的各种因素，如行为模式和个人生活特点。另外，还包括个人价值系统，特殊职业活动，或个人喜爱的锻炼程序。自愿摄入应激源包括咖啡、特种茶、特种药物或酒精等。

（二）社会再适应评定量表

各种应激源很少是单独起作用的，一个人也常同时接受数种应激。霍姆斯与拉赫（Holmes and Rahe）在 1967 年制定了一份“社会再适应评定量表”，试图用量化的方法来测查社会生活事件对人的心身健康的影响（表 2－1）。在这评定量表中，共有 43 个等级。其中，“结婚”是一个基本的参照数值。当受试者按照表中给定的数值，确定过去一段时间内个人经历的生活时间后，其分值的总和便代表了这一时期所承受的应激程度。

表 2－1　社会再适应评定量表

等级	生活事件	均值	等级	生活事件	均值
1	丧偶	100	23	子女离家出走	29
2	离婚	73	24	姻亲纠纷	29
3	夫妇分居	65	25	个人取得突出成就	28
4	服刑	63	26	妻子开始就业或停职	26
5	近亲死亡	63	27	入学或休学	26
6	受伤或患病	53	28	生活条件变化	25
7	结婚	50	29	个人习惯改变	24
8	失业	47	30	与上级不和	23
9	复婚	45	31	时间或条件改变	20
10	退休	45	32	迁居	20
11	家人患病或行为不良	44	33	转学	19
12	怀孕	40	34	娱乐消遣活动改变	19
13	性生活困难	39	35	宗教活动改变	19
14	家庭增加新成员	39	36	社交活动改变	18

（续上表）

等级	生活事件	均值	等级	生活事件	均值
15	工作调动	39	37	少量借贷	17
16	经济状况改变	38	38	睡眠习惯改变	16
17	好友亡故	37	39	家庭团聚次数改变	15
18	职业再适应	36	40	饮食习惯改变	15
19	夫妻争吵	35	41	休假	13
20	大宗借贷	31	42	度圣诞节	12
21	取消抵押品赎回或贷款权	30	43	轻微犯法	11
22	工作责任变动	29			

根据数千名样本的测查分析，霍姆斯与拉赫发现：受试者分值总和在50～199之间，其抵御应激的能力较强；分值总和在200～299之间，抵御应激的能力中等；分值总和在300以上，抵御应激的能力很弱甚至到了危险的地步。这种定量测查的方法可以获得社会生活刺激的比较性信息，并有助于探明社会生活事件对人的身心健康的影响情况。

二、应激情境下的生理、心理与行为反应

应激源状态对有机体的适应力是一种挑战，有机体会调动各种各样的生理、心理的防御机制来应付它。通常，这些防御反应能成功地抑制恐惧和威胁，使个体能较好地应付应激。可是当应激源是持续的和严重的时候，这些防御就超过了有机体的适应能力，从而导致机体在生理、心理和社会文化水平等方面的代偿失调。在这种情况下，应激就具有明显的破坏性。它会带来效率的降低，适应功能耗尽，某些系统的磨损，极度情况下还会导致崩溃与死亡。

（一）一般性影响

1. 适应效率的减弱

在生理上，严重应激导致削弱人体对入侵病毒和细胞的抵抗能力。在心理上，恐惧的知觉可缩小认知范围，使认知过于死板，以致个体不能或难于观察、理解客观情况，甚至可能产生自杀行为。伴随着在严重应激情境中所产生的强烈情绪，有机体也会出现适应效率减弱。例如在紧张、惊恐时，在公众面前不能谈话；考试时，尽管做了充分的准备，却由于极度紧张、不安而导致失败。

2. 对其他应激源失去抵抗

有机体使用策略对付一种严重的应激，那么对其他应激源的耐受性会减弱。塞利多次证实了对动物进行连续有害刺激会造成致命的结果。对恐怖的战争有较高耐受性的士兵同样表现出对其他应激源抵抗的减弱，如果他们再遇到毒性传染病和来自家乡的坏消息时，就会产生较严重的后果。

有机体的对付策略似乎是有限的，如果已动员它们对付一种应激源，那么它们就较难对付其他的应激源。这有助于解释持续的心理紧张会减弱对疾病的生物抵抗，持续的身体疾病会减弱对心理紧张源的抵抗等等。另外，历时过久的应激情境既会引起对应激源的病理性过分反应，如极度失望，又会导致对应激源的病理性失去敏感，这时就会产生极度冷淡和对外事物的无感觉。

3. 有机体的磨损

也许大多数人认为，虽然经历了剧烈的应激，经休息便能使我们完全恢复，可是，塞利在应激的研究中，发现了相反的证据。对动物的实验清楚地表明了每次应激会留下持久的痕迹，用尽了原先所保存的适应力，而不能再得到恢复。因为生活中我们不断地处于应激及休整期，如果将每天极少的不良适应能量相加，会形成所谓的老化。当压力剧烈并长时间持续时，生理动员变得缓慢，并导致体内器官不可挽回的病变。在一些个体中，持续的和非常剧烈的应激，也会干扰脑功能的化学变化，严重损害个体思维、情感和整合性行动的能力。

（二）对健康的损害

在严重应激状态下，人的身心状况会受到很大的影响。许多研究表明，应激会导致个体身心疾病的发生。比如，从事高度紧张的职业、责任与负担过重或冲突较多的人，容易患高血压。这是因为紧张刺激可通过大脑皮层、视丘脑下部、脑垂体、肾上腺皮质、肾和心血管等多种途径发生作用，使得全身细小动脉发生痉挛，外血管阻力增加，同时因为内分泌系统的功能紊乱造成水纳潴留，血容量增加，加剧血压的升高，于是形成高血压。又比如，应激对冠心病的发生也有着显著性影响。

大量临床资料显示，应激对心血管系统的不利影响主要通过下面几方面因素起作用：首先是通过交感神经活动的增加，使血清中的胆固醇和中性脂肪酸增多，并将其大量沉积于动脉血管壁，这样促进了冠状动脉粥样硬化的形成；其次，使血液中的儿茶酚胺分泌量增多，促使血小板的凝集，加强血液的凝固性，这样就会发生血栓，构成冠状动脉阻塞；再次，通过大脑皮层、丘脑下部，使肾上腺髓质及心脏本身的交感神经末梢活动增强，分别释放更多的肾上腺素和去甲肾上腺素，这样就提高了心肌的耗氧量，造成心肌供血不足，心率加快，血压升高，从而进一步加重了心脏的负荷，导致冠心病的发生。

此外，应激在消化性溃疡的发病中也起着不可忽视的作用。研究表明，胃和十二指肠是对紧张性刺激最为灵敏的内脏器官，消化性溃疡的发生、发展和转归，都与应激反应有密切关系。其原理为：当具有溃疡病性格（如工作极度认真、一丝不苟、勤奋、自我抑制过强）的人，受到社会心理因素的冲击，形成机体内部的紧张状态时，这种紧张状态可通过大脑边缘系统和下丘脑引起植物神经系统的高度兴奋，并造成脑下垂体促肾上腺皮质激素的分泌亢进。由此又分别导致内分泌系统功能紊乱及交感神经、副交感神经系统兴奋，进而使胃壁血管痉挛，胃粘膜局部贫血，胃泌素分泌增多，胃蠕动增强，最终使胃壁自身消化而发生溃疡。

应激也是某些心身失调特别是偏头痛和紧张性头痛的主要诱因。临床观察证明，无论是偏头痛还是紧张性头痛，都与情绪刺激有密切关系。一些调查发现，半数左右的头痛患者，在家庭关系和人际关系中都有矛盾冲突。关于偏头痛的诱发机理，有人认为是去甲肾上腺素调节紊乱的必然结果。由于偏头痛患者的体内存在着内因性镇痛机制不稳定因素，因而在紧张刺激的作用下，易引起内腓肽神经元机能低下，去甲肾上腺素释放减少，突触后受体的敏感性增强，结果便导致偏头痛的发生。而紧张性头痛的诱发机理，一般认为是应激性刺激造成机体局部缺血所形成的。在持续的应激状态下，人的头部、颈部肌肉以及相应部位的动脉血管收缩明显延长，这就使得肌肉的供血不足，处于局部缺血状态，并产生某种致病物质，由此引起头痛症状。

当然，应激对机体的影响程度，除了要看应激源的强度之外，还受其他个体与环境因素的影响，即应激的后果要看当时的具体情景、代偿失调的情况以及破坏的恢复情况，还要看余下的资源得到重新组织的程度。

（三）影响应激后果严重性的因素分析

影响应激后果严重性的因素是多方面的，一方面决定于顺应要求的性质；另一方面决定于个体的特点、状况及社会文化环境等条件。下面对这些因素作具体的分析。

1. 顺应要求的性质

如果顺应要求是一些对个体来说事关重大的事件，历时长久，要求的复杂性高，而且又是多种要求累加出现，在这种情况下，其应激后果的严重性便可想而知了，对个体的生理、心理的损害必然会很大。某些应激源，如亲人的亡故、离婚、个人得了重病等，对大多数人都是重大事件；一时的疲劳作业不要紧，但持续不间断地疲劳作业就会加重应激，最后会导致精疲力竭，应激源累积起的作用就会增大。例如一对夫妻平时经常通过交换意见或小的争吵而解决分歧，这样才不至于变成大的应激源。如果数种应激源同时施于某个体身上，其后果的严重性必定大于个别应激的单独作用。因此，一个患者如果最近被工作单位解职，心脏病发作，又获悉子女因偷窃而被司法机关拘留，这时出现的多种应激源的共同作用产生的后果就会相当严重。

2. 应激源的危急性

危急性是指“火烧眉毛”的应激情境。在大多数情况下，应激的严重性随着所需顺应的临近程度不同而变化。例如：有人对大学研究生作了观察，发现虽然学生们随时不忘考试，甚至考试前三个月就对此不安，但直到考试来临，才感到焦虑。跳伞运动员只有在真正面临跳伞时，焦虑状态才达到最高水平。

3. 对应激的认知

认知影响个体情绪的变化，也影响应激源的后果和作用。曾有人认为某人的应激源是另一个人的“一块蛋糕”，这种说法不无道理。如果人们看到了，或者自己假设感觉到了非常恐怖的情况，就会相当紧张，特别是当他确信自己无力应付这种情况时其后果更为严重。如果不能预料新的顺应要求，又没有现成的应付手段可供利用，就会使个体处于高度的应激之中。为此，经常处于紧急状态的工作人员——如警察、消防队员的训练就是必需的了，并且这种练习应是实地的，多次面临人为的应激源之中，直到处理这些情境如家常便饭一般。同理，如果适当地让外科患者思想上有所准备，那么在外科手术中产生的紧张就会减少，恢复过程也会显著缩短。

4．个体对应激的耐受性

面对一定的应激源，其后果的严重性在通常情况下依赖于个体对应激的耐受性。应激的耐受性（挫折的耐受性）指的是，个体未使其整合功能受到严重损坏时所能承受的应激的能力。在生理和心理两方面，对于最为敏感的应激源，每个人有不同的反应，也就是说，每个人对应激源的敏感性是不相同的。事态骤变，失意或遇到其他问题，某人可以处之泰然，而另一个人则会感到束手无策。早期不幸的经历会使个体对某种应激源特别敏感。

5．外界的帮助和支持

缺乏外界的精神或物质的支持，会增加应激源的强度，从而减弱人对应激的承受能力。离婚或丧偶的人，如果其生活在关系密切、相互关心的人群中，其应激后果较轻。如果他们孤独一人或处于完全被人遗忘的境地，其后果更严重，危害更深。研究已发现一种倾向，即当个体处于强烈紧张状态时，他总是要向他人寻求支持和安慰。可是环境的支持是复杂的，家庭及朋友支持的行为，有时也会增加紧张程度。因此，支持和帮助的方式、方法必须得体、合适。通常应根据个体的特点提供一些特殊的方式或不同的礼仪行为，起到支持、帮助的作用。

三、心理应付

西方有这样一句谚语：“*The problem is not a problem, but how to resolve the problem is a problem.*”可以将它翻译为“麻烦事还不是麻烦事，怎么去解决麻烦事倒真是一件麻烦事。”[①] 也就是说，导致我们机体紧张的应激源，它可能会对我们的生活产生消极的影响，引起我们焦虑、惊慌、抑郁等情绪，或者直接影响到我们的身体，产生头痛、无力、疲倦等身体病症。但也可能有一定潜在的积极意义，关键在于我们怎样去面对它，通过怎样的方式、方法来处理它。这种面对、处理和解决心理应激的过程，就是我们所要讨论的心理应付。

（一）应付的含义

“应付”在这里是作为一个心理学的术语出现的，它意味着要付出一定的努力，采取某种适当的手段或方式，采取某种行动，来处理与应付自己所面临的挫折事件

① 申荷永，高岚．心理教育．广州：暨南大学出版社，1995. 153.

或挫折情景。它与我们前面所提到的对心理压力事件的心理及生理的“应激反应”是有所不同的。严格地说，那种“应激反应”往往是自动发生的，不需要去做多少主观的努力，并且一般也不包括对心理压力事件的处理。而“心理应付”则不然，它是一种有意的主观的努力，它的目的是对挫折及心理压力事件进行处理，去解决由挫折和心理压力所引起的一系列的心理问题。因而“心理应付”在人们的实际生活中，在人们对生活环境的心理适应中，起着至关重要的作用。

一般认为，应付包括“认知”、“态度”和“行为”三个维度。当面对一种类似于挫折的心理压力事件或心理压力情景的时候，我们首先是要对它有所意识或有所认识，而这种意识与认识的差异，就足以构成挫折压力事件或挫折压力情景对你产生的影响的不同。比如，对于期终考试的“失败”，有的人认为是一种很大的挫折，一种很大的心理压力，他可能会把这次考试与毕业、就业联系起来，与自己的面子和老师的印象等联系起来，这样，他也就会进入一种类似于心理压力的“紧张”状态。其次，有另外一种对于所面临的挫折事件或压力情景的态度，或是“知难而进”，把压力看作是一种挑战；或是感到大难临头，把压力看作是一种负担。也像在面对“考试”时，是把考试作为挑战，还是把考试看作是负担，那么“考试”对人的影响也就会有很大的差异。再者，在这种认知和态度的基础上，当事者要对压力事件或压力情景作出具体的行动，或者是积极地去解决；或者是消极地去逃避。这正如有的人越是在考场上越是善于发挥；而有的却正好相反，越是在考场上越是紧张；更有的会产生诸如“生病”、“出意外”等明显的逃避行为。认知、态度和行为三者是密切相关的，共同组成了“心理应付”的内在结构。

同样的挫折事件或压力情景，对于不同的人可能会产生不同的影响和结果。为什么会这样呢？答案之一便在于其应付方式不同。这其中已经包含了应付的最基本的功能和意义。而作为同一种心理挫折、同一种心理压力对于同一个人，其应付方式的不同，那心理挫折和压力所产生的影响和结果便也有所不同。比如，对于老师的一次批评，原因是上课时未能很好地回答老师的提问，若是认为那是老师对自己的“挑剔”，是对自己的“不公平”的待遇；若是本来就认为那个老师“偏心”、“看自己不顺眼”；若是当面又和那个老师“顶撞起来”，那么当时和事后则会产生“气愤”、“苦恼”和“焦虑”等情绪反应或深受“挫折压力”的心理反应，或者说会产生心理上的“不平衡”。但是，我们知道，本来是可以用不同的方式来对待老师的批评的。作为学生，首先应该尊重老师，应该考虑老师批评的道理；若是把老师的批评看作是对自己学习的“提醒”和“告诫”，是对自己的善意的“帮助”和“督促”，那么也就不会有太多的“气愤”和“苦恼”之类的心情，不会有过分的心理失落和不平衡。也就是说，即使是“批评”已经发生，姑且不去改变“被批评”那已经发生的事实，而只是改变自己的“应付方式”，就足以达到改变那“挫折压力事件”对自己所产生的影响。而这也就是“心理应付技能”的基本功能和意义。

（二）应付的类别

人类本身的发展既是一种“适应”，也是一种“应付”的过程，达尔文的进化论和进化原理，既适用于人种的发展，在某种程度上也适用于个体的心理生活。人们在实际的心理生活中，已经是“选择”了一些较为固定的心理压力的“应付方式”，归纳起来大致有两种，即“情绪定向应付”和“问题定向应付”。

1．情绪定向应付

本来，情绪定向应付多是遇到很大的“心理压力”时所使用的，尤其是当事者认为对于他所面临的压力事件或压力情景已是无能为力时。但是一旦被重复使用，它也就演变为一种普通的“应付方式”。一般来说，情绪定向应付亦可分为“外在表现性情绪定向应付”和“内在表现性情绪定向应付”两种形式。比如，当遇到一定的“心理压力事件”或“心理压力情景”时，人们可能会采取“借酒消愁”或“借故发火”等明显的表现形式，以发泄或者减轻心中的压力和愁闷，这便属于“外在表现性情绪定向应付”。不管是不是借酒可以消愁，但是人们尤其是男人遇到忧愁和伤心的事情时，却总是这样做。再比如，人们也可能会通过内在的情绪表现来应付所面临的压力事件或者压力情景。他可能会“否认事实”，类似于“这怎么可能呢”“这事是不可能发生的”等方式来对待所面临的心理压力；或者是认为“这件事对我来说并不重要”，“实际上不必去担心这些事情”等等“自我安慰”的方式来降低和减轻心理压力。我们的这种情绪定向应付可能是积极的，也可能是消极的，对此我们可以通过几个具体的例子来进行分析。

（1）合理化效应。

合理化效应本是精神分析的“自我防卫机制”中的一个术语，借用伊索寓言中《狐狸与葡萄》的故事来说明一种心理生活的规律。狐狸本来是很想得到已经熟得发紫的葡萄的，它跳起来，不够高，又跳起来，再跳起来……想吃葡萄而又跳得不够高，这也算是一种“挫折”或“心理压力”了，狐狸该怎么办呢？若是一个劲地跳下去就算累死也还是不够葡萄的高度的，于是，狐狸说：“反正这葡萄是酸的。”言外之意是反正那葡萄也不能吃，即使跳得够高摘得到也还是“不能吃”，这样，狐狸也就“心安理得”地走开去寻找其他好吃的食物了。我们可以用此种思路，来应付我们现实生活中所发生的问题，比如住房问题。学校的教师住房条件是比较差的，可能是一家三口人挤在一个不足15平方米的空间里，还可能潮湿和漏雨，每天面对这种“情景”，也算是一种“挫折”和“心理压力”了。那么应该怎么办呢？每天去向领导反映，去争吵？夫妇两人每天相望兴叹，相互抱怨？即使是这样也改变不了要居住这种房子的事实，而若是那样的话，这“挫折”和“压力”情景所产生的消极作用和影响，也就十分明显了。但是若像孔子那样，以“君子居之，何陋之有”的态度来应付之，或许就会减少许多忧愁和烦恼。

（2）否认与移置。

当人们遇到心理压力事件或心理压力情景时，总会自觉或不自觉地使用“否认”和“移置”等应付方式。比如，当遇到一个突如其来的坏消息时，人们通常都是如何反应的呢？不少人会有这样的念头：“不可能，事情不可能是这样的！”“这怎么可能呢？”……借用这种被精神分析称之为“否认”的心理机制，来降低自己心理上所要承受的压力，或者至少是为了最终不得不接受事实而争取一些心理准备的时间。许多高考落榜的学生是会有类似的体验的，得知几分之差而名落孙山，最初的反应和应付方式差不多都近似于“否认”：“不可能，一定是改卷改错了或者是抄分抄错了；或者是……”在心理学的文献中，人们认为这种表现为“否认”的应付挫折和压力的方式，不单单是对挫折事件或压力事件的“否认”，而且有着更为深刻的内在原因。也就是说，当事者在以“否认”来掩饰或弥补自己内心不平衡的时候，更多的是出于对“面子”和“自尊心”的维护，对内心自我不受伤害的考虑。就此而言，“否认”在一定的程度上可以起到减缓突如其来的压力，维护原有的心理平衡，或者是使我们心理上有一定的准备来接受不得不接受的现实等作用。

在另一种情况下，比如说，当一个人受到老师或老板的指责和批评的时候，也会体验到一种“紧张”和“应激”的心理压力。他会觉得委屈或者是有怨气，会觉得很不舒服。那么人们通常会怎样处理类似的事件或情景呢？这时便表现出被称为“移置”的心理应付现象。由于一个人是不太容易直接与老师或老板或父母争吵的，于是他往往会把自己的委屈或怨气发泄到其他人或“下属”的身上。比如，一个被父母严厉责备的孩子，当着父母的面可能会“忍气吞声”，但是一离开父母，可能就会表现为“摔桌子打板凳”，或者是拿自己的小猫小狗来出气……这种现象也就是心理学上的“移置”，一种作为表现性情绪应付的方式。它的心理学根据是这样的：不管是受压力或挫折所产生的心中“怨气”，还是一种本来内在的难以实现的动机或愿望，一般它们都不易自行消失，而总是千方百计地发泄或表现出来。而且，人们有一种“代替满足”的心理本性。像前面所举的例子，也就是“移置”的心理机制和原理，也即“移置”的作用和意义了。

（3）升华。

升华也是精神分析心理学的一个术语，在这里我们可以对它作这样的理解：将由挫折所产生的愤懑、仇恨、敌意、自责或愧恨等消极情绪，都作一种积极的处理，将它们作一种高尚的表达。比如，在爱情中失败，任何人都会感到深深的挫折，都会感到痛苦和不幸，或者是愤怒和仇恨。因而，也就发生了许多由于失恋者的仇恨情绪而导致的悲剧。但是，同样是爱情的失败或失恋，也有另外一种表达：歌德因为不能获得其初恋情人绿蒂的感情回报，而陷入了感情的危机，但是他因此写下了《少年维特的烦恼》，用这样一种语言学与思想创作，来表达他的挫折情感。“化悲痛为力量”，也是感情升华的一种表现。如古代的孙子膑脚而论兵法，屈原放逐而著《离骚》等，他们都是在身心受到重大挫折的时候，置之死地而后生，从失败与挫折中奋起，也是升华的榜样。

2. 问题定向应付

问题定向应付，是指针对冲突或挫折的情景，通过分析问题、寻找解决问题的方法来应付它的一种方式。即面对引起心理压力的挫折情景或事件时，我们不去躲避，而是努力寻找某种办法或途径去控制或解决它。这就是问题定向应付。通常，问题定向应付的第一步是对所涉及的问题进行分析，比如看所遇到的问题是否与自己有关，是好事还是坏事，属于什么性质，是否严重，严重程度如何等等。然后，我们会想出几种解决问题的办法。比如，一个人骑单车闯了红灯，看到警察向你走了过来，这时你可以主动上前道歉和解释，或等警察过来后再找理由辩解，或者是干脆不理骑走……想出这些解决问题的办法是第二步。接下来，我们自然而然地要对这些办法进行权衡和比较，看哪一个较为合适，较为安全，哪一个对自己较为有利，这是第三步。最后一步便是把自己选择的方法付诸实际，真正"动手"去解决问题了。在这个过程中，将涉及心理学中对解决问题的分析、认知策略，以及解决问题的策略等。

问题定向的应付，既可以用来解决外在的问题，去改变环境事件；也可以用来解决内在的问题，去改变自身。比如，一个教师若是不善于表达，或口才不好，并为此而遭受挫折的困扰，那么解决这一挫折，可能有以下基本考虑：或者是辞职另找工作，改变自己的外在环境；或者是通过解决自身的一些问题，来减少或消除由挫折所带来的心理压力。大家都知道，口才是可以锻炼的，表达能力也是可以提高的。若是这两者都能够解决，那么这位教师的挫折问题也就会随之解决。俗话说："吃一堑，长一智。"实际上，这俗语也是在教育人们，学会解决内在问题，或者是通过提高自身来增强应付挫折和心理压力的能力。一般来说，克服自身的缺点，学习一些新的技能，提高自己的自信，以及改变自己的欲求等等，都属于"解决内在的问题"的方面。

以上关于应激的有关理论与研究，对心理卫生学产生了深刻的影响：它使心理卫生学的研究从消极的防范转到积极干预的轨道，即令人们把研究重点从原来的精神疾病转到影响正常人社会适应的问题上来；它强调各种因素包括生物、心理和社会紧张刺激对人的身心健康的影响，促使传统的医学模式向生物—心理—社会医学模式转变；而应激与心身疾病关系的探讨，也深化了人类对健康本质的理解；同时开辟了个体与社区心理保健的新途径、新领域。

第二节 焦虑与相关理论

一、关于焦虑

（一）焦虑的概念及意义

焦虑（Anxiety）是一种情绪状态。在心理学上，一般把有明确对象的不安、担心和忧虑称为恐惧（Fear），而没有明确对象的恐惧称为焦虑。也就是说，恐惧是指对某一相当真实的危险或威胁的反应，个体会适当地采取解决或逃避的行为。而焦虑则是一种较为飘浮不定的不安全、烦躁、担忧，甚至慌张的感觉，它不一定具有明显、具体或特殊的事件。

焦虑本身并不是一种病态，每个人都会有焦虑的经验，有时候焦虑是一种正常的情绪反应，而且适当的焦虑反而是发挥潜能、解决问题、渡过难关或有效学习的动力之一，也即它对解决问题具有警示作用，并且是一种行为的动力。比如，心理学家米勒（N. E. Miller）就对白鼠的恐惧反应做过实验。他把一只白鼠放在实验箱的 A 室内，全室关闭后通以电流，白鼠一只一只地经受了无法逃脱的电击，全部白鼠所表现的反应大致是一样的：疼痛、惊吓、尖叫、跳来跳去、大小便失禁。白鼠在 A 室经受数次电击之后，只需放入 A 室，尽管无电击，也会表现出恐惧不安的情绪状态。每个动物都对 A 室产生了条件性恐惧。然后，进一步让动物学习启动活门，通过这一活门白鼠可以从 A 室走向 B 室。数百次实验观察到的同一结果：具有条件性恐惧的白鼠，一旦再入 A 室便会立即通过活门进入 B 室，尽管此时 A 室并未通电。该实验说明白鼠不但对 A 室产生了条件性恐惧，而且也表明恐惧是一种获得性驱力。许多心理学家都认为各种获得的恐惧、焦虑和担心，即使无对象，也能驱使人们行动。从广泛的社会意义来看，焦虑也是有动机效应的，人们都有从焦虑、恐惧中解脱出来的意图和行动。如法律要求和社会道德规范都使人们按照社会标准行事，满足社会的标准、符合社会的要求就能解脱焦虑，因此焦虑能使人们的行为符合社会准则。而具有反社会行为的社会病态人格者，则常缺乏焦虑。

但是，如果焦虑在强度上过高或持续时间过长，就会使个体丧失建设性的社会功能，影响其正常的生活与工作，或继续引发精神上或身体上的症状。这是因为焦虑通常包含了三种不同层面的症状表现：一是情绪层面，包含紧张、不安、压力感等主观的不适应感；二是生理层面，包含颤抖、心悸、冒汗、头昏、呼吸困难、胃肠不适等身体症状；三是认知层面，包含注意力不集中、记忆力减弱、疏解压力的功能降低、社会功能减退等。时间过长或强度过大的焦虑，被称为病态的焦虑。所以，焦虑也是变态心理学研究的核心问题之一。

一般认为，正常焦虑和异常焦虑的区别主要表现在个人的体验和行为方面：①体验持续时间的长短及程度的深浅。正常焦虑持续时间较短，程度较浅。②焦虑产生及消失的条件。正常焦虑的原因经治疗者的分析和解释可以认识清楚；异常焦虑则找不到真实的原因。正常焦虑可以被某些活动所代替，得到安慰和鼓励，原谅及宽恕后就心情平静了。异常焦虑也有安慰鼓励的需要，但由此并不能消除异常焦虑。

（二）焦虑的形成与分类

最早对焦虑问题进行系统研究的是精神分析学的开创者弗洛伊德。他认为每个人都有原始的欲望，包括性、攻击等本能的冲动，而个人的自我会将这些不被允许的冲动压抑到潜意识中。当这些冲动有机会被唤起时，个人就会努力使用各种防御机制来围堵、压抑它，这样在个人的意识层面就会感到情绪的紧张，也即焦虑。弗洛伊德还把焦虑分为真实的焦虑、神经性焦虑与道德感焦虑三种：真实的焦虑来自对客观的外在环境实际危险的恐惧；神经性焦虑是个体害怕无法控制内在的本能冲动，包含遭受惩罚的恐惧；道德感焦虑则是个体恐惧愧对自己的良知。具有健全良知的人，当他们做出一些违背道德规范的事情时，就会产生罪恶感。弗洛伊德认为，人们为了避免焦虑的痛苦，常会应用压抑、投射、合理化、反向作用、升华、转移等自我心理防御机制，以缓解情绪冲突，控制焦虑强度。

新精神分析学派的霍妮（Horney）修正传统精神分析的概念，加进社会文化的因素，提出基本焦虑的看法。她认为，个体如果生存于可怕、不可靠、无情、不公平、被毁灭、被剥夺、不安的环境中，就会产生自己“渺小、无足轻重、无依无助、无能为力，并生存于一个充满荒谬、下贱、欺骗、嫉妒与暴力的世界”的感觉，这就是所谓的基本焦虑。基本焦虑包含三个要素：孤立、无助、被敌意包围。一个人生长在充满基本焦虑的环境中，正常的发展受到阻碍，因而会形成孤独、冷僻、愤世嫉俗的性格。人类为了逃避这种焦虑，保护自己，自然就会形成某种病态的行为表现。

弗洛伊德和霍妮的理论使人们认识到焦虑情绪在人格形成和心理健康中的重要性，而另一位心理学家斯皮尔伯格（C. D. Spielberger）的状态——特质焦虑理论则从焦虑的因素分析方面提出了独特的见解。他认为，对于焦虑需要区分三个概念：①焦虑作为一种状态；②焦虑作为一种复杂的过程，它包括紧张和威胁感；③焦虑作为人格的一种特质。也即焦虑原则上可分为两大类：特质焦虑（Trait Anxiety）和状态焦虑（State Anxiety）。表现在人格中的焦虑是特质焦虑，在特定环境中产生的焦虑反应状态就称为状态焦虑。状态焦虑是人类有机体的一种暂时的情绪状态，其特点表现为忧烦和紧张的、主观的、有意识的情感，并且也唤醒自主神经系统的活动性。这是一种复杂的、具有个别特点的情绪状态或反应，随着时间的变化，其强度和波动性也在变化。而特质焦虑则指在焦虑易罹性方面相对稳定的个别差异，即把一个外界刺激环境知觉为危险的或有威胁的倾向，以及对威胁可能产生状态焦虑反应的倾向性上的差异。因此，特质焦虑也表现了个体在对某些类型的反应中所具有的潜在倾向性的强度。

一些研究表明，不同特质焦虑的人，在不同的紧张刺激下引起的状态焦虑水平也是不同的：①与自我恐吓、自大自尊有关的心理紧张对于高特质焦虑者会引起高强度的状态焦虑，而对于低特质焦虑者所引起的状态焦虑则没有类似强度。②在与物理性危险有关的紧张条件下，不同特质焦虑的人所产生的状态焦虑水平并不同。可见，焦虑作为一种人格物质，好像一种动机或习惯性的行为倾向，有一种预先给定的对威胁环境的知觉，以及对环境的不适当的反应。1970 年，斯皮尔伯格与同事一起，发表了状态—特质焦虑调查表（STAL），而这一调查量表，目前已在全世界范围被心理卫生工作者广泛地应用于焦虑状态和水平的测试。

二、焦虑对人的影响

（一）焦虑与认知

人的认知速度明显受到焦虑的影响。一些研究发现，神经质或神经症倾向与认知速度有关：中等倾向的神经质被试作业最快，即他们既快于高度倾向的神经质者，也快于情绪稳定者。这里的神经症倾向指的是神经质的人格特征，其特征是情绪性过高，伴有长时间强烈的自主性反应，即易紧张并具有心理、生理机能的不稳性。一般来说，神经症患者内驱力水平高于正常人，他们的焦虑也比正常人更显著。

沃特豪斯（K. Waterhouse）等人的研究也发现，当刺激强度增加时，焦虑被试的反应速度也随之加快，比非焦虑的被试加快得更加明显。弗诺（W. D. Furneaux）做了更严格控制的实验。他交给被试的任务是 Nufferno 速记测验，采用两种情境：①非紧张试验：被试不知道主试记录时间，他可随心所欲地进行作业。②紧张试验：被试被告知必须快做，越快越好，并让其看到主试者始终在记录作业时间。结果发现，加入紧张，神经症患者降低了作业的速度，而正常被试却增加了速度。在这里，神经症患者属于高内驱力者。可见，认知速度与焦虑也呈“倒 U 字形”关系。低焦虑时认知速度居中，轻度焦虑时认知速度较快，高焦虑时认知速度较慢。

（二）焦虑与紧张、抑郁

焦虑是一种令人不舒服的情绪体验，但它又是个体适应环境的一种保护性反应，它使人能够预感危险、威胁，并使人产生逃离不利环境的行为反应。焦虑常和紧张连在一起，但两者是不同的情绪体验。奎克（J. C. Quick）等认为焦虑与紧张的区别在于：焦虑是对紧张事件所产生的反应之一。紧张可以由悬念而产生，因此也有焦虑的成分，但紧张也可能是积极的期待，也可能不伴随焦虑。在对焦虑和紧张的处理中，大多数心理学家往往把调节情绪看作是重要的对付方法之一。

精神分析家认为过度焦虑是个人心理不平衡的表现，大多数心理学家在研究焦虑时，发现焦虑与抑郁这两种情绪常常同时出现。根据罗斯（Roth）等人的研究，显示焦虑患者常伴有抑郁的心境，人数达焦虑患者的 34% ~65%。上海医科大学江开达等（1986）也指出，焦虑情绪严重者，抑郁情绪也较明显。而上海市精神卫生研究所张明园等对焦虑和忧郁做了较完善的评定，他们发现焦虑和忧郁有高度相关性，可以认为两者是姐妹情绪，常常伴同出现，而且焦虑愈重，忧郁愈深，反之亦然。

（三）焦虑与行为

在影响学生学习行为的各种情绪中，焦虑具有特别重要的意义。一般认为，焦虑对学习的影响表现为“倒 U 型的曲线”关系，即焦虑程度过强或过弱，都会降低学习效率，而中等程度的焦虑学习效率最高。这种情况在考试时更为突出，考试焦虑过高或过低都影响学生考试水平的发挥。当然，考试的难度、学生的能力以及学生的个性特点等不同，也使得焦虑与学习效率的关系有所不同。萨拉森（S. B. Sarason）等人就做了这样一项实验研究：他们请大学生做被试，先用问卷将他们分为高焦虑、低焦虑两组，再要求他们都做五次铁笔迷津实验。对一半学生采用“自我卷入”情境，引起紧张的条件是告知他们这是一次重要的知识测验，是入学考试的复查。对另一半学生则用“非自我卷入”的情境，他们被告知为不考查他们个人的实验成绩。结果发现，在中性情境下被试得分一般总是中等的。但是在“自我卷入”情境中，紧张刺激对低焦虑组产生有利的作用，而对高焦虑者则产生相反的后果—— 效果更差。这说明作业情景、个性紧张情况会影响焦虑与学习效果的关系。

考试焦虑是一种常见的心理现象，在我国学生中非常普遍。例如，我国心理学者凌文铨（1985）使用萨拉森编制的考试焦虑量表对中国大学生的考试焦虑做了测定和因素分析，探讨学生的考试焦虑。北京五所大学的 324 名学生（男女人数约半）以团体方式，在各大学期末考试期间进行测试。通过分析，发现考试焦虑与下面五个因素密切相关：

因素 I：与考试的担心和紧张感有关，可以称为对考试施行的紧张不安因素。

因素 II：与身体状态的改变有关，可以称为伴随生理反应的不安因素。

因素Ⅲ：与考试能否及格、能否毕业有关，可以称为对考试结果的担忧因素。

因素 IV：与考试无关的胡思乱想，借以逃避考试造成的压力，可以称为空想性逃避因素。

因素 V：对考试不满、厌恶和批判，可以称为对考试厌恶和批判因素。

研究的结果表明：中国女大学生的考试焦虑高于男大学生，特别是紧张和伴随生理反应的不安，女生明显高于男生。对考试的结果，女生比男生更介意。对考试，男生比女生有更强烈的厌恶和批判情绪。在考试前，女生出现焦虑的时间比男生早，而男生在考试中紧张感更为强烈。可见，考试焦虑问题是心理卫生的一个重要问题。

以上有关焦虑的理论和研究，从情绪保健方面推动了心理卫生学的发展。它使人们认识到要维护心身的健康，促进个性的完善与社会适应，更好地提高活动效能，就必须充分重视人的情绪活动，保持良好的情绪状态。而且，就如何调控包括焦虑在内的情绪，也提出了相应的理论依据。因此，有人把焦虑理论比作心理卫生学发展史上的一块“奠基石”。

第三节 人本主义的心理健康观

20世纪的五六十年代，以马斯洛和罗杰斯等人为代表的一批美国心理学家在反对当时国际心理学领域中的两大势力即行为主义心理学和精神分析心理学的过程中创立了所谓“第三势力”的人本主义心理学。传统的行为主义心理学把人类看成是一种完全由环境所塑造的生物有机体，只不过比他们的实验动物——小白鼠聪明一点、复杂一点，人与动物之间没有本质区别。而传统的精神分析学家则认为人本性上是自私的、邪恶的，人注定要成为其动物本能与文化两者冲突的牺牲品。马斯洛等人认为这两种心理学理论都集中于人类的黑暗面、消极面，以及病态和动物性方面，而忽视了人类光明积极方面，健康和高尚方面，这样的心理学只能称之为“病态的”或“残缺的”心理学。为此，人本主义心理学家着重探讨机能健全、心理健康的人类机体，以揭示人类独特的积极高贵的品质，创立一种健康的心理学以取代传统行为主义和精神分析的“残缺”心理学。

心理健康是人本主义心理学主要探讨的一个问题，其心理健康观成为人本主义心理学，乃至现代心理学理论的一个重要组成部分。人本主义心理学的心理健康观主要反映在马斯洛、罗杰斯（C. R. Rogers）、阿尔波特（G. W. Allport）、弗罗姆（E. Fromm）、弗兰克尔（V. E. Frankl）等人的理论之中。下面就他们对心理健康者及其特征的观点作简要介绍。

一、马斯洛关于“自我实现者”及其特征的论述

作为人本主义运动最杰出的代表人物，马斯洛对心理健康问题进行了最为系统的研究。马斯洛对心理健康问题的研究兴趣始于大学时代对其两位导师即本尼迪克特和魏特海默的爱戴。他发现这两位导师的身体外貌、文化背景等很多方面都不相同，但有许多心理特征是相同的。他们的心理都很健康，在学术上都很有成就，其能力都得到了充分的发挥，按马斯洛的话来说就是达到了自我实现。马斯洛觉得从这两位导师身上所体现出来的心理行为模式或许可以作为一般人学习和追寻的样板。

为此，马斯洛采用了自由联想、心理测验和人物传记等多种方法去探讨“自我实现者”的心理行为模式。他从历史上的伟大人物、身边的学生和熟人中选择了48人作进一步研究，这些人可分为三类：第一类他称之为“案例”，即基本符合他所设想的“自我实现者”要求的人，这些人包括林肯（A. Lincoln）、杰弗逊（T. Jefferson）、罗斯福（T. Roosevelt）、斯宾诺沙（B. Spinoza）、詹姆斯和赫胥黎（T. H. Huxley）等12人；第二类有10人，他称之为“不完全的案例”，或“部分的”自我实现者，与所设想的标准有一定的距离；第三类有26人，他称之为“潜在的或可能的案例”，其中既包括现实生活中朝着自我实现方向发展的年轻人，也包括历史上一些有一定贡献的人物。

在研究中，马斯洛发现真正达到自我实现的人，一般都处于中年或老年，年轻

人通常很难达到自我实现。这是因为年轻人还有许多较低层次的需要，如安全、爱、自尊等等还没有得到适当程度的满足，没有形成持久的价值观、智慧、意志力及稳定的爱情关系，也未明确选择自己要为之终生奋斗的事业。不过，年轻人具有极大的发展潜力，他们通过积极努力，是可以逐渐接近这一水平或目标的。通过对以上案例的研究，马斯洛归纳出“自我实现者”的15种心理特征：

（1）全面和准确地知觉现实。自我实现者对世界的知觉是客观的、全面的和准确的，因为他们在感知世界时，不会掺杂自己的主观愿望和成见，或带有自我防御，而是按照客观世界的本来面貌去反映。与此相反，心理不健康者则是以自己的主观方式去知觉世界的，他们试图使世界与自己的主观愿望、焦虑和担心相吻合。

（2）接纳自然、自己与他人。自我实现者能够接受自然、自身及他人的不足与缺陷，而不会为这些缺陷而忧心忡忡。当然，对于可以改造或调整的不足与缺陷，他们会以积极的态度来对待，而对那些不可改变的不足与缺陷，他们能顺其自然，不会跟自己、他人和自然过不去。

（3）对人自发、坦率和真实。在人际交往中，自我实现者具有流露自己真实感情的倾向，他们不会装假或做作，他们的行为坦诚、自然。一般而言，他们都有足够的自信心和安全感，这使得他们足以真实地表现自己。

（4）以问题为中心，而不是以自我为中心。自我实现者热爱自己所从事的工作，献身于某种事业或使命，并能全力以赴。与常人相比，他们工作起来更刻苦、更专注。对他们来说，工作并非真正的劳苦，因为快乐恰恰寓于工作之中。

（5）具有超然于世和独处的需要。自我实现者以自己的价值和感情指导生活，不依靠别人来求得安全和满足，他们依靠的只是自己。他们一般都喜欢安静独处，这样做并不是因为害怕别人，也不是要有意逃避现实，而是为了在减少干扰的条件下，更好地深思，更全面地比较，以便去寻求更为合理的解决问题的方案。他们平静安详，保持冷静，安然地度过或顶住各种灾难和不幸。

（6）具有自主性，在环境和文化中能保持相对的独立性。自我实现者行为的动力主要来自于自身内部发展和自我实现的需要（即B—驱动），而不是来自于因缺少某种物质或精神上的东西需要外部的补充（D—驱动），因而他们更多依赖自己而不是外部环境，能够抵制外部环境和文化的压力，独立自主地发挥思考的能力，进行自我引导和自我管理。

（7）具有永不衰退的欣赏力。自我实现者能够对周围现实保持奇特而经久不衰的欣赏力，充分地体验自然和人生中一切美好东西。他们不会因事物的重复出现而习以为常，失去敏感。相反，他们对每一个新生儿、每一次日出或黄昏，都像第一次见到时那样新鲜，那么美妙。

（8）具有难以形容的高峰体验。高峰体验是人感受到的一种强烈的、心醉神迷的狂喜或敬畏的情绪体验。当它到来时，人会感觉到无限的美好，具有极大的力量、自信和决断意向，甚至连平凡的日常活动，也可以被提升为压倒一切的、妙不可言的活动。马斯洛认为所有人都具有享受高峰体验的潜在能力，但只有自我实现者更有可能、更常得到这种体验。

（9）对人充满爱心。自我实现者所关心的不仅局限于他们的朋友、亲属，而是扩及全人类。他们把帮助穷困受苦的人视为自己的天职，具有同所有的人同甘苦、共患难的强烈意识，千方百计为他人着想。在自我实现者看来，他人的快乐就是自己的快乐，他们已经把自己从满足自身狭隘需求的牢笼中解放了出来。

（10）具有深厚的友情。自我实现者注重与朋友间的友谊，他们交友的数目虽然不多，同伴圈子比较小，但友情深切和充实。就对爱的理解来说，他们认为爱应当是全然无私的，至少应当是给予爱和得到爱同等重要。他们能够像关心自己一样，关心所爱者的成长与发展。

（11）具备民主的精神。自我实现者谦虚待人，尊重别人的权利和个性，善于倾听不同的意见。对他们来说，社会阶层、受教育程度、宗教信仰、种族或肤色，都是不重要的，重要的是他们是否掌握真理。自我实现者极少偏见，愿意向一切值得学习的人学习。

（12）区分手段与目的。自我实现者的行为几乎总是表现出手段与目的的界限。一般说来，他们强调目的，而手段必须从属于目的。自我实现者常常将普通人看成是达到目的的手段，把活动经历当作目的本身，因而比常人更能体验到活动本身的乐趣。

（13）富于创造性。这是马斯洛研究的所有对象共同的特征之一。他们每个人都在某个方面显示出独到之处和创造性，虽然他们中某些人并不一定是作家、艺术家或发明家，但他们具有同儿童天真想象相类似的能力，具有独创、发明和追求创新的特点。

（14）处事幽默、风趣。自我实现者善于观察人世间的荒诞和不协调现象，并能够以一种诙谐、风趣的方式将其恰当地表现出来。但他们绝不把这种本领用于有缺陷的人，他们对不幸者总是寄予同情。

（15）反对盲目遵从。自我实现者对随意应和他人的观点和行为十分反感，他们认为人必须具有自己的主见，认定的事情就应坚持去做，而不应顾及传统的力量或舆论的压力。他们这种反对盲目遵从的倾向，显然不是对文化传统或舆论的有意轻视，而是他们自立、自强的人格的反映。

以上是自我实现者的 15 种积极的特征。当然，马斯洛也认为自我实现者并不是十全十美的完人，在他们身上也存在不少的缺点：如这些人有时笨拙糊涂、浪费和不细心，以及厌烦、激动和固执己见等等。但总的来说，马斯洛所描述的自我实现者的形象是十分理想的，是极端的心理健康者。

二、罗杰斯关于“机能健全者”的观点

罗杰斯是继马斯洛之后人本主义阵营中最有影响力的人物，他的心理健康观是建立在其“实现倾向”的理论之上。对于实现倾向，罗杰斯曾说过：“人类有机体有一个中心能源，它是整个有机体而不是其某些部分的功能，也许解释这种能源的最好概念就是一种指向完成、指向实现、指向维持和增长的趋势。”在实现倾向的驱使下，一个人会变得更加独立自主、复杂、独特和更加富于社会责任心，从而成

为机能健全的人。罗杰斯认为机能健全者有如下五个特征：

（1）对经验的开放性。对于一切情绪和态度，只要它们存在，机能健全者就能够接受。他们相信，任何经验都不可怕，没有必要去歪曲或掩饰。这种态度使得他们的心胸更加广阔，思想更为充实，行动也更趋灵活。

（2）协调的自我。由于机能健全者的自我是开放的，无须对什么东西加以防范，因而使得他们不断地接受新事物，头脑充实敏锐，调整自我，与经验协调一致。

（3）机体估价过程。机能健全者以自己内在的实现倾向作为经验评估的参考系，而不以外在的社会价值判断为参照。因而，通过这种机体估价过程作为反馈，来调节自己的经验，朝向自我实现，以达到维持、增长、完善和发挥生命潜能的目的。

（4）无条件的自我关注。机能健全者不愿受他人意愿的支配或束缚，他们相信个人的命运把握在自己手中，对自己的能力充满信心，因而时时刻刻对自己的经验与行为都给予积极的肯定。即使遇到挫折与失误，他们也不会对自己丧失信心，他们永远相信自己，赞赏自己。

（5）与他人和睦相处。机能健全者不仅对自己给予无条件的积极关注，而且对他人也是给予无条件的积极关注，同情他人，赞赏他人，为他人所喜爱。

三、阿尔波特关于“机能成熟者”的观点

阿尔波特是人格的特质理论的创始人，其研究范围十分广泛，曾花了不少精力投入“成熟者”心理健康特点的研究，正是因为这方面的研究使阿尔波特列入人本主义的阵营。阿尔波特强烈反对弗洛伊德精神分析和行为主义的“残缺心理学”，认为健康者的人格不能通过对动物、儿童、精神变态者的研究引申出来，而只能通过对身心机能成熟的成人的研究引申出来。在积累了大量的机能成熟的健康成年人的研究资料之后，阿尔波特总结出以下一些结论性的意见：健康人的人格是不受无意识力量支配的，也不为童年的心灵创伤和冲突所左右。恰恰相反，心理健康者的功能发挥，是在理性和意志的水平上进行的。影响心理健康的因素，也主要是那些现实生活中正在发生变化和起作用的因素。阿尔波特归纳出“机能成熟者”的六种心理特征：

（1）自我扩展的能力。这就是说机能成熟者可以主动积极地参加各种活动。一个人对其实际活动（如工作与交往）和精神活动（包括理想、目标等）的参与性越高，其心理健康水平就越高。

（2）与他人关系融洽。机能成熟者需具备对别人表示同情、亲密或爱的能力。这就意味着，他们能够同别人起到真正的相互作用，对任何人都能表现出温暖、理解和亲近。这种能力可以使他们容忍别人的不足与缺陷。

（3）情绪上存在安全感和自我认可。机能成熟者在内心可以接纳自己的一切方面，不受个人的消极情绪支配，能对付挫折、恐惧和不安全的情绪冲击。

（4）具有现实的知觉。机能成熟者能够准确、客观地知觉现实，并且能实事求是地接受现实。如果知觉现实时予以歪曲，有时甚至失去同现实的接触，那么，这

就是心理变态的一种表现。

（5）良好的自我意识。机能成熟者对自己的所有优缺点都十分清楚，能准确把握现实自我与理想自我，并能调整其相互关系。他们也知道自己如何看待自我与别人如何看待自我之间的差异。

（6）有一致的人生哲学。机能成熟者都形成了个人专有的技能和能力，他们着眼于未来，有长期的奋斗目标和工作计划，对工作有使命感，而且全身心地投入本职工作，努力使自己在某项工作中做出突出的成绩。他们有一种一致的定向，为一定的目的而生活，有自己的人生信念或人生哲学，以确保自己在人生道路上不迷失方向。

四、弗兰克尔的“自我超脱者”理论

弗兰克尔是第二次世界大战期间纳粹集中营的侥幸生还者。集中营的不平凡遭遇，使弗兰克尔的人本主义思想带有明显的意志色彩和超脱意味，这一特点反映在他的心理健康观上。弗兰克尔确信，人在任何情境下，对自己的行动都是自觉选择的，即使是在集中营这样恐怖的情境下，也应当如此。对人生意义、理想或目的的自觉探求，是心理健康者的基本特征。鉴于对人生意义的探寻是存在于自我之外的，所以弗兰克尔强调，仅仅靠自我实现，或机能成熟与充分发挥是不够的。人们还必须超越自我，把自己同某个人、某种理想或某项工作紧密联系起来，这样才能摆脱自我的羁绊，找到人生的真正价值或意义。

关于“自我超脱者”的心理特征，弗兰克尔指出，从大的方面看，主要包括这样的特点：他们在选择自己行动方向上是自由的；他们对自己的生活负责，他们不是被自己之外的力量所决定的；他们缔造了适合自己的有意义的生活，他们有意识地控制自己的生活；他们能够表现出创造、体验和态度的价值；他们超越了对自我的关心。除了这些主要特点之外，自我超脱者还具有下列具体特征：

（1）他们是定向于未来的。弗兰克尔认为，自我超脱者的动机指向，是要达到各种具体目标。假如缺乏明确的奋斗目标，人生就会黯然失色。对自我超脱者来说，尤其是这样。

（2）他们能专注于工作。像马斯洛一样，弗兰克尔也十分强调献身于事业的精神对心理健康的重要性。他认为，这是发现人生意义的根本途径。工作对于人之所以重要，并不在于工作本身的特点或内容，而在于人们完成工作的方式和态度。也就是说，是否专注于工作，是一个人个性是否健康的深刻反映。

（3）他们能给予爱也能接受爱。弗兰克尔指出，除工作之外，人们认识自己的独特性，发现人生意义的另一条途径就是爱情。通过爱情，可以使爱与被爱的双方都能得到满足、得到促进。当爱情关系中的某一方，使对方意识到自己能够变成什么样子的时候，其尚未挖掘的潜力也就得到了共识。毫无疑问，自我超脱者在给予爱方面是绝对不吝啬的。

以上是人本主义各代表人物关于心理健康的主要论点，他们之间的观念虽然不尽相同，但在下面五个方面的认识上是基本一致的：①心理健康者能自觉驾驭自己

的生活，他们的生活目标是积极向上的。②心理健康者有正确的自我意识，他们能把握自己的真实现状和个人特点。③心理健康者能给予爱也能接受爱，他们的情绪生活成熟健全。④心理健康者对工作、社会有高度的责任心，他们的个性结构完整，工作富有成效。⑤心理健康者的人际关系积极稳定，他们有良好的社会适应能力。

人本主义的有关理论，对心理卫生学产生了重要的影响，主要表现在两个方面：一是它促使一种全新的、比较完整的心理健康观的形成；二是它引导心理卫生学向着开发人类潜能的方向发展。在人本主义理论提出之前，虽然应激理论已引导人们把心理卫生学的研究逐步转到对正常人的心理保健的轨道上来，但这种转轨主要还局限在社会适应方面。事实上，人的心理保健包括的范围是十分广泛的，社会适应仅仅是其中的一个方面。因此应激理论尚不足以使人们构成一种比较新的健康观。而人本主义思想，则促使人们朝着这一目标前进了一大步。同时，提倡挖掘人类的潜能，也是人本主义心理学家再三强调的一个问题。马斯洛甚至把人类潜能的自我实现，看成是心理健康的终极目标。应当指出，人本主义心理学家对人类潜在能力和创造力开发的研究，是对心理卫生学的一大贡献。因为从长远的角度来看，心理卫生学的研究向着开发人类潜能的方向发展，人本主义心理学家关于这方面的研究对于这门学科的进一步成熟和完善，更好地发挥心理卫生在促进人类文明和解放中的作用都有不可低估的影响。

第四节　积极心理学的视觉

一、积极心理学的兴起

积极心理学（Positive Psychology）是美国心理学界兴起的一个新的研究领域。它是利用心理学目前已比较完善和有效的实验方法与测量手段，来研究人类的力量和美德等积极方面的一个心理学思潮。首先提出积极心理学这一概念的是心理学家塞里格曼（Seligman ）和西仁米哈伊（Csikzentmihlyi）。1997 年塞里格曼就任美国心理学会主席一职时提出了“积极心理学”这一概念，后两人合写《积极心理学导论》。以此为标志，积极心理学突露锋芒，以锐不可当之势迅猛发展。随后，愈来愈多的心理学家涉足这一研究领域，逐渐形成了一场积极心理学运动。

（一）积极心理学的立场

所谓积极心理学，强调心理学要以人固有的、潜在的建设性力量以及美德和善端为出发点，用一种积极的心态解读人的心理现象，激发人内在的积极力量和优秀品质，以帮助人最大限度地挖掘自己的潜力并获得美好的生活。积极心理学的目的就在于寻找到“人类”有效地充分发挥自己功能的本质是什么，什么样的人能够获得更好的进化适应技能和学习性技能，尽管面临许多困难，但大多数人仍然设法使自己过一种有尊严、有目的、有意义的生活，对这一现象又怎样解释？积极心理学要找寻的其实就是一种使普通人生活幸福的规律，这种信念和传统主流心理学的信念是一脉相承的。

积极心理学在其理念上存在一个理想的常模，目的并不仅仅在于去掉人心理或行为上的问题，其目标是把所有人，不仅仅是小部分的问题人，尽可能地建设到一个他可能达到的理想状态。积极心理学主张，人的生命系统是一个开放的、自我决定的系统，他既有潜在的自我冲突，也有自我完善的内在能力，个体一般都能自我决定其最终发展状态。心理学应把自己的工作重心放在研究和培养人固有的积极潜力上，通过培养或发掘人的这种积极力量而使之成为真正健康并生活幸福的人。积极心理学者强调保障心理健康的关键在于对心理疾病的积极预防，而预防的关键则来自于对人内部积极潜力的塑造或唤醒。一句话，积极心理学的核心任务就是要建构一门有关人类力量的科学，其使命就在于探明如何在人身上发掘或培养这些力量和品质。

（二）积极心理学的具体研究内容

从总的方面来看，积极心理学强调研究人性积极的一面，其具体研究内容主要有三个方面：积极情感体验、积极人格、积极的社会组织系统。

（1）积极情感体验，主要研究各种积极情感体验的作用及其产生的机制。对于积极情绪，弗里德里克（B. L. Fredrick，1998）提出了“拓延—构建”理论，认为某些离散的积极情绪，包括高兴、兴趣、满足、自豪和爱，都有拓延人们瞬间的知行的能力，并能构建和增强人的个人资源，如增强人的体力、智力、社会协调性等。当前，关于积极情绪的研究很多，主观幸福感、快乐、爱等，都成了心理学研究的新的热点。当然，积极情绪并不是完全分离的，众多积极情绪之间具有很强的相关性和一致性。如苏珊（Susan E.，2000）曾对 7 个被试的多种积极情绪进行了连续 98 个晚上的持续追踪，结果发现积极情绪间存在着一致的同步关系：体验到任何一种积极情绪的同时也都体验到其他的积极情绪。但是为了研究的方便和主题的明确，许多研究仍然针对不同的单个方面，而其中被研究最多的积极情绪是主观幸福感和快乐。

（2）积极人格，主要研究各种积极人格特质的作用及形成过程。西尔森和马里（Hillson & Marie，1999）在问卷研究的基础上将积极的人格特征与消极的人格特征进行了区分，认为积极的人格特征中存在两个独立的维度：一是正性的利己主义，指接受自我、具有个人生活目标，或者能感觉到生活的意义、感觉独立、感觉到成功，或者是能够把握环境和环境的挑战；二是与他人的积极关系，指的是当自己需要的时候能获得他人的支持，在别人需要的时候愿意并且有能力提供帮助，看重与他人的关系并对于已形成的与他人的关系表示满意。积极的人格有助于个体采取更为有效的应对策略，从而更好地面对生活中的各种压力情景。到目前为止，积极心理学共研究了 24 种重要的积极人格特质。

积极心理学人格体系中居重要地位的有迪勒尔（Diener）所引导的主观幸福感领域的研究。主观幸福感是试图理解人们如何评价其生活状况的心理学研究领域。其是人们根据内化了的社会标准对自己生活质量的肯定性的评估，并由此而产生的积极性情感占优势的心理状态。它主要有三个组成部分：生活满意、高水平的正性情感和低水平的负性情感。主观幸福感研究关注人们积极心理状态—主观幸福感水平的差异，其研究涉及主观幸福感的本质、影响因素、心理机制、评估以及增进人们的幸福感等。

瑞安和德西（Ryan & Deci）的自我决定理论也是积极心理学人格体系中的重要内容。他们讨论了积极心理学的其他中心问题，其定义一方面包括自我实现，另一方面试图指明自我实现的意义以及如何实现。自我决定理论涉及人的三个基本需要：能力需要、关系需要、自主需要，这些需要的满足导致人们幸福感和社会的发展，支持自主、能力和关系的社会能够促进个人发展。他们认为：三种基本的心理需要（自主、能力和关系）的满足会促进人的发展，因此被视为人本质的生活目标。在他们看来，基本需要不仅仅是心理发展的最低要求，同时也是社会环境必须提供给人们以促进其茁壮成长和心理发展的基本养料，阻碍这些需要满足不管在什么社会与文化背景下都会导致消极的心理后果。而另一位心理学家鲁夫（Ruff）根据人类发展模式提出多维模型，包括：①自我接受，积极的自我评价及对个人过去生活的接受；②人格成长，不断成长和成为自己的感觉；③生活目的，相信自己的生活目的和意义；④良好关系，与他人关系的质量；⑤情境把握，能够有效处理个人生活与情境的能力；⑥独立自主。

积极心理学人格体系中的第三个重要内容是乐观。研究表明，乐观主要还是后天形成的一种人格特质，它虽然在不同的人身上存在着不同的表现方式，但大部分人都可以通过学习而形成“习得性乐观”。而一个人一旦形成了乐观人格特质，那他常常就会把生活环境中所面临的困难归因于外在的因素，在任何环境条件下他都会朝好的结果去努力。积极心理学还对乐观人格特质作了进一步区分，把它分为现实性乐观人格和非现实性乐观人格。尽管有研究表明，在一定条件下，非现实性乐观人格对个体的生活、身体健康等有一定的积极作用，但积极心理学认为非现实性乐观人格会使个体忽视现实中所存在的各种真实危险，并产生一定的乐观性偏见，因此积极心理学还是提倡培养现实性乐观人格。

（3）积极的社会组织系统，主要研究积极的社会大系统（包括国家的法律、法规和政策等）和积极的小系统（学校、社区、工作单位和家庭等系统）。

二、积极心理学的意义

积极心理学认为科学心理学主要面临三项主要使命：①治疗人的精神或心理疾病；②帮助普通人生活得更充实幸福；③发现并培养具有非凡才能的人。有人把积极心理学看作是心理学上的一场革命。其实，说积极心理学运动的兴起是对当代心理学发展的一种补充可能更恰当些，它的兴起使原来具有片面倾向的心理学变得更全面、更合理也更平衡。当然，就目前来说，积极心理学的这种变革运动主要发生在心理咨询和临床心理学领域，它还没有涉及整个心理学领域，而且积极心理学的有关理论还需要进一步完善。

但积极心理学注重研究人性中的积极方面，研究人的优点与价值，它努力采取更加科学的方法来挖掘人的潜力与创造力，激发人的活力，帮助人们树立自信心，坚定生活信念，帮助人们寻求和掌握获得美好幸福生活的方法。无疑，积极心理学在这些方面所作的有益尝试都会对心理卫生工作带来积极的意义。

（一）积极心理学优化和整合了心理卫生的目标

心理卫生的目标是维护与增进个体和人群的心理健康，而心理健康不仅仅是没有心理疾病，也包括强调良好的社会适应能力和精神面貌。在过往的心理卫生运动中，预防心理疾病的发生，是心理卫生工作的主要任务。但从积极心理学的视角而言，心理卫生应该更关注个体和群体的积极层面，关注个体正在经历的知足、满意等主观感受和过去体验的良好状态，同时也关注对未来的乐观和希望以及当前普遍的幸福感。在个体水平上，它包括积极的人格特征，如爱、勇气、给予、创造和持之以恒；在群体水平上，它包括培养个体承担社会责任的美德，培养更好的公民特征。所以，积极心理学给心理卫生提出了更高的要求和目标。

针对青少年的心理健康教育，教育部在2002年下发了《中小学心理健康教育指导纲要》（以下简称《纲要》），《纲要》指出心理健康教育的总目标是：提高全体学生的心理素质，充分开发他们的潜能，培养学生乐观、向上的心理品质，促进学生人格的健全发展。具体目标是：使学生不断正确认识自我，增强调控自我、承受挫折、适应环境的能力；培养学生健全的人格和良好的个性心理品质；对少数有心理困扰或心理障碍的学生，给予科学有效的心理咨询和辅导，使他们尽快摆脱障碍，调节自我，提高心理健康水平，增强自我教育能力。

每一个教育工作者，都应该按照《纲要》提出的目标对学生进行心理健康教育。但在传统消极心理学取向背景下，《纲要》中的目标是很难达到的，原因是在传统消极心理学取向背景下，教师常常把学生当作问题的来源，把学生存在的问题当作工作的出发点与落脚点，这样不仅会造成师生关系的对立，而且常常导致大多数没有问题的学生也开始注意自己的消极方面，形成关注自身的消极层面、忽略自身积极品质培养的思维定式，最终使得全体性原则形同虚设。而积极心理学认为心理健康教育要激发个体内在的激情，帮助他们发展综合的技能，承担起生活的责任，成为有社会能力、富有同情心和心理健康的成年人。不难看出，这一目标与《纲要》中的目标是一致的。

（二）积极心理学深化了心理卫生的内涵

积极心理学家迪勒尔认为心理健康有三个标准：一是主观性，心理健康是个人的主观体验，客观条件只作为影响主观体验的潜在因素；二是积极方面，心理健康并非只是消极因素较少，同时也是积极因素较多；三是多维性，心理健康应包括个人生活的各个层面。还有的积极心理学家认为，心理健康分为正负两个方面，它不仅仅是负面情绪、情感的减少，同时也是正面情绪、情感的增多，幸福感、生活满意感都是心理健康重要的测量指标。国际心理卫生大会提出的心理健康四条标准中就有一条是“具有幸福感”。

积极心理学强调从积极的层面来研究与探讨心理健康问题，认为心理健康的主要目标是促进个体的主观幸福感，更注重培养人们的积极心理品质，而不仅仅是消极的心理疾病的预防矫正。从这种意义上说，积极心理学对心理健康的认识深化了心理卫生的内涵，也为心理健康教育的理论研究与实践开辟了一条新的思路。

（三）积极心理学拓展了心理卫生的途径与方法

在传统心理学的背景下，心理卫生的工作途径可能过于单一，采取的方法也不外乎是进行心理咨询（如个体咨询、电话咨询、信箱咨询、团体咨询等）、做心理健康的专题讲座等。这是因为传统消极心理学对人性的认识与假设使主体与客体之间的关系对立起来，以此为基础的心理健康教育的途径与方法必然趋向于单一与贫乏。

而积极心理学认为每个人都存在巨大的潜能，都具有多种基本需要，都重视自我发展，这种人性观决定了心理健康教育的途径与方法必将向多元化的方向发展。比如，潜能开发、积极心理品质的拓展训练、学生积极情绪的培养、良好关系的搭建、幸福感的提升等，这些主题内容都可以通过更灵活、更实操、更符合个体或群体兴趣爱好的形式来展开。

总之，积极心理学作为传统心理学的发展，不但给我们提供了一种全新的心理学研究的视角，还给我们的心理健康教育和心理卫生工作注入了新的活力。它对提高人们的心理健康水平、创造更加美好的生活有极大的启示和意义。

第三章

心理障碍的预防与自我调节

第一节　心理异常的主要表现

一、什么是心理异常

心理异常是对许多不同种类的心理、情绪和行为失常的统称。类似的概念还有心理变态、心理障碍、心理疾患等。这些概念尽管名称不同，但都是与心理健康概念相对应的，反映人的各种心理活动（包括认识活动、情感意志活动以及个性心理特征等）的偏离。

（一）心理异常的类别

根据心理异常的症状，我国精神疾病分类方案与诊断标准将人群中的心理异常分为 10 大类：①器质性精神障碍；②精神活性物质所致精神障碍或非成瘾物质所致精神障碍；③精神分裂症和其他精神病性障碍；④心境障碍即情感性精神障碍；⑤癔病、应激相关障碍和神经症；⑥心理因素相关生理障碍；⑦人格障碍、习惯冲动控制障碍、性心理障碍；⑧精神发育迟滞与儿童青少年心理发育障碍；⑨童年和青少年的多动障碍、品行障碍和情绪障碍；⑩其他精神障碍和心理卫生问题。

美国精神疾病诊断分类手册则将全部精神疾病归属为 17 个类别，包括：①通常发生在婴儿、儿童或青年身上的精神障碍；②器质性精神障碍；③某些物质所致的精神障碍；④精神分裂症；⑤偏执性精神障碍；⑥未归类精神障碍；⑦情感性精神障碍；⑧焦虑障碍；⑨躯体型精神障碍；⑩分离性精神障碍；⑪性心理障碍；⑫做作性精神障碍；⑬未归类的冲动控制障碍；⑭适应性障碍；⑮影响躯体状况的心理因素；⑯人格障碍；⑰不属于能引起注意或必须治疗的精神障碍。

（二）心理异常的判别标准

心理异常尽管有不同的类型，但它们都会不同程度地影响到个人的生活、学习和工作能力。因此，及时判别个体的心理是否健康是非常重要的。然而，要判别心理活动的正常或异常是相当困难的，因为异常心理活动和正常心理活动之间的差别常常是相对的，两者之间并没有明显的分界线。但是，在有些情况下两者又有实质的差异，因而不能一概而论。企图找出一种绝对的划分标准应用于一切异常行为是不可能的。当然，判别标准并非绝对没有，下面是前人曾论述的判别行为正常或异常的具体标准，可供我们参考。

1. 以经验作为标准

所谓经验的标准有两种意义：其一是指病人自己的主观经验，他们感到忧郁，不愉快，或自己不能自我控制某些行为，从而寻找医生的帮助。这种判别标准在许多心理障碍者身上常有应用，但也有某些病人则由于坚决否认自己是“不正常”而正好作为其行为异常的标准。其二是指医生或咨询员根据自身的活动经验来判别正常或异常。这种标准应用普遍，但常因人而异，主观性较大。

2. 社会常模和社会适应的标准

这种标准以社会常模为体（组织），以社会适应为用（行为准则），也就是说在社会常模的基础上来衡量行为顺应是否完善。人总是在特定的社会环境中生活，在一般情况下，人的行为总是与环境协调一致的。人依照社会生活的要求来适应环境和改造环境，因此，他的行为符合社会的准则，根据社会要求和道德规范行事。这里，正常或异常首先是针对与社会常态的比较而言的。因此，也可以说这一标准是根据个人行为的社会意义及个人完善的顺应为出发点。当然，人的社会适应行为和能力是受时间、地点、习俗和文化等条件影响的。因此，这一标准也并非一成不变，以此来进行判别也会有差异性。

3. 病因与症状存在与否的标准

有些异常心理现象或致病因素在常态人身上是一定不存在的。若在某些人身上发现这些致病因素或疾病的症状，则被判别为异常。例如麻痹性痴呆、药物中毒性心理障碍等不是人人都有的，那么确定有无梅毒螺旋体或某些药物的存在就可以作为判别异常的依据。此时，物理、化学检查，心理、生理测验等有重要的意义。这一标准比较客观，但应用的范围比较狭窄，因为不少心理障碍并没有明显可查的生物学病因。而且，心理异常现象常常是多种因素导致的心身机能的障碍。

4. 统计学标准

这一标准来源于对正常心理特征的心理测量，它是以全体人群中具有这种特征的人数的分配为依据的。在大样统计中，一般心理特征的人数频率多为常态分布，居中间的大多数人为正常，居两端者为异常。因此，确定一个人的行为是正常或异常就是以其心理特征是否偏离平均值为依据。这里，异常是相对而言的，其程度要根据其与全体的平均差异来确定。这种判别标准也是较为客观的，并可以在不少情况下采用。当然，有些行为的分布不一定是常态曲线，所以此标准也有一定的局限性。

如上所述，在心理异常的划分上，实难找出一个十全十美的、客观而又一致的标准。上列种种标准中，几乎没有一个能在单独使用时完全解决问题。但这并不是说心理活动的正常或异常就无法鉴别了。事实上，在患严重精神病时，所有的标准都是适用的。但在临界状态（边缘状态）时，则哪一种标准都难以判定。心理行为从正常范围过渡到异常范围会有许多细微的变化，而到了一定的阶段是会有突变的，这必须通过量与质的辩证关系的分析才能正确解决问题。

二、心理异常的主要表现

（1）严重的心理异常。常见于重精神病的心理异常，包括精神分裂症、躁狂—抑郁症以及反应性精神病等。其主要特点为：①重精神病症状，包括错觉、幻觉、思维障碍、妄想、情绪情感障碍等。②社会适应能力丧失，从专门的工作、技能到一般的人际交往和饮食起居都受到严重的影响。③明显的人格改变，即心理异常者与他们以往的人格特点有着明显的不同。原来很勤劳、有条理的人可能变得懒散、不修边幅；原来热情、善良的人可能变得冷漠、孤独等。④没有自知力。这是重精神病人的显著特点，也是区别于其他心理异常的重要特点。严重心理异常的人尽管存在重精神病症状，以及明显的社会适应障碍和人格改变，但他们对这些问题并无批判力，不认为自己存在任何障碍，因此不会主动求医。

（2）神经官能症。属于轻度到中度的心理异常，包括焦虑症、强迫症、癔症、神经衰弱等。其主要特点是：①轻精神病症状，包括头疼、头昏、睡眠障碍、易激惹、情绪波动、注意力不集中；中枢神经系统功能失调，有癔病性表现，如发作性痉挛、抽搐、肤觉消失等。②部分社会适应不良，包括社会工作过程中负担加重，日常人际关系紧张等。③部分的人格改变。这种变化会因人而异，虽然这种变化不算太大，但仍会对心理异常者有明显的影响。④有自知力。与严重的心理异常不同，中度的心理异常者对自己的心理异常有批判力，并且一般能主动求治。

（3）心身疾病（心理生理疾病）。指病因或发病过程与心理因素明显有关的一类躯体疾病，如原发性高血压、冠心病、消化性溃疡、支气管哮喘等。其主要特点是：①心身疾病以躯体症状为主，如明确的器质性病理过程或已知的病理生理过程。②心身疾病与情绪、人格因素明显相关。③躯体变化与正常伴发于情绪状态时的生理变化相同，但更为强烈和持久，有别于神经症或精神病。

（4）心身障碍，又称心理因素所致的生理功能障碍。它与心身疾病的区别在于，心身障碍主要表现为躯体功能障碍，但无病理形态学变化的基础，也无明显的精神活动障碍，如性功能障碍、睡眠障碍、功能性遗尿，以及内脏器官功能性障碍等。

（5）行为偏离和人格障碍。其特点表现为从青春期或儿童期发展起来的持续存在的人格偏离，如偏执性人格障碍、强迫性人格障碍、循环性人格障碍、癔病性人格障碍、爆发性人格障碍、反社会人格障碍等。由于这些人的待人处事和行为方式明显地与正常人不同，且难以得到他人的认可，因此不能适应正常的社会生活。他们往往表现为情感和意志方面的障碍，但思维和智能并无异常。其后果主要是影响自身的人际关系，有的有反社会行为，还贻害社会。此外，不能认识到自己个性上的明显缺陷，即无自知力，也是这类障碍的另一个主要特点。

（6）大脑疾患和躯体缺陷时的心理异常。包括脑部器质性损害（大脑外伤、颅内感染、肿瘤等病变）所致的心理异常；大脑发育不全时的心理异常，即由于先天的或儿童期的疾病所引起的精神活动发育受阻，特别表现为智力及社会适应能力低下；躯体缺陷时的心理异常（如盲、聋、哑、跛等）。

（7）药物依赖和儿童青少年障碍。包括酒精及药物依赖，如毒品依赖；儿童精神病，如儿童精神分裂症、婴儿孤独症等；老年期精神障碍等。

（8）其他。包括某一特殊状态下的心理异常，如气功偏差所致的精神异常，躯体疾病伴发的精神障碍，以及中毒所伴发的精神障碍等。

三、心理异常的实质

心理异常是在大脑生理生化功能障碍和人与客观现实关系失调的基础上产生的对客观现实的歪曲的反映。人们对心理异常的看法经历了一个漫长的发展历程，即使到了现代，不同的理论学派对此也有不同的看法。但有关心理异常的实质，以下两点是明确的：

首先，异常的精神活动是大脑机能障碍的表现。这种障碍有其物质基础，如脑器质性障碍、癫痫等，而且所谓的“内源性精神病”，如精神分裂症等，近年来的研究也发现病人的侧脑室有明显的扩张。即使心因性精神病，也有着体质、生化变化的基础。

美国精神病学家杰克逊（J. H. Jackson）认为，在神经和精神病中，致病因素引起神经系统进化过程中高级发展水平的机能分解，形成阴性症状（如记忆障碍、智能障碍等），以及低级发展水平机能的释放或抑制释放，形成阳性症状（如情绪障碍、性本能亢进等）。而且精神疾病的机能障碍，首先丧失的是在种族和个体发展中最晚获得的以及最复杂的功能（如伦理、义务、责任等），而原始的生物本能（生理需要、食、性等）则保存下来。这种观念有一定的道理，即大脑的发展水平越高，症状就越丰富，如白痴只会嚎叫、毁物；儿童的心理异常中也没有复杂的妄想和虚构，其实也很单调。但这种观念不应把大脑的高级机能和低级机能分开，两者是有机联系的。例如，抑郁症的病人对什么都不感兴趣，包括性、饮食，甚至生存。

另外，从反映论的角度来看，心理异常是不健全的人脑对客观现实的歪曲反应，所有症状都来源于客观现实，取材于现实生活。例如，青少年的妄想内容中，主要是明星人物或外星人、机器人等。而且，心理异常只是病理思维占上风，并非完全不正常。可见，心理异常也不是完全凭空生有的东西，它也与现实有联系，只不过是对客观现实的信息进行加工时，出现了异常。

第二节　心理健康的影响因素

人的心理健康是一个极为复杂的动态过程，包括许多相对独立的特质。因此，影响心理健康、导致心理障碍的因素也是复杂多样的，从生物遗传因子的作用到个体自我心理冲突、从早期教育与家庭环境问题到应激性生活事件的影响等，概括起来主要是生物、心理、社会这三方面因素综合作用的结果。

一、生物学因素的影响

研究表明，影响心理健康的生物学因素，包括遗传、体质、生理生化改变和病毒、细菌等诸多因素，其中，首先尤以遗传的影响最为突出。当代大量研究资料表明，在心理障碍中，尤其在精神分裂症等重度精神疾病的发病因素中，遗传占有十分重要的地位。有人对躁狂抑郁症和精神分裂症患者亲属的患病率进行了调查，统计结果如下：

躁狂抑郁症：父母 11.5%

子女 22.2%

同卵双生 95.7%

异卵双生 23.0%

精神分裂症：表兄弟姊妹 3.9%

堂兄弟姊妹 7.3%

父母 9.8%

同胞兄弟姊妹 11.9%

异卵双生 12.5%

子女 16.4%

同卵双生（分居）77.6%

同卵双生（同居）91.5%

这些数据表明，许多精神疾病在发病原因上确实具有血缘关系从远到近而患病率也由低到高的明显倾向，这是遗传因素起作用的明显证据。

其次是病菌、病毒感染所造成的影响。例如脑梅毒、斑疹伤寒、流行性脑炎等中枢神经系统的传染病，就是由于病菌、病毒损害了神经系统组织结构而导致器质性心理障碍或精神失常。这些对于儿童的有害影响尤为严重，它可以阻抑儿童心理与智力的发展，这是造成智力迟滞或痴呆的重要原因。

再次是大脑的外伤或化学中毒所造成的影响。例如因摔伤、碰伤或战争时的战伤造成的脑震荡、脑挫伤等都可导致心理障碍，如意识障碍、遗忘症、言语障碍和人格改变等。有害的有机与无机化学物质侵入人体内，可以毒害中枢神经系统，造成心理障碍，如酒精中毒、煤气中毒以及某些药物中毒等。

此外，某些严重的躯体疾病或生理机能障碍也可以成为心理障碍与精神失常的原因。例如内分泌机能障碍，最突出的如甲状腺机能混乱，机能亢进时可出现敏感、易怒、暴躁、情绪不稳和自制力减弱等心理异常表现。而在机能缺乏时，它对于儿童可引起智力发育迟滞，对于成人则可引起整个心理活动过程的迟钝，不仅智力受损害，性格上还会变得幼稚、保守和狭隘。

二、心理社会因素的影响

影响心理健康、造成心理障碍的心理社会因素是很复杂的，也是多方面的。其中关系比较密切的有早期经验与家庭环境，生活事件与环境变迁，动机冲突与挫折情境，不良性格和行为模式等。

（一）早期经验与家庭环境

许多心理学家都相信，个体的早期经验对其心理的发展起着十分重要的作用，而早期经验又与个体的家庭教育和环境密切相关。研究表明，那些在单调、贫乏环境中成长的婴儿，其心理发展将受到阻碍，并且会抑制他们的潜能的发展。例如，对婴儿和动物的研究结果表明，那些接受丰富的刺激、受到良好照顾的个体在许许多多的测验中将渐渐成为佼佼者。相反，一个人如果在刺激贫乏的环境中成长，则往往会对其发展产生消极影响，很多在成人期表现为能力不足的个体往往是来自这样的早期环境。

另外，儿童早期与父母的关系以及父母对儿童的态度也是影响个体心理健康的重要因素。这种早期母婴关系乃至稍后的儿童与父母的关系对个体以后的人际关系和社会适应有着很大的影响。儿童如果能够在早期与父母建立和保持良好的关系，对其以后的社会适应和人际关系有着积极的促进作用。相反，如果儿童在早期不能建立与父母的亲密关系，或者早期与父母分离等都会对他们以后的成长产生消极的影响。

父母对儿童的态度和教养方式也会对个体以后的心理健康产生影响。例如，国外很多学者对恐怖症、强迫症、焦虑症和抑郁症这四种神经症个体早期家庭关系的调查研究表明，这四种病人的父母与正常个体的父母相比，表现出较少的情感温暖，较多的拒绝态度，或者较多的过度保护。中国医科大学医学心理教研室的岳冬梅（1991）对我国神经症患者早期家庭关系的研究也提供了相同的结果，即“中国神经症患者的父母较正常人的父母有较少的关心和情感温暖，较多的拒绝、否认和过度惩罚”。①

这些研究结果表明，在个体的早期发展中，父母的爱、支持和鼓励容易使个体建立起对初始接触者的信任感和安全感。而这种信任感和安全感的建立保证了子女成年后与他人的顺利交谈。而儿童早期的这种信任感和安全感的缺乏会随着儿童的发展逐渐形成一种孤独、无助的性格，难以与人相处，因而容易产生心理异常，特别是人际交往方面的障碍。同时，对子女的过分保护和过分严厉，也同样会影响他们的独立性以及自信心的发展，这样的个体在以后的发展中也会增加压力，出现过分的依赖或过分的自我谴责。这些特点都会对心理健康产生不良的影响。

---

① 王登峰，张伯源．大学生心理卫生与咨询．北京：北京大学出版社，1992. 17.

（二）生活事件与环境变迁

生活事件指的是人们在日常生活中遇到的各种各样的社会生活的变动，如结婚、升学、亲人亡故等。生活事件不仅是测量应激的一种方法，也是一项预测身体和心理健康的重要指标。例如，大量的研究结果表明，即使是中等水平的应激事件，如果它们连续发生，它们对个体抵抗力的影响就可以累加，因而也是很严重的。同时，生活事件的增加产生的应激体验与各种各样的生理和心理障碍有明显的关系。例如高血压、冠心病、糖尿病、类风湿性关节炎、胃肠溃疡、癌症、神经症、事故、体育活动中的操作失败以及学习成绩的下降等等与生活事件的明显增加有着密切的关系。

在对生活事件与心理健康之间的关系进行解释时，一般都认为由于生活事件的产生增加了个体适应环境的压力。换句话说，个体每经历一次生活事件，他都要付出精力去调整由于这一事件的发生所带来的生活变化。例如结婚就意味着结束单身生活，开始新的家庭生活，而升学、就业、谈恋爱等也会不同程度地促使个体生活的改变。如果生活事件增加，那么个体的生活变化也会增加，个体要适应这变化了的生活所付出的努力也需要相应地增加。因此，如果在一段时间内发生太多的生活事件，个体的躯体和心理健康状况就很容易受到影响。

除生活事件的影响外，个体所处环境的巨大变迁也会使个体产生心理应激。虽然环境变迁也可以算作是生活事件的一部分，但这种变化对个体适应的影响将更加突出。例如，移民研究的结果表明，新到一地的移民与当地居民以及他们原来所在地的居民相比，更容易产生各种各样的身体或精神的异常。很多刚入学的大学生由于入学前后生活和学习环境的巨大变化（尤其是来自农村和边远地区的学生），在适应新的环境时容易出现各种困难。

（三）动机冲突与挫折情景

动机冲突是指个体在有目的的行为活动中，常常会同时存在着一个或数个所欲求的目标，而又存在着两个以上相互排斥的动机。在现实生活中，所企求的目标常常不可能全部达到，所产生的动机也不可能获得全部的满足，于是就会形成动机冲突的心理现象。因此，这种现象又称为心理冲突。心理冲突令个体在准备作出选择时，面临着矛盾的情境：选择这一样，同时却要丢掉另一个机会。换言之，作出选择既意味着选择什么，同时又必须要丢掉什么。这就使得很多情况下个体的选择很困难。例如，如果一个人对某人很不满，但又不想得罪对方，不能表达自己的情绪，这时就处于一种心理冲突。

大量临床研究表明，一个人如果长期不能表达自己的愤怒和攻击情绪，就会对他的身体和心理健康产生消极的影响。而心理冲突对个体的直接影响就是心理压力，这种压力往往会增加个体适应环境的困难，对生活和工作也会产生不良的影响。如果这种冲突长期得不到解决，对个体的危害是非常大的。一般而言，心理冲突主要表现为以下四种形式：

第一种冲突称为“双趋式”冲突，这时个体面临两种选择，而这两种选择都能给个体带来好处，并且个体也想得到这两种选择的所有好处，但个体又必须从中作出选择。正所谓“鱼，我所欲也；熊掌，亦我所欲也”，但又“不可兼得”。

第二种冲突称为“双避式”冲突，与上一种情况相反，个体面临两种选择，而且每一种选择都会为个体带来不利的后果，但又必须接受其中之一。例如在考试时如果没有复习好，要么考不及格，要么作弊，但很容易被发现。这两种选择都会带来不利后果，但又必须从中选择一种。

第三种冲突称为“趋—避式”冲突，即某一目标既能给个体带来好处，同时又伴随不良的影响。个体只想取其好处，而不想要它所带来的不良后果。例如，有个别学生在咨询中提到对谈恋爱的困惑，既想有知心的异性伙伴，同时又不愿为此耽误学习时间，真是难以取舍。

第四种冲突称为“双趋—双避式”冲突，这是最常见的冲突形式。这时个体面临两种选择，每一种选择都能为个体带来某些好处，但同时又都伴有不利的影响。例如，有些大学生在选择职业时就面临这方面的问题：去国有企业比较安全，“旱涝保收”，但收入偏低；而入合资企业在收入较高的前提下，又必须受更多的约束，同时还可能“朝不保夕”。这些矛盾冲突往往是影响个体心理健康的主要因素。

挫折是指人们在某种动机的推动下要达到的目标所受到阻碍，因无法克服而产生的紧张状态与情绪反应。产生挫折的条件必须包括：①具有必要的动机和目标。②要有满足动机和达到目标的手段或行为。③必须有挫折的情境发生。如果动机和目标能顺利得到满足和实现，则无所谓挫折。④个体在实现目标过程中受到阻碍产生挫折时，必须有所知觉。如果客观上有阻碍存在，但主观上并无知觉，就不会构成挫折情境。⑤必须有对挫折的知觉与体验而产生的紧张状态和情绪反应。

引起挫折的因素是多种多样的，概括起来大致分为两类：一类是客观外界因素，包括自然环境和社会环境两个方面；二是主观内在因素。自然环境因素所致的挫折是指由于自然环境的限制常常使个人的动机不能满足，目标不能达到。如地震使人们的生命遭受到威胁而又无法逃避；水灾淹没了农田，使农民不能继续耕耘而无收成；他乡游子天涯沦落，重洋远隔难以与亲人团聚等。社会因素所致的挫折多发生于人际关系的紧张，或其他人为因素的限制而造成人们的动机与目标无法实现。如与领导关系紧张而又无法逃避；相互爱慕极深的青年因为门不当户不对或其他人为原因而不能终成眷属等。个人自身的内在因素包括个人的能力限制，或因生理上与心理上的缺陷使动机满足与目标实现受到阻碍。如一个身材矮小的人想当篮球选手；一个智力缺陷者想成为出色的科学家；一个双目失明的人想当飞行员等，无论他们怎样努力和追求，恐怕也只是空中楼阁。

人们在受到挫折以后，无论挫折情境是由客观外在因素还是主观内在因素造成的，对个体的情绪和行为都会产生较大影响。常见的行为和情绪表现有攻击、倒退、固执和冷漠等。攻击是因个体的愤怒而引发的，表现有直接攻击，如对造成挫折的人或物进行嘲笑谩骂或动手打人摔物；也可因不能直接施加在阻碍达到目标的对象上而转向其他替代物，如有的人在单位受了气，但愤怒情绪未消，因此回到家里把气出在妻子儿女身上，或家中用具上；有的也可表现为破坏公物等。倒退是指个体在受到挫折时表现出与自己的年龄不相称的幼稚行为，即表现为童年时期的一些习惯与行为方式，或以幼稚而简单的方式应付挫折情境。如有人认为疑病症是一种倒退的表现，因为患者认为自己有病，就可能得到别人的关怀与帮助，像儿童依赖父母那样依赖别人。固执则是指个体在受到挫折后，反复不断地重复某些无效的动作。尽管这些动作并无任何作用，但仍然要继续这种动作。如受到严厉批评后，有的人就会出现不断解纽扣、来回走动或不断喃喃自语的行为。有的个体在挫折后，却表现出对挫折情景漠不关心与无动于衷的态度，这多是因为个体长期受到挫折或因挫折情景中包含太多的生理上的痛苦或心理上的恐惧所致。

挫折与人的身心健康关系密切，这主要取决于个体对待挫折的耐受力。耐受力强的人，能够在挫折面前不退缩、不消沉，能够从挫折中吸取教训并继续努力去奋斗，实现自己的目标。而耐受力差的人则会在挫折面前退缩、意志消沉、一蹶不振，甚至出现心理障碍。因此，锻炼自己对挫折的承受力，是维护心理健康的重要方面。

（四）人格特征和行为模式

我们每个人都有自己独特的人格类型特征，这是人与人之间千差万别的原因。然而某些特殊的人格特征却往往是导致某种心理障碍或精神病的内在因素之一。研究资料表明，各种精神疾病，特别是神经官能症往往都有相应的特殊人格特征为其发病基础。例如强迫性神经症，其相应的特殊人格特征称为强迫性人格，具体表现是谨小慎微、求全求美、自我克制、优柔寡断、墨守成规、拘谨呆板、敏感多疑、心胸狭窄、事后容易后悔、责任心过重和苛求自己等。又如，与癔病相联系的特殊人格特征是富于暗示性、情绪多变、容易激动、善于幻想、自我中心和爱自我表现等。此外，精神分裂症被认为与孤僻离群、多疑敏感、情感内向、胆小怯懦、较爱幻想等特殊人格特征密切相关。

行为模式与心身健康的关系是由弗里德曼（Friedmen）等人提出的。他们将人的行为分为 A、B 两种：A 型行为特点是好胜心强，雄心勃勃，时间紧迫感强，具有强烈的竞争意识和敌对倾向；B 型行为特点与之相反，表现为心地坦荡，不争强好胜，做事从容不迫，易与他人合作等。通过大量的调查研究，他们发现 A 型行为者易患各种心身疾病，如焦虑症、高血压、冠心病等，其中与冠心病的发病有明显的关系：A 型行为者的冠心病发病率是 B 型行为者的两倍以上。这是因为 A 型行为的人内心的压力比较大，而 B 型行为者的心理压力相对较小。所以，从心理健康的角度来说，B 型行为特点更利于人的心身健康。

综上所述，心理健康与否，受生物、心理、社会环境等方面因素的影响。正是这三方面的不良因素的共同作用，导致了人的心理障碍的发生与发展。而要维护心理健康、预防心理障碍的发生，也需要从改善上述各方面因素入手，其中，对自我的情绪、性格和行为的调节，是自我保健的重要内容。

第三节　自我调节与心理健康

一、情绪的调节

（一）情绪的主要种类

情绪是人对客观事物所持态度的主观体验，是人对客观事物的一种好恶倾向。人的情绪表现是丰富多样、形形色色的，有喜、怒、哀、乐、忧、思、悲、恐、惊等。心理学上，把喜悦、愤怒、恐惧和悲哀视为情绪中最基本的表现，因为这四种情绪的目的性强、复杂程度低，而强度大、紧张性高，因此具有典型性。加上这四种情绪与人的健康和疾病关系密切，故我们重点阐述一下。

1. 喜悦

喜悦是在盼望的目的达到后，紧张状态随之解除时的情绪体验。幽默、趣事、音乐、喜剧也可以引起喜悦。喜悦的程度取决于愿望满足和舒适感、幽默感的程度，从满意、愉快、欢乐到狂喜等，有着许多不同层次的状态。

笑是喜悦心情的面部表现，真正的笑，两侧颜面肌肉变化对称；而带有轻蔑性的嘲笑和含有敌意的冷笑则不然，两侧颜面肌肉有不同程度的失调。由于笑可以增加心脏血搏输出量，促进血液循环，因而使面色红润、呼吸加强，使人精神焕然一新。中国俗话“笑一笑，少一少”是很有道理的。实验证明，如果使一个健康人处于极为舒适的状态，并用语言暗示或以美妙的音乐促使其愉快（但不能达到过分激动的程度），此人血压可下降 20 毫米汞柱，脉搏可减少 8 次/分，有时笑还可以治病。当然，过度的喜悦却能致病。例如，大笑和狂喜可导致脑血管意外。所以，笑不可过分，那些老年高血压、心脏病、脑动脉硬化患者，尤其要控制自己，不然容易乐极生悲。

2. 愤怒

愤怒是由于目的和愿望不能达到，特别是一再受到妨碍逐渐积累了紧张，最终产生愤怒。可以从不满、生气、愠怒、愤怒到大怒、暴怒。愤怒的行为表征是打骂、搏斗与摔砸，包括打骂、厮打自己，摔砸自己的心爱器物等。一个人如果经常处于愤怒的情绪状态，会导致机体一些生理指标的持续变化，如血压持续上升，引起心身疾病。因此，控制愤怒的情绪不仅对患者，对每个健康人都很有必要。长寿老人的共同经验之一是乐观、不动气，这对我们是有参考意义的。

3. 悲哀

悲哀是失去所盼望的、所追求的东西或有价值的东西而引起的情绪体验，从遗憾、失望到难过、伤心、悲痛、哀恸，渐次增强。悲哀造成紧张情绪的外部释放即是哭泣。一般认为，哭泣对健康是有利的，它可释放积压的痛苦，而强忍眼泪则不符合心理卫生要求。不少妇女好流泪，甚至好大哭、嚎哭，哭过之后顿觉痛快，一切趋于平衡。有人研究过泪液的成分，认为悲哀的泪含有一种有毒物质，排除后有利于健康。当然，经常长时间的哭泣也是不利于身心健康的。

4. 恐惧

恐惧是企图摆脱、逃避某种情境的情绪体验，恐惧是由于缺乏处理或摆脱可怕情境的能力造成的。奇怪、陌生、反常、不协调也可引起恐惧。比如，一个人脸上只生一张嘴，无眼无鼻，会给人以恐惧感；蛇的蠕动和尖厉的眼舌，都使一般人感到恐惧；深邃、昏暗莫测的情境，尖厉的音响也常给人恐惧感。强度极大、猝不及防的突来恐怖，可造成人的精神失常甚至死亡。因此要防止过分的、突然的惊吓。

在上面四种基本情绪的基础上，还可以出现不胜枚举的复合形式，因而产生出千万种情绪，并且还可以赋予各种社会内容。如与感知觉有关的情绪有疼痛、厌恶、愉快等，也可以有十分复杂而难以立即描述清楚的情绪体验；与自我评价有关的情绪有因成功而骄傲，失败而气馁以及自咎罪责、悔恨等。这些情绪还可以进一步分化和复合为各种形式。以不愉快来说，疼痛引起的不快是比较单纯的；因过失而悔恨所引起的不快就包含着羞耻、痛苦、怨恨、悲伤、自罪等复杂的情绪状态。

根据情绪体验的强度和持续的时间，心理学上又把情绪分为心境、激情和应激三种：

（1）心境是一种强度较小、持续时间较长的情绪状态，喜、怒、哀、惧都可能以心境的形式表现，它呈弥漫性的特点，使人在较长的一段时间里都染上这种情绪的色彩。如"人逢喜事精神爽"，愉快的情绪可以使人一连数天都心情舒畅；而恐惧不安的情绪则会使人"草木皆兵"。所以，心境对人的生活、学习和工作有较大影响，愉快的心境可以提高人的积极性、健康水平、工作效率；而抑郁的心境则降低人的积极性、工作效率，甚至影响身体健康。

（2）激情则是一种强度大、持续时间短、有明显外部表现的爆发式的情绪状态。比如狂喜、暴怒、剧烈的悲痛、极度的恐惧等。一个人在激情状态下，生理会发生剧烈变化，包括呼吸频率、心率、汗腺分泌等变化，同时人的理智分析能力也会下降，自我控制能力减弱，并可能有冲动行为发生。剧烈的生理变化也可能致人的身体健康受损，如心脏病发作等。

（3）应激是指意外的紧张情况所引起的紧张情绪状态。它的强度一般不如激情，持续时间则因人而异。当紧急情况过去以后，多数人的应激状态也会停止，但也有人持续很长时间。如果一个人经常处于应激状态，或应激状态持续时间过长，对人的身心健康是不利的。

可见，情绪与人的身心健康是密切关联的。中医关于"喜伤心、怒伤肝、恐伤肾、忧伤肺、思伤脾"的理论，说的就是情绪与机体生理状态的关系。所以，我们每个人都需要调节好自己的情绪，使愉快、积极的情绪多于抑郁、消极的情绪，并在情绪体验的强度上和时间上保持适当，这样才有利于身心的健康。

（二）情绪调节的方法

一般来说，情绪的调节包括良好情绪的培养和不良情绪的消除两个方面，其方法和途径有很多，如保持良好的心境、培养高尚的情操、加强文学艺术修养、锻炼心理承受能力，以及对不良情绪给予认知的调节、行为的自我控制等。这里我们主要提下面三点：

（1）有张有弛，身心和谐。人们之所以喜欢看惊险镜头，喜欢从事冒险活动，喜欢进行各种体力和脑力比赛，喜欢一些新奇的信息，是因为这些活动可以提供刺激以使情绪紧张。一般而言，适当的紧张是健康生活所必需的，因为适度的紧张可以使人们的生活富有节奏和情趣，使人的潜能发挥到最高效率状态；适度的紧张也能维持工作效率，而没有一定的紧迫感，松松垮垮是什么事情也干不成的。但是，紧张不能过度，因为超越个体负荷能力的紧张，会导致机体生理上的持续变化和心理上的疲劳，既不利于健康，也不利于效率的持续高涨。因此，个体需要在工作学习中注意有张有弛、有劳有逸，这样才可能获得最佳的身心和谐状态。

（2）适当宣泄，及时疏导。要善于控制自己的情绪，不做无克制的发作，但控制并非无限地压抑自己的情绪反应。相反，持续的压抑会导致心身障碍。所以，情绪需要有适当表现的机会，即需要将紧张压力、生活事件所导致的各种情绪给予适当的宣泄。如亲人亡故时伤心欲绝，通过号啕大哭来宣泄自己的悲痛，这是适当的情绪表现，而强忍住泪水却是有害的。所以哭泣也是一种调节方式，它可使聚积的高度紧张得以释放而缓解。另外，遇有烦恼，找知心朋友倾吐积郁、发牢骚、诉委屈，即使不能得到什么有效的启迪和帮助，只要把话吐出来，心情自然会平静下来。这些都是情绪疏导的方法。

（3）乐观幽默，积极人生。乐观的人一般都自我感觉良好，能保持旺盛的生命力、精力充沛、工作富有效率，从而身心健康、生活幸福、事业成功。而悲观、忧郁的人则常自我责备、无心工作、生活灰暗，久而久之出现抑郁症、心身疾病，有的甚至自杀轻生。所以，乐观是心理健康的重要条件。而乐观态度的养成是以科学的认识和进步的世界观、价值观、人生观为基础的，是以相信人类社会不断进步、人类生活不断改善为前提的。因此，树立正确的人生目标，建立远大的志向，从光明一面看问题，对生活、前途充满希望和信心，从黑暗里看到晨曦，坚信严冬过后总是阳春，这些都是有助于心身健康的。乐观又常与幽默连在一起。幽默就是有趣、可笑而意味深长，它是一种极有助于个人适应的工具。当一个人处于极为难堪的情境中或发现一种不和谐的现象时，他一方面要能客观地察见面前的事实，同时又要不让它使自己陷入激动的状态，最好的办法就是以幽默的态度去应付，这往往可以使本来紧张的情绪变得轻松。通常，乐观的人一般是善于幽默的，能用幽默来丰富生活、缓解紧张、愉悦心身。

总之，情绪调节的方法很多，每个人可以根据自己的情况，或努力消除那些导致不良情绪的、影响正常生活的事件；或对那些非个人力量所能改变的现实，尽量给予理智的接受。同时，利用各种调节情绪的技术，使自己保持良好的情绪，达到身心健康。

二、自我意识的调节

（一）什么是自我意识

自我意识是指一个人对自己的认识，包括对自己和周围人的关系的认识。自我意识通常以三种形式表现出来：认知的、情绪的和意志的形式。

属于认知形式的有自我感觉、自我观察、自我观念、自我分析和自我批评等，即“自我认识”。自我认识主要涉及“我是一个什么样的人”，“我为什么是这样一个人”等问题。属于情绪形式的有自我感觉、自尊、自爱、自恃、自卑、优越感、责任感等，即“自我体验”，它以体验的形式表现出一个人对自己的态度。自我体验主要涉及“我是否满意自己”，“我能否接受自己”等问题。

属于意志形式的有自立、自主、自制、自强、自律等，即“自我控制”。自我控制主要表现为个人对自己的行为活动和态度的调节，以及自己对他人的行为态度的调节等，如自己激励自己“一定要成为理想的那种人”，或自我提示“我一定要控制自己不发脾气”等。自我意识的上述三个表现形式综合起来，便成为一个人个性的中心内容——自我。

自我意识是人所特有的。但是，人的自我意识并不是与生俱来的，也不是一蹴而就的。它是在社会交往的过程中，随着语言和思维的发展而发展起来的，须经历一个从无意识到有意识、从不自觉到自觉的较长的发展过程。其发展过程主要有下面几个阶段：

（1）婴儿期（小于3岁），刚出生的婴儿没有自我意识，分不清自己和客体的区别。他们常常摆弄、吮咬自己的手指、脚趾，就像玩玩具一样。在这个过程中，儿童逐渐发觉，咬自己的手指、脚趾与咬其他玩具的感觉不一样，从而慢慢地意识到手指、脚趾是自己身体的一部分。这就是自我意识的最初级形态（自我感觉）。1岁以后的儿童开始能够将自己的动作和动作的对象区别开来，如知道由于自己推皮球，皮球才滚了，知道是自己把地弄脏的等等。从这些活动中，儿童知道了自己和物体的关系，认识了自己的存在和自己的力量。2～3岁儿童对代名词“我”字的掌握，更标志着他们对自己的认识有一个飞跃：从把自己看作客体（像别人一样用第三人称来称呼自己）转变为把自己当作主体来认识。从此，儿童就结束了自我意识发展的准备时期，进入一个新阶段。

（2）幼儿期（3～6岁），儿童的自我意识发展主要表现在自我评价能力的发展上。自我评价是指自己对本身的思想、能力、水平等方面所作的评价。它是自我调节的主要成分，是自我意识的核心。幼儿期的自我评价有如下特点：①以成人的评价为自己评价的标准。幼儿对别人和对自己的评价都是以成人的评价为根据的。成人说哪个小朋友乖，他们也说哪个小朋友乖；成人说什么样的行为好，应该表扬，他们就会乐意去做出这样的行为。②以外部行为为评价对象，忽略行为的动机和目的。如一个幼儿在荡秋千，突然闯进一个不懂事的小孩，秋千不可避免地撞到了那个小孩的头上。这个荡秋千的幼儿就会惊恐不安，认为自己做错了事，撞伤了别人。

可见，幼儿期的自我评价带有极大的依赖性和盲目性。

（3）童年期（6～12岁），特别是童年后期，儿童随着年龄的增长，认识能力的提高，对内心状态的注意有所加强，兴趣有所提高，开始对别人和自己的内心世界、心理品质产生了浓厚的探索兴趣，自我评价能力也出现了新的飞跃：①以自己所掌握的社会准则为评价事物的标准。小学低年级儿童和幼儿期儿童差不多，独立评价的能力还很差。到童年晚期，儿童已了解了一定的社会准则和行为规范，并能以此为标准对事物作出自己的评价。如对老师所赞赏的“好学生”会持怀疑的态度，原因是认为老师光看其学业成绩而不考虑其行为表现，如自高自大、讨好老师而对同学傲慢无礼等等。②不但评价外部行为，而且也评价内心世界，如动机目的等。小学高年级的学生会说“××同学虽然学习成绩不是很好，但他确实尽了最大的努力，所以我认为他是个好同学”，“我有时候和××一起玩，但其实并不喜欢他”等等。这表明，童年晚期儿童在自我评价上增强了独立性和批判性，减少了依赖性和盲目性。这是很大的进步，但总的看来，他们对自己的认识还是不如对周围环境、对他人的认识清晰。他们对观察到的事物可谈得很多，但对自己的感受、体验则谈得较少和较浅；他们评价别人比较清楚，评价自己则比较模糊。

（4）青少年时期，个体的自我意识发展已经趋于成熟。他们的自我评价能力大大地提高，自我评价的独立性和自觉性都有了很大的发展。具体来说，在自我评价方面，他们有这样一些特点：①能对自己的个性和行为作出恰当的评价，对自己的评价与别人对自己的评价相去不远。如自己认为自己是个智力一般，不善交往的人，别人也这样认为。②能在自我评价的基础上，对自己采取正确的态度，如自尊、自信、自爱等。③有监督和控制自己的能力，能够根据社会要求调整自己的行为，努力完善自己的个性。如意识到自己在身材相貌上的缺陷，决心在学业上、事业上加倍努力，以增强自身的社会价值；意识到自己的性格过于孤傲，就主动接触别人，了解别人，发现别人的优点等等。

可见，自我意识在个体的成长和发展中有着十分重要的作用：①自我意识是认识外界客观事物的条件。当一个人还不知道自己，也无法把自己跟周围事物相区别的时候，他是不可能认识外界客观事物的，婴儿就是如此。②自我意识是人具备自觉性、自控力的前提。人只有在意识到自己是谁，应该做些什么事的时候，才会自觉自律地去行动。例如，一个人若意识到自己是个有德行的人，他就不会假公济私或趁火打劫，哪怕有这样的条件和机会。③自我意识是改造自身主观因素的途径，它使人能不断地自我监督、自我修养、自我完善。因此，自我意识影响着人的道德判断和行为，也影响其个性的形成和心理的健康。比如，一个人如果自我意识不恰当，自我评价过高或过低，就会出现性格的偏执和人际关系的问题，进而又影响其情绪和心理的健康。许多研究表明，自我意识与个人的性格缺陷、犯罪和精神疾病有密切的关系。

（二）自我意识调节的方法

从心理卫生的角度来说，良好的自我意识是个体人格健全、心理健康的重要条件。那么怎样培养自己良好的自我意识呢？一般来说，培养良好的自我意识包括提高自我评价、自我体验、自我控制的水平；恰当的自我展示；自尊、自爱；自我完善和自我超越等。其中，自信心的建立是维护和增进心理健康的关键因素。

所谓自信心是指一个人对自己的积极感受。“积极”意味着一种态度，一种对自己认可、肯定、接受和支持的态度；“感受”则包含着自己对自己的情绪、感觉、认识和评价。可以这样认为，“自我接受”和“自我价值感”是自信心的重要内涵。一般说来，有自信心的人具有这样一些特征：自信的人活泼、充满生气；自信的人坦诚、不伪装；自信的人虚心，勇于接受和改正缺点或错误；自信的人大度，欣赏自己，也欣赏他人；自信的人轻松，不易陷入沉重的抑郁之中；自信的人言行一致，守信用；自信的人思想开放，乐于接受新事物；自信的人幽默，对生活有一种敏感和机智；自信的人勇敢，面对生活中的挑战，表现出一种大智大勇的气度；自信的人果断，在重大问题上不优柔寡断。无疑，自信心的建立，是通向心理健康的重要途径。国内学者申荷永认为，自信心的建立和维护主要从以下几方面入手①：

（1）你的“自我形象”是由你自己来控制的。一个人自信的感觉，在很大程度上受自我形象的影响。认为自我形象不好的人，往往也具有严重的自卑，深深地影响到自信心的建立。因而，为了保持你的自信心，你应该充分认识到，归根结底是你自己在决定着你对自己的看法，是你自己在决定着你对待自己的态度。同时，你也拥有改变你的自我形象的能力。尽管我们的自我概念和对自己的认识，在某种程度上会受到别人和外在因素的影响，如社会比较的影响，但是你的“自我概念”或“自我形象”毕竟存在于你的内心之中。从根本上说，它们是由自己的思维、认知和判断等来决定的。意识到这一点，将大大有助于你自信心的维护。

（2）不要让别人来设定你自己的生活目标。在我们的日常生活中，本来是我们自己的事情，其标准却往往是由别人来设定的。比如，“别人”（包括商业的广告和宣传）不断地告诉我们，应该做什么和不应该做什么，甚至应该怎样做、不应该怎样做等。比如，“你应该去减肥”，“你应该去跳舞”，“你应该去学健身”，“你应该穿牛仔服”等等。即使“别人”大多出于好心，甚至提的也并非坏的建议，但是，别人的“好”的标准，不一定就能成为适合你的标准。有这样一句谚语“一个人的佳肴，也会是另一个人的毒药”，所揭示的便是同样的一种道理。自信程度低的人，往往非常容易受到别人的影响，往往轻易地把别人的生活标准作为自己的生活标准。这样，其自信的成分与内容便会受到冲击和伤害。所以，为了保持和建立我们的自信，我们就应该自己为自己设立生活的标准，或者是对自己生活的标准作认真的思考，选择符合我们自己的思想，符合我们自己的兴趣，符合我们自己的个性，符合我们自己价值观的标准。

（3）认识和调整不现实的生活目标。我们每个人都有自己的理想和目标，并且会认真而执著地去实现它们。但是，这里也会存在这样一个问题：“你的这些目标现实吗，你的这些目标符合你自己的条件吗？”有些人已经习惯于向自己提出高标

① 申荷永，高岚．心理教育．广州：暨南大学出版社，1995. 203～207.

准的要求，总是要求自己做最高水平的发挥，凡事都要做得最好。这样常常会显得十分勉强，并且每当愿望不能达到或实现时，也就会不断地影响或伤害自己对自己的看法，以及你的自信心。比如，如果你根本不具备什么条件，而硬要强迫自己去做世界级的电影明星；如果你老是想着一夜之间便成为百万富翁；如果你认为自己一定要成为总统或国王，那么，类似不切实际的目标，会使你生活于虚幻之中，会使你迷失自我。因而，换一个角度来看问题，如果你立志于在影视界发展，根据自己的处境和条件，考取影视艺术学校，或是争取从事影视工作，争取参与或扮演好角色的机会等，脚踏实地求实发展，那么每当实现了一个目标，便会增加一分自信，继而又会帮助你取得更大的成功。

（4）修正消极的自我评价。一个人对自己的评价，会直接影响到自信的程度和自信心的维护。自信程度低的人，往往会陷于种种消极的思维模式中。比如，当他们获得成功时，他们可能会把自己的成功归于自己的“运气”；而当他们失败时，他们则会深深地责备自己的无能。作为对自信的培养，我们应该采取相反的态度和方式。比如，把成功更多地归于自己的努力，从而也把成功看作是自己应得的奖励；而面临失败时，则尽量去考虑导致自己失败的“客观因素”，因为失败有可能并非是自己的过错。有这样一个研究，心理学家对即将毕业要去求职的大学生作了一次有关问题的自信心调查。结果发现，当求职被拒绝之后，自信程度低的学生，80%认为之所以被拒绝，是因为自己“太差了”、“没有吸引力”、“自我形象不好”等等，也即把被拒绝的原因归咎于自身。这样的“自我评价”对一个人的自信心是会有很大的消极影响的，何况这样对自己的消极评价也许不符合事实。因为即使被拒绝，也还会有许多其他原因，比如专业不对口、用人指标有限等。所以，我们不应该凡遇不利的事情，就归于自身的不足；而应该用一种积极的态度对待自己，作出客观的自我评价。

（5）看到你的长处和力量。自信心较差的人，一般总是不断抱怨自己的愚蠢、无知和懦弱，总是想着自己有许许多多的缺点；同时，他们往往视而不见自己成功的力量，视而不见自己个性中好的品质。然而，事实上我们每个人都有缺点和不足，也有自己的优点和长处。作为对自信心的培养，我们应该尽力去改变自己的缺点，同时也要接受那些我们无力去改变的不足。这是一种基本的自我接受态度。若是自身中的某些缺点是我们不能改变的，如自己的长相，那么为什么不能安然地把它接受下来呢？同时，我们也应该学会尽量欣赏自己的长处、欣赏自己的良好品质，用这种欣赏和赞美，来增加积极的自我意识，增加自我接受程度和自我价值感，而这样也就会保持和增强我们的自信心。

（6）努力提高与发展自己。提高与发展自己，是我们每个人的愿望。它应该有两个方面的意义，或者说有两种思路来考虑自身的提高和发展，也即从实际生活与工作中来提高自己，增强自我认识，从内在的心理品质上来提高自己。努力工作、热爱生活，工作中所取得的每一点成绩，以及生活中所获得的每一次新的体验，都会是提高与发展自己的机会。而自信心强的人，也会重视工作与生活给自己带来的发展的机会。同时，我们每个人也都需要一种内在的发展，都需要一种内在心理品质的提高。这也正如心理学家强调的，自我完善是人一生的历程。人的内在的发展和提高，可以通过阅读良好的书籍，吸收人类思想的精华而得来；也可以通过持续不断的个性培养和人格完善来获得，所获得的这种发展和提高，会帮助我们建立与维护自己的自尊和自信。

（7）积极乐观地与人相处。自信心差的人往往看不起自己，同时也往往看不起别人，不能积极乐观地与人相处。由于每个人总是难免以自己主观的标准来评价事物，自信心差的人对自己往往过分苛刻，总是在自己身上找缺点和不足，因而他们也很可能以同样苛刻的态度和方式对待别人。显然，若是本来自己就看不起自己，同时也看不起别人，以这样的态度与人交往或相处，那会很不利的。它会产生人际中的紧张关系，也容易被人拒绝，遭到别人的非议。而这种人际交往的挫折或失败，又反过来进一步打击和影响一个人的自信程度。因而，作为对自信心的培养，我们就应该改变这种不利的社会交往倾向和态度。若是我们用一种积极乐观的、能够欣赏和赞美别人的态度来与人相处的话，那么就会在这样与人相处的情景、气氛和过程中带一种对自我的肯定，同时获得别人的接受和认同。这样，我们也就是在具体的生活过程中，维护与提高自己的自信心。

三、人际交往的调节

人是具有社会性的，每个人生活在世界上，都必须与他人进行交往。正如一位阿拉伯哲人所说：一个没有交际能力的人，犹如陆地上的船，是永远不会漂流到人生大海中去的。人的社会交往，是个体能够适应环境，适应社会生活，担当一定社会角色，形成丰富健全的个性的基本途径。因此，人际交往既有社会功能，又有心理功能。

从心理卫生的角度来说，人际交往具有心理保健的功能。因为“合群”是人的天性，是人的一种需要，人们不愿孤独，不甘寂寞。为了使这种需求得到满足，人们通过彼此之间相互交往，诉说各人的喜怒哀乐，增进人们之间思想情感的交流，产生一种亲密感，发生相互间的依恋之情并从中得到欢愉，吸取力量。事实表明，“交往的剥夺”同“感觉的剥夺”一样，对人的损害是极其严重的。例如，长期关押在单人牢房的囚犯，由于交往被剥夺，从而导致精神失常的事例并不鲜见。在青年人中，我们也会发现，交往的时间和空间较大的人，往往精神生活更丰富、更愉快些，而孤僻不合群的人，往往有更多烦恼和难以排除的苦闷。

所以，人际交往对人的心理健康意义重大。那么，怎样才能与他人正常交往、建立良好的人际关系呢？我们认为，恰当与人交往、建立良好的人际关系，主要从以下几方面入手：

（一）了解正确交往的原则

一般而言，正确的交往要遵循以下原则：

1. 平等原则

交往必须平等，平等才能深交。这是人际交往的第一原则。它要求在交往中体现彼此在政治上、法律上、经济上（如按劳分配和交换上）和人格上的平等。特别是人格的平等，直接影响人际关系。比如，在公共汽车里，甲乘客：“同志，踩脚了。”乙乘客：“怕踩脚坐小汽车去!”在商店，顾客：“同志，买东西。”（正谈话的）服务员：“你瞎了眼吗？我这里忙着呢!”这类现象自然会妨碍人际关系。可见，人格平等包括尊重他人的自尊心和感情，不干涉他人的私生活，不践踏他人的人身权利等。

2. 互利原则

在人们的行动中，大多数的交往是互利的。互利包括三个方面：一是物质互利，比如物品交换。二是精神互利，比如相互尊重、相互安慰等，包括心理、情感、思想、文化等方面的交流。三是物质—精神互利，即在交往中，一方从物质上得利，一方从精神上得利。比如，甲送给乙一本书，乙向甲道谢，甲得到了谢意，乙得到了实物。互利原则是符合社会现实状况的，是必须遵守的。当然，互利是有前提的，必须做到遵纪守法。

3. 信用原则

信用原则是指在人际交往中说真话，守诺言。这叫做“言必信、行必果”。一个讲信用的人，要做到前后一致、言行一致、表里如一。因此，人们可以根据他的言论判断他的行动，进行正常的交往。然而，如果一个人不讲信用，前后矛盾言行不一，则无法判断这个人的行动动向。这就像古人所说的那样，“人而无信，不知其可也”，自然，对于这种人则无法进行正常交往。

4. 宽容原则

在交往中还应当宽容待人，相互体谅，体现宽容精神。与人相处，难免产生冲突和摩擦，彼此也会暴露出缺点和毛病，甚至对方会做出对不起你的事情，对此，既要消除冲突，相互帮助，但又不能蛮横粗暴，更不能动不动就断交。只要不是原则性的大问题，都应当给对方以宽容和体谅，力求得理要让人。自然，相容并不是懦弱怕事；相容也不是随波逐流。能相容别人的人心中有主见，目标明确，原则性强，他们容人正是为了把原则性与灵活性有机结合起来，以便更好地达到自己的远大目标。

（二）了解影响人际关系的因素问题

一般认为，影响人际关系的因素主要有下面几方面：

1. 时空接近性

俗话说，“近水楼台先得月”，“远亲不如近邻”。这说明时空距离是形成密切人际关系的一个重要条件。例如，大学生们由于同时入学，或年龄相当，或住在同一寝室，或经常在一个教室和图书馆一起学习，或是同乡等原因，经常接触，相互交往次数多容易具有共同的经验、共同的话题，从而建立起较密切的人际关系。

2. 态度相似性

“物以类聚，人以群分。”如果两个人之间对某种事物或事件具有相同或相似的态度，如果彼此具有共同的理想、信念和价值观，感情上就容易产生共鸣，形成密切的人际关系。

3. 需求互补性

如果一方所表现的行为，正好能满足另一方的心理需求（如安全需求、归属需求、自尊自信需求、成就需求等），则彼此间将产生强烈的吸引力，从而能密切他们之间的关系。例如，青少年学生在评价自己的友谊时，往往说：“他成绩好，知识面广，可以带动我。”“我们在一起，经常在思想上、学习上互相帮助。”这说明了需求互补性是密切人际关系的重要条件。此外，还常见到不同气质的人结为好友：一个暴躁，一个随和；一个健谈，一个寡言；一个活泼，一个沉静，这是互补的结果。

4. 外表和个性特征

个人的长相、穿着、仪态、风度都会影响人际间的吸引，尤其初次见面的时间越长，外表的作用越小，吸引力会转入内在的特征。一般人们都喜欢热情、真诚、友好、有开拓精神、有责任感的人，讨厌自私、奸诈、冷酷的人。心理学家研究指出，阻碍人际吸引的个性品质有：为人虚伪、自私自利、不尊重人、报复心强、嫉妒心强、猜疑心重、苛求于人、吹毛求疵、过分自卑、骄傲自满、自吹自擂、孤独固执。因此我们应坚持自我修养，培养良好的个性，这样才能与人建立良好的人际关系。

（三）了解人际交往中常见的各种偏见

偏见往往影响人与人的正常交往，导致误会。影响人际交往的偏见主要有下面几种：

（1）晕轮效应产生的认知偏见。晕轮效应是指对某个人的整体印象直接影响到对此人的具体特征的认识评价的一种心理现象。当你对某个人印象不好时，就会觉得什么都不顺眼，他就会被消极否定的光环所笼罩，被认为是具有很多坏的品质；反之，当你认为某个人很好时，他就会被一种积极肯定的光环所笼罩，被赋予其他好的品质，尽管他本身并不具备。恋爱中这种晕轮效应表现为“情人眼里出西施”，恋人在光环的笼罩下，许多缺点被忽略，妨碍了彼此的正确深刻的了解，以至于一旦情感光环消失，便觉对方毛病百出。晕轮效应是一种明显的从已知推及未知，由片面看全面的认知现象，往往会歪曲一个人的形象，导致不正确的评价。纠正的方法在于不要以一当十，以偏概全，凭一时的主观印象办事。

（2）刻板印象所产生的认知偏见。刻板印象是一种把人划归为固定概括的类型来加以认识的现象，它使我们对每一类人都有一套固定看法，如认为青年学生活蹦乱跳，领导干部不苟言笑等。刻板印象虽有一定的积极作用，但容易导致过度概括的错误，产生偏见。因为同一类人中，每个人除了具有类似的特征，还有自己的个性。因此，我们不能只依据刻板印象认识他人，要作具体观察，在实际交往中去发现和理解一个人。

（3）第一印象效应所致的认知偏见。第一印象效应是指最先的印象对人的认知具有强烈的影响。如当与人接触、进行认知时，留下了良好的印象，这种印象就会左右人们对他以后一系列特征作出解释；反之亦然。第一印象效应对交往的影响表现在很多方面。首先，它会使人际认知带有表面性。两个素不相识的人初次接触，彼此会根据对方的外貌、表情、姿态、谈吐、衣着等，作出初步的判断和评价，形成某种印象，这就容易以貌取人。其次，第一印象容易使人际认知产生片面性。第一印象体现为一种优先效应，重视前面的信息，忽视后面的信息；即使注意了后面的信息，也会倾向于认为后面的信息是“非本质的”、“偶然的”；往往按前面的信息解释后面的信息，即使后面的信息与前面的不一致，也会屈从于前面的信息。比如，初次看到别人谈吐优雅，很有礼貌，形成一个有教养的好印象，在日后的交往中，往往不会想到他在其他场合会有粗鲁、蛮横的行为，即使注意到了，也会认为那是偶然。所以，我们在与人初次交往时，应意识到第一印象先入为主的作用，尽量减少它对自己的影响，正确地认知他人；同时，利用第一印象的作用，加强自己的个性表现力，给人以良好的印象，为以后的交往打下成功的基础。

（4）自我投射效应产生的认知偏见。自我投射指内在心理的外在化，即以己度人，把自己的情感、意向、特征投射到他人身上，强加于人，以为他人也如此。结果往往对他人的情感、意向作出错误评价。其表现各式各样，如情感投射表现之一是以为别人与自己的好恶相同。例如，有一同学迷恋排球运动，结果一有同学找他闲聊，他就大谈排球之道，常常弄得人家很扫兴。他自己喜欢的东西就以为别人也会喜欢，其机制在于忽视自己与对方的差别，认为他人跟自己一样。此外，情感投射还表现为对自己喜欢的人越看越觉得喜欢，优点越多；对自己不喜欢的人，越看越觉得讨厌，缺点越多，表现为过度地赞扬和吹捧自己所喜爱者，过分地指责甚至中伤自己所恶者。

另一种自我投射称为愿望投射，把自己的主观愿望投射于他人身上，认为他人也如自己期望的那样，把希望当作现实。如某校一位女生，内心喜欢上一位小伙子，期望他也看上自己，她把对方请自己跳舞、平时与自己开玩笑等一些举动都看成对方富有情意的举动，以为对方也爱自己。当她听说对方早已有相好的女朋友时，非常气恼，感到对方在耍弄她。实际上，她是把自己的愿望投射于他人，以为他人也是如此。自我投射效应的影响就在于从自我出发认知他人，自我与非我不分，主观与客观不分，认知主体与认知客体不分。而事实上，世上没有完全相同的人，自己与他人的差异客观存在着。因此，在认知中应注意客观性，从他人的实际特点和具体情况出发去认知他人，才能免于障碍和冲突的产生。

（5）自我评价不当产生的认知偏见。自我评价不当影响人际关系的原因是：把自己看得过高，对他人的肯定性评价就会降低；把自己看得过低，则易自卑，影响对他人的正确评价。这都不利于平等待人，会损害正常的人际交往。

（6）认知的选择性导致的偏见。认知的选择性主要表现为：①根据自己的需要去看待他人。对需要的信息容易接受，常常是说者无心，听者有意；对不需要的信息听而不闻，视而不见。②总是从已有的经验出发，来认知他人的信息，对之进行猜测、判断和评价。③认知的角度不同，对同一认知对象的评价结果也不同。学艺术的说这个人乐感好，感受性强，有才华；学理科的则说这个人逻辑性差，不灵活，很笨。两者对同一对象的评价完全不同就是因为认知角度不同。

要纠正认知选择性造成的偏见，就必须了解认知选择性的规律。一般来讲，人们往往对与自身关系密切的信息感兴趣，如大学生对学习、交友、恋爱、就业等问题很感兴趣。同时，人们又倾向于选择以肯定形式出现的信息，而不愿意接受以否定形式出现的信息。对于他人鼓励、赞扬、支持自己的言语及态度，容易听进去，并感到高兴；对于否定性的言语和态度不易接受，并感到恼火。另外，人们也往往乐于接受新鲜的消息，而不愿老生常谈。所以在人际交往中，人们总是对新闻感兴趣，也容易接受具有权威性的信息，乐于知道社会及他人的信息。因此，我们就应注意全面搜集情况，克服认知选择性造成的偏见。

（四）克服交往的心理障碍，培养健康的交往心理

人际交往的一个本质就在于其双向性，体现为一种互动的过程。别人对我们一个亲切的微笑、善意的举动，就会引起我们的友好的体验和反应。同样，我们期望他人对我们表示友好，我们就得先表露善意诚恳的举止言行。因此，交往中的任何一种沟通都不是单向传导，而是必然会唤起反馈的。这种反馈应是互酬的，是对应的。这时，相互心理关系上是平衡的。但若双方的信息反馈不对应，即一方的友好试探得不到相应友好的酬答，交往就会产生障碍。“敬人者人恒敬之”，古人的这条遗训按照现代社会学分析，可称为“同类反应法则”。根据这条规律，有效的交往就首先取决于一个人从自己这一方多多检点言行举止，克服心理障碍，寻求最佳交往之道。

（1）摆脱孤独感。孤独感在各个年龄阶段都会产生，而在青少年时期有其心理上的独特性。从心理上分析，青年初期最为重要的心理成果就是发现了自己的内部世界。随着心理的成熟，青年人越来越发现自己与其他同龄人之间的心理差异，意识到自己具有与众不同的特点，产生了与人交往、了解别人内心世界并被其他同龄人接受的需要。如果这种需要得不到满足，感到“自我”无法找到理想的依附之处，便会空虚，产生孤独感。同时，青年人还面临着一个自我同一性的问题，即关心自己是怎样的人，会成为怎样的人，以及自己在别人心目中的地位。因此，一方面会觉得自己心中有许多不愿轻易告人的秘密，有一种闭锁心理；另一方面又渴望别人真正了解自己，能与自己彼此以心换心地沟通思想。在觅不到这样的“知音”时，便会陷入惆怅和苦恼，觉得自己与世界存着一层隔膜。

摆脱孤独感的基本途径就在于改变不适应的处世态度和生活方式，开阔生活空间，在积极的交往活动中与他人进行心灵沟通。一个人在紧张和充实的生活中，是无暇顾及孤独的，只有在无所事事时才会感到寂寞和空虚。所以，闲暇时间积极地

从事各种兴趣活动，如集邮摄影、种花养鱼、欣赏音乐、研讨文学等怡情益智的精神活动和健心强身的体育活动，能够使自己觉得生活是充实而富有乐趣的。同时，积极参加各种社交活动，社交圈子逐渐从亲朋好友、同学同事中扩展开来，有更大的择友范围，也就更能找到知音。当自己感到被人所理解、所接纳，并与别人心理相容的时候，更会抛弃狭隘的自我，抛弃自我封闭的孤独感。

（2）战胜自卑和羞怯。自卑和羞怯，常常使人不敢大方地与人平等交往。虽然主观上有与人交往的强烈欲望，但在现实中，则不敢进入社交圈子，唯恐受到别人的拒绝和耻笑，而在与人交往时又会无法自制地出现脸红心跳、张皇失措的现象，严重者就表现为“社交恐惧症”。

自卑感的原因很复杂，有的是生理上和智力上的缺陷；有的是家庭教养方式不当或缺乏家庭温暖；有的是由于过去遗留下来的心灵创伤或长期以来形成的压抑和焦虑感；有的是由于性格古怪，不易合群，或经常受人嘲笑；有的是由于原来自视过高，遭受挫折后却一蹶不振，自暴自弃；也有的只是由于暗暗同别人比较后发现了自己的弱点而心灰意冷，自怨自艾。一般说来，自卑感强的人较多是性格内向、勤于反思而又敏感多疑者。他们自尊心也很强，但他们不是积极进取以获自尊，而是消极退避以保护自尊。正是为了追求一种自尊心不受伤害的安全感，为了不在别人面前暴露自己的弱点，于是不愿坦率地与人交往，对集体性的或富有竞争性的社会活动采取躲避的态度。自卑感强的人唯恐别人看不起自己，实际上正是自己过低地估计了自己。而别人对他们的轻视态度，常常正是由于他们自己的自卑、退避行为所造成的。实际上，每个人都有各自的长处和短处，与人比较是为了取长补短，促使自己进步，大可不必因此而不敢与人交往。在坦率的交往中，显露才能和暴露缺点都是十分正常的。通过与人的相互作用，才能学会正确地评价别人和自己，在共同活动中每个人都可能获得自尊和抛弃自卑心理。

羞怯是绝大多数人会有的一种普通情绪体验，但若达到一种不正常的程度，或者与自卑感联系在一起，就会严重妨碍人际交往。有的人站在陌生人面前，感到心理上有一种无形的压力，似乎自己正在被人审视，不敢迎视对方的目光，他们缺乏交往的信心和勇气，交谈时面红耳赤，虚汗直冒，以至于张口结舌，语无伦次，其极端表现就是“社交恐惧症”，是一种变态的心理现象。他们的特征是对正常的社会活动有一种超常的害怕和焦虑反应。他们对自己的神态举止和言谈过分敏感，越在意自己的言谈举止，就越是无法恰当控制自己的失态行为，反而在别人面前感到异常紧张，口齿不清。他们越是提醒自己不要脸红，偏偏越是脸红得厉害，而不自然的面部表情和行为通过反馈更加强了紧张意识，形成恶性循环。以前交往中的受挫经验，消极的自我暗示，会使他们对交往情境形成一种条件反射般的害怕心理，以至于变得神经质了。

战胜“社交恐惧症”，关键在于树立交往的信心。充满自信的交往，才能在精神上和肌肉上都有所放松，从而显得坦然自若，沉着镇定。心理的镇定，自然会使人的自主神经系统安宁下来，对面部和举止的适当反应都能起到良好的反馈作用。一次成功的社交经验，会极大破除社交神秘感和增强对自己的社交新的条件反射，学会自然大方地与他人交往。事实上，与你交往的对象，未必都比你高明，甚至他也可能会羞怯和害怕，意识到这一点，你就大可不必紧张和拘谨了。

（3）克服嫉妒心理。嫉妒包括嫉妒心理和嫉妒行为两个方面。嫉妒心理，是当个体的私欲得不到满足时，对造成这种不满足的原因和周围已得到满足的人产生的一种不服气、不愉快等的情绪体验。在嫉妒心理的支配下，可以产生嫉妒行为，但也可以只有嫉妒心理而不表现出嫉妒行为。

对于嫉妒，有的人能克制自己不采取攻击性言行，控制它，适应它，使之逐渐淡化，甚至能够利用它转化为积极的竞争行为。而有的人则不能把握这种情感，使之向消极一面转化，产生痛苦、忧伤、攻击性言行，导致人际冲突和交往障碍。例如，几位同乡同学邀了某女生一同外出游玩，同时也请了另外一位好友，这使她感到不舒服。当同学们对她的朋友更关注时，她便感到嫉妒，忿忿然，仿佛自己失去了什么。她有意无意地拿朋友的短处开玩笑，使对方很不高兴。当玩笑开得过分时，朋友被激怒了，发生了争吵，亲密良好的关系就此终结。

因此，有必要克服、解决好人际交往中的嫉妒情绪，应促其向积极方面转化，通过控制、竞争、努力来实现自身的优势。这就要做到：①认清嫉妒的危害性是打击别人、贻误自己。②正确认识自己，摆正自己与别人的位置。其实，自己在某一方面胜过别人，别人又在某一方面高于自己，这些都是正常现象。③克服私心，加强修养。喜欢嫉妒别人的人，往往只想到自己，而不想到别人，归根到底是“我”的位置过于膨胀，私心太重。

（4）克服猜疑心理。人际关系的猜疑心理，是由于人们对人际关系、对自己不正确的伤疤心理引起的。有这种心理的人对别人总是抱有不信任的态度，认为人都是自私的，人生带有很大的虚伪性，因而很难有什么信任可言。于是在这种心理的作用下，总是以一种怀疑的眼光看人，对人存有戒心，自己不肯讲真话，戴着假面具与人交往。疑心是交往的大敌。疑心产生的原因：首先是自我意识太强，对周围人们的议论比较敏感，担心别人在背后说不利于自己的话；其次是误会，错误地理解他人的言行，轻信流言蜚语。

消除疑心，最根本的方法是去掉私心杂念。著名的无产阶级革命家陶铸有一句名言最为深刻：“心底无私天地宽。”当人产生猜疑之心时，应立刻提醒自己，暗示自己：“我不能这么想，这样会把事情弄糟，无助于问题的解决。”当人产生猜疑之心时，不妨来个角色互换，即站在对方的立场上处理和思考这个问题，这样可使头脑冷静下来。当人产生猜疑之心时，一定要注意事实，不要想当然。

（五）培养交往风度

良好的社交风度是成功交往的基本条件，因为它制约着你在交往对象心目中形成的印象，也制约着对方以何种方式作出反应。

人的社交风度是其种种心理素质和相关的外部体现，它能反映出你的道德品格、思想感情、性格气质、学识教养、处世态度及交往诚意。交往风度是人在交往活动中的一切言行举止的概括，包括精神状态、待人态度、仪表礼节、行为神态和言行谈吐等等。

（1）饱满的精神状态。与人交往，神采奕奕，精力充沛，显得富有自信，就能激发对方的交往动机，活跃交往气氛。如果萎靡不振，无精打采，就显得是在敷衍对方，即使你有交往诚意，对方也会感到兴味索然乃至不快。

（2）诚恳的待人态度。不管对待什么交往对象，都应以平等的态度对待之，要诚恳而坦率。不俯仰讨好尊者，也不藐视冷落卑者，做到不卑不亢。端庄而不过于矜持，谦逊而不矫饰作伪，充分显示你的诚挚之心。

（3）洒脱的仪表礼节。根据人际吸引的原则，一个人风仪秀整，俊逸潇洒，就能产生使人乐于交往的魅力。仪表魅力不只取决于长相和衣着，更在于人的气质和仪态，这是人的内在品格的自然流露。徒有其表而缺乏礼仪的人会给人以“绣花枕头”的印象。得体的礼仪能增加人的交往风度。因此，应注意衣着服饰与自己的气质、体形、年龄、身份、场合相符，讲究基本的称呼、问好、告辞礼节以及交往时的姿态。

（4）适宜的行为神态。人的神态和表情，是沟通人际间的思想感情的非言语交往手段，是交往风度的具体表现方式。面部肌肉放松，微带笑容，是一种轻松友好的表示；而脸若冰霜，则使旁人不敢亲近。朴素大方，温文尔雅的行为习惯，能正确表达你的良好愿望；粗俗不雅的动作则使人生厌。分寸得当的交往距离能使彼此心理上都感到舒适坦然；过度亲热和冷淡则容易引起对方误会。在异性交往上的分寸感尤为重要。

（5）高雅的言词谈吐。曾有一位心理学家说过：“在造就一个有教养的人的教育中，有一种训练是必不可少的，那就是优美而文雅的谈吐。”一个人谈话的水平，很能反映出他的文化水平和道德修养，并对他人产生不同的心理效应，影响交往的效果。

说话时应注意：用词准确通俗，语音、语调恰当，不要喋喋不休；说笑话要掌握分寸，谈话中语言不要拖泥带水，否则会使别人不得要领。语言必须通俗，让人一听就明白，在非专业性交谈中不要使用专业术语，除非双方学的是同一专业。语言文字应朴实无华，既不要滥用词汇，使人产生故弄玄虚之感，也不要干巴枯燥，令人感到索然无味。谈话时可根据交谈的内容采用相应的语音语调，帮助对方理解说话者，不让人产生矫揉造作之感。幽默的谈吐使人轻松愉快，增添活跃的气氛，但不注意时间、场合，甚至开玩笑开过了头，则使效果适得其反，既伤害了对方的自尊心，又使双方关系变得十分紧张。说话时还切忌口若悬河，滔滔不绝，不给别人说话的机会，特别是初次见面，应先请对方说话，以示礼貌和谦虚。

会说更要会听。交往中听和说始终是互相结合的，必须自始至终意识到自己兼有说话者和听话者的双重角色。听人说话，并非只是用耳朵就行了，也不止用心去理解，还需要积极地作出各种反应，这是一种倾听（聆听）。它不仅出于礼貌，表现对说话者的尊重，而且还调节着谈话的内容和气氛。善于倾听就要做到耐心，听人说话应像自己谈话那样始终保持良好的精神状态，专心致志地注视对方。当然，如果他确实讲得淡而无味、浪费时间，则可巧妙地提一些自己感兴趣的问题，不露痕迹地转移对方的谈兴。善于倾听就要做到虚心。交往的目的主要是沟通思想、联络感情，而不是智力测验或说话竞赛，应持有虚心的态度。在一般情况下，如果你不赞成对方的观点，除非是对你无话不谈的知心朋友，一般应以婉转的语气表示疑问，请对方解释得更详尽一些，或者说："我对这个问题很有兴趣，我一直不是这样认为的。"即使你想纠正对方的错误，也可在不伤害对方自尊心的条件下以商讨的口气说："我觉得好像不是这样的吧。"不必要的争论，会打乱协调和睦的交往气氛。当然，本来就是为探讨问题举行的活动就另当别论了。善于倾听还要做到会心，即主动呼应。在对方说话时，应不时地点头、发出表示听懂或赞同的声音，或有意识地重复某句你认为重要的、有意思的话。若一时不理解对方的话或有疑问时，不妨提出一些有启发性和针对性的问题，对方一般是乐意以更清楚的话来解释一番的，这样就会把本来也许比较含糊的思路整理得更明晰了。同时，对方心理上也会觉得你听得很专心，对他很重视，会有"酒逢知己千杯少"之感。话题也会谈得更多更广，更多地表露他的内心。此外，还应注意表情的呼应，眼睛凝视对方，表明对对方的谈话感兴趣，而东张西望，频频看表则显得心不在焉、听得不耐烦。当对方说笑话时，你的笑声会增加他的兴致。他说得紧张时，你屏住呼吸则更僵化了气氛。当然，表情反应要自然坦率，不能故意做作。动辄大惊小怪地做出表情，会使人觉得你太天真无知乃至滑稽可笑。

总之，要建立良好的人际关系，从个人来说，应该做到四个"于"字：严于律己——重视个人修养，扮演好自己的角色；宽以待人——待人以诚、以尊重、以宽容，多"将心比心"；善于沟通——多交往，巧用交往技巧；乐于助人——热心为人分忧解难，也乐于与他人分享喜悦。

第四章 妊娠期及婴幼儿心理卫生

第一节 妊娠期心理卫生

妊娠期是指胚胎在子宫内发育的时期，从受孕到分娩约为280天。这一时期，胎儿依赖于母体而生存，母亲的健康、营养及心理状况都是影响胎儿发育的主要因素，因此妊娠期心理卫生主要是指妊娠母亲的心理卫生。妊娠期胎儿的发育是个体一生中生长发育最迅速的时期，也是胎儿出现缺陷甚至死亡最危险的时期，遗传和环境中的任何不利因素对胎儿的身心发展都有很大的影响。所以我们必须尽可能地控制不利因素，创造有利条件，采取优生措施，促进胎儿身心的健康发展。

一、影响胎儿身心健康发展的因素

（一）遗传的作用

染色体是遗传物质DNA的载体，基因是特定遗传功能的最小单位，是DNA的一个节段。由于基因的传递，每个孩子都会继承父母的某些特征。例如，母亲是双眼皮，孩子也可能是双眼皮。孩子的性别、容貌、肤色、眼睛、头发颜色等等，都是由遗传决定的；而孩子的智力、个性、气质等，也在很大程度上受到遗传基因的影响。因此个体的发展是一个从基因型变化为表现型的过程。如果父母的遗传机制存在缺陷，就会导致后代个体产生疾病，即遗传疾病。遗传疾病具有三大特点：先天性、遗传性、终生性。目前发现的绝大多数遗传疾病都难以治疗，所以医学界在遗传疾病上主要以预防为主。遗传疾病的种类多得惊人，目前已查明的就有上千种，一般是基因突变和染色体异常造成的。

1. 基因突变

细胞内遗传物质的化学成分，DNA链上某一小段由于某种原因所引起的分子结构变化就是基因突变。突变后的基因能够按照各种遗传方式将错误的遗传信息传递给后代。如软骨发育不全症、杭廷氏舞蹈病和多趾畸形等，是常染色体的突变基因以显性遗传方式传递的遗传疾病；镰刀形细胞贫血症、家族黑蒙性白痴、苯丙酮尿症等，是以常染色体隐性遗传的方式传递的遗传疾病；还有血友病、红绿色盲等，则是通过隐性传递的方式来危害后代的。

由基因突变造成的遗传疾病，其病情一般都比较严重，即使孩子出生时病症不明显，在后天的生活中也会逐渐表现出来。以苯丙酮尿症为例，这一先天性代谢紊乱症的症状表现为：体表方面，皮肤颜色较淡，毛发在新生儿阶段正常，之后逐渐由黑转黄；患儿在2岁以内会表现出一些神经及精神症状，包括肌张力高，身体常常前后摆动，行走时步伐短而蹒跚，约有25%的患儿反复发作惊厥；智力方面，患儿在新生儿阶段并无明显差异，但之后逐渐落后于同龄儿童，约有85%的患儿智力达不到正常水平，极少数（1%）能够勉强达到正常水平；苯丙酮尿症患者寿命较短，只有约25%的病人能活到30岁。

2. 染色体异常

染色体异常是指细胞核内染色体数目减少或增加，或者是染色体的某一节段短缺或易位。由于每一段染色体内都包含有近千个基因单位，因此，染色体异常往往表现为多种缺陷的综合征，病情更为严重。唐氏综合征是最常见的由染色体异常造成的先天缺陷疾病，又称先天愚型、伸舌样白痴。该综合征是以身体和智力的迟钝为典型特征的，并且有相当独特的外貌。患者一般脸形圆满，两眼旁开，塌鼻梁，口小舌大，伸舌流涎，耳朵畸形。除此之外还有一些异常的生理特征，如蹼足、牙齿异常、用笨拙的扁平脚行走等。一般来说，唐氏综合征患者容易罹患白血病和心脏病，常因呼吸道感染而导致早夭，活到青春期的患者已实属不易。

（二）母体内外环境的作用

我们知道，个体心理的发展是遗传与环境共同作用的结果。在一个人的毕生发展过程中，胎儿期是最容易受到环境因素伤害的一个阶段。这一时期，任何一丝小小的疏忽，都有可能对胎儿造成无法挽回的伤害，令人终生遗憾。胎儿在母体内的生长发育，既受到孕妇自身营养、身体素质、情绪状态等内部环境的影响，也会受到母体之外环境的干扰，如病毒的侵袭、放射性物质的影响等。

1. 孕妇的营养

孕妇的营养在影响母子身心健康的诸多因素中是第一重要的。一项对非洲部落的长期研究发现，饮食情况有改善的母亲比起那些维持平常饮食的母亲来说，婴儿的死亡率要降低一半。在加拿大开展的一项对社会经济地位较低的母亲的调查同样显示，给予食物补充的母亲，流产数和婴儿死亡数较少，婴儿的身体最初6个月也更为健康。相反，有相当多的研究和证据表明，妊娠期营养不良的情况出现得越早，胎儿大脑发育的损害就越严重，也就更可能造成新生儿一生的智力残疾。比如，对人类和动物的研究都发现，若胎儿时期出现营养不良，就会导致婴儿出生时大脑细胞数量比正常婴儿少15%～20%；如果在生命的前6个月出现营养不良，大脑细胞数量也将减少15%～20%；如果婴儿在母亲体内和出生后的6个月里均出现营养不良，则脑细胞数量的减少将高达60%。不仅如此，脑细胞数量再增加的可能性也是极其微小的，因为在一个成人的脑细胞总量中，有25%在出生时就已经形成，66%

在6个月时形成，90%～95%在1岁时形成。

孕妇不仅需要重视营养的种类和数量，同时还需要注意自己的膳食结构，合理安排。在孕早期，胎儿生长相对而言较为缓慢，体重每天只增加1克左右，因此对于能量的要求较低。且此时孕妇多数会有妊娠反应，因此饮食应该清淡、可口，富合营养，容易消化。到了孕中期，胎儿生长开始加速，体重每天增加10克左右，这一时期是胎儿发育的重要时期。这时孕妇的胃口也比较好，因此要充分保证各种营养素的供应。另外，因子宫胀大对肠道造成压迫，孕妇这一时期容易出现便秘的问题，因而建议多吃蔬菜等膳食纤维，多饮水，以保证肠道环境良好。等到了孕晚期，胎儿各项器官均已基本形成，生长特别快，此时孕妇应该多吃富含蛋白质的食物以及蔬菜和水果；同时对脂肪和碳水化合物一定要加以适量限制，因为过量的脂肪和碳水化合物会造成热量过剩，造成胎儿发育过大，给分娩造成困难。孕妇每天的膳食要合理，保持营养均衡，适当增加优质蛋白，可吃些豆制品、乳制品、瘦肉等，同时控制盐的食用量。

2. 孕妇的情绪

孕妇在妊娠期如果有严重的精神不安或其他情绪问题的话，很可能会给胎儿的正常发育和出生后的成长带来极大的损害。这是因为情绪，尤其是强烈的、消极的情绪会引起巨大的身体变化，会通过自主的神经系统调节和激活内分泌腺直接向血液中分泌激素。母亲的情绪体验会通过这些激素，特别是肾上腺素传递给胎儿。这意味着，母亲与胎儿不仅在身体上连为一体，在情绪上也是紧紧相连的。

不但如此，母亲情绪状态的强度与胎儿的情绪强度之间甚至也有关系。研究显示，在测得母亲具有高度自主活动如心率、呼吸率、血压、皮肤电时，胎儿也相应地具有高度的活动水平。然而胎儿情绪活动的持续时间往往比母亲要长得多，这就意味着如果在消极情绪状态下，一旦威胁过去，母亲的情绪已经开始逐步放松时，胎儿却无法同步进行情绪放松，而是仍然继续高度地紧张或抑郁。另一些研究表明，母亲长期或严重紧张，会使新生儿大多也具有高度情绪活动记录，这些婴儿一般体重较轻、更好动、饮食更挑剔、呕吐与腹泻也更常见，哭闹不安的情况也比其他孩子更多，最突出的特点是这些孩子极易出现烦躁和不安。一项针对133名35岁以下、无家族病史的健康孕妇以及他们的丈夫和出生婴儿的研究报道，在其研究中有62.5%的“麻烦宝宝”，其妈妈在怀孕时都处于焦虑的情绪中；如果准妈妈对分娩的疼痛过于畏惧，也容易生下“麻烦宝宝”；另外有43.7%的“麻烦宝宝”，他们的妈妈工作环境很吵闹，导致母亲心绪不宁、焦虑烦躁。研究者认为，之所以有如此高的“麻烦宝宝”出生率，其原因很有可能是因为母亲在怀孕期间产生的不良情绪改变了母体的内环境，这种改变通过血液和胎盘影响了胎儿。不仅如此，专家还表明如果这种不良情绪一直延续到产后，则会对婴儿的气质造成消极的影响。

哪些消极情绪对孕妇的影响最大？目前较为统一的看法是：焦虑、抑郁和恐惧是影响孕妇身心健康的三大消极情绪。首先是焦虑情绪。德国儿科专家蒙特格尔对德国畸形婴儿进行过一项长期研究，他发现在希特勒上台前，新生儿的畸形率是0.7%；到希特勒发动第二次世界大战前夕，新生儿畸形率已陡然上升到1.7%；而战时更是上升到2.6%；二战结束后，新生儿的畸形率到达最高的6.5%。究其原因，蒙特格尔认为，战争结束后恐怖的政治危机引发了孕妇的心理紧张，这是新生儿畸形率上升的重要因素。在妊娠早期，焦虑情绪的产生比较频繁。在怀孕的前三个月中，绝大多数的孕妇都会出现不同程度的妊娠反应，如恶心、呕吐、厌食等，同时还会有气闷、腹胀、腰痛等不适感觉。这些都是导致孕妇心情恶劣烦闷的因素。研究还发现，妊娠头三个月内，孕妇受惊吓、过分忧虑、情绪紧张等，是引起腭裂和兔唇畸形的重要原因。

除了焦虑情绪以外，抑郁情绪是孕妇心理健康的另一大杀手，且对胎儿有十分不利的影响。首先，抑郁情绪会导致孕妇食欲不振，从而影响饮食、减少营养的摄入，危害胎儿的健康和发育。其次，如果孕妇在怀孕期间伴有严重的抑郁情绪，则会影响胎儿的气质和性格。美国研究人员以1 123名母亲为研究对象实施了调查，结果表明，妊娠期间患有抑郁症的女性生下的孩子相对哭得厉害，带起来也更为费劲些。前文提到，伴有高度焦虑情绪的孕妇会生出“麻烦宝宝”，而经常出现抑郁情绪的孕妇则可能生出“缓慢宝宝”。这样的宝宝在面对新鲜刺激时，相比其他同龄的孩子更多地采取回避、退缩的态度，而且适应性比较差，在情绪上也经常表现出消极和被动，总是表现出反应迟钝的样子。这样的性格特点会对孩子今后的发展造成一定的阻碍。若出现产后抑郁，对母亲和孩子也有十分不利的影响。产后伴有抑郁情绪的母亲，对孩子发出的种种信号不能及时正确地作出反应，损害母子间亲密关系的建立，对孩子的个性健康造成危害。

除了焦虑和抑郁，恐惧也会从负面影响孕妇的身心健康，损害胎儿健康。恐惧情绪较多产生于妊娠的早期和末期。在妊娠早期，发觉自己怀孕，尤其是首次怀孕的女性，由于对孕后可能发生的一切都会感到陌生，往往会产生一种担心和恐惧的心理，例如：担心孩子会不会有缺陷；担心孩子的性别；担心自己曾经接触过的物质或者服用过的药物会不会对胎儿产生不良影响；担心妊娠过程的艰难和种种意外等等。这些担心会导致孕妇的恐惧情绪。而到了妊娠末期，随着预产期的逐渐临近，对于生产过程痛苦的恐惧以及是否能够顺利生产的担忧则成为孕妇恐惧情绪的主要原因。

3. *孕妇的年龄*

从生理上说，女性生殖器官一般要在20岁以后才能发育成熟，而骨骼的钙化则更晚，要到23岁才能完全实现。一般地，专家建议女性不要选择过早怀孕，因为如若母亲的年龄太小，自身的骨骼钙化尚未完成，此时怀孕会让母子相互争夺营养，既影响母亲的骨化进程，又不利于胎儿的健康发育和成长。

医学上认定的女性的黄金生育年龄段是24～30岁。此时母体已经完全发育成熟，且一切生理指标均维持在一个较好的水平。选择在该年龄段内妊娠，母亲能够为孕育健康优质的胎儿提供足够的营养和精力。

随着经济和文化的不断发展，当今社会女性的入职率越来越高，而为了能够在社会上以及工作单位站稳脚跟，跟男性平起平坐、不分上下，越来越多的职业女性选择推迟自己的妊娠年龄。一个已婚女性选择在三十三四岁怀孕，在目前看起来已经是稀松平常的事情。然而即使是选择晚育，最晚也不要超过35岁。因为35岁以后，女性的卵细胞就开始逐渐老化，在这样的情况下受孕会使胎儿畸形率增高，而女性本身也会因为体质等因素，造成生育时危险性的增大。有研究表明，唐氏综合征的发病率与孕妇的年龄关系密切。25~29岁的孕妇生育的婴儿唐氏综合征的患病率为1/1 500；30~40岁的孕妇生育的婴儿唐氏综合征的患病率为1/1 000；而40~44岁的孕妇生育的婴儿唐氏综合征的患病率为20/1 000。

4. *孕期压力*

妊娠是女性生命中的一个重大事件，它几乎让女性变成了与之前的自己完全不同的另一个人。女性在妊娠后，心理上会产生一种自豪感和骄傲感。但是由于受到生理变化、家庭人际关系、工作转变以及妊娠负担等种种因素的影响，孕妇可能会产生很大的心理压力。在医学界，根据时间和胎儿发育将整个妊娠期划分为三个阶段：从闭经开始到12周为早期妊娠，也称孕早期；13~27周为中期妊娠，也称孕中期；28~40周为晚期妊娠，也即孕晚期。相应的，在每个阶段都会有相对应的心理压力，且源于不同的影响因素。孕早期的心理压力主要来自于害怕流产或非计划妊娠；到了孕中期，心理压力主要源于担心吃药会造成胎儿畸形、做B超等检查会对胎儿产生不良刺激等因素；而孕晚期的心理压力主要由分娩困扰、养育问题、角色即将转换等因素造成。更有学者根据调查，将女性在孕期的心理压力总结为以下几项：担心分娩时会有生命危险；害怕分娩的疼痛，在选择自然分娩还是剖宫产的问题上充满矛盾；担心住院以后受到医护人员的恶劣态度及其他产妇的痛苦状况的不良影响；怕超过预产期而导致分娩出现意外；由于生理上出现各种改变和日常生活变得越来越不便，导致焦躁不安情绪，希望快些分娩，尽早结束妊娠；在选择母乳喂养还是人工喂养的问题上举棋不定；随着分娩日子的临近，担心自己无法胜任妈妈的角色而产生忧虑。如果这些忧虑不能及时缓解和疏通，就会形成心理负担。

5. *疾病和病毒*

女性若在妊娠期感染某些疾病，不仅对孕妇本身不利，更会危及腹中胎儿的健康，尤其是在怀孕最初的三个月里感染上病毒，对胎儿的损害最大。据研究，在美国每年出生的350万儿童中，约有3%智力低下，其中有10%~20%是由于病毒感染所导致的。在已知的可感染人类的300多种病毒中，有10多种可以透过胎盘对胎儿造成伤害，导致胎儿流产、畸形、发育迟缓、智力低下、早产或死产。病毒感染胎儿的常见途径有：卵细胞感染、胎盘感染、产道感染等，其中以胎盘感染最为常见。因为在妊娠3~4月的时候，胎盘的屏障作用尚小，胎儿体内含有的抗体较少，这为病毒侵入及其在胎儿细胞内迅速繁殖提供了便利条件。病毒侵入胎儿体内后，就会引起组织细胞的坏死，造成胎儿畸形甚至死亡。

在各类病毒中，以风疹病毒感染的后果最为严重。女性若在妊娠期感染风疹病毒，则可能会流产和导致心脏缺损、白内障、青光眼、耳聋、智力低下、小头畸形等胎儿畸形，而且风疹感染的时间越早，致畸率就越高。如第一个月感染，先天畸形发生率为50%，第二个月为25%，第三个月为10%。而近20年来所发现的艾滋病毒感染的母亲，她们生育的婴儿有1/3也会受到感染，这类婴儿绝大多数都会患病甚至死亡。在我国，乙肝病毒感染的发病率最高，达到60%。若女性在妊娠期感染此病毒，则胎儿的自然流产、死产以及新生儿窒息的发生率会增多。此外，若母亲患有高血压、肾病、糖尿病等慢性疾病，也会对婴儿出生后的智力产生不利影响。目前，医学界对于病毒感染仍缺乏有效的治疗手段，孕妇尤其应该注意对相关疾病和病毒的预防。

6. 药物及其他化合物

大量实验研究和日常生活经验告诉我们，女性在妊娠期尤其要注意自己的身体健康，因为用药不当或用药不慎，可能会对胎儿造成不可挽回的伤害。用药不慎最典型的事例是“反应停”事件：20世纪60年代初，日本和西欧一些国家的孕妇在妊娠期的前三个月，由于妊娠反应服用了新药“反应停”。因为该药含有化学致畸因子，致使她们生产的近万名儿童四肢畸形。

目前已经知道的对胎儿有害的药物，抗生素中首先是氨基甙类，如卡那霉素、庆大霉素、链霉素、妥布霉素、丁胺卡那和新霉素，其次为四环素类、氯霉素。这些药会导致胎儿先天性耳聋、肾脏损害、乳齿黄染、肝损害、骨骼发育障碍等。而磺胺类药物会导致胎儿溶血性贫血、核黄疸；另外激素类药物会导致胎儿出现生殖器畸形。此外，解热止痛剂如阿司匹林、抗癫痫药物、催眠剂、镇静剂、某些抗精神病药物、抗抑郁剂以及锂盐等，均有导致胎儿畸形发育的不良效应。

其他化合物中，要数麻醉剂对胎儿的影响最大。随着毒品贩卖的愈演愈烈，受毒品危害的婴儿也在不断增加，他们成了许多新型毒品，如PCP和大麻的牺牲品。尤其是在可卡因取代了海洛因之后，吸食可卡因的母亲生育出了“可卡因宝宝”，他们有些尚未出世就早夭，另一些可能是早产儿，大脑受损并伴有下列典型行为：烦躁易怒、极度紧张不安、动作迟缓等。

7. 烟酒与辐射

无论孕妇是主动吸烟还是被动吸烟，尼古丁都会通过胎盘进入胎儿体内，影响胎儿的大脑发育，增加流产、早产的概率，同时也会降低新生儿的体重与免疫力。据估计，妊娠期酗酒的母亲生育的婴儿中有17%可能是死胎，44%可能是畸形儿。此外，孕妇如果饮酒过度还可能使胎儿患上“酒精中毒综合征”，患有“酒精中毒综合征”的婴儿在出生前后生长迟缓、智力低下、身体畸形、患先天性心脏病，有些甚至大脑发育不全。因此有关专家呼吁：有烟酒嗜好的女性，为了下一代的健康，无论如何都应当在妊娠期戒烟戒酒。

除去烟酒，辐射对胎儿身心的危害作用也是非同小可的。因为辐射会引起基因突变、染色体被破坏等。怀孕早期的母亲，尤其是在怀孕后的六周之内，这时正是胎儿主要器官发育的关键时期，X射线的辐射会给胎儿带来恶劣的后果：畸形小头、智力缺陷、协调缺陷、唐氏综合征、脊柱裂、脑壳畸形、骨化、腭裂、失明、耳部畸形、畸形足、生殖器畸形，以及一般智力和体格方面的异常。

综上所述，胎儿在母体内孕育的时候，看似与外界环境相互隔绝，实际上还是会受到母体外部环境中各种刺激的影响。有许多看似无关紧要的外界刺激，都能通过改变母体的内部环境作用于胎儿。如有研究表明，气候条件对胎儿的身心健康也有影响，强烈的日光辐射和高温可能是抑制胎儿脑部发育的重要因素。此外，胎儿不仅和母亲息息相关，还能主动地感应环境刺激。如6个月以后的胎儿已经能够对振动刺激产生条件反射了，对声音刺激的反应也相当灵敏。所以此时噪声会使胎儿感到不安，心跳加快，胎动频繁；而音乐则能使胎儿感到舒适，胎动时间延长。

二、妊娠期心理卫生的增进策略与措施

妊娠期是新生命的起点，也是个体发展的关键阶段。但是在20世纪40年代以前，人们一直都没有意识到这一点。直到越来越多的研究表明，妊娠期的胎儿是多么容易受到遗传缺陷和有害环境的伤害，人们才认识到刚出生的婴儿已经是九个月大的人了。然而，在现代社会，绝大多数母亲在妊娠早期，也是胎儿最危险的时期，却不知道自己已经有孕在身。及至发现时，有些本可以控制的错误已无可挽回。可见，了解和掌握妊娠期心理卫生的增进策略与措施，是每一个做母亲的职责，也是保障母子平安、提高全人类素质的有效途径。

（一）优生措施

优生措施是指确保人类的生育质量，保证生育心理和体质都优秀的子代采取的措施。它包括积极的措施和消极的措施。积极的优生措施是指应用新的科技成就提高人类群体的遗传素质，增加心智和体质优良的个体数量的措施，主要包括人工授精、试管婴儿、人类单性生殖以及基因工程。其中基因工程受到众多科学家的青睐，而且这方面的实验研究已经取得了重大的进展，出现了克隆羊“多利”等研究成果。消极的优生措施是旨在减少人类群体中心智和体质不良的个体的数量的措施，包括遗传咨询、产前诊断、治疗性流产等。目前常用的优生措施是遗传咨询和产前诊断。

1．遗传咨询

遗传咨询包括检测、预防以及在可能的情况下对先天缺陷进行治疗。这类咨询的时间不限于妊娠期，可以是婚前，也可以在婴儿出生后进行。通过咨询，人们可以获知：

（1）自己是否患了遗传病，或自己是否是隐性有害基因的携带者。

（2）若经证实为某种遗传病的患者，该病传递给下一代的可能性有多大。

（3）未出生的胎儿是否已受到有害基因或其他有害物质的影响，出现了先天缺陷。

（4）现在应该怎么办，采取哪些措施。

通常，遗传咨询时医学专家和临床医生们能对上述问题给予解答，并提出建议。咨询时，专家们首先要了解咨询对象的病史，至少要掌握咨询对象三代亲属的婚配和患病详情，然后绘制谱系，再结合临床特征，染色体的生化检查，作出疾病诊断，并分析遗传的方式，推算出发病率。专家提醒，有下列情况之一的人都应当接受遗传咨询：

(1) 遗传病患者或有遗传病家族史的人。

(2) 有可能是致病基因的携带者的人。

(3) 已经生育过遗传病患儿或先天畸形儿的人。

(4) 有自发性流产史的人，接触过致畸物或放射性物质的人。

(5) 35 岁以上的高龄孕妇、近亲婚配者以及血型不合者。

2. 产前诊断

一旦有相当危险的妊娠被检测出来，有几种方法可以诊断这个胎儿是否健康。不过这些诊断方法并非完全没有危险。所以只有在未出世的胎儿有严重的健康问题，并经过遗传咨询后，才可以运用。

(1) 羊膜穿刺。通过一根针刺透腹部获取羊水中的细胞，能够对染色体进行生化检查。研究表明，在怀孕的第 16 ~20 周进行羊膜穿刺的准确率非常高，可达到 99.5% 以上，因此这一方法相当安全和可靠。

(2) 羊膜绒毛取样。用导液管伸入子宫取得胎盘细胞，对染色体进行检查。这种方法可以在 9 ~12 周时进行，便于作出早期诊断与治疗，以及在怀孕的最初三个月里终止妊娠，这比三个月之后终止妊娠要安全有效得多。

(3) 超声波诊断。通过测定超声波抵达胎儿躯体后返回的时间所形成的图像，能反映胎儿位置、头部大小以及内脏的结构。这一方法多用于羊膜穿刺所不能确诊的疑难诊断。原因是对动物和人类进行的大量研究虽然表明，接受超声波诊断不会产生危险或长期有害的效果，但是同其他新的放射方法一样，运用超声波时仍需谨慎行事。

(4) 胎儿观察。这是指用胎儿镜伸入子宫，将子宫内环境扩大 30 倍后直接观察胎儿的情况。胎儿镜还能提取胎儿的血液样本和细胞断片，进行生化分析。

(二) 胎教措施

胎儿就像一颗种子，需要肥沃的土壤、充足的阳光和滋润的雨露。普天之下的每位父母都希望自己能够养育一个健康、活泼、聪明的孩子，而胎教不失为养育聪明孩子的有效途径之一。

胎教有广义和狭义之分，广义的胎教是指为了促进胎儿在生理上和心理上的健康发育与成长，同时也为了确保孕产妇能够顺利地渡过孕产期而采取的精神、饮食、环境、劳逸等各方面的保健措施，其受益对象包括孕妇和胎儿。而狭义的胎教是指根据相关理论和胎儿各项感觉器官发育与成长的实际情况，有针对性地、积极主动地给予适当合理的信息刺激，促使胎儿建立条件反射，进而促进其大脑机能、躯体运动机能、感觉机能及神经系统机能的成熟。可以看出，当今我们所讨论的“胎教”，其对象更侧重于胎儿。

在妊娠期间，孕妇如果能够保持自己稳定的情趣，坚持良好的品行，将会对胎儿的心理发展产生有益的影响。而这种以母亲的品行和情趣“塑造”胎儿心理的思想源远流长，占据着我国古代心理卫生思想中宝贵的一页。早在西汉初期，政治家和思想家贾谊在其所著的《新书》中专立一篇《胎教》，其中谈到："周后妊娠成王于身，立而不跛，坐而不偏，哭而不宣，独处而不倨，虽怒不詈，胎教之谓也。"而唐代名医孙思邈在其《千金方》中也谈到："故妊娠三月，欲得观犀象猛兽，珠玉宝物；欲得见贤人君子，盛德大师，观礼乐钟鼓俎豆军旅陈设；焚烧名香，口诵诗书，古今箴诫；居处简静，割不正不食，席不正不坐；弹琴瑟，调心神，和性情，节嗜欲，庶事清静。……斯盖胎教者也。"除此之外，许多中医著述及《颜氏家训》等教育类古籍中都有关于胎教的记载。

其实，古人对胎教的见地归纳起来不外乎以下几个方面：①重视内外环境对胎儿的影响，主张避开不利因素，提出"欲子美好，宜配白玉；欲子贤能，宜读诗书"等观点。②强调早孕期间的身心调理作用，认为最初三个月的胎儿最容易受到环境的影响，因而孕妇要慎其言，善其行。③对孕妇的饮食、起居、劳作、用药等生活的各个方面提出要求，如"勿举重、登高、涉险；勿多睡卧，时时步行；勿劳力过分，应勿太温"等等。这些古训在现在看来，都有一定的科学性和合理性，其中有不少内容也已经被现代医学所证实与认可了。

现代心理学的发展赋予了胎教新的含义，为将教育下一代的任务提前到胎儿期作出了有力的论证。胎儿在母腹中发育的过程，也正是其神经系统不断生长、不断发育的过程。发展心理学的相关研究表明，在 2 个月左右，胎儿的皮肤已经具有初步的感觉能力，能够感知抚摸等；4 个月左右时，胎儿的光线感知力已较强，如果拿手电筒照射孕妇的腹部，胎儿的心率也会随之加快；6 个月左右，胎儿开始具备初步的听觉能力，最喜欢母亲的心跳声；到了妊娠末期，也即 7 ~8 个月左右，胎儿的大脑皮层也已经发育得相当完好。这些研究结果表明，胎儿并不是一团完全无知的生物细胞组织，而是具备多种感知能力，甚至思维和记忆能力的生命。因而适时对胎儿进行胎教，能够刺激胎儿的神经系统，提高各项反射功能，从而促进胎儿各项器官功能的健全和完善。

（三）孕妇的心理卫生增进措施

妊娠期孕妇注重心理卫生，既是自身健康的需要，也是后代健康的需要。在这里我们针对前面谈到的影响胎儿身心健康的因素中孕妇应当注意的几个方面，详细地阐明相应的心理卫生措施。

1. 全面合理的营养

在怀孕前和怀孕期间对自己的饮食及饮食方式作出调节的母亲，比那些不注意调节饮食的母亲更有可能度过一个健康的孕期，从而减少在婴儿出生时患先天缺陷以及各种并发症的可能性。最明智的做法是，做母亲的一旦怀疑自己怀孕，就应该立即去看医生，接受今后 9 个月中合理饮食和体重增加方面的指导。一般情况下，一天的合理饮食至少包括三种不同的营养补充：胎儿生长发育和孕妇自身必需的蛋白质，作为能量补充的脂肪和碳水化合物，以及为生长和使身体保持良好的工作状态所需的矿物质与维生素。

只要不偏食，以上几大营养素都可以从自然饮食中获得，而且搭配得当的话就能构成平衡膳食。其中，蛋白质主要来源于肉、鱼、奶、蛋四类动物性食物，以及豆类、坚果和谷类植物性食物；脂肪可以从动物脂肪和植物油中获得；而碳水化合物主要来源于含大量淀粉的谷类及根茎类食品。这三类为热能食物，每一克蛋白质和碳水化合物能提供 4.1 千卡热量，每一克脂肪能提供 9 千卡热量。在食物搭配时要考虑提供足够的热量。随着胎儿的生长发育，孕妇所必需的热量也相应增加，每日的供给量应达到 2 500 ~ 3 500 千卡。维生素矿物质虽然需要的数量较小，但是绝对不能缺少，可以从蔬菜和海产品中获得这些重要的微量元素。

当然，孕妇的营养需要应该根据个人的具体情况而定，如体格大小、生活习惯、新陈代谢率、原来的营养状况等。但必须预防两种情况：一是营养不良，包括摄入酒精、海洛因等有害物质；二是营养不足，即基本量或营养素的供给量达不到要求。从体重增加方面来看，国外有研究表明，生育最健康的婴儿的母亲，其妊娠期体重增加量应该在 10 ~ 12 千克之间；在最初三个月正常情况下应增加 1 ~ 2 千克。

2. 心境平和乐观

心境是一种比较微弱而持久的弥散性情绪状态，类似于人们日常生活中说的“心情”一词。根据美国心理学家舍曼的研究，女性在妊娠期的心境可以划分为以下三个阶段：

第一个阶段是指妊娠期前三个月，孕妇容易出现忧郁、烦闷或紧张等情绪表现。这主要是因为孕妇的生育意愿和角色顾虑所造成的。如果孕妇生育意愿强烈，期待水平过高难免会有些紧张。在我国实行只生一胎的计划生育政策，妊娠备受全家人关注的情况下，这种紧张反应是常见的。如果孕妇意外怀孕更常见的情况是烦躁不安，为是否留下小生命而寝食难安。所谓角色顾虑，是指孕妇对生育后马上出现的角色转变和生活负担心存忧虑。特别是一些事业心较强或心理素质比较脆弱的女性，这种角色顾虑更显突出。出现于妊娠早期的恶心、呕吐等症状，也与上述这些消极情绪的影响有关。在这个阶段，孕妇应当积极调整自己的认知评价，以一种顺其自然的心态接受怀孕的事实，“既来之，则安之”。

第二个阶段是妊娠中期三个月，此时孕妇的心情通常都是较为乐观和舒畅的。经过一段时间的适应，她们都能平静地对待怀孕的现实，并且逐渐对胎儿的发育状况非常关心，表现出极大的热情。此时，孕妇应当充分利用这一时段，提高自己的文化修养水平，培养广博的兴趣，既能陶冶性情，又是良好的胎教手段。

第三个阶段指妊娠期最后三个月，随着预产期的临近，孕妇开始紧张起来，为孩子的性别、相貌、健康而忧虑不安。许多女性还担心分娩时的阵痛。因此妊娠后期孕妇的压力感、恐惧、焦虑情绪都非常突出。其实这些担心是不必要的。因为现代医疗条件下，医院的护理是非常周到的。国外有许多分娩训练机构，训练妇女减轻上述消极情绪，国内也已经开始注重这方面的研究与训练了。因此，孕妇更应该放心轻松地进入做母亲的状态，否则越是紧张与激动，越有可能造成难产等不良后果。

总之，在整个妊娠期过程中，孕妇调节与控制好自己的情绪都非常重要。每一个即将做母亲的女性都必须时时把握好自己的情绪，使之保持在乐观平和的状态下。同时，在妊娠过程中，准爸爸们也起着十分重要的作用。准爸爸们要对妻子倍加呵护和关怀，做妻子的开心果，帮助妻子在这一人生的重要时期保持良好的心情，夫妻二人一同努力，迎接新生命的到来。

3. *起居和作息科学卫生*

妊娠期孕妇的起居和作息首先应注意恒常有律，劳务适度。两千多年前的《黄帝内经》中就记载着："起居有恒……度百岁乃去。"现代科学也已经证明，人的生命活动，无论是体温、脉搏、睡眠，还是激素分泌的多少，细胞分裂的快慢，都是按照一定的节律进行的。因此，有规律地作息，对人体的健康十分有益。如果孕妇起居无常，作息毫无规律，就会使得神经的调节功能和激素的分泌发生紊乱，从而影响自己和胎儿的身心健康。此外，孕妇的睡眠时间必须得到保证，并尽量早睡早起。晚上看电视的时间不宜太长，收看电视时的音量也要严加控制，防止对胎儿产生不利影响。妊娠期孕妇的身心比较劳累，但不能有空就往床上躺，应注重劳逸结合，做一些力所能及的轻松的事。

此外，注意妊娠期的个人卫生，对孕妇来说也很重要。例如妊娠期的衣着应宽松整洁；鞋袜尺寸要大小合适，尤其不能过窄过紧；内衣内裤要勤洗勤换；洗澡时一定要用淋浴或擦浴；少吃生冷食物和不新鲜的饭菜等。

三、特殊妊娠女性群体的心理卫生

（一）未婚妊娠女性的心理卫生

未婚妊娠在国内、国外已经较为普遍，但在我国的传统文化和现行法度之下，未婚先孕仍然被认为是不合适的。因此，未婚妊娠的女性无论是在家庭中还是在社会上，都会受到不同程度的歧视，从而难以获得心理上的充分支持。因而绝大多数未婚妊娠的女性都会采取隐瞒的态度；而行为上则偏向于自行进行人工流产或引产手术。一项针对 1 220 例未婚妊娠女性的调查表明，在其调查的 1 220 个病例中，有 1 147（94%）位女性选择早期人流手术，44（3.6%）位女性选择中期引产手术，只有 6（0.5%）位女性选择足月分娩。

未婚妊娠女性在心理上存在以下一些问题和隐患：①未婚女性在得知自己已经受孕的情况下，会出现恐惧害怕的心理：该怎么办、丢人现眼、要不要进行人工流产手术、人工流产对自己以后的生育功能是否有危害、危害多大等。②未婚妊娠女性还可能出现羞愧心理，认为自己的行为不符合当今社会的主流价值观、对不起自己的父母亲人，或是因为选择流产而觉得对不起无辜的小生命等。③未婚妊娠女性还会伴有不同程度的焦虑情绪。④未婚妊娠女性可能因此而对今后的两性交往和婚姻持有消极回避的态度，从而影响未来的生活和幸福。若上述消极情绪严重，还可能对未婚妊娠女性的生活、工作、学习以及人际交往等社会功能造成不良影响。

综上所述，未婚妊娠无论在生理上还是精神上都将对当事人造成不同程度的消极影响，因此，首要的措施是防止这一状况的发生。这就要求女性在两性交往中学会自尊、自爱，在交友中要注意保持冷静和清醒。此外，女性特别是青年女性还要注意积极补充相关方面的科学知识。如果妊娠已经发生，那么选择终止妊娠应该是一种将伤害降到最低的方法。此时，不要紧张和害怕，要认识到妊娠不是疾病，而是一种正常的生理现象，只不过它选择来到的时机并不那么合适。若能寻找一位信得过的亲友陪伴到正规医院进行人工流产，风险还是比较小的。在心理调试上，我们建议当事人寻找可靠的亲人或朋友进行情绪的宣泄与排解，同时也需要增强自身承担事情的勇气和能力。

（二）高龄妊娠女性的心理卫生

医学上认为，女性超过 35 岁怀孕就称之为“高龄妊娠”。从女性的生理规律来讲，生育能力最强是在 25、26 岁；过了 30 岁以后，生育能力就开始慢慢下降，而 35 岁以后则迅速下降；而到了 44 岁以后，有 87% 的女性就将失去生育能力。

随着求学时间的延长、社会压力的增加以及职业追求上的需求等多方面因素的影响，现代社会越来越多的女性超过了适育年龄，成为高龄孕妇。比起适龄孕妇，高龄妊娠的女性存在多方面的风险：①自然流产的几率增大。研究证明，高龄妊娠女性头胎的自然流产率约为 20%，是适龄孕妇的 2～4 倍。②早产几率增大。过了适育年龄以后，母体子宫的内环境开始变差，不利于胎儿的生长发育，因而提高了早产的几率。③难产的几率增大。35 岁以后，女性的韧带弹性、骨盆柔韧性、子宫和阴道的收缩舒张能力都会下降，从而造成难产几率的提升。④孕妇患乳腺癌的几率会增加。⑤先天性痴愚儿的出生几率增大。适育年龄过后，女性卵细胞内的染色体容易发生变异，从而导致先天性痴愚儿的出生率升高。⑥高龄孕妇在妊娠期间容易患上高血压或糖尿病等并发症，危害孕妇和胎儿。此外，高龄妊娠女性产后不易恢复、生养的孩子体质较弱等，也是高龄生育的风险。

但除了风险，高龄妊娠也有某些优势。首先，母亲的心态更加成熟、更有耐心，因而无论是孕育生命还是养育孩子，都更加成熟、理智。其次，高龄孕妇的家庭经济条件相对比较宽裕，能够为孩子提供更好、更优质的医疗服务和教育资源。

对于高龄孕妇，心理上的最大、最突出的问题应该是担心和焦虑。在面对高龄妊娠的各种风险和危害时，女性难免会产生担心和紧张，担心腹中孩子的健康、担心自己的身体是否能够胜任妊娠、担心生产不顺利、担心产后恢复等等。首先，我们建议高龄妊娠女性勤做产前检查，多听取医生的意见和建议，这能够降低不少高龄妊娠的风险。其次，建议高龄妊娠女性多增加一些适宜的运动，这样既能够帮助自己保持骨骼、肌肉的柔韧性，有助顺利生产，又能提高自身身体素质，为胎儿提供良好的生长内环境，还能预防糖尿病、高血压、肥胖症的产生。最后，建议高龄妊娠女性注重心理健康，多做放松练习，减轻或消除紧张担心的情绪，促进宝宝的健康发育和生长。

（三）围产期抑郁女性的心理卫生

1．产前抑郁女性的心理卫生

与产后抑郁的广为知晓不同，产前抑郁是一个不为人熟知的概念，然而近几年的流行病学调查表明，产前抑郁的人群比例越来越大。对于大多数女性来说，怀孕是一件让人开心和愉快的事情，一个新的小生命在自己的腹中慢慢生长是令人自豪而喜悦的。然而大约有10%的女性却会在妊娠期间遭遇不同程度的抑郁情绪。但是，多数医生在检查的时候会将抑郁归结于一时的内分泌失调，从而忽视了对产前抑郁的诊断和治疗。

产前抑郁的引发因素可能包括以下几个：①生理原因。怀孕后，女性的生理状态发生了质的改变，体型改变、体内荷尔蒙的分泌变化等，是引发产前抑郁的生理因素。加之怀孕的前三个月，女性会遭遇恶心、干呕、晨吐、疲劳等妊娠反应，这也会引起产前抑郁的发生。②心理因素。一些女性开始担心胎儿的健康情况；一些女性担心工作或事业的发展问题；还有一些女性对丈夫和家人产生了新的或是不合理的期望但得不到满足，种种心理因素影响之下，孕妇容易产生抑郁情绪。

如果出现下列状况中的三种或更多，那就要警惕产前抑郁的可能性了：觉得所有的事情都没意思、没有乐趣；整天觉得沮丧、伤心，或感觉“空荡荡的”，并且每天都如此；难以集中精力；极端易怒或烦躁，或是过多哭泣；睡眠困难或睡眠过多；过度或从不间断的疲劳；总是想要吃东西或是不想吃东西；不应该的内疚感，觉得自己没用，没有希望。（引自百度百科）

应对产前抑郁，主要可以从这样几个方面入手：①要端正心态。不少孕妇认为，自己怀孕了，其他人就应该照顾自己，应该无条件地迁就自己，并会在这样的心态下滋生出许多不合理的心理需求或期待。因此建议孕妇摆正自己的心态，降低或消除不合理的期待，宽容大方地面对妊娠。②减少对自身和胎儿的过分关注，不少孕妇过分关注自己的身体和胎儿的情况，稍有不正常的情况就恐惧焦虑，其实这是不必要的。现代医学的发达程度早已足够应对正常顺利的妊娠和生育。因此，孕妇应该放下焦虑，以平和稳定的心情孕育胎儿，度过这一生命中的关键时期。③寻求社会支持，发泄不良情绪。多与母亲、婆婆等过来人沟通，增加自己对妊娠的正确认识，有助于消除抑郁和焦虑；多与知心好友聊天，发泄消极、抑郁的情绪。④转移注意力，充实自己的生活。充实的生活、多样的兴趣爱好等，能够帮助孕妇提高生活热情，减轻抑郁情绪。建议孕妇可以尝试孕妇瑜伽、种花养鱼、各种手工制作以及准妈妈培训班等，借以充实自己的孕期生活，提高愉悦快乐的情绪。⑤多与丈夫谈心沟通。孕妇在妊娠期间心理会变得更为细腻敏感，也会出现一些平时不会出现的心理或想法。此时，一定要多与丈夫沟通，将自己的想法告诉丈夫；而不是憋在心里跟丈夫赌气。不要忘记，丈夫的关心和爱护，是帮助孕妇走出产前抑郁的最佳良药。

2．产后抑郁女性的心理卫生

产后抑郁症是一个为人熟知的概念，也是女性精神障碍中最常见的类型。但是产后抑郁和产后抑郁症是有一定区别的。国外研究显示，50% ~75% 的女性都将随着孩子的出生经历一段“Baby blues”。在这一时期中，绝大多数初为人母的女性在性格上会出现情绪不稳，例如莫名的哭泣、没有精神、心绪欠佳等。但在经历了数周调整和适应之后，其中大多数的女性会出现好转甚至症状消失。但仍有 10% ~15% 的新妈妈的表现明显而强烈，这被医学界认识到并署以专门术语“产后抑郁症”。由此可见，多数新妈妈经历的心情低落、苦闷、疑虑、担忧等，只能算作“Baby blues”，而没有严重到称之为产后抑郁症。（引自百度百科）

产后抑郁多在生产后 1 周内出现，2 周以后自行消失。导致产后抑郁的原因可能有以下几点：①对孩子的过分关注和担心。不少女性因为是头胎，会将全部精力投注在孩子身上，过分关注孩子的任何细节。孩子的眼睛不够大、脸型不好等，都会成为新妈妈担心和忧虑的问题。②过分要求旁人，以自我为中心。这与产前抑郁的引发原因相差无几。认为自己是最需要关注和照顾的心态会导致许多不合理要求的产生。如得不到满足，就会产生烦躁、被忽视等情绪。③角色转变上遇到困难。从青年女性转变到母亲是一件不容易的事情，也需要一定的时间和耐心。当新妈妈在遇到角色转变困难的时候，难免产生恐慌、忧虑的心情。④照顾新生儿身心疲惫。对于首次妊娠的新妈妈来说，照顾初生的婴儿并不容易，不少新妈妈都因为照顾婴儿而缺少睡眠、疲惫不堪。在这样的身体状态下，也容易引发产后抑郁。

产后抑郁一般不需要特别治疗，会在产后 2 周左右自行消失。因此，新妈妈只需要调整心态，努力完成从妻子到母亲的角色转变，另外注意营养和休息即可。但若是烦心、沉闷的情绪持续很久而得不到改善，就应该寻找专业的心理咨询和治疗。

第二节　婴儿期心理卫生

婴儿期是指胎儿从脱离母体的瞬间开始，一直到三岁的这个时期。如果划分得更加详细一些，婴儿期又可以分为：新生儿期（出生至 1 个月）、乳儿期（1 个月至 1 岁）和前幼儿期（1 至 3 岁）。

婴儿从出生的那一刻开始，就离开了母亲温暖的子宫和羊水，面临着适应外界新环境的考验。从这一时期开始，婴儿就将迎来自己人生中的许多个重要的转折点。在婴儿期内，婴儿在身体成长、心理发展等方面会面临许多新的问题和矛盾。如果我们能提前认识这些问题和矛盾，做好充分的准备和应对，帮助婴儿顺利解决这些问题和矛盾，他们的发展就会获得一些质的飞跃；若解决不好甚至解决不了，婴儿的发展就可能因为某些原因的阻止而停滞不前，甚至倒退。因此，帮助婴儿解决他们面临的种种问题和矛盾，是促进婴儿身体健康成长、心理积极发展的需要，而婴儿期心理卫生的目的也正在于此。

一、婴儿期儿童的身心发展特点及心理需要

想要促进婴儿的身心健康发展，首先需要对婴儿各方面的发展有一个全面的认

识。因为只有掌握了婴儿身心发展的特点，我们才能对症下药，制订更合理的促进计划，找到更合适的处理方法。下面将按照上面对婴儿期的细分进行论述。

（一）新生儿的身心发展特点及心理需要

医学上对于新生儿的定义是自脐带结扎到出生后满28天的婴儿称为新生儿，而这一时期其实是人类生命体从母体内环境转入母体外环境的一个过渡时期。在妊娠期内，胎儿主要依赖于母体生存：依赖母亲获得氧气和营养，依赖母亲向外界排出代谢废物；而即便是接受的各种刺激，也是通过母体来传达的。因此，虽然胎儿的各种感知能力在母体内已经得到了一定的发展，但归根结底还是不能摆脱对母亲的依赖。而从出生的那一刻起，这种情况就发生了质的变化。新生儿的第一声啼哭意味着一个独立的个体已经迈出了人生征途的第一步。

1. 新生儿生理的发展

新生儿是指从出生到一个月的婴儿。新生的婴儿平均身高一般为50厘米左右，体重在3至3.5公斤之间。新生儿的体形与正常成年人相比，显得比较特殊：他们通常是头大身长，颈短腿短，看起来显得头重脚轻。他们的皮肤细嫩且容易受伤，最初几天呈红色，有些皱，之后褶皱逐渐消失并慢慢转白；骨骼和肌肉都十分柔弱，尚不能维持坐、立和抬头等动作，但富含血管，有利于迅速生长；呼吸系统尚未充分发育，鼻小，鼻道、气管、支气管狭窄，肺缺乏弹性，空气容量小，因此他们的呼吸比成人浅，节律较快。新生儿的心跳速度很快，每分钟可达150余次，这是因为他们的新陈代谢比较快，心脏需要将大量的血液输送到各个器官和组织。

包括大脑在内的神经系统的发育与心理的发生、发展有着密切的联系。而此时，刚刚钻出母腹的新生儿的神经系统未发育完全，尤其是大脑的结构还很不完善，因而新生儿的生命活动大多是由皮下中枢调节的，这无论是对内脏器官还是体温的调节，其作用都比较差，准确性和实效性不高。

发展心理学和儿童心理学的研究表明，新生儿主要是依靠多种本能的非条件反射的方式来适应周围环境的。如新生儿具备一些非条件食物反射，包括觅食、吮吸、吞咽等；具备一些非条件防御反射，如呕吐、喷嚏、眨眼等；具备一些非条件定向反射，如婴儿出生后12～24小时就能把目光转向光源。这些非条件反射活动对于新生儿而言具有十分明显的生物学意义：在尚没有完全具备进行意志行为活动的能力之前，新生儿正是依靠这些非条件反射来适应外部环境，使自己努力生存下去。除此之外，新生儿还具有一些在进化过程中遗留下来的非条件反射，如游泳反射、行走反射等。虽然这些非条件反射是与生俱来的，但最初这些反射活动往往不够精确，常存在泛化的现象。例如，不仅刺激新生儿的嘴唇能引起吮吸反射，刺激面颊时也能引起这种反射。直到出生后10天左右，各种非条件反射活动才趋于精确。

2. 新生儿心理的发展

诺贝尔奖获得者、俄国著名科学家巴甫洛夫在自己实验的基础上提出了震惊世界的经典条件反射学说，并认为条件反射的建立是个体心理现象开始的起点。如果以巴甫洛夫的经典条件反射学说作为依据，那么我们能在新生儿身上看到许多心理活动的迹象。例如，苏联心理学家科里佐娃研究发现，66%的新生儿在出生10天左右就能够表现出对喂奶姿势的食物性条件反射，到第16～20天时这种反射就能稳定下来。近期的研究也表明，出生15天的婴儿，能够用眼睛追踪移动的不同色点，这表明新生儿已经初步形成了颜色辨别和定向的能力了。

换一个角度，如果以感觉作为心理发生的依据，那么婴儿出现心理现象的最早时间则可以追溯到孩子出世之时，甚至是更早的胎儿时期。例如，婴儿一出生就具备了对光和声音刺激的感受性。还有许多研究表明，新生儿的视觉、味觉、嗅觉和触觉等都已经有了显著的发展。此外一些研究还显示，新生儿在出生后的最初几天里，就已表现出学习的兴趣和习惯化的能力，他们还强烈地渴求与成人交往和沟通。所有这些研究都说明，新生儿期可以看作是心理发生的时期，新生儿的心理发展存在着巨大的潜力。

但是，由于神经系统特别是中枢神经系统尚未完全得到发展，新生儿的心理发展水平还是十分有限的。研究表明，有些条件反射在新生儿期是很难形成的，如：新生儿对危险事物的恐惧回避反射。这是因为，此时的婴儿还缺乏必要的运动技能和相应的控制神经来回避危险的事物，在危险发生的时候他们还需要父母的保护，所以他们还没有将某种条件刺激与危险情境相联结的生理需要。如果面对陌生环境的冲击和威胁而又缺乏抚养人的保护，他们就会产生一种不安全的感觉。新生儿的哭闹在某种程度上就是这种不安全情绪的表露。除了这种不安全的感觉之外，新生儿在对环境的适应上也存在着很大的困难。在没有能力自行获取食物的情况下，母亲乳汁的滋润和温柔的爱抚是新生儿满足生理需要与情感需求的主要来源，一旦得不到满足，便会造成他们生理饥饿和心理挫折。与新生儿自身的能力相比，他们所处的环境显得那么复杂而多变。因此，新生儿期是个体人生征途上的一大难关，能否顺利度过该时期对于一个新生命来说至关重要。

总之，从母体内环境转变到母体外环境，并要逐步适应人类复杂的社会生活是一个漫长、艰难和曲折的过程，对新生儿来说是一场考验。因此，为新生儿提供良好适应和健康成长的外部环境非常重要。

（二）乳儿的身心发展特点及心理需要

婴儿出生后的第一年，心理各方面都迅速地发展，认知、情感、随意运动和个性特征等的发展都非常明显。当然，心理的发展与儿童在正常生活条件下生理的发展是密不可分的，特别是与这个时期儿童神经系统的结构和功能的发展直接相联系。

1. 乳儿生理的发展

乳儿期是指宝宝从一个月到一周岁的这一时期。在这一年里，尤其是乳儿期的前半年，是孩子生长发育最快的时期。在第一年里，婴儿的平均身高由50厘米增加到70～75厘米，体重也增加到9千克多，几乎是初生时的三倍。婴儿出生时脊柱是直的，因此并不需要枕头。等到两三个月孩子能抬头时，颈曲就形成了；6～7个月时出现胸曲；到1岁左右腰曲开始形成的时候，孩子就可以站立和行走了。乳儿的骨骼富含胶质，软而有弹性；肌肉白嫩柔软，含水分多，大肌肉群在乳儿期末的时候开始发展；乳儿的肺活量和心脏每次收缩的容量也大大提高，约为出生时的3~4倍。

前面已经说过，1~12个月这一阶段，是孩子生长发育的最高峰，尤其以神经系统结构与功能方面的发展最为迅速和明显。具体表现在以下几个方面：①脑重量迅速增加，由初生时的390克左右猛增到900克左右，大脑皮层的沟回也加多、加深。②脑细胞数量增多。神经细胞的结构日益复杂，形状、大小、纤维数量等都有很大的发展，尤其以控制运动的锥体细胞发展最为迅速。③神经纤维髓鞘化逐步完成，保证了神经冲动的定向传导，使神经系统对身体各器官和各部分的调节控制更加精确。④各种分析器逐渐完善起来，表现在眼的协调、耳对声音的感受和定向方面。⑤大脑皮层的机能迅速发展，主要表现在条件反射的建立、抑制机能的形成和第一信号系统已初具分析综合能力上。这一切生理方面的发展都为乳儿心理的发展奠定了良好的生理基础。

2. 乳儿心理的发展

（1）动作的发展。动作和心理的发展密不可分，因为心理是在活动中产生和发展的，也是在活动中表现出来的。在心理学界享有盛誉的科学家皮亚杰在其“认识发生论”里也认为，心理的发生起源于主体的动作。

乳儿动作的发展有一定的规律和顺序。3个月的时候，宝宝可以在俯卧姿势的时候把头抬起，眼睛的活动也更加协调，可以同时运动并聚焦，这就为宝宝接触更多的刺激和信息提供了可能性。他们也可以借助上肢的力量进行翻身，尝试更多的运动。与此同时，他们的大部分反射活动在达到高峰以后开始逐渐消失，取而代之的是一些并不准确的抓握和吮吸动作。4~6个月的时候，宝宝已经学会了翻身的动作，并能够随意地抓握，五指也开始逐渐分化，精细运动的能力逐步提高。不仅如此，他们的眼手协调能力也得到了提高。再往后，随着肢体和腰部肌肉的不断发展，他们能够依次完成坐、爬、站立等一系列发展。一般的，婴儿在12个月左右的时候，能够站稳并依靠自己的力量正式迈出人生的第一步。站立和行走是个体发展的又一个重大里程碑，因为独立行走的能力使婴儿扩大了认识和活动的范围，不仅提高了他们的生存能力，也进一步促进了心理的发展。

（2）言语的发展。儿童在新生儿期，对于父母的语言，大都处在“被动消极地接受”的层面上。而到了乳儿期，情况则发生了很大的改变。与新生儿相比，乳儿已经有了“主动理解和积极表达”的愿望以及需要。3个月左右的时候，婴儿如果感到舒服或满足，常常会发出“啊”、“噢”等简单的发音，这往往被视为语言学习的开始。4~5个月的时候，婴儿对语言的感知需求变得更加强烈。此后，婴儿的发音增多，可以发出连续的音节。到了7、8个月，孩子开始主动模仿和练习成人的音节，并且能熟练寻找声源，听懂不同的语气和语调表达的不同意义。而到乳儿期末的时候，婴儿的发音明显增多，对语言的理解能力变得更强，甚至懂得用含有一定意义的发音引起母亲等抚养者的注意。

与之前“乳儿期儿童不能感知言语”的认识不同，我们认为1岁左右的婴儿已经具备了基本的语言感知能力，甚至已经有了一定的语言理解能力。与此同时，从发出“啊”、“哦”等简单音节到发出“ma－ma”等连续音节，乳儿期的儿童已经为随后产生语言做好了充分的准备。

（3）认知的发展。乳儿期儿童的视觉、听觉、味觉、嗅觉等各种感觉都获得了充分的发展，其中在视觉上的发展最为明显。两个月左右的时候，婴儿就已经能够注视特定的物体；3个月左右他们逐步完成视线的转移，更加喜欢注视跑动的汽车、飞鸟等运动的物件；之后随着儿童对头部运动控制能力的加强，婴儿的视觉注意力得到了更大的发展，并逐渐发展出了对人脸的偏爱和对颜色的辨别；半岁以后，孩子的视觉灵敏度已经接近成人，开始由以前单纯的“看”，慢慢发展成为在看的过程中发现事物，了解事物，感知事物。

与此同时，儿童的各种复杂与高级的认知过程如深度知觉、注意、记忆等也开始逐步得到发展。有研究表明，乳儿在半岁左右的时候已经有了一定的记忆力，能够记住妈妈表情的好与坏，能够识别玩具；到了8个月的时候，他们开始形成深度知觉，玩耍的时候会小心不让自己掉下床去。不仅如此，他们的思维也随着动作的发展开始启动；等到孩子1岁左右的时候，他们已经建立起了空间、时间等概念，以及简单的因果关系；同时还表现出强烈的求知欲和广泛的好奇心，表现在对任何东西都希望加以感知和探索。

（4）情感的发展。新生儿虽然也有情绪反应，但大多数是与生理需要相联系的，且新生儿的“笑”是皮下中枢的自发性放电而导致的，并不带有社会性；而乳儿的情感则不同，出现了极大的发展。满月之后的婴儿逐渐发展出与成人接触的心理需要，他们情绪的愉快与否取决于是否有人跟他玩与交流。等到了第4个月，婴儿就将出现一个标志性的表情——社会性微笑，表现为对不同的人表现出有选择的、社会性的笑，对熟悉的人比对不熟悉的人笑得更多。7～8个月的婴儿会对母亲等照料喂养他的人产生依恋感，如果母亲或保姆离开他，婴儿就会哭起来，这就是早期的焦虑情绪。而初步的害羞等社会性情绪也在乳儿期出现。近1岁的婴儿还能够表现出最简单的同情感，能因人哭而哭，因人笑而笑。由此可见，即使是几个月大的婴儿，也不是传统概念中“只懂得吃奶和睡觉的小屁孩”，而是具有愉快、恐惧、焦虑甚至是害羞等复杂情绪的个体。

（5）社交的发展。在2～4个月的时候，婴儿主要的社交方式是观察和聆听。他们好像一个沉默的发言者，更多的时候是观察周围成人的表情和动作，聆听大人们的交谈。而到了5个月的时候，他们开始主动与周围的人进行交往，表现在以伸胳膊、拉手等方式表达主动交往的意思。在儿童出现社会性微笑以后，他们开始能够分辨熟悉的人与陌生人，在遇到陌生人尤其是陌生男性的时候，会把头藏在妈妈的怀里，而陌生人也不再能轻易地从妈妈手中抱走婴儿。随着孩子的长大，他们开始与抚养者建立依恋关系，通过索求“抱”来表达自己的友好与亲密。10～11个月的时候，儿童已经能够理解成人的简单意思，执行大人提出的简单要求，并会通过表达愉悦或发泄不满来表达自己的意愿。在1岁左右的时候，儿童逐渐发展出对同龄小朋友的兴趣，愿意与其他小朋友接近、玩耍。

在个性方面，婴儿一出生，个性差异就存在着。首先是气质类型，这是一种更多源于遗传的差异。例如上述心理发展的各个方面，有的婴儿发展快，有的发展慢；有的婴儿文静，有的婴儿活泼；有的婴儿易于护理，有的婴儿难以对付等。除了先天的气质类型，婴儿的个性特点还受到父母情绪、教养方式、亲子依恋关系的类型等多方面因素的影响。

（三）前幼儿期儿童的身心发展特点及心理需要

前幼儿期是指孩子1~3岁的这个时期。在前幼儿期，婴儿身心发展仍然十分迅速。身高体重和神经系统的发展很快，动作也获得了进一步的发展，并出现了一些有目的的基本生活活动和模仿性游戏等。心理方面，随着动作和语言的发展，这一时期的婴儿在各个方面都有了重大的发展，特别是言语的发展使各种心理现象都发生了本质的变化。如词的思维开始出现、意识和自我意识开始萌芽；心理活动的概括性和随意性开始萌发等等。

1. 前幼儿期儿童生理的发展

前幼儿期儿童身高平均每年增加8~10厘米，体重增加3~5千克，脑重继续增加到1 000克左右。婴儿的皮质神经细胞不断扩大，神经细胞的分化也基本完成，神经细胞之间的突触比成人还多。皮质的抑制机能虽然已有发展，但兴奋过程依然强于抑制过程，所以婴儿很容易激动，也容易疲劳，注意力不能持久。这一时期婴儿逐渐形成了多级的条件反射，第二信号系统开始形成并很快发展起来，因此婴儿能借助于词进行一定的概括。他们的动作也有了一定的发展，表现为行走动作更加平稳自如，手的动作更加灵活准确。一岁半左右的婴儿已经能够独立自如地行走了，之后他们又学会了跑、跳、攀登楼梯、越过小障碍物等全身性动作。此外，这时的婴儿还能积极地模仿并熟练地掌握摆弄小玩具和其他物品，如用杯子喝水、自己穿衣服、扣纽扣等。

2. 前幼儿期儿童心理的发展

（1）言语的发展。2岁左右是儿童学习口头言语的关键期。此前1~1.5岁是儿童积极理解言语的时期。这时的儿童虽然自己主动发出的言语不多，而且都是单词句，但他们理解成人的言语能力发展很快。1.5岁到3岁是儿童积极言语活动的阶段，婴儿从说得少到说得多，从说单词句到说双词句、多词句，而且句子结构日趋复杂，句式增多。到3岁时儿童能够基本上掌握本民族的语言了，词汇量也能达到1 000个左右。不过前幼儿期的婴儿说话中存在的语病不少，结构不完整，次序颠倒时有发生。言语表达多情境性，缺乏连贯性，对话言语多，独自言语少。

（2）自我意识的发展。随着言语的发展，婴儿的自我意识逐渐发展起来。1岁以前的儿童根本不认识自己，最多只有一些自我感觉。1岁以后孩子就能用语词标志身体某些相应的部位了，还知道了自己的名字，但在表达自己的愿望和需求时还常常把自己放在第三者的位置上。儿童在使用物品的过程中逐渐懂得了物体的归属，也学会了使用“我的”这一物主代词。2.5～3岁的儿童已能用人称代词“我”来表达自己的生理状态和愿望了，这时开始，婴儿已能真正把自己看作是与别人不同的独立的主体了。

（3）认知的发展。这一阶段的婴儿感知觉进一步发展，已能认识红、黄、蓝、绿等几种基本颜色，言语听觉发展很快，3岁末已有了一定的时间和空间知觉。此时儿童的注意和记忆基本上都是不随意的，但是注意的对象和记忆的内容都不断扩展，注意集中的时间和记忆保持的时间也有所增长。此时的思维仍处于低级阶段，具有直觉行动性，离开了动作也就终止了思维。想象力也有所发展，能进行一些简单的想象游戏。

（4）情绪、社会性和个性的发展。前幼儿期的儿童情绪进一步分化，社会性情感增多，有了羞耻感、同情感、嫉妒感，责任感也已经萌芽，但情绪表达具有易变、易冲动、易受感染的特点。社会性发展方面，1岁以后的儿童与父母的接触相对于1岁以前有所减少，与同伴的接触频率增加。游戏成为儿童交往的中介，但一般是单独游戏或看似在一起实际上仍是各玩各的平行性游戏。个性方面，随着独立活动的增加，儿童的自主性获得了发展，认识到自我的力量，但也产生了与成人消极、不合作的行为，如拒绝接受成人的命令或要求、拒绝成人的帮助等。1岁左右的儿童行为完全是以自我为中心的；两三岁儿童是非感开始发展，但完全是根据成人的态度评价是非的。

二、婴儿期儿童常见的身心问题及其原因

婴儿期的儿童在其身心发展的过程中较多地依赖成人。因此，成人应该像关注胎儿那样，同样关注婴儿生理和心理上的发展，如有疏忽，婴儿就可能产生各种身心发展的障碍。其中，在婴儿期常见的身心问题有以下几个方面。

（一）营养不良和肥胖症

1. 营养不良

身心健康发育、发展的基础是全面而均衡地摄入营养，但是不少家长往往只片面地注重孩子的身高、体重等外部标准，却忽视了婴儿的营养不良。孩子的智力发展在很大程度上与营养有关，因此，婴儿期尤其是婴儿早期的营养不良无论是对婴儿当前的发育还是将来的发展都会带来极为严重的后果。早期的营养对人生的发展具有重大而特殊的意义。

家长可能会问，孩子营养不良会出现哪些表现？通常，缺乏不同的营养物质会表现出不尽相同的症状。如果孩子缺乏优质蛋白，通常表现得更为瘦弱、更容易疲劳，并可能会伴有贫血的问题，而免疫力也会有所下降。如果孩子缺乏糖类，则容易发生低血糖，从而表现出疲劳、生长发育迟缓等现象。钙的不足则会使孩子发生骨质疏松、骨骼和牙齿发育异常等。不仅如此，营养的缺乏还会让孩子表现出情绪和行为上的异常，如情绪低落、反应迟缓、动作笨拙以及行动孤僻等。

通常，婴儿的营养不良主要由以下三个因素造成：①成人的喂养不当。如没有及时补充辅食、代乳食物过稀等。②饮食习惯不良。孩子吐奶、挑食、偏食、呕吐等不良的饮食习惯也会影响营养的摄入。③疾病因素的影响。通常多产、早产儿以及肠道吸收功能不良的孩子更容易出现营养不良。

2. 婴儿期肥胖

婴幼期肥胖大多是单纯性的，主要的原因是孩子能量摄入过多，而消耗又少，从而使体内的脂肪过多积聚导致的体重高于正常标准。医学上认为，婴儿体重超过标准体重的10%即可视为肥胖。肥胖不仅是成人身体健康的“潜伏杀手”，还会影响孩子的智力发育。此外，肥胖还会给孩子带来巨大的心理负担，影响孩子的心理健康，例如有研究表明，肥胖症或身体超重是引起儿童紧张的原因之一。因此，婴儿期肥胖是一个值得家长关注的问题。

导致婴儿期肥胖的原因主要包括：①成人的喂养方式不当。与营养不良相反，成人大量甚至是超量地喂食可能导致婴儿肥胖，此外，人为地造成孩子的偏食、挑食也是一种不当的喂养方式。②婴儿的饮食结构不均衡。如辅食结构中固体、高热的食物太多，而菜泥、果泥等低脂高纤的食物不够。③保护过度，缺乏运动。不少家长将自己的孩子保护得太好，婴儿缺乏必要的运动和锻炼，导致消耗减少、脂肪堆积，最终造成肥胖。

（二）行为问题

婴儿期的行为问题主要包括进食问题、睡眠问题、排泄问题、吮吸手指、咬指甲等。这些行为问题有的在婴儿时就出现，并一直延续到幼儿期甚至小学阶段，影响儿童顺利地发展。所以父母在发现这些问题时应予以妥善的解决，帮助婴儿形成良好的行为习惯。

1. 进食问题

一般而言，在10～12个月的时候可以开始对婴儿实施断奶，而到了12～16个月的时候就应该让婴儿完全断奶。太早断奶，由于受到孩子消化系统的影响，可能会造成孩子营养不良，此外对孩子的免疫力也有影响；而当孩子已经完全能够吃其他食物的时候还不进行断奶，则会让孩子对母乳和母亲产生过分的依恋，这不仅不利于孩子锻炼自己的咀嚼和吞咽能力，还会影响孩子的个性发展。

断奶对大多数儿童来说本不成问题，但有一些婴儿会出现断奶反应。这种反应主要表现为对母乳的过分依赖。对其他食物不适应甚至排斥，严重的在身体方面表现出营养不良或消化不良，精神方面则烦躁不安、发脾气、困倦无力等，并可能在此基础上诱发其他疾病。

其次，婴儿期还常常会见到孩子拒食或偏食。这主要与家长的喂养方式不当有关。如他们或者用强制的手段压制孩子进食，或者诱骗孩子进食等。

2. 睡眠问题

一般刚出生的新生儿每天需要睡16～18小时，等到了12个月左右的时候，孩子一般需要在晚上睡10~12个小时，并且白天小睡2次，每次1~2小时。

对于婴儿来说，常见的睡眠问题可能有：①睡眠不稳。有的孩子在睡觉的时候总是翻来翻去的，还会伴有摇手、动脚、动眉、做鬼脸等动作。这主要是因为孩子的神经系统发育尚不完善，神经电信号的传递还不够精准。②昼夜无序。孩子的睡眠昼夜无序可能是让不少家长头疼的问题。这样的孩子往往白天呼呼大睡，而到了晚上则精神十足。颠倒的作息总是会让年轻的父母筋疲力尽。③不抱着哄就不睡觉，或是一旦放下又立马醒来。有些孩子睡觉的时候非要父母抱着不可，否则坚决不睡。④需要依恋物才能安睡。有些孩子需要含着安抚奶嘴才能入睡，或是某一个特定的玩具、被子等，一旦拿走就大哭不止，不肯入睡。⑤夜间惊恐症。是指孩子在睡眠的时候突然大哭，并伴有四肢乱动、抓耳等行为。在排除了生理疾病的情况下，这一般是由于孩子在白天受到了惊吓或是疲劳造成的。

3. 排泄问题

排泄能力的具备可以算是孩子成长过程中的一个里程碑。作为孩子能够独立控制的一个行为，良好排泄习惯的建立对于孩子自控能力的发展具有十分重要的作用。此外，根据弗洛伊德儿童心理发展的相关理论，此时正处于个体发展的“肛门期”，解决不好孩子排便行为的训练，可会对孩子的心理造成消极的影响。

太小的孩子甚至不能辨别便意和其他的感觉，同时由于他们的神经系统尚未发育成熟，对器官的控制较差。此外，孩子的膀胱等在年龄太小的时候也没有具备完全的伸缩能力。因此，婴儿期前期孩子容易出现尿床、尿裤子等现象。此后，随着孩子年龄的增长，这一现象会有好转，但成人也应该从婴儿期起逐步向孩子灌输相关的知识，同时科学地训练孩子控制排泄的能力。

4. 吮吸手指

吮吸是婴儿的一种正常进食行为，刚刚降临人世几个小时的新生儿就懂得吮吸妈妈的乳头，这证明吮吸是一种天赋的本能。到了10个月左右，婴儿不仅靠吮吸获得水和食物，还会依靠嘴感知其他的物件，如手指、玩具、被子等，凡是他能够得着的东西，婴儿都会塞在嘴里饶有兴致地吮吸不停。

在心理学上，泰斗弗洛伊德曾经提出他的儿童心理发展理论，认为1~3岁的孩子正处在个体发展的“口唇期”，他们大都依靠口腔的吸吮、接触，来感受周围的事物，满足自己的各种心理发展需要。因此，吮吸不仅是孩子获取生存食物的主要方式，还是孩子依靠自身能力探索世界、感知事物的一种认知的方式。所以，2岁以前，孩子出现这样的行为，家长不要轻易训斥责骂，更不能打孩子，而是应该悉心保护孩子表现出来的好奇心和探索欲望等。到了2岁左右的时候，大多数孩子的此类行为会逐渐自行消失。对于那些3~4岁仍然保持这些行为的孩子，家长则要多加注意。此时这种行为已经逐渐形成一种坏习惯，需要家长尽量帮助孩子纠正和改进。

（三）适应困难

适应能力是指儿童对周围的环境和社会要求的适从与应对能力，是儿童心理发展的重要组成部分。这种能力能够帮助婴儿更好地适应环境，更好地生存发展。在婴儿发展的最初时期，如果来自周围环境的刺激单调贫乏、枯燥无味，则不利于婴儿感知觉的发展，进而影响到婴儿心理其他方面的发展。有研究表明，新生儿期和乳儿期所处环境单调的儿童，在其后的发展中心理水平比同一时期环境刺激丰富的儿童要低。因此，婴儿一来到这个世界，就准备好了认识周围的一切，需要大量的刺激。然而，如果刺激过多、过于频繁，刺激时间久也很容易使婴儿疲劳，并产生厌恶反应，拒绝再接受同样的刺激。所以，外界环境的刺激量要适合婴儿的发展，否则会造成婴儿的适应困难，引发严重的问题。

（四）情绪问题

情绪是人对客观事物是否符合或满足自己实际需要而产生的一种体验，也是婴儿最初与成人沟通的一个重要手段。婴儿通过情绪能向母亲或其他哺育者表达其需要是否得到满足。如果婴儿能反复地体验到来自父母的关爱，便能逐步产生安全感和信任感，而这也是今后培养孩子各种具体的积极情绪的基础。反之，如果此时婴儿强烈或持续地体验到痛苦和被忽视，则不容易与人建立信任感，他们或是更具有敌意和攻击性，或是对人冷漠和回避。心理学上的剥夺实验证明了这一点。当儿童丧失了母亲的正常喂养、照料和爱抚以及正常的母婴交往时，他们在感情依恋上就失去了安全感，从而导致抑郁、冷漠和敌意，造成抚养困难等问题。

婴儿期的孩子主要可能有两种情绪问题：分离焦虑和恐惧。

1. 婴儿的分离焦虑

分离焦虑是指婴儿与喂养者（通常是妈妈）分离时产生的焦虑、不安以及不愉快的情绪体验，是婴儿期一种比较常见的情绪问题。分离焦虑在孩子 1 岁前出现，在 14 ~ 20 个月的时候达到顶峰。心理学的研究显示，分离焦虑对孩子的身心发展都有很大的影响。早期的分离焦虑如果比较严重的话，会降低孩子智力活动的效果，甚至会影响其将来的创造力以及对社会的适应能力。由此可见，正确处理分离焦虑对孩子至关重要，如果处理不好，将会影响孩子的智力发展和性格完善。

2. 婴儿的恐惧情绪

恐惧情绪是指个体感受到自身有被损害或剥夺的可能性而又无能为力的一种情绪结果。著名儿童早教学家蒙台梭利认为：“孩子出生是一个自然过程，而且新生儿是满怀恐惧来到这世界的。”这句话说明，害怕和恐惧是一种本能，是孩子生来就有的原始情绪。适当的恐惧情绪对孩子具有积极的意义，如可以培养孩子谨慎细致的个性品质，促使孩子养成防患于未然的行为习惯。但是，过度的恐惧则会对孩子的心理健康造成不良影响。经常经历剧烈恐惧的孩子，行为退缩、回避、性格上胆小怕事，不敢尝试新事物，探索精神不强。

研究认为，婴儿在 6 个月时就会对某些不熟悉的事物产生恐惧情绪，到一岁半左右这种恐惧感会有所减轻或消失，但是如果教养方式不当，便会使婴儿的恐惧加重。例如，有的父母遇到孩子任性、不听话时，就编造谎言吓唬孩子：“你再闹，老虎就要来咬你了!”还有的父母把孩子关到黑房子中作为惩罚。实际上，婴儿常常会把这些虚构的恐怖情景想象夸大，这样对孩子心理的不良影响是很深远的，许多婴儿在年龄较大时依然胆小怕事就与此有关。因此，要使婴儿情感上获得正常的发展，不仅要在婴儿早期满足他们的需求，而且也得注意教养方式。

（五）言语发展的障碍

言语发展障碍在婴儿期的表现主要是言语发育延迟，即婴儿不能在预期发育年龄达到应有的言语发育阶段。例如一岁半了还不能说一个词，两岁不能说出词组，三岁不能说出简单句子等。产生言语发育延迟的原因有很多，其中有器质性的，如耳聋、婴儿孤独症、智力发育迟滞等；也有心理方面的，如言语发育的关键期被隔绝、孤立，没有足够的言语刺激，缺乏与成人的交流，缺少训练机会等。

三、婴儿期心理卫生的增进策略与措施

婴儿期心理卫生的增进策略与措施很多，包括生理营养方面、生活习惯方面、智力的早期开发、情绪交流等。在此我们着重分析科学喂养、良好行为习惯的初步建立、言语的早期训练以及情感的交流这四个方面。

（一）科学合理的喂养

科学合理的喂养关系到婴儿充足营养的获得。营养对婴儿全身，尤其是大脑的发育非常重要，婴儿期也是个体大脑发育的关键时期。神经细胞体积的增大、胶质细胞的增多、突触的形成都需要大量的营养供应，因此离不开合理的喂养。科学合理的婴儿喂养包括坚持母乳喂养、处理好断奶问题，以及防止婴儿偏食、拒食等。

1. 母乳喂养

新生儿和乳儿期应尽可能地采用母乳喂养。首先，母乳喂养方法简便，清洁卫生。其次，母乳是婴儿最理想的天然食品，它的营养丰富，易于消化和吸收，比牛奶、羊奶要好得多。而且母乳中所含的乳蛋白可抑制大肠杆菌、白色念珠菌的生长；母乳的双歧因子又可促进乳酸杆菌生长，从而也能抑制大肠杆菌的生长。此外，母乳中还含有大量的巨噬细胞、溶菌酶和多种抗体，有利于增强婴儿的免疫力。更何况，母乳喂养能增进母婴之间密切的接触与交流，其心理卫生意义不可低估。

现代女性对母乳喂养抱有偏见，更偏爱于人工喂养。例如有的女性担心母乳喂养会伤身子，或给孩子喂奶会影响自己的体形美。其实这些看法是毫无科学根据的。事实上，产后发胖是内分泌作用以及过多的休息和过剩的营养造成的结果，一般在产后一年左右就会恢复，女性的体形美不会有多大的影响。至于母乳喂养会影响母亲健康的说法，更是缺乏根据。事实上母乳喂养不但不会危害母亲的健康，还有利于母体子宫的恢复，并对预防乳腺癌的发生大有好处，故有利于母体的健康。不过，尽管母乳喂养有很大优越性，但也不能长期喂养。因为产后10个月的母乳中，蛋白

质、矿物质日益稀薄，无法适应婴儿快速发育的营养需要，所以应该及时增加辅食，如牛奶、鸡蛋、肉类、蔬菜水果及米面等，并逐步断奶。

2. 断奶以及偏食、拒食的处理

母亲应该在婴儿1岁左右及时断奶，而且还应给予孩子一个调整与适应的阶段，否则就会出现一些不良反应，甚至引发一些心理问题。例如，婴儿早期的呕吐、拒食；晚期心理上的过分依赖等。正确的做法是，应该在婴儿4~6个月时就逐渐添加辅食，同时逐渐减少母乳喂养的次数和每次的喂养量，直到他们以其他食物为主。为了防止婴儿产生拒食和偏食的行为，家长应该注重训练和培养孩子养成良好的定时定量的饮食习惯，正餐之间不要随便喂零食，因为过多的零食会加重胃肠的负担，引起婴儿厌食。交叉给予各种食物避免单调乏味的食谱，对促进孩子的食欲也很重要。此外，鼓励孩子集体进食，特别是与食欲旺盛的小伙伴一起进食，可以帮助婴儿克服偏食和拒食。

（二）良好行为习惯的初步建立

第一周岁是帮助孩子建立良好的行为习惯、规律的作息时间的一个极其关键的时期。孩子的规则感、秩序感甚至是道德感都会在这一时期得到初步的建立，并持续地影响孩子的一生。

1. 良好的睡眠习惯

帮助孩子养成良好的睡眠习惯，不仅仅能把父母从哄孩子睡觉中解放出来，而且对孩子还具有更重要的心理意义。规律的睡眠，可以帮助孩子建立最初的秩序感，而这种秩序感会在今后逐渐分化成为安全感和归属感，并有利于孩子良好人际关系的形成。帮助孩子养成良好的睡眠习惯，需要注意以下几个方面：

（1）父母观念的调整。不少父母认为“抱着哄孩子睡觉能够给他安全感”，“现在太小，等上幼儿园再培养睡眠习惯就行了”，“只要睡够了就行了，什么时间睡不必太在意”等等，这些都是不合理的。

（2）营造良好的睡眠环境和条件。白天家长应该多让孩子在阳光和光线充足的地方玩耍，让孩子明白“现在是白天，不需要睡太多”；同时也可以帮助孩子消耗掉过剩的精力，保证孩子在晚间能够安然入睡。而到了晚上，则应该尽可能保持环境的安静和孩子的平稳情绪，切忌让孩子受到惊吓或是过于兴奋。

（3）良好的亲子关系是基础，同时注意循序渐进。习惯的养成并非一朝一夕，而改正不好的睡眠习惯则更需要时间和耐心。在培养孩子规律作息的过程中，孩子并不能一次就达到父母的要求，而且简单粗暴的方式会损害孩子的心理健康。因此，平时建立信任、安全的亲子关系是十分重要的，同时也需要父母能够具备足够的耐心和信心。

2. 良好的排便习惯

良好的排便习惯有助于孩子形成自我控制能力，对孩子今后的心理发展十分重要。在排便训练的过程中，家长需要注意以下几个问题：

（1）选择排便训练的最佳时机。研究表明，18 个月前就接受排便训练的孩子要到 4 岁后才能自己大小便，而 2 岁左右接受训练的孩子到 3 岁的时候就能够自行如厕了，这说明选择对孩子进行排便训练的时机是很重要的。心理学上认为，应该在孩子已经处于“膀胱准备”阶段的时候进行相关训练，此时孩子能一次排出较多的尿量，且尿后能保持尿布至少 3 ~6 小时干燥。另外，如果孩子已经能自如地坐下和站起，顺利地穿、脱裤子，显示出对大人如厕的兴趣并对在尿布里排泄大小便表示不快和抱怨，则表示对孩子进行排便训练的时机已经成熟了。

（2）训练过程中切忌强迫、惩罚或责骂。家长或在固定时间强迫孩子如厕；或对孩子进行惩罚；或对孩子大声责骂，这些都是极其伤害孩子心理健康的做法。上述行为不但不利于孩子顺利度过“肛门期”，而且造成的消极影响会贯穿孩子的一生。

（3）训练的过程中要注意男女有别。男女两性的差别，并不是要等到青春期的时候才给予关注。事实上，即使在进行排便训练的时候，也需要注意男、女宝宝之间存在的差异性。来自美国的一项调查显示，女孩完成如厕训练的平均年龄是 25 个月，而男孩的平均年龄是 39 个月。在对不同性别的孩子进行如厕训练的时候，要改善不管男孩女孩都由母亲训练的传统观点，充分发挥同性别家长的作用，帮助孩子树立直观的模仿榜样，从而更顺利地完成如厕训练。

3. 咬手指、玩口水的行为

不少孩子在 1 ~2 岁的时候都会出现一些行为，其中最为常见的是咬手指、玩口水。不少家长担心这些“不良行为”会影响孩子后来的发展。

其实，首先家长应该为孩子出现这些行为感到欣喜和高兴。因为这些“问题行为”标志着孩子具备强烈的好奇心和强烈的求知欲。孩子的咬手指、玩口水的行为可以看作是孩子手眼协调能力和探索精神的初步具备和实施，孩子通过嘴的感知和“咬”、“吞吐”的动作对周围的环境进行探索，认知能力将进一步得到提高。不仅如此，在心理学上还认为此时的孩子是通过口腔来满足自身的各种心理欲望和需要。因此，这些活动和行为的出现表示孩子长大了！

其次，家长可以通过恰当的方式来逐渐消除孩子的这些行为：①尽量避开有这些行为的孩子，减少或消除模仿和学习的榜样；②家长可以用孩子喜欢的游戏或玩具来转移孩子的注意力；③孩子咬手指或玩口水可能是在寻求发泄某种不良的情绪如焦虑、紧张、不满等，因此家长需要慢慢培养孩子正确表达情绪的方式；另外，在孩子出现这些行为的时候，不特意去关注，而是采取消退的方式，以避免孩子产生“咬手指——得到父母关注”的条件反射。

（三）言语的早期训练

父母是婴儿言语发展最初的导师和楷模，应该尽最大的努力促进婴儿言语功能的发展。儿童发展心理学的新近研究首先肯定了父母可以有效地影响儿童言语的获得过程。具体的做法是：

（1）父母要在观念上把婴儿当成羽翼丰满的谈话伙伴，耐心地经常同他们谈话，每句话之间要保持间隔，以给孩子回答的机会。

（2）父母要尽量使自己的言语简单化，句子变短，语义要明确，因为只有保持儿童自己言语特色的交谈方法，才能刺激儿童交谈的积极性。

（3）谈话速度要慢，要使用比正常交谈更高的音调和更多变换的频率。

（4）要强调关键词，并重复和解释这个词。

具体地说，从出生后1～2个月就要开始经常对婴儿亲切地说话。尽管他们听不懂语言的内容，却可以训练他们的听觉器官，借助于大脑皮层的作用把成人声音的信息贮存在大脑中，这样就为日后学习语言，特别是理解言语做了充分的准备。对婴儿说话要有的放矢，把语言与婴儿的现实生活结合起来。如喂奶时，对孩子说“妈妈给你喂奶”；孩子看见小狗，便告诉他那是“小狗”。此外，也可以给婴儿听一些美妙的音乐。在一岁半以后的言语积极发展阶段，更要加强语言训练。家长要多和孩子对话，给他们讲故事，更要听他们讲，以纠正他们发音和表达的错误。父母讲话要做到字正腔圆，不可讽刺或嘲笑以及模仿婴儿不正确的发音。在训练过程中，父母要把握循序渐进的原则，不要硬性规定孩子每天学会多少个词句。如果灌输得太多，要求过高过急，孩子记不住，消化不了，有可能影响其积极性，甚至发生倒退。关键是要让孩子多听、多看、多说，激发孩子与成人言语交流的兴趣；鼓励孩子用语言表达自己的愿望。一岁半以后要注意扩大孩子的接触面，提供尽可能丰富的语言环境，增加交往。例如孩子与其他孩子玩耍时，通过游戏、看动画片、逛公园等多种形式，帮助儿童多理解词汇，提高运用语言表达的能力。

还有更进一步的研究表明，父母同婴儿交谈，会影响他们今后一生的发展。一些调查研究发现，在青少年乃至成年期间，那些更有能力（包括智力和社交等多方面）的人物，他们在小时候所接受的言语刺激远远多于其他人。

（四）情感的培养

1. 安全型依恋关系的建立

婴儿和成人之间的依恋关系是儿童社会化的桥梁，也是确保儿童心理健康的关键之一。形成依恋关系，必须有始终如一的、与孩子接近的、特定的人，并能对他所发出的信号正确地加以解释和及时作出反应。这样才能使婴儿对成人产生信任感，从而形成依恋。例如生活在养育院里由多数人轮流照顾的婴儿，就不会形成依恋。依恋安全感是在婴儿时期开始，通过婴儿与成人的身体接触和感情交融逐渐形成的。依恋对象的存在（多数是母亲）给婴儿提供了足够的安全感，使他广泛地和适应性地去探索周围的事物。依恋安全感的建立对幼儿人格的完善起着重要作用，一方面是幼儿的社会化倾向和能力，使自身在顺应性和灵活性上成为适应良好的人；另一方面是幼儿的认知、智慧和创造性的最大发展，可能使自身成为进取、胜任和聪颖的人。

2. 恰当处理孩子的分离焦虑

儿童心理学研究认为，父母的过度溺爱、婴儿接受人际刺激少、婴儿性格内向等因素，可能是造成孩子分离焦虑的因素。因此要想妥善处理孩子的分离焦虑，帮助他顺利走过这个“坎”，需要家长做如下努力：①不过分溺爱，降低孩子的依赖性，培养孩子的独立能力以及初步的生活技巧。这样做可以帮助孩子建立“依靠自己也能行”的概念，从而降低孩子的分离焦虑。②尽量扩大孩子的人际接触面，让孩子适应多人抚养，而不是对某一抚养者有特别深的依赖性。多带孩子出去走走，结识同龄的小朋友，或是其他长辈等是一个不错的办法。③帮助孩子塑造开朗积极的性格。研究表明，性格活泼开朗的孩子分离焦虑更轻。④与孩子建立良好的信任感，切忌为了摆脱孩子而偷偷走掉。这样做不仅不能降低孩子的分离焦虑，反而会让他体验到更多的不安和恐惧。

3. 让孩子远离恐惧

过度的恐惧并无益于孩子的心理健康，在生活中，家长可以采取以下措施，让自己的孩子远离恐惧，健康成长：①在孩子遭遇恐怖情境并表现出害怕的时候，家长千万不能表露出鄙视、看不起的情绪，尤其是对男孩子。切忌说出“你堂堂小男子汉还害怕这个”，“这你也害怕？有什么好怕的”之类的话语。这不仅不能减轻孩子的恐惧感，还会极大地伤害孩子的自尊心和自信心。抱一抱孩子，紧握住他的小手，会是更好的解决办法。体验到安全和爱的孩子，更能抵制恐惧的威胁。②不要刻意回避孩子的害怕。例如孩子怕狗，妈妈不要在经过狗的时候特意带孩子绕道而行。这无疑是告诉孩子，这的确是让人害怕的动物。恰当的做法是牵着孩子一起慢慢从狗身边经过，告诉孩子这是狗，妈妈不害怕，也希望孩子不要害怕。③不要人为地让孩子对某些东西产生恐惧。例如妈妈自己害怕毛毛虫，在看见毛毛虫的时候做出惊叫、蒙眼等害怕的行为。久而久之，孩子会习得家长的行为，对毛毛虫也产生恐惧的情绪。④创造机会让孩子认识其恐惧的事物等，对此事物的深入认识和了解有助于帮助孩子消除恐惧感。

第三节　幼儿期心理卫生

幼儿期是指儿童处于3到6、7岁的这一时期。这一阶段，儿童开始进入幼儿园接受系统的幼儿教育。幼儿此时的活动范围由之前的单纯家庭环境扩展到幼儿园，与3岁前相比，他们与周围现实环境的联系变得更加广泛而复杂。此时，游戏成了幼儿的主要活动，他们在游戏中除发展了亲子关系以外，还获得了同伴关系，并且随着言语能力、自我意识和独立性的发展，他们身体和心理发展各个方面都取得了很大的进展。但也正因为活动范围的逐渐扩大，他们面临的新问题也日益增多。在这一节里我们可以看到幼儿身心发展中常常遇到的一些问题。从这些问题入手对症下药，是幼儿期心理卫生工作的主要任务。

一、幼儿期儿童的身心发展特点及心理需要

幼儿期儿童的身心发展在婴儿期发展的基础上更进一步。生理方面，幼儿无论

是在身高体重、身体各组织器官的发展方面，还是在神经系统的完善方面都很显著。而心理的发展也朝着更为高级和复杂的方向发展，产生了许多新的需要。

（一）幼儿生理的发展

幼儿的身体仍然处于生理发展的第一个高速时期。除了一般身高体重的增加外，各种组织和器官在解剖上逐渐形成，机能上也有所发展。由于大肌肉群的发展，幼儿会不知疲倦地从事各种活动。5～7 岁时小肌肉群开始发展，幼儿已经可以从事绘画、写字、塑造等活动了。

神经系统方面，幼儿的脑的重量在继续增加，到 7 岁时已达到 1 280 克左右，相当于成人脑重的 90%，大脑皮质髓鞘化到幼儿期末已基本完成了。另外，据脑电研究发现，幼儿在 5～6 岁间出现了第一次脑电发展加速期。这些研究发现都表明，脑的结构到幼儿期末已经比较成熟了，这就为儿童开始系统地学习文化知识做好了生理准备。除此之外，大脑的机能也有发展，兴奋过程和抑制过程都有所增强。兴奋过程的增强表现在儿童的觉醒时间延长，睡眠时间减少。新生儿一昼夜必须睡 22 个小时；3 岁儿童晚上需睡 12 个小时，白天睡 2 个小时；5～7 岁的儿童晚上睡 10～11 个小时，白天只需睡 1.5 个小时。兴奋过程的增强还表现在幼儿建立条件反射的速度加快上。而皮质抑制机能的增强表现在幼儿已经能够较好地用言语控制自己的行动了，对事物的分辨也更加精确。但是幼儿的兴奋过程和抑制过程还不够平衡，兴奋过程仍然强于抑制过程；4 岁开始，抑制有了明显的发展，但延缓抑制机能即使到了 5、6 岁还是比较差。第二信号系统作用在急剧地发展，两种信号系统之间的复杂的相互诱导关系开始发生，即词的作用可以抑制由直接刺激物引起的反应。但是第二信号系统的概括作用和调节作用还没有真正成熟，第一信号系统仍然占有优势，且两种信号系统常有脱节现象发生。

（二）幼儿心理的发展

进入幼儿期以后，儿童的心理发展表现出一些这一时期独有的特点。首先是儿童言语能力的发展。在幼儿期，儿童的言语不断丰富，并将在这一时期熟练掌握口头语言。不仅如此，儿童的外部言语逐步向内部言语过渡，并开始初步掌握书面语言。在记忆方面，幼儿的信息存储容量较之前更大，对信息的接受和编码方式也在不断改进，记忆的策略和元记忆初步形成。思维上，幼儿的思维具备具体形象性，但与此同时也能进行初步的抽象思维。情绪上，幼儿的情绪类型比婴儿期更加丰富、复杂。个性方面，幼儿时期是个体个性的初步形成时期，儿童的自我意识出现第一个发展飞跃。社会性上，儿童通过主导活动——游戏，发展出同伴关系，并在这其中逐步形成人际交往能力以及一些必备的社会技能。

1. *幼儿认知的发展*

（1）言语的发展。在词汇方面，幼儿期是个体一生中词汇量增长最快的时期，与3岁儿童相比，到7岁时幼儿的词汇量大约能够增长三到四倍。这一时期，儿童的词汇数量不断增加，内容不断丰富，词类范围也扩大了，能够掌握名词、动词、形容词等各种类型的词语，而且词义逐渐明确并具有一定的概括性。此外，幼儿掌握的积极词汇的数量也在不断增长。语法方面，幼儿基本上已经掌握了各种语法结构，能较熟练地使用复杂句自由地与人交谈。言语表达也由连贯性取代了情境性，从对话语言发展为独白语言，而连贯言语和独白言语的发展被看作儿童口语表达能力发展的重要标志。幼儿言语发展的另一个突出特点是出现了自我中心言语。这是一种伴随着动作和游戏而进行的自言自语，是一种既有外部言语特点，又有内部言语特点的由外向内转化的过渡言语。我们可以看到，儿童在独自做游戏或遇到问题情境时，这种过渡言语就会频频出现。它既可帮助幼儿进行出声思考，又能暂时满足幼儿在现实中无法实现的一些愿望。

（2）注意与记忆的发展。幼儿的注意和记忆仍以不随意性为主，有意注意和有意记忆此时开始逐步发展。幼儿注意的稳定性虽有所发展但仍然是比较差的，注意的范围也比较小，注意分配和转移能力都还有待发展。记忆方面，幼儿的记忆容易受人暗示，也容易发生现实与臆想相混淆的现象。4、5岁的儿童还不会利用词语作为记忆的中介物，6、7岁的儿童则能在成人的提示下用词语帮助自己记忆，以提高记忆效果。不仅如此，此时幼儿也正在渐渐发展出记忆策略和元记忆，这些都对今后记忆的发展有积极的作用。

（3）思维与想象的发展。前幼儿期儿童的思维离不开动作，而幼儿的思维则离不开实物和实物的表象，他们需要凭借具体形象之间的联想来进行思维活动，因此，具体形象性是幼儿期儿童思维的一大特点。除了具体形象性，经验性、表面性以及拟人化，都是幼儿思维的特点。但与此同时，思维的抽象逻辑性也开始萌芽，不仅如此，言语在儿童思维活动中的作用也日益增强。而在想象力方面，幼儿已经具有了丰富的想象力，这集中表现在幼儿的游戏、手工、绘画、讲故事等活动之中。

2. 幼儿情绪的发展

幼儿的情绪体验已相当丰富，一般成年人体验到的情绪大部分已为幼儿所体验，只是在情绪的诱因、情绪的表现方式上还与成人有许多不同。幼儿的情绪表现完全是外显的，缺少控制，情绪常常极度强烈和高涨。他们有时会出现极度的恐惧，有时会莫名其妙地发脾气。幼儿的害怕随年龄的变化也在变化。他们对声音、陌生人或陌生的东西、疼痛或身体失去平衡的害怕渐渐减弱，而对想象中的事物，诸如黑暗、危险的动物、鬼怪的害怕则有所加剧。对讥笑、斥责、伤害等威胁的焦虑也增加了。在刚进入幼儿园时，儿童也会因不适应而产生抑郁情绪，强迫性的早期教育会使这种情绪更加压抑。在集体生活中幼儿的道德感进一步发展，并产生了理智感，这表现在他们已能把自己和他人的行为同行为规则相比较，以及好奇与好问上。

3. 幼儿社会性的发展

（1）自我意识的发展。自我概念方面，3～4岁的儿童能够使用第一人称“我”，这是个体自我意识发展的第一个飞跃。自我评价方面，3.5～4岁的时候，儿童的自我评价能力逐渐发展，表现出以下四个特点：从轻信成人的评价到自己独立评价、从对外行为的评价到对内心品质的评价、从比较笼统的评价到比较细致的评价、从带有极大主观情绪性的评价到初步比较客观的评价。自我情绪体验方面，幼儿的自我情绪体验主要发生在4岁左右，其中最值得重视的是自尊感。自我控制方面，幼儿在3~4岁的时候自我控制能力还不明显，而到了5~6岁的时候，就已经具备一定的自我控制能力，但总体而言，幼儿的自我控制能力还是相对较弱的，更多地表现出冲动性。①

（2）幼儿同伴关系的发展。幼儿的同伴关系是指儿童在交往过程中建立和发展起来的一种儿童间，特别是同龄人之间的人际关系。这种关系在儿童个性和社会性的发展中起着成人无法代替的独特作用。这种关系是儿童信息的特殊来源和情感支持的来源之一。它可以满足儿童归属、爱的需要和尊重的需要，为儿童提供学习与他人建立良好关系和解决冲突的机会。不过，这一时期的儿童友谊一般是脆弱而易变的，形成快，破裂也快；多半建立在地理位置接近、有共同的兴趣爱好和活动、拥有有趣的玩具的基础上；同伴还很不固定，且经常变化。游戏中争吵也是常有的现象，一般是为了争夺玩具、争演某个角色，也有的是为了指使别的儿童服从自己。不过游戏争吵的时间不长，也不会因此而耿耿于怀。②

总体而言，这一时期幼儿与同伴的活动和游戏在他们的生活中所占的比例在不断增长，而且同伴的数量也随年龄而变化。儿童的游戏已从平行性游戏转向联合性游戏和合作性游戏，同伴关系也由比较疏松的撮合到比较协调的、有规则约束的结合，社会化程度大大提高。

（3）幼儿的性别角色认同和性别化发展。一般而言，2.5~3岁的儿童能正确说出自己是男孩还是女孩，但对一个人的性别会不会起变化还不太清楚。5~7岁的儿童才能逐渐理解性别的坚定性，知道一个人的性别不会因为服饰的改变、年龄的变化而起变化。由于教育的影响，幼儿已意识到男女性别行为的差异。4岁前男女儿童与同性或异性同伴都玩得十分融洽，4岁之后男女儿童游戏内容开始分化，5岁后更加明显。幼儿虽然知道一些适合性别角色的行为，但不一定都会接受适合自己性别的行为，尤其是女孩子。而男孩子因为怕受像“娘娘腔”之类的嘲笑而较少模仿或学习女孩的行为。

4. 幼儿个性的发展

幼儿在与成人和同伴的交往中自我意识有所发展，已对自我形成某种看法：幼儿已知道自己是聪敏的还是愚笨的；是勤快的还是懒惰的；是漂亮的还是丑陋的；是讨人喜欢的还是惹人讨厌的等等。儿童的这些自我认识基本上就是家长、同伴、教师平时对儿童评价的翻版。一直受到周围人肯定的、积极评价的儿童往往会对自己产生一种满足感、自信感；而经常受到别人否定的、消极评价的儿童容易对自己产生一种自卑感、孤独感。

幼儿期末儿童已养成了一套行为习惯，这些习惯不论是好的，还是坏的，全是

---

① 林崇德. 发展心理学. 北京：人民教育出版社，1995.

② 林崇德. 发展心理学. 北京：人民教育出版社，1995.

成人强化的结果。幼儿一般都认为被成人接纳的行为都是好的行为，反之则是不好的行为。

幼儿期儿童的个性心理特征已初步形成，不少智力超群或有特异才能的“神童”已崭露头角。幼儿期形成的个性心理特征和个性倾向性常常是一个人个性的核心或中坚结构，虽然以后也能对其中一些不良个性特征加以改造，但往往是量的变化，除非客观环境、儿童的亲身经历出现一次次极为严重的转折，否则已形成的行为类型是很难被破坏的，正因为这样，应特别重视幼儿期的教育。

二、幼儿期常见的心理问题及其原因

日常生活中，只要我们稍加留意，就会发现一些幼儿存在不良的行为习惯和不正常的行为举动，如遗尿、哭泣不止、偏食等等。对于这些不良行为，如果不及时予以纠正，则会直接影响到他们的心理健康。据调查，目前幼儿常见的心理卫生问题有以下几种：

（一）幼儿情绪障碍

幼儿情绪障碍最多见的表现是：①屏气发作，这是一种得不到满足的发怒表现，在婴儿期就可见到，这也可视为儿童癔病的一种表现。②滥发脾气，形式多样但都以哭闹要挟成人。③依赖退缩，胆小恐惧，特别是在社交方面表现出焦虑。常常纠缠成人，过分注重评价，任何事都期望别人帮助和寻求与成人的躯体接触。这类障碍主要是因为父母个性不良、教育方式不当或者是环境对幼儿造成压力所引起的。当幼儿屏气发作时，成人可以泰然离开，使其自行停止。当幼儿滥发脾气时，可以将他暂隔离在一个无危险的地方，以不让参与活动作为处罚。家长平时要注意不过分宠爱孩子。对待依赖退缩的小孩，可以用阳性强化行为治疗。同时，教师还应该检讨一下幼儿园的环境是否能给幼儿提供一种安全感，教学过程是否让幼儿感到超负荷等等。

（二）行为障碍

1. 睡眠障碍

梦游、夜惊、梦呓在幼儿中很多见，这与幼儿大脑发育不完善和每天接受大量新异刺激有关。这种现象发生时孩子除伴有癫痫和高热等器质性原因外，还可能是幼儿白天体验到不安和恐怖，到夜间梦中又再度出现而导致的。幼儿睡眠不安是另一个常见问题，这类孩子表现为不愿入睡，或白天昏睡，晚上哭闹，这种现象往往是由于成人过分地看重睡眠时间，强迫孩子睡眠造成的。有时，卧室的照明、空气、安静程度也能对幼儿的睡眠不安造成影响。对于这类幼儿，重点是要消除造成孩子睡眠障碍的焦虑情绪，从小培养幼儿良好的睡眠习惯。

2. 饮食障碍

偏食是目前幼儿饮食障碍中的典型行为，具有一定的普遍性。这种不良习惯的形成不仅有其生理的原因，而且与其心理因素关系密切，特别是与家长的抚养方式有直接的关系。有些父母为了迎合孩子的胃口，尽量满足孩子的要求，剥夺了他们尝试各种食物的机会，造成偏食，这是原因之一。原因之二是幼儿的逆反心理，这种现象在反抗期的孩子中表现得尤为突出。这个时期的幼儿会将“不要，不要”也带到饭桌上来，有时甚至把在别的地方受的气在吃饭时发泄，如故意不吃或打翻母亲特地为他制作的饭菜。而父母的普遍心理是担心孩子不吃或吃不够会造成营养不良，于是百般讨好，任由他们挑食。另外，幼儿的“退行”行为是引起偏食的另一心理因素，这种表现往往在爱的需要受到挫折时显露出来。孩子由于缺乏爱、缺乏关心，故意以偏食来引起成人的注意，这是一种心理自卫机制，当成人忽略孩子的需要和变化时，偏食习惯业已形成。

3. 排泄行为障碍

遗尿症是学前儿童中多见的排泄行为障碍，是指 5 岁后仍尿床或尿裤，有原发性（一直遗尿）和继发性（曾会控制小便半年以上，5 岁后又再次遗尿）之分。遗尿的原因：一是婴儿期缺乏训练，造成持续的遗尿状态；二是幼儿智能发育迟缓，不能预先告诉排尿，或是无法控制；三是独自排尿后发生的遗尿，属继发性的；四是特别神经质的幼儿对周围环境的一种敏感反应，出现尿频的现象。

4. 多动症

儿童多动症也叫多动综合征或注意缺陷障碍，起病在入学前，而经常在入学后才被发现，原因还未有定论，可能与脑损伤、遗传、神经递质代谢异常、不良教育方式以及成人与儿童关系紧张等有关。儿童多动症的临床表现多种多样，其症状表现的高峰年龄是少年期，但常常在幼儿期就有多动不宁的表现，主要表现在以下几个方面：①活动过度；②注意力不集中；③情绪不稳，冲动任性；④感知觉及认知障碍；⑤学习困难；⑥轻微的神经系统缺陷；⑦先天性缺陷。正常儿童本来活动量就有很大差异，而且不同的父母、教师对儿童吵闹的忍耐性也各不一样，所以，判别儿童是否有多动症要特别慎重。

儿童多动症的治疗应从生物、心理、社会三方面着手进行。生物方面主要是改善身体状况和应用药物。社会方面主要是协调幼儿园和家庭的关系；家长在治疗中起关键性的作用，应为孩子创造一个和谐、温暖的家庭环境，耐心、细致地对孩子进行辅导。心理方面主要是对患儿进行行为矫正治疗、教育和训练。教师应给患儿以更多的爱心，避免当众批评，尽量将患儿吸引到有益于身心健康的活动中来。

5. 其他行为异常

其他行为异常包括抽动症、缄默症、吮手指、咬指甲、拔头发等，造成这些行为异常皆因儿童与成人关系不良、模仿、情绪异常、精神创伤和某些身体疾病而诱发的。1 岁内小儿吸吮手指，2 岁小儿的逆反行为和 5 岁前小儿口吃不必专门矫正，除非已影响日常活动。治疗的重点应建立在关心和协调儿童与成人关系的基础上。

（三）儿童品行障碍

品行障碍问题包括攻击行为、破坏行为、说谎等等。过去单纯从道德教育和社会问题角度考虑，我们发现只靠教育和惩罚的效果不理想，其实这些问题有一定的心理因素，甚至有的存在生物学因素。这些品行障碍是特指那些习惯性的、经常出现的、对他人造成伤害的，而不是指偶然的或过失性的行为。

学前儿童中说谎的现象较多，成人对此也较敏感，甚至认为“说谎是小偷的开始”，这是不太正确的看法。幼儿说谎有其特殊的原因，有的是作为嬉戏性质的说谎；有的是为保护自己而说谎，如打烂东西怕大人责骂或体罚而说谎；有的则是为了引起别人注意而说谎。对于种种说谎现象，大人应当首先弄清孩子说谎的原因，而后再进行有针对性的教育。

（四）幼儿发育性障碍

发育性障碍问题是幼儿精神障碍中较严重的问题，以生物学因素为主要因素，同时也受社会心理因素的影响，包括精神发育迟滞、儿童孤独症、特殊功能发育障碍，如言语、学习、运动技能发育障碍，儿童精神分裂症、婴儿痴呆症等。

1. 智能迟滞

智能迟滞一般认为是由于各种各样的原因，在智能的发育上呈现持续的延迟，处于低劣的状态。智能迟滞通常以 IQ 为基础分为边缘组、轻度、中度、重度、极重度等不同程度的几类，其形成原因可分为生物学因素和社会文化影响两大类。生物学因素大致有染色体异常、先天性代谢疾病、先天畸形及发育异常、胎内缺氧、营养不良等因素。心理的、社会的因素，对人的成长发育过程影响也极大，幼儿智能的发育有赖于外界的“良性刺激”，从“野生”儿的实例中可以看到剥夺人类社会环境的后果。另外，严重的精神创伤和心理挫折也影响正常智能发展。

2. 口吃

口吃是幼儿发育中的另一种常见的发育性障碍。口吃的原因是多方面的，主要是心理因素，过多的精神紧张刺激，孩子间的相互模仿，左利手改为右利手，父母在孩子学习语言过程中过于急躁等都可能造成口吃。从调查中我们发现，儿童因模仿而口吃的占 2/3 的比例。儿童出于好奇，学着玩，是未定型的口吃表现，若不能有效地加以制止，多次练习和强化后便会形成习惯，特别是受到处罚，更会加剧口吃。

有口吃的儿童常因被人嘲笑而变得孤僻、自卑，要及时纠正及治疗。在这过程中要特别注意消除儿童的紧张情绪，尽量减少容易引起口吃的情景，防止对儿童谈话的一切非难和指责，如幼儿的发音器官有缺陷，则应及早治疗。

三、幼儿期心理卫生的增进策略与措施

幼儿期心理卫生是一个复杂的体系，增进幼儿心理卫生应该从社会、家庭和幼儿园教育综合举措出发。无论是幼儿教师还是家庭成员都应该了解相应的方法，以帮助幼儿健康成长。

（一）社会环境及幼教工作者应注意的策略

1．为幼儿提供一个健康的社会心理环境

环境在现代教育影响方面有巨大的作用，尤其是社会心理环境，对幼儿心理的影响是不可估量的。健康的社会心理环境应该充满关怀和爱抚，有所期待和尊重，能谅解和帮助幼儿去克服困难，有温暖和谐的人际关系，有健全合理的教育计划和生活、学习制度等。例如，对幼儿园的心理环境给予评价可以从以下几个方面进行：①师生间、同伴间是否充满爱与温暖的情感气氛；②是否给予智力的、体力的、言语的、社会的、美学的、道德的各种刺激；③是否有助于发展幼儿积极的自我概念与自信心；④是否能够经常地满足幼儿自己选择、独立操作与开发自主性活动；⑤是否鼓励互助、合作、轮流与分享；⑥能否激发幼儿兴趣和内在学习动机等。在这里，要创建这样一个健康的幼儿心理环境，幼儿教师自身必须是心理健康者。正如苏联一位教育学家所说的那样，如果一个教师怀着凶狠的心肠，最好不要走到学校里去。教师如果心理不健康，比传染病对儿童的危害更大。

2．尽量减轻内在压力对幼儿的影响

内在压力主要是指生理、心理需要得不到满足而形成的压力。前面我们已经详细谈了幼儿的心理需要，归纳起来主要包括这样几种：①情感需要——获得父母等抚养者的爱和关心的需要；②成就需要——成功后获得肯定与赞扬的需要；③安全感——受到成人保护、依赖成人的需要；④自尊心——受到公正合理的待遇和评价的需要；⑤独立性——有独自活动的机会，能够独立解决问题的需要，创造和发明的需要；⑥被人接纳——被人无偏见、无成见地接纳的需要。

在这些众多的需要之中，幼儿如果得不到满足，就会产生内在压力。而幼儿的生理需要如饮食、睡眠、休息、衣着等方面如果得不到满足，也会形成内在压力。如果压力超过一定限度，就可能产生情绪的障碍和行为的偏移。另外，培养幼儿良好的个性，增强其心理弹性的强度也是关键。所谓心理弹性是指个体应付内外压力的能力，它与人的神经类型、经验、受教育程度等因素有关。

（二）家庭教育中心理卫生的途径

家庭是每个人最先接触的群体，也是一生中生活最久的地方。父母与孩子的亲子关系，父母对孩子的教养态度直接影响到孩子心理的健康。家庭关系是否美满，家庭背景如何都是影响幼儿心理发展的重要因素。因此，家长们不仅要关心幼儿身

体的健康，增强他们的体质，更重要的还是给幼儿心理的发展创建一个良好的家庭环境。尤其是在现代强调早期教育的社会，每一位家长都必须掌握一定的幼儿心理卫生知识，否则家长们的心血往往会付诸东流，早期教育也达不到理想的效果，事倍功半。

1. 培养幼儿求知兴趣，促进幼儿智力发展

（1）启发智慧，满足求知欲。幼儿好奇好动，求知欲非常旺盛，对客观世界处处感到新鲜有趣。家长此时要按照儿童的认识规律来关心孩子的学习，寓教于乐，多选择色彩美丽、能移动、多变化的结构玩具，多开展动静结合的游戏，耐心和恰当地回答幼儿提出的各种问题，并利用节假日带领孩子到大自然或公共教育设施场所去，以丰富儿童的知识，扩大其视野。家长要防止单纯灌输知识，注意启发孩子自己观察、分析和思索，让他们去发现问题和寻求答案。在各项活动中，特别要尊重儿童自发的兴趣和建议，还要培养孩子正确、完整的连贯语言，经常和孩子一起讲故事、猜谜语、念诗歌等。

（2）养成爱看书的习惯。家长要提供给孩子图文并茂、质量较好的图书，并花一些时间和孩子一起买书、读书，重视孩子这方面的精神需求。有很多道理单纯地讲给孩子听，可能难以被孩子接受，而通过图文并茂的故事来传达，效果却好很多。此外，家长要注意教育孩子从小爱护书本，学会独立阅读和讲述图书，学会听录音、按顺序看书，从中得到乐趣。也可以要求孩子复述故事，锻炼孩子的记忆能力和言语理解、表达能力。

（3）发展兴趣，培养特长。兴趣是学习的动力，幼儿有了某种兴趣，更能发挥其主动性、积极性，学习也更有成效。有的家长本身具有某方面突出的才能，有的儿童较早地表现出兴趣倾向性，这都有利于对孩子因材施教。但有些儿童兴趣不稳定、不明显，家长也不能灰心，要循循善诱，鼓励儿童选择与从事自己喜欢的活动，如文学、音乐、美术、棋类、书法等，引导他们进行有益的练习，满足他们正当的活动愿望，从而发现他们的兴趣特长。家庭教育并不要求培养专才，而是通过各种学习活动，帮助孩子克服学习中无恒心、不专心、害怕困难和懒惰依赖的倾向，及早养成学习的良好态度。千万不要采取威胁、打骂、压制和过多的物质刺激的方法来强迫孩子学习。每个父母都希望自己的孩子智力发展良好，但是孩子的智力需要从多方面考查。

2. 培养幼儿良好的品德和初步判别是非的能力

家长要从小就培养孩子良好的行为习惯，要从培养同情心入手，经常要求孩子正确地使用礼貌用语，如您好、您早、再见等，引导孩子细致观察别人的表情与需要，使孩子逐步懂得别人有着与自己不同的思想、感受和愿望，不应当只想到自己，还要兼顾别人，必要时，还要克服和牺牲自己的愿望来换得共同的欢乐。这样有助于引导幼儿的自我中心朝着健康的方向发展。此外，培养幼儿的劳动习惯应从最简单的自我服务开始，如穿衣服、穿鞋袜等。

在日常生活和电影、电视中，儿童总会看到和听到好坏迥然不同的事情，家长要引导他们比较评议，生动形象地加以解释、剖析，要和孩子展开讨论，让孩子逐

步学会联系实例，自己作判断，培养他们辨别是非的能力。

3. 培养幼儿良好的个性品质

（1）培养孩子愉快的情绪和活泼开朗的性格。愉快的心情和活泼开朗的性格是心理健康的重要标志。身体健康的孩子总是情绪愉快、精力旺盛、活泼好动的。家长发现自己的子女有过分胆怯、害羞、孤僻、自私、冷淡、妒忌、骄傲、固执等不良行为表现时，不能等闲视之，应当认真去了解原因，主动接近孩子，有的放矢地进行教育，缓解他们的苦恼与困惑。

（2）培养孩子的自尊心和自信心。当孩子犯错误、有过失，或不听话时，有些家长不能正确地批评说理，分析原因，或耐心地引导改进，而是泄愤打骂或冷淡不理，这样常常会损害儿童的自尊心或自信心，甚至会造成儿童心灵麻木不仁，引起仇恨与反抗。家长应尊重孩子的人格，培养孩子的自主精神，帮助孩子获得成功的体验并给予积极评价，这样才能使幼儿的自尊心和自信心得到发展。

（3）培养孩子坚强的意志。家长要鼓励幼儿的勇敢精神，并利用一些挫折情境锻炼孩子的意志力，如表扬孩子刮风下雨坚持到幼儿园去；游戏中发生困难时，让幼儿自己想办法，不代替他们解决。帮助幼儿控制自己不合理的情感与行为是培养意志力的表现，遇到孩子激动、任性时，不要急于处理，等平静以后再个别谈话，进行教育。培养幼儿坚强的意志，让孩子承担一定的任务，使他具有一定的责任感，也是有效途径之一。

在个体心理发展的历程中，幼儿期占有非常重要的地位。正如我国现代著名的儿童心理学家陈鹤琴先生所说的："我们知道，幼稚期是人生最重要的一个时期，什么习惯，言语，技能，思想，态度，情绪，都要在此时期打下一个基础，若基础打得不稳固，那健全的人格就不容易建造了。"幼儿期儿童的心理潜力非常巨大，也就是说他们的心理可塑性强。有什么样的教育，有什么样的环境就可能造就什么类型的幼儿心理。因此，维护幼儿的心理卫生应该从社会环境、家庭环境以及幼儿园的环境入手，无论是物质的还是人际的环境，只要有利于幼儿健康发展就值得肯定。幼儿期在习惯、言语、品德等心理的各个方面打好了基础，在人生发展的旅途上也就已经基本上确立了方向。

第五章
童年及青少年心理卫生

第一节　童年期心理卫生

童年期是指儿童从六七岁到十一二岁这一时期，相当于小学阶段。提起童年，人们往往用“美好”、“无忧无虑”等形容词来形容它。其实，在一个人的成长过程中，童年时期也有童年时期的苦恼，也存在焦虑、恐惧、忧愁。因此，童年期的心理卫生是不容忽视的。

在这一时期，儿童的生活将要发生一次大的变动：游戏活动将逐渐被学习活动取代，儿童进入学校开始系统地接受正规的学校教育。此时，儿童需要完成从一个备受家长和成人保护的幼儿到能独立完成学习任务、承担一定社会义务的小学生的角色转变。儿童社会地位的变化、承受环境压力的变化、生活环境的变化，这一切都将促使儿童的心理产生质的飞跃。

一、童年期儿童的身心发展特点和心理需要

童年期儿童的身体发展进入了一个相对平稳的阶段，身体发育较之于婴幼儿时期来说要平缓得多。但是这一时期，儿童的大脑发育趋于成熟，这对他们的心理发展极为有利。也正因为如此，童年期儿童的心理进入了一个快速发展的时期，各种心理品质都获得了极大的提高。

（一）童年期儿童生理的发展

童年期儿童的身高平均每年增长4.5～5厘米，体重平均每年增长2～2.5千克。骨骼比学前儿童变得更坚固，但仍有许多软骨组织。骨柱、骨盆区和四肢骨骼远未骨化。骨骼中含有的石灰质较少，胶质较多，富有弹性，因而，骨骼比较容易变形、脱臼，但不易骨折。腕骨正处于发育的关键期。牙齿变化很大，正由乳齿改换为永久齿。额部加宽，嘴唇增厚，鼻孔加大，稚气的娃娃脸正在消失，身体逐渐增长，胸腔加宽、变平，颈部增长，双臂与双腿肌肉未显著发育。整个身体的骨肉组织和骨肌力虽然也有些发展，不过肌肉仍很柔软，内含蛋白质相对较少，水分较多，缺

乏耐力，容易疲劳。心脏和血管的容量比成人小，但新陈代谢快，心脏成长的速度落后于血管，故小学生心率比成人高，约有80~90次/分。6~7岁肺泡开始发育成熟，至12岁时肺泡显著增大，肺活量也迅速增大。在这一时期，儿童脑重量增长显著，9岁儿童的脑重为1 350克左右，12岁儿童的脑重为1 400克左右，已接近成人水平。脑神经细胞体积增大，突起分支增多，神经纤维增长，作为随意运动生理基础的额叶在不断增大。枕叶到9岁已基本成熟，额叶到11岁基本成熟，全皮质（指枕叶、颞叶与顶叶）到13岁基本成熟。若以α波频率作为成熟的标志，则13岁儿童的脑已经基本成熟；若以“重脉搏”与复脉搏的呈现作为脑成熟的指标，则13~14岁儿童的脑也基本成熟。

随着大脑皮层的发育生长，儿童脑的兴奋过程与抑制过程逐渐趋向平衡，觉醒时间延长，睡眠时间缩短。儿童平均每天需要睡眠的时间：7岁为11小时，10岁为10小时，12岁为9~10小时。条件反射形成的时间也缩短，形成后不易泛化，也较为巩固。内抑制自5岁起迅速发展，形成速度不断加快。内抑制的发展加强了皮层对皮层下的控制，同时也加强了儿童心理的稳定性。

（二）童年期儿童心理的发展

1. 认知的发展

（1）书面语言和内部言语的发展。学龄前儿童以口头言语为主，有书面语言和内部言语的萌芽；进入小学学习以后，因为教育的缘故，书面语言成为儿童言语学习的重点内容。书面语言比口头言语更为复杂，一般要经过识字、阅读与写作三个阶段。每个汉字都是音、形、义的统一，要使儿童掌握一个汉字就必须能辨别音、形、义。这对知觉还不够精细的低年级小学儿童来说，无疑是一种不小的困难。阅读则要求学生能在掌握一定词汇量的基础上，运用分析、综合能力理解文字的意思，并能够在理解的基础上加快阅读速度、整合各文段的内容和意思。而写作阶段则更为高级；小学生一般需要经过口述准备阶段、过渡阶段，才能最终进入独立写作阶段。写作是书面语言的最高发展阶段，也是儿童掌握词汇量、语法修辞、思维能力的综合体现。在这一阶段，儿童书面语言能力的发展会表现出明显的个体差异性：有的孩子能够掌握较多的词汇量，阅读和写作能力较好；而另一些孩子则与之相反，表现出较低的发展水平。

在内部言语的发展中，内部言语是由外部言语经由自言自语的自我中心言语而过渡生成的，内部言语是个体思维的依据。一般而言，小学儿童先是经历出声的思维阶段，再随着年龄的发展逐步形成熟练的不出声的内部言语。低年级的小学生内部言语还很不发达，他们尚未养成不出声思考的习惯，常常需要一边说话一边思考。这时的儿童发言的积极性很高，但往往未想好就举手发言。这种现象到高年级时会有所改善。

（2）感知和记忆的发展。到了学龄初期，儿童的知觉更具有目的性了，他们能有目的、有针对性地观察事物，也可以按成人的要求或按照预定的任务感知和观察活动。但此时儿童的分析与综合能力仍然较低；随着孩子的发展，这一状况会得到改善。此外，童年期的儿童对颜色的感受性大有提高，言语听觉的敏感性也已接近成人。在时间知觉、空间知觉上，因为经过数学、几何以及图画的训练而得到了迅速的发展。同时，小学生的记忆能力也在以较快的速度发展，这主要表现在：①儿童的记忆从机械识记占主导地位逐渐向理解记忆占主导地位方向发展；②儿童的记忆从无意识记占主导地位向有意识记占主导地位发展；③儿童的记忆从具体形象识记占主导地位到词的抽象记忆能力逐渐增长。虽然在整个儿童期，无意识记、机械识记、具体形象识记占据着重要的作用，但有意识记、理解识记、抽象逻辑识记正在迅速地发展，而7岁到11岁期间是这些记忆能力开始显著增长的阶段。

(3) 思维的发展。小学阶段是儿童思维发展的一个重大转折期。这一阶段里，儿童开始接受正规而系统的教育，在学习的过程中，儿童思维的有意性和抽象概括性也随之发展起来。童年期儿童思维的基本特征是从以具体形象思维为主要形式过渡到以抽象逻辑思维为主要形式。但这种抽象逻辑思维在很大程度上仍然是直接与感性经验相联系的，仍须具有很大成分的具体形象性，所以又可称之为形象抽象思维。低年级儿童形象思维所占的成分较多，而高年级儿童抽象思维的成分较多。有的研究认为，小学生这种形象思维向形象抽象思维的转折约发生于四年级，也即10~11岁，不过这也是一种相对的划分，转折期的早晚跟教师的教育水平、教育方法等多种因素有密切的联系。不仅如此，小学儿童也已经初步具备了辩证逻辑思维。研究认为，7~8岁的时候，儿童的辩证思维就已经开始萌芽，而到了10~11岁，儿童已经能进行初步的辩证思维了，但还是自发的、朴素的，不成系统。对于概念的掌握，小学儿童大致要经过三个阶段：①低年级的直观形象的概括；②中年级的形象抽象概括；③高年级的本质抽象概括。低年级儿童“不能理解”的概念较多，较多应用“具体实例”、“直观特征”形式掌握概念；小学高年级儿童“不能理解”的概念减少，逐渐能根据非直观的“重要属性”、“实际功用”、“种属关系”认识事物，掌握概念，而“正确定义”形式占极大比例；小学中年级正处于概念掌握的过渡阶段。在推理能力方面，随着年龄的增长，小学儿童推理的抽象度逐渐加大，推理的步骤也变得更加简练，推理的工确性和合理性也随着年龄的增长而加强。

2. 情感的发展

小学生情感的发展有一个逐步发展的过程。从情感引起的动因来看，与学习、与同伴、与教师有关的社会性情感越来越占主要地位；从情感的表现方式来看，仍是比较外露的、易激动的，不够深沉，也不易保持，有点“事过境迁”；从情感反映的内容看，变得越来越丰富，越来越深刻，出现了与学习兴趣、学习成败相联系的理智感，以及与班级集体、学校集体相关的荣誉感、友谊感、责任感等等，与美育相联系的审美感也有一定的发展；从儿童对情感的控制力来看，控制能力是由弱变强的。低年级儿童常跟幼儿一样，情绪常常不够稳定，往往为一点小事搞得啼笑皆非，高年级小学生已逐渐能意识到自己的情感表现以及表现后可能带来的结果，情感逐渐内化了。此外，小学生十分崇敬老师，热爱老师，也喜欢取悦于老师，以得到老师对他的爱，这种爱是非常单纯、纯洁的，如果一个小学老师真正获得了学生对他（她）的爱，那么他（她）的形象和精神很可能在学生的头脑中留下终生的印象。

3. 社会性的发展

（1）自我意识的发展。小学时期是儿童获得社会自我的时期，也是儿童进行角色学习的重要时期。整个小学阶段里，儿童的自我意识不断发展。在自我概念方面，他们对自我的描述是从比较具体的外部特征的描述向比较抽象的心理术语的描述发展。在自我评价方面，小学生对自我已经有了一定的评价，这种评价来自教师、同伴或家长。

（2）同伴关系与团体。与学龄前儿童相比，小学儿童更多的时间是在学校和同学一起度过的，而他们也喜欢过群体生活，常常几个人一起上学、回家，几个人一起做功课、做游戏等等，故这一时期也有“帮团时期”的说法。这一时期，儿童与同伴交往的一个重要特点是开始建立友谊关系。刚入学的时候，儿童与幼儿一样，认为朋友就是在一起玩耍的小伙伴；随着年龄和认知等的发展，他们就能从更深刻的角度认识友谊，交往中也能逐步相互关爱、同情和帮助，并且也会慢慢发展出一种认识，认为忠诚是友谊的重要条件。在小学生集体或集团的演进过程中，教师的指导起着决定性的作用。教师指导有方，低年级就能形成一个较团结的集体，教师若不积极引导，可能到高年级还未能形成班集体。当班集体形成后，儿童一方面会更自觉地遵守集体的规则，另一方面对集体会产生一种强烈的依恋感和一体感，有时这种强烈的一体感会被儿童歪曲地理解。有的儿童为了不致损害同伴间的关系，明知同伴的判断是错的，仍采取与同伴一致的行为。

小学生已对男女性别行为有了明确的认识，男女同学的学习兴趣和游戏也明显分化。男同学喜欢几个人在一起从事冒险、猎奇、球类运动等室外活动；女同学也喜欢几个人在一起从事读书、下棋等趣味性的室内文静的活动。所以小学年级越高，男女儿童在一起游戏活动的情况越少，大部分是与同性在一起活动。

4. 品德的发展

小学生的道德品质发展有一定的年龄特点。就道德认识的发展来看，小学儿童对道德要领的认识是从直观的、具体的、比较肤浅的认识逐步过渡到比较抽象的、比较本质的认识；对道德行为的评价，是从只注意行为后果，逐步过渡到比较全面地考虑动机和效果的统一；就道德行为的发展来看，认识与行为出现分化，言行脱节是小学儿童身上存在的普遍现象。当然，小学儿童的这种言行不一致并不来自内部的道德动机，而是受品德的组织形式以及结构发展水平的限制。产生这种现象的原因包括：喜欢模仿，出于无意，在不同对象面前有不同行为表现，只会说不会做等。

这一时期，自觉纪律的形成和发展在小学儿童的品德发展中占有相当显著的位置。此外在教育的影响下，小学生渐渐发展出了班级荣誉感，懂得关心集体、关心同学、热爱集体荣誉。学校要求儿童遵守各种规章制度，好好学习，这将促进儿童的组织性、纪律性、坚持性、刻苦性等性格特征的形成，养成对工作、学习踏踏实实、认真负责的态度。

二、童年期常见的心理问题及其原因

童年期儿童心理卫生问题很多，可以概括为四个主要的方面：首先是入学适应问题，包括学校正规课程的适应，遵守纪律的适应，校园情绪的适应，集体生活的适应等；其次是课内外学习的问题，这一问题中最常见的就是学习疲劳问题，还有学业困难等问题；再有就是人际交往方面的问题，包括师生关系、同伴关系、学生集体交往、与家庭成员的交往、社会交往问题；最后就是品行问题了。在这里我们分别讨论几个典型而常见的童年期心理问题。

（一）入学适应问题

上小学以前，儿童的主要生活和活动范围是家庭，大人都围着他转，照顾他，基本满足他的各种要求。但是进入小学以后，儿童的生活和活动环境就发生了很大的转变，此时孩子需要完成一个逐渐适应校园生活新环境的过程：适应按时作息、适应课堂纪律、适应每天需要完成作业、适应学校的集体生活、适应生活中新出现的同学和老师、适应学习的压力、适应各种校纪校规的约束。对于一个6、7岁的孩子而言，这种种需要适应的事物和规则，无疑像迎面而来的一股大浪，会让孩子措手不及，对刚刚踏进校门的儿童造成心理适应的严峻挑战。

对于心理发展迅速的小学儿童，以及在幼儿园受到过入学准备教育的幼儿，他们能较快较好地适应新的学习环境，但仍然有一部分的儿童会出现入学的适应不良。这种适应不良大多表现在：产生情绪障碍，如焦虑、不安、抑郁、害怕、厌学等；注意力不能集中，而后对学习丧失兴趣；不能约束自己，总是违反纪律；孤独寂寞，不能很好地融入班集体，没有或少有小伙伴等。出现轻度适应不良的儿童，一般经过几天几周的自我调节能够逐渐康复，也有少数学生的症状可能会持续数月或更久。而一些严重适应不良的孩子，则会出现厌学、孤僻等心理问题，甚至导致生理上的种种不适感。造成适应不良的原因除了环境因素之外，也与学生的个性特征和家庭教养方式有关。通常个性内向、胆小、谨小慎微和急躁、情绪不稳定的学生容易出现适应不良；而过度溺爱的教养方式也会让孩子出现入学适应不良的情况。因此从小培养儿童良好的个性、合理恰当的家庭教育是预防学龄儿童入学适应不良的有效措施。

（二）学习疲劳问题

生理心理学的研究表明，学习是一项艰苦的脑力劳动。在学习过程中，大脑皮层兴奋区域的代谢逐步加强，血流量和耗氧量增加，以保证大脑正常工作。如果学生的紧张学习活动持续时间过长，消耗过程逐渐超过恢复过程，那么大脑的工作能力就会明显下降，出现以疲劳为特征的保护性抑制。若个体长期处于疲劳状态，就会使人的视力减退、食欲不振、面色苍白、血压增高、大脑供血不足、瞌睡困倦、失眠、头热、脚冷等；在心理方面，则会让个体产生抑郁、烦躁、信心不足、记忆力减退、注意力集中困难、思维迟缓等现象。值得指出的是，儿童的年龄越小，在学习过程中越容易产生疲劳。

学习疲劳的出现与许多因素有关，身体素质、活动强度、环境条件、情绪变化、任务难度等，都可能成为引起或加重疲劳的原因。就我国小学生的实际情况来看，学业负担过重是导致学生出现学习疲劳的最主要原因。另外，学习方法的不当也是导致学习疲劳的一个因素。

（三）厌学与逃学问题

据调查，在童年期有厌学情绪的小学生占全部人数的5%～10%。这些小学生对学习缺乏兴趣，他们或者在课堂上东张西望，神不守舍；或者在下面偷偷看动画书或玩玩具；要么就在课堂上打瞌睡；或干脆逃学、旷课，到处游玩。有些孩子的厌学情绪甚至还得到了家长的支持，这些孩子干脆辍学在家帮助父母做生意等。产生这种厌学情绪的原因很多，概括起来主要有：①受到“读书无用论”的影响，一些无远见、文化素质低的父母，以“体脑倒挂”的现象现身说法，宣传“造原子弹的比不上卖鸡蛋的”思想。②学习比较吃力的学生得不到老师和家长在学业上的有效帮助，学习长期跟不上进度，又缺乏赶上去的勇气和毅力，最终失去了对学习的兴趣。③教师的教学效果很差，调动不起学生学习的积极性；或教师工作不负责任，在教学上应付学生，放任自流，挫伤了学生学习的积极性。④某些学生存在好逸恶劳、怕吃苦的思想，感到学习太艰苦，希望走捷径，过轻松自在的日子。

（四）问题行为

问题行为是指扰乱他人或给个人身心发展造成妨碍的行为，主要表现为攻击、逃避、自暴自弃等。按性质划分，问题行为可以分为过失型和品德不良型。前者是指个体行为对于组织纪律和社会一般生活准则的触犯或违背，这种问题行为常常是由不恰当的需要、好奇、好动、试探、畏惧、缺乏经验、认识能力不足等因素所引起，因而具有情境性、偶发性、盲目性和易变性等特点。品德不良型问题行为，是指个体行为对于一定的社会道德规范、对于集体利益与他人利益的违背或侵害。这种问题行为一般是由错误的意识倾向或个性特点所造成的，因此表现出经常性、倾向性和有意性等特点。就童年期儿童问题行为形成的原因来看，是相当复杂的。既有自然素质和心理因素的影响，也有家庭、学校和社会环境等外部因素的制约；既有可能是上述诸因素中的某一因素所引起的，也有可能是数种因素的组合、交叉所造成的；在某些情况下，一种因素还有可能引出多种问题行为。

三、童年期心理卫生的增进策略与措施

（一）学校教育中与童年期心理卫生有关的策略

小学是个体一生中接受正规教育的初始阶段，小学教育是否科学合理、具有吸引力，关系到学生的学习动机和学习兴趣的发展。在学校教育中应该怎样既注重知识的传授，又讲究儿童的心理卫生呢？我们在此提出了一些建议，概括为以下几个方面：

1. 帮助新生尽快适应学习环境

（1）在新生适应问题中，教师的态度很重要。态度过于严肃的老师，见到学生犯有错误，立即呵斥甚至责骂，这对于从未被父母责骂过的孩子，即使不是骂自己也会感到毛骨悚然；而对于那些经常在家挨打挨骂的孩子，责骂并不起作用。因此不论从心理或教育的角度来看，教师都应该尽量克制自己，避免责骂孩子，而是应该用满腔的热情去关心与爱护孩子，尤其是保护他们的自尊心与激发他们学习的积极性，循循善诱，晓之以理，动之以情。

（2）教师应该抓好新生的常规训练，使学生尽快适应学校基本的行为准则的约束。一般而言，新生对于遵守纪律，当一名好学生的主观愿望非常强烈，但由于年龄的制约、个体差异的影响以及学前教育水准的参差不齐，使得许多孩子在遵守课堂纪律与学校规章制度方面表现出这样或那样的问题。教师应充分利用他们想做好孩子的主观愿望，引导他们努力克制自己，并耐心而严格地进行训练，从课堂学习、品德行为、卫生锻炼、劳动生活等常规一步步抓起，训练中要坚持讲练结合，以做为主，循序渐进，逐步提高，发挥行为强化和榜样的作用。

（3）培养孩子的社会交往能力，帮助孩子学习人际交往的技巧。有不少孩子在家是小太阳，表现得霸道、任性、自私、没有同情心，不懂得关心别人，这样的孩子往往在学校的人际关系较差。长此以往，他们缺少朋友，甚至被整个集体孤立。因此，家长和老师应该注意儿童社交能力的培养和锻炼，帮助他们建立同情心，学会关心和帮助他人，学会分享，从而提高他们的入学适应水平。

2. 培养学生的学习动机与学习兴趣

教师在训练儿童适应新环境的同时，还要努力培养他们的学习兴趣，强化其好的学习动机。首先必须使孩子们了解学习的目的与意义，使他们对学习有一个初步的认知。其次要采用适合儿童年龄特征的教材，采取生动活泼、寓教于乐的教学方法，科学地组织考试以及进行成绩评价。再次，教师要积极培养孩子的各种兴趣爱好，并在相应的活动中宣传学习的重要意义。另外，课堂教学的心理卫生对童年期儿童的心理健康也非常重要。例如，考虑到童年期儿童注意力不够持久，容易疲劳，并且自我控制能力还不足，教师上课的主讲时间不宜太长，一般以30分钟为佳，不能拖堂，要保证学生课间10分钟的休息时间。教学语言方面，考虑这一年龄阶段孩子的言语发展水平，教师应该使用浅显易懂、生动具体的言语授课，以保证孩子能够理解课堂内容。最后，教学环境方面，教室的布置、光线、温度、空气流通、课

桌椅的安排等都要符合小学生身心保健的要求。

3. 尽量减轻学生的学习负担

减轻学生的学习负担是近年来各级教育部门都十分重视的问题，尤其有关中小学学生的学习负担问题，受到许多人的重视。不过具体到实际行动上，真正落实的学校与教师并不多。有许多教师也都很心疼与同情自己的学生，可是在升学压力、成绩与考核评估挂钩等原因之下，不得不对学生实施“题海战术”，加班加点地强化训练。其实心理学的研究表明，最好的学习程度应以“150%”为最佳，若超过这个限度，学生的学习效果并不比百分之八九十的学习程度更好。而正常情况下，经过课堂教学以及学生在家的课后复习是能够达到最好的学习程度的，根本不需要一个字抄五十、一百遍这种做法。何况这样做反而会使学生产生厌学心理。因此，减轻学生的负担不仅是教师的问题，也是各级教育主管部门的问题，更是一个社会问题，它是一项需要社会、家长、教师共同努力才能做好的工作。

4. 帮助学生形成健全的班级集体

小学班主任在学生入学伊始就应抓好班集体的建设工作。在学生形成健全的班级之后，学生的人际交往就能够很顺利地进行。此外班集体是学生社会化的课堂，小学生的个性塑造、品德培养和社会适应力的提高离不开健全的集体生活的锻炼与熏陶。根据心理学的研究，学生集体的正式形成通常要经过随机结合、情感联结、理智统一、志同道合四个相互连接的阶段。小学生的情况也不例外。在这一过程中，处理好学生的非正式团体非常重要，处理得好班级能够获得进一步的稳定，否则这些小团体就可能成为埋在班集体中的定时炸弹。对于由几个、十几个学生自发组成的小团体，教师首先要正确地看待，它们既有积极成分，也有消极的一面。消极的方面是他们自成一体，可能会与班级产生冲突，还有可能偏离健康发展的方向。积极的方面是它们的凝聚力非常强，成员的积极性高。班主任可以利用这一点，选择其小头目做班干部，这样既能够约束小头目个人的行为，更能约束整个小团体的成员们。

（二）家庭教育中的策略

家庭教育在小学生心理卫生中起着举足轻重的作用。一方面，家庭教育的科学与否直接影响到小学生的心理卫生状况；另一方面，家庭教育水平的高低或质量优劣对学校教育的成效有深刻影响。

1. 课外学习和人际交往的指导策略

家长通常很重视孩子的学习，但是，由于有些家长缺乏心理卫生学的知识，指导不甚得法，结果不但没有达到预期的目的，反而增加了孩子的心理困扰。其实，家长除了为孩子创造安静、舒适的学习环境以外，更重要的是要培养孩子良好的学习习惯，包括：专心致志学习的习惯；制订计划按计划学习的习惯；乐于读书、勤于动笔、善于思考的学习习惯以及按时、独立、规范地完成作业的习惯。在学习的家庭指导过程中，父母还应该注意拓宽孩子的视野和兴趣爱好，使他们酷爱知识，尊重知识。此外，父母要正确对待孩子的考试成绩，不能以分为重，分分计较，否则可能会使孩子误以为读书的目的只在于分数，而忽略了求知的真正意义。

家长要就人际交往问题与孩子进行必要的沟通，努力帮助他们形成正确的人际交往观，这对于提高小学生的交往素质有重要的作用。此外，家长必须在日常生活中为孩子的人际交往作出表率，并帮助他们克服交往过程中的个性缺陷，如不尊重他人，对人缺乏感情，自我中心，只关心自身利益，过分自卑或自负等等。在对孩子进行人际交往的具体指导过程中，家长要善于利用各种机会指导孩子，如做客时要有礼貌，接待客人要大方，还要鼓励孩子多与其他同学或小朋友接触等。

2. 情绪生活的指导策略

家长与子女之间存在着天然的感情联系，家长对子女的情绪健康也担负着特殊的责任和义务。在实际生活中家长却往往忽视了孩子的情绪体验，有的家长甚至还破坏孩子的情绪生活，造成了许多不良后果。因此，家长应积极采取措施，为孩子创造和谐愉快的情绪生活环境，主要包括：①给孩子适当的爱与关心，当他们遭受困扰时及时帮助他们解除困扰，恢复信心。②支持和保护孩子的独立性、创造性，发展他们的才能和兴趣，不包办压制，也不过多干涉。③避免过分批评，以免使他们产生羞耻感和自卑感，尤其要避免粗暴的体罚。对孩子不要提过高的要求，要切合实际，使他们有成功的机会，并及时给予表扬和评价。

在对孩子的情绪生活进行具体指导时，家长可以从以下方面入手：①指导孩子恰当地表现情绪。由于小学生的自我控制能力较差，情绪表现外露，家长不要对孩子表现出来的害怕、惊恐、悲哀感到紧张，更不要压制这些情绪的表现。因为恰当的情绪表现有助于孩子识别情绪体验，也有助于他们的情绪调整和健康。②指导孩子合理地宣泄情绪。小学生遇到情绪刺激，不管是喜是悲，都应有宣泄的机会，这是保持孩子心理健康的有效措施之一。因为情绪若得不到宣泄，郁积于胸会导致严重的消极体验和问题行为。③指导孩子自我调节情绪。随着小学生年龄的增长，家长应指导孩子通过理智与意志的作用，以及自我反省和评价来调整不良情绪，学会克制忍让、注意力转移、合理化自慰、自我暗示等情绪调节的方法。

3. 社会适应、个性塑造与品德培养的策略

家长应该从小培养孩子的社会适应能力，在入学适应问题等方面加以指导，使孩子知道自己应该做什么和怎么做。还要培养孩子的生活自理能力、承受挫折的能力，提高他们的应激反应能力，为应付各种环境变化与生活事件做好准备。

小学生的个性正处在塑造的关键时期，这时候孩子可能会表现出一些明显的个性缺陷，如暴躁、嫉妒、任性、孤僻、怯懦、自卑和狭隘等。家长应当予以高度重视，查明原因及时纠正，并采取积极的防范措施。在这个过程中家长应把握三个基本原则：①注重孩子个性结构内在的协调平衡发展，防止某些个性素质过分发展或发展不足；②要重视个性化与社会化的协调统一，既要发展孩子的个性又要符合社会化的要求；③适时地指导孩子对自己的个性进行自我调节。

在品德培养方面，首先要形成正确的家教观，以德为本促使孩子全面发展。其次家长应该是孩子最好的榜样，以身作则。再次，要将孩子的品德问题扼杀在萌芽

状态，否则形成了不良品德习惯就难以纠正了。

（三）优化社会环境

童年期儿童的心理不仅受到学校教育与家庭教育的影响，社会大环境的影响更是不容忽视的。例如，重大的社会生活事件、社会风尚、社区环境、社会文化等都是影响儿童身心健康的重要因素。整个社会都应该为儿童的健康成长创造出最优化的环境。要利用有利条件促进儿童的商品意识、时间观念、竞争意识、自强自立观念等有益品质的形成，同时应杜绝走后门、请客送礼等不正之风，消除黄色文艺、迷信等社会文化对儿童心理的危害。这需要全社会的共同努力。

总之，通过对童年期儿童身心发展的特点及心理需要的分析，了解他们心理发展中常见的一些问题，掌握相应的心理卫生增进策略，能进一步使我们具体而全面地认识童年期心理卫生的意义，从而做好童年期儿童的心理卫生工作。概括起来，童年期心理卫生的意义在于，既有利于学龄期儿童主导活动的转变和身心素质的提高，也有助于他们主要矛盾的解决和校园生活的适应。

第二节　青春期心理卫生

青春期又称青少年期，是指个体十一二岁到十七八岁的这一阶段，相当于一个人的中学时期。性成熟是青春期生理发展的显著特点，也正是因为这个原因，人们才把这一阶段称为青春期。这一时期里，还是儿童的个体从童年逐渐向成年过渡，从一个依赖于成人的抚养教育、主要按照成人所制定的规范生活的孩子，转变为具备独立能力、能够独立生活、自主从事各项活动的成人。在这一过程中，个体会由于生理和心理发展的不平衡而遇到各种各样的发展矛盾与冲突，经历种种困惑和挑战，产生许多心理问题。尤其是在青春期的前期，个体尚处在半成熟半幼稚的阶段，既有强烈的独立性和自觉性，又有极大的依赖性和幼稚性。鉴于以上种种，这一时期常常被心理学者和青少年工作者称为“困难期”和“危机期”。因此，帮助青少年解决他们面临的各种心理问题，做好青春期的心理卫生工作，是每一个家长与教育者共同面临的艰巨任务。

一、青春期身心发展特点和心理需要

（一）青春期生理的发展

青春期因儿童进入青春发育期而得名。这一时期个体生理发育的主要特点就是青春发育期的巨大变化。青春发育期是人体生长发育的第二个高峰期。尤其是在孩子十一二岁到十三四岁的这几年里，他们的身体发育经历着一个高速发展的时期。在这一高峰期，青少年的身体外形和体内机能都发生了急剧的变化，特别是性器官

与性机能也在迅速发育成熟。青春期生理发育的三大巨变是：身体外形的变化、身体机能的成熟、性器官和性机能的成熟。

1. 身体外形的变化

初中生的生长发育很快，甚至可以用“日新月异”来形容。从身体外形的剧烈变化来看，青春发育期的青少年，在身高、体重、胸围、肩宽等方面，都在加速增长。列入青春期的少年每年身高少则增加6～8厘米，多则增加10～11厘米。在体重方面，一般每年增加5～6公斤，多的可以增加8～10公斤。到了初中三年级，他们的体重已基本接近成年人。

2. 身体机能的增强

从体内机能的迅速发展来看，青春发育期的青少年，身体内部各器官、系统的机能都迅速增强，并逐步趋向成熟。这一时期，青少年的心脏功能、肺功能以及肌肉的功能，都有了很大的发展。在大脑发育方面，青少年的大脑重量和体积增加并不明显，但大脑的内部结构逐渐复杂起来。大脑皮质的沟回组织和神经元细胞已经完善，高级神经活动的兴奋与抑制过程逐步平衡，特别是内抑制机能逐渐发育成熟。到青春发育后期，在个体的高级神经活动中，第二信号系统的活动不但已居于优势地位，而且在概括和调节功能上，也有显著发展。这些都为青少年心理的渐趋成熟提供了物质前提和可能性。

3. 性器官和性机能的发育及成熟

首先，第二性征在此阶段出现：男生喉结突出、嗓音低沉有力、体格高大、肌肉发达、上唇生须；而女生乳房隆起、骨盆变宽变大、声音细润悦耳、体态丰满。其次是生殖系统的发育和成熟，它的成熟标志着个体生理发育的最终完成。从十一二岁开始，女生的生殖器官开始发育，10～16岁之间出现月经初潮，这标志着女性性发育的即将成熟；男性生殖器官的成熟比女性晚些，到15岁时，男性睾丸的重量才接近成人，并且随着性激素的分泌，男生将在12～18岁之间出现首次遗精。性器官和性机能的迅速发育和成熟，标志着青春期的青少年已经不再是小孩子了，他们已接近成熟的年龄。青少年性发育的迅速成熟，对他们的心理发展有重要影响。一方面，它刺激了青少年成熟意识的觉醒；另一方面，也给青少年带来许多异性交往和性心理卫生方面的问题。

（二）青春期心理的发展

在人生的其他阶段，生理和心理的发展是相互协调的，处在一种和谐、平衡的状态。但是唯独青春期例外。青春期是人生中的一个特殊时期，生理发展极为迅速，2～3年内就完成身体各方面的发展直至成熟，但此时心理的发展则相对缓慢，跟不上生理发展的速度，这就为青春期，特别是青春期前期的个体带来了身心发展上的矛盾，给他们的身心健康带来一系列棘手的问题。

青少年在童年期儿童心理发展的基础上，心理各方面取得了进一步的发展。虽然他们心理的发展与前一阶段还有不少联系以及共同之处，但也有其自身的特点，尤其是智力发展已接近成熟，产生了强烈的“成人感”，理想和世界观也已初步形成。

1. 青春期认知的发展

青少年各种感觉的发展已经达到完善，感受性的发展达到甚至超过了成人的水平。他们的观察力、空间知觉和时间知觉也都有了明显的发展。他们能够有意识地调节和控制自己的注意力，注意的稳定性和集中性，注意的分配与转移都有了相应的发展。他们的随意记忆和意义记忆获得了较为充分的发展，词的抽象记忆能力进一步提高。思维方面，青少年以抽象逻辑思维为主，但具体形象的成分仍然起着重要的作用；思维的自觉性、独立性和批判性显著发展，但也容易产生片面性与表面性。

2. 青少年学习心理的发展

青春期仍然是以学习为主导活动的时期。但与小学阶段相比，青少年无论是在学习内容和方法、学校的集体生活及学习动机与学习兴趣等方面都有了本质上不同的新特点。随着学习内容的增加，他们逐渐掌握了一些基本的学习方法。同时将之用于有效的学习，并发展了学习的能力。此外他们与老师的关系也不再是照顾与被照顾的关系了，独立性、主动性和积极性比小学生要大得多。学习动机方面，青少年不仅具有直接与学习活动相联系的学习动机，还发展了与社会意义相联系的学习动机。学习的兴趣更加广泛，带有更大的分化性与选择性，且随着年龄的增长越来越稳定与深刻。学习态度上有着明显的个别差异，但无论是认真对待学习的青少年，还是厌恶学习的青少年，学习态度多半是出于自觉的，并能自己加以评价。

3. 青少年需要和情感的发展

由于知识的增长、社会化的进程，使得青少年产生了许多新的需要。有的心理学家将青少年的需要概括为生理需要、安全的需要、交往的需要、认识与求知的需要以及自我实现的需要五种。这些需要是伴随着青少年身体和心理的迅速发展而产生的。例如性成熟产生了对异性的好奇，渴望了解更多的两性方面的知识的需要等。如果这一时期的需要得不到满足，青少年就很容易产生各种心理上的困惑和障碍。在情绪与情感上，青少年的情感强烈，具有冲动性、爆发性，也具有内隐、不外露的特点。同时，他们的情感还不够稳定，具有明显的两极性，并且情绪体验的延续时间比童年期儿童要长得多。

4. 青少年自我意识的发展

随着青少年的独立性和自觉性迅速发展，他们产生了强烈的成人感，自我意识获得了极大的发展。具体表现在：①他们开始对自我进行分析，能够将自己作为认识的对象，把自我分化为主体的我和被观察的客观的我；②青少年具有自我肯定的渴望，开始表现出自我认识的兴趣，例如关心自己的身体形象等；③他们要求深入地了解自己和关心自己的成长，开始把自己当作独立的社会成员看待；④青少年的个性品质的意识与自我评价能力不断增长，对自己的评价逐渐从主观模糊的评价发展到客观正确的评价；此外，青少年有着较强的自尊心与自信心。

5. 青少年社会性的发展

由于青少年独立性与自我意识的发展，成人感的增强，他们与周围人的关系也产生了重要的变化。此时青少年的社会积极性有了明显的发展。尽管他们与父母的关系中出现了不理解、冲突等情况，但在与他人交往接触中，却越来越自然，社会认知日趋深刻、完善，开始掌握成人的行为评价标准和行为方式，并将自己对这些内容的理解转化为实际的行动。此时青少年的社会交往丰富多彩，交往范围日益扩大，内容更趋复杂。伴随着社会交往而存在的是各类人际关系，他们在处理这些人际关系时既有成熟理智的一面，又表现出幼稚、冲动与任性的特点。因此，他们在社会交往中会遇到各种障碍，在人际关系中也常常为不协调而烦恼。

二、青春期常见的心理问题及其原因

既然青春期被称为是“困难期”和“危机期”，说明这一时期青少年所面临的心理冲突与心理矛盾非常多。由于青少年的身体和心理迅速发展带来许多重大的变化，加上学业负担过重，常常使他们无暇顾及这些冲突与矛盾。如果老师和父母不了解这些冲突与矛盾会带给青少年什么影响，并帮助他们解决问题，那么由此所产生的心理问题将严重影响青少年身心的健康发展。我们在这里概括了三个方面的青春期心理问题，但青春期的心理卫生问题远远不止这些，他们既有一些前面已经谈到的童年期甚至幼儿期儿童的心理问题，也有这一阶段自身的问题，在此我们只对后者作明确的说明。

（一）考试焦虑问题

作为中学生，青少年不可避免地要经常参加形形色色的考试。每个学生都明白，考试是检查学习成绩的一块试金石。大多数学生在考试时，尤其在期终或升学考试时，心情难免有点紧张，但并不影响他们水平的临场发挥，甚至可以说，轻度紧张意味着神经内分泌功能的总动员，有助于临场“竞技水平”的发挥。但少数学生因情绪过度紧张而呈现焦虑，从而影响考试时临场发挥。明显的焦虑表现为心情紧张、恐惧、提心吊胆、头晕、心悸、运动不安、尿频、尿急等等。我们曾经发现一例13岁的中学生因严重考试焦虑，多次发生自发性射精的病例。某些患有考试焦虑的学生，一想到次日要参加重要的考试，便可能在头天晚上出现烦躁不安、失眠、噩梦频繁。考试焦虑对临场发挥的影响，一是不良情绪对脑功能的抑制作用。如平时记得滚瓜烂熟的知识，上场时忘得精光，怎么都记不起来，似乎越紧张，越回忆不起来；平时会做的试题，上场时竟然手足无措，无从下手。二是因震颤和坐立不安使考生坐不住，想起来走动。或者坐住了，手抖不停，写不出像样的字，加上额汗涔涔，影响视线。这类严重的考试焦虑通常称为怯场。

不过，众所周知，怯场者不一定都是平时学习不好的学生，其中不乏学习的佼佼者。他们的不幸在于，可能与学习不好的学生一起被列入考试失败者的行列。不管平时学习如何，一考“定音”的考核制度，对这类学生可能是不公平的。

考试产生的焦虑，原因有二：其一，源于对考试结果的预期，如怕留级或怕考不上学校会受到处罚，或对考试失败的恐惧；其二，源于心理素质缺陷，如有神经质个性特征的学生，极易诱发情绪障碍。因此，对于有考试焦虑的学生应予以心理治疗，以改善他们的情绪控制能力，提高对情绪应激的水平。有时要克服考试焦虑还有赖于多参加考试，使之习以为常，焦虑的程度也将逐渐减轻。

（二）性成熟方面的问题

在青少年时期，因性成熟所带来的心理卫生问题主要包括以下 4 个方面：

1. 青春期恋爱

青春期恋爱也即很多成人所说的“早恋”。但一些新兴的教育家和心理学家认为“早恋”这个词语是不恰当的，是带有主观贬义色彩的。传统和普遍的观点认为，青春期恋爱，对青少年的学习和身心健康都有极大的危害。但也有不少学者认为青春期恋爱也有其益处。本书认为，应该辩证地看待这一问题。首先，青春期恋爱的确存在诸多不妥之处。青春期恋爱常常会使中学生神情恍惚、学习精力下降、学习意志松懈。不少即使是原来学习成绩很好的学生，一旦被爱情的纠葛缠绕，学习成绩也会急剧下降。其次，中学生正处在身体发育、心理发展的关键时刻，如果中学生过早地把精力放在花前月下，那不仅会有碍智力的发展，而且还会因各方面的阻拦和压力，造成性格上的缺陷和情绪上的紊乱，严重时还会影响身体发育。再有，青春期恋爱对于心智尚不够成熟的中学生来说，也往往暗藏着失身的危险或失足的可能。因为中学生的情感易冲动，自制能力又有限，在伦理道德的判断上还很不成熟，所以，在这种情况下谈恋爱，很容易发生意想不到的出格行为。但另一方面，青春期恋爱也确有一些益处。青春期的恋爱，很多是发生在对对方能力、才华等的仰慕之上的，这种仰慕之情也会促使个体本身积极向上，不落于人后。此外，青春期恋爱在学生责任意识的培养上也有一定的促进作用。但由于时间、精力、心智成熟程度等各方面条件的限制，总体来说，我们不提倡青春期恋爱。

2. 失恋问题

失恋对于人的心理打击非常之大。正如加里宁在一次讲演中所指出的：“常常有这样的事情：一个男学生同某个女学生要好起来，于是就演出了一套‘悲剧’……对于一个性格还没有固定，人生观还没有确定的人来说，这样的‘悲剧’会起着过大的作用，并且这一般地可能使他的生活上大失所望，这种失望心理能够成为他将来多年内心的痛迹。”可见对失恋的青少年进行恰当的疏导、教育，对于帮助他们摆脱心灵上的痛苦，求得情绪上的稳定，向着积极的方面发展，具有重要的作用。

3. 手淫问题

手淫是指通过自我抚弄及刺激外生殖器，以获得性快感和性满足的行为。青少年产生性兴奋，在一定的条件下（如内裤摩擦）引起性本能冲动，这是一种正常现象。因好奇或为了强化性快感而发生手淫，这也是常见的现象，不值得大惊小怪。我国的一项调查指出，中学生中有过手淫行为的，在 1/3 以上。有了手淫经验的一些青少年，由于性知识的缺乏或受传统偏见的影响，便盲目地陷入惶恐不安的状态。

有的感到羞耻，有的担心对身体造成严重损害，还有的自卑、自责等等。特别是那些频繁手淫不能自制者，心理负担更为严重，有的人甚至捶胸顿足、自罪、自伤。

4. 婚前性行为

随着社会的发展和改革开放，婚前性行为的发生年龄日趋低龄化。在一项对中学生青春期性教育的现状调查中，有45%的中学生认为，“只要双方愿意”就可以发生婚前性行为。另一项对上海市中学生青春期生理与心理状况的研究指出，在其研究中，有18.8%的男生和9.9%的女生赞同婚前性行为，而有高达51.8%的男生和45.8%的女生持有不清晰态度。由此可见，引导中学生正确对待性行为刻不容缓。

婚前性行为是指，没有配偶的男女双方，在未履行结婚登记手续的情况下发生的两性关系，是一种不符合婚姻与性相统一的法律原则的婚外性行为。婚前性行为会对中学生，尤其是女生，造成很严重的伤害。与婚前性行为相伴的，往往是各类妇科疾病、性病甚至是艾滋病、未婚先孕，以及由此引发的焦虑、恐慌等消极情绪情感。

（三）人际关系方面的心理问题

心理是否健康往往在人际关系中得到反映。具有良好人际关系的人，总是表现出有积极意义的态度和行为，如友好、信任和支持，也都能以谦虚、诚恳、宽厚的态度对待他人，不计较他人的过失，容易为他人悦纳。对青少年来说，不良的人际交往常常是由心理个体化与心理社会化两个方面不平衡发展引起的，并造成青少年在人际关系中的种种心理障碍。

1. 害羞心理

具有害羞心理的青少年，往往不适应正常的社会交往，一见到陌生人就面红耳赤，非常拘束，感到浑身不自在。他们常表现出过分的自我注意和自我约束，生怕自己的言行失态而招致别人的耻笑。在公开场合缺乏主动与他人接触和联系的勇气，在社会交往中处于被动地位，遇到困难也不敢求助于人。害羞心理的形成有的是由于曾经遭受过挫折而形成社交障碍，有的则天性比较内向，生活圈子狭小。

2. 胆怯心理

怀有胆怯心理的青少年一旦到了陌生的地方或进入规模较大的场合就禁不住感到害怕，惴惴不安，处于一种应激状态，表现也不自觉地失常或拘谨。形成胆怯心理的原因多数是生怕自己的短处或不足暴露在他人面前因而采取一种“藏拙”办法。有胆怯心理的青少年由于害怕社会交往而缺乏广泛、良好的人际关系。

3. 自卑心理

自卑是一种过低估计自己的心理感受。自卑者过多地看到自己的不足而自惭形秽，对自己的智力、能力、长相和风度作出偏低评价，于是妄自菲薄，不愿与别人交往，在社会交往中总是畏畏缩缩，顾虑重重。

4. 嫉妒心理

嫉妒是人际关系的一大障碍，是社会交往的绊脚石。在青少年中，这种心态不同程度地存在着。有了嫉妒之心，就不愿看到别人的成功与进步。嫉妒心理影响团结，产生内耗，是一种损己害人的消极心理。它使人际关系紧张，处于明争暗斗的矛盾之中。嫉妒心理来自好胜心强而自己又不愿付出努力。

5. 闭锁心理

部分青少年与父母师长疏远，不信任别人，对他人保持一定的心理距离，不爱交往，也不敢交往，对别人总抱有一种“戒备”心理，同时又抱怨别人对自己不理解，喜欢把自己封闭起来，很少与人交流思想，从不把内心的思想外露。

三、青春期心理卫生的增进策略与措施

青春期的心理卫生同样离不开社会、家庭和学校教育这三块阵地。由于前面我们已经谈到了幼儿及小学生心理卫生中社会、家庭与学校的作用以及应采取的相应的措施，这里对青春期心理卫生中这三个方面所采取的策略与措施不再作重复了。在这里，我们就引发心理问题的几个重要方面分别讨论青少年心理卫生的增进策略。

（一）青春期性心理卫生

要使青少年安全地度过青春期，不出现或少出现有关性心理的问题，必须及早开始持之以恒的性教育。长期以来，由于受传统观念的束缚和性知识的禁锢，社会、家庭和学校对青少年性教育的必要性认识不足，通常是采取封闭或放任自流的态度。结果使许多青少年缺乏起码的性生理与心理卫生知识，对青春期面临的一系列性生理与性心理问题无所适从，产生各种各样的性心理问题。近年来这一问题逐渐引起了各级教育部门的重视，尤其是对青春期性教育的重视。

1. 青春期性教育的内容

性教育的目的在于普及性生理和性心理的知识，防止青少年性心理发展的偏移和过早的性行为，帮助青少年消除对异性的神秘感和进行无益探索的念头。此外，性教育还应该包括帮助他们培养高尚的道德观念与道德情操，指导他们正确对待异性朋友以及正确对待日后的恋爱、婚姻等问题。因此，心理学家与教育学家提倡性教育应该从婴幼儿期开始，不同的年龄阶段给予孩子不同的性教育内容。例如婴幼儿期主要是解决性别认同与最初的性别差异问题；童年期的性教育内容应该为青春发育期的到来做准备，主要是使他们了解两性的解剖生理的差异，青春期生理、心理变化。青春期性教育的内容主要包括：专门的、较为系统的性知识教育，除了前几个阶段的性知识教育以外，还包括两性关系，从排异期到接近期的心理变化，如何防止早恋和婚前性行为等知识；性道德教育，帮助青少年控制自己刚刚萌发的性冲动，防止性过错行为的发生等。

2. 青春期性教育的技巧

父母不仅是孩子性教育的启蒙老师，而且还应该是孩子的楷模，具有极大的权威性。不过父母在对青春期之前的儿童谈性时，应避免直接谈性的内容，但如果必须涉及性内容时，应尽可能借助自然界的现象、童话、寓言故事，利用比喻的手法

把性教育的内容穿插于其中。

对青春期的孩子而言，父母应改变被动回答问题的方式，采取主动积极的态度，向孩子进行性知识的教育。学校性教育课程这时显得更重要。青春期的孩子一旦了解到自己躯体生理和性方面发展及变化是正常现象，他们焦虑、紧张不安或不必要的担心和恐惧便会消失。遗憾的是，许多少年儿童的性知识不是通过家庭和学校正常渠道获得的，而是从非正常途径得到的，其中包括孩子们之间的交谈，偷看淫秽书刊或社会上的道听途说。这些知识来源往往给孩子提供错误或不恰当的观念，导致孩子性知识的紊乱甚至遭到毒害。因此，家庭尤其是学校应有计划地对孩子进行科学的性教育，以保障他们的身心健康。

（二）生活行为习惯的心理卫生

在青少年时期，由于社会环境的影响和青少年自身的一些心理弱点，他们当中的一些人容易染上某些不良的生活习惯，而有些不良的行为习惯还是引发犯罪的诱因。目前，吸烟、饮酒这两种不良的生活习惯，已构成影响青少年身心健康的两大公害，亟须引起社会的关注和广大青少年的警惕。

1. 青少年吸烟习惯的矫正策略

根据近几年有关部门对我国人群的抽样调查，成年男子的吸烟者中，有 75.6% 的人是在 15 ~24 岁开始吸烟的，女性 15 岁以上的吸烟率为 7.04%。青少年的吸烟率平均约为 20%，也就是说，大约每五名青少年就有一人吸烟，这个数字是不能小看的。矫正吸烟习惯的首要问题是使青少年充分认识吸烟的危害。现代科学研究证明，烟草中含有很多有害的物质，例如尼古丁、烟焦油、一氧化碳、苯并芘、二甲基亚硝胺等。这些有害物质作用于人体的器官、组织，可以引起多种疾病，甚至可导致肺癌、咽癌、口腔癌、食道癌等癌症的发生。实际上，“吸烟就等于慢性自杀”的说法一点也没错。

2. 青少年饮酒习惯的矫正策略

偶尔少量饮酒，无碍于身心的健康，但饮酒成癖或过量饮酒，则对身心健康有严重危害。一次大量的饮酒，可发生急性酒精中毒，严重时有可能危及生命。长期饮酒成癖可引起维生素缺乏和营养不良，加速动脉粥样硬化和高血压的形成，诱发心肌梗塞和脑出血等疾病，并增加咽喉、口腔、食道等部位的癌症发生率。酒精中毒对心理功能的损害也十分明显，轻者可导致注意力涣散，记忆力和判断力下降，智能衰退；重者则会引起手、舌或全身震颤，出现妄想和幻觉，诱发人格改变或反常行为，造成对家庭和社会的危害。处于青春发育期的青少年，控制能力差，酒后容易失态，脑组织也更容易受损，所以应力防、力戒过量饮酒和饮酒成癖。

总之，要矫正不良的烟酒习惯，必须使青少年首先认清烟酒的危害性，增强自我控制能力。此外，心理治疗中的一些技术也能用来帮助青少年戒烟戒酒。

第三节　青年期心理卫生

青年期是指个体从十七八岁到二十五六岁的这一阶段，基本上相当于一个人的大学生涯。经历了青春期的暴风骤雨，进入青年期后，青年人的身心发展逐渐趋于平稳。青年人的心理卫生问题，既有与其他群体的相似性，又有群体自身的特殊性。这一阶段的个体在生理上渐趋成熟，但在心理上还有待于完善，他们的社会认知和情感等方面仍需进一步的发展。青年人阅历较浅，社会经验相对不足，独立生活能力不强，对自己缺乏正确而全面的认识，而且又很敏感，受到社会上流行的各种思潮的冲击，就很容易产生各种各样的心理矛盾和冲突。有研究表明，在校大学生的心理问题，主要是成长过程与现实环境不相适应而导致的心理不平衡。这些问题解决不好，不仅影响他们在校的学习，还可能使得他们走上工作岗位后不适应社会环境。

一、青年人的身心发展特点及心理需要

在青年期，个体的生理发展已基本完成，已具备了成年人的体格及各种生理功能，但他们的心理尚未成熟。因为人的成熟应该具备三个基本条件：一是身体的长成。以个体生理成熟为标志，尤其是以性成熟为指标，青年人一般都已经具备了这种条件。二是心理发展完善，即形成了完善的自我意识，形成了稳定的个性。青年人在这方面面临的任务就是促使心理日益成熟，以便成为一个心理健康的成年人。可以说，青年期是个体心理走向成熟的关键时期。成熟的第三个条件是社会化程度的提高，以人的社会成熟为标志，即个体对自己在社会中的角色和所担负的社会责任有正确的认识。由于青年人大部分要在大学校园里度过青年期，他们与社会生活有着某种程度的隔离，对真正的社会生活没有直接的深刻的了解，他们的社会实践活动也比较表面和肤浅。因此他们还要为这种社会成熟的完成付出巨大的努力。青年期个体的心理发展有着十分明显的特点，可以概括为以下几个方面。

（一）自我意识的增强和认知能力发展的不协调

自我意识是指人对自身的认识及对周围事物关系的各种体验。自我意识的发展不仅与年龄有关，而且与人的知识水平有关。一个人的文化素质越高，其自我意识可能就越强。从这两点来看，青年时代是真正认识自我的时期。他们所处的年龄阶段及所具备的文化水准，决定了他们不再像青春期那样眼光向外，对外界事物感兴趣，急于去了解世界，急于显示自己的独立，想做环境的主人，而是眼光向内，注重对自己进行体察和分析，把自我分化为主体的我和客体的我，理想的我和现实的我。他们还注重探索自己微妙的内心世界，力图理解自己的情感、心理变化，自觉地从各方面了解自己，塑造自己的形象和设计自我的模式。

由于大学校园里宽松自由的环境允许青年人较大程度上按自己的方式安排自己

的生活，加上大学生所处的独特的社会层次及较高的文化素质，他们对社会上的事有着自己的见解，他们常以一种以天下为己任的态度看待问题。一方面，他们关心社会发展，并且这种关心是抛开切身利益，以大视角来进行的，注重的是整个社会的提高与进步，热衷于参与社会，对社会舆论愿意独立思考；另一方面，他们在谈论、评价与思考社会问题时往往带上幻想的色彩，不能十分切合实际。他们对事物的认识表现出一定的片面性，不能深入准确而又全面地认识问题。这种不足，与他们极强烈的自我意识不太协调有关，这是青年期心理的又一个重要特点。

（二）情感丰富而不稳定

青年人正处于成长的阶段，是一个极为敏感的群体，其内心体验极其细腻与微妙。他们对与自身有关的事物往往体察得细致入微。随着文化层次的提高，生活空间的扩大，他们的思维空间急剧延伸，这必然会导致其情感越来越丰富而深刻。此外，人的情绪情感是与需要和价值观相联系的。由于青年人心理内部的需要结构发生变化，他们的追求有其独特性，价值观不平衡也不稳定，时常处于波动、迷惘、抉择之中，而他们的心理成熟又落后于生理成熟，因此青年人的情感是不稳定的，情绪变化起伏较大，易受周围环境变化的影响，心境变化快。学业、生活、人际关系等都会引起他们情绪的波动，容易偏激和冲动，情绪冲突也比较多。

（三）性意识的发展

性意识是个体心理发展极为重要的一个方面。对青年人来说，性意识更是影响心理健康的重要方面。青年期的生理发育已基本完成，所以性意识的明朗化与进一步发展都是正常的。又由于校园生活中，每个年轻人都有充分的机会与同龄异性接触，所以性意识的发展及与之相伴而来的恋爱问题是青年人心理发展过程中的一个重要内容。一方面，性意识的发展带来强烈的按照性别特征来塑造个性和形象的精神向往；另一方面，性意识的发展也带来了对异性的倾慕与追求，这是每一个青春萌动的年轻人都会遇到的。但是他们还不善于妥善处理异性之间的关系，或者说他们的经济地位及心理成熟度还不足以应付这种问题，从而带来种种烦恼和不安。这是青年人成长过程中的一个敏感问题，也是他们十分突出的心理特点之一。

（四）智力发展达到高峰

青年时代，由于大脑已经充分发育成熟，因而智力发展也达到高峰。青年人一般思维敏捷，接受能力强，通过专业训练和系统的学习，抽象逻辑思维能力得到充分的发展，智力水平大大提高。此外，他们分析问题与解决问题的能力有所增强，其智力层次含有较多的社会性和理论性色彩，这一显著特点，使青年人心理活动的内容得到极大的丰富。

（五）社会需求迫切

为了接受系统严格的专业训练，青年人在大学校园里的生活期限较长，这使得他们与社会有一定的距离。也正因为如此，他们渴望加入社会的愿望更为迫切。即使在校园里，他们也非常关注社会，评判着各种社会现象，并希望自己能加入进去，按照自己的意愿改变各种令人不满的现象，用自己的专业知识服务于社会，体现自己的力量，实现自身的价值。这种迫切的社会需求与大学生正在形成的价值观相互作用，是将来他们走向社会的重要心理依据。这一心理特点支配与指导着大学生的学习态度，从而对大学时代的生活质量产生重要的影响。

二、青年期常见的心理卫生问题与原因

从青年期心理发展的特点我们可以看出，青年人的心理正在迅速走向成熟，但又未达到真正的成熟，心理上既存在着积极的一面，又存在着消极的一面。因此在他们的心理发展过程中，矛盾冲突是在所难免的，心理卫生问题也是比较多而且非常突出的。只有在面对这些问题，解决矛盾与冲突的过程中，青年人的心理才一步步地真正成熟起来。

（一）青年期常见的心理卫生问题

1. 入学适应问题

青年期的大学生刚入学时，大多数人面临的都是陌生的环境、生疏而又关系密切的新的群体。大学里的集体生活，既改变了原来的生活方式，又改变了原来所熟悉的人际环境。所有这些，会使每个大学生产生不同程度的应激反应，使他们在内心或多或少感到惶惶不安。这种因不适应大学生活环境而出现的不安、苦闷和孤独感，在那些应变能力较差的学生身上表现得最为明显。如果得不到及时的矫正，就会出现适应障碍。

失落、冷漠、自杀是青年期适应障碍最突出的表现。失落感是指青年对某一事件前后的自身感受与评价的强烈反差而形成的一种内心体验。当充满激情与理想的青年人遇到不如意的现实，一时又无法调整自己的时候，这种理想与现实的差距造成的失落感就油然而生了。而冷漠感也是青年期比较普遍的一种现象，表现为对任何事情都漠不关心，什么事都似乎与自己无关似的。这实际上是缺乏一种自觉性，不知自己该干什么，为什么活着。自杀则与心理压力密切相关，当一个人在巨大的心理压力下无力承受时，就容易产生这种自毁行为或想法。

2. 学习上的心理卫生问题

大学生的学习目的、学习方式、学习内容都有别于中学阶段，因此在适应大学学习环境的过程中，可能会出现各种各样诸如动机、兴趣、方法、用脑等学习方面的问题。此外，角色地位的改变也是每个大学生所要面对的。多数大学生在入学前，

是当地学习的尖子、老师家长的宠儿、同学朋友心目中的榜样，自我感觉良好，但进入大学后，在这个集中了各地学习最优学生的新群体中，不可能人人都是宠儿，都能成为优等生，原来的优越感可能不复存在了。能否继续保持优势，或接受自己是平凡的一员这一事实，是摆在每一个大学生面前的问题。如果对这种现实不能正确接受和对待，逃避或否认现实，就会引起心理卫生问题。

3. 人际交往中的心理问题

青年人的人际交往与青春期相比，更加复杂也更为广泛，独立性更强，更具社会性。个体开始独立地步入了准社会群体的交际圈。大学生们开始尝试独立的人际交往，并试图发展这方面的能力，而且交往能力越来越成为大学生心目中衡量每个人能力的一项重要标准。然而，并不是每个大学生都能处理好人际关系的。在这一过程中，有相当数量的人会产生各种问题。认知、情感及人格因素，都影响着人际关系的建立。一旦某一个体在这一过程中受挫，就可能表现为自我否定而陷入苦闷与焦虑之中，或因企图对抗而陷入困境，并由此产生心理问题。

4. 恋爱与性心理卫生问题

从个体的生理年龄发展阶段来看，青年期正是开始恋爱的时候。但是由于大学生所处的特殊环境，恋爱与性的问题不容易处理好。由于性生理逐渐发育成熟，大学生会受到性意识的困扰，并且能体验到对性的压抑。这些困扰，通常只带来一般程度的不安和躁动，但如果达到严重程度时，就会产生心理问题。此外，对性知识、性行为的不恰当认识和理解也会造成诸多心理压力，从而进一步发展为心理问题。有的大学生把失恋看成是极为严重的生活事件，这会使他们在情绪、自我评价、人际交往、学习、生活等各个方面受到打击和干扰，由此引发诸多心理问题。

5. 与自我有关的心理卫生问题

与自我有关的心理卫生问题是青年期心理卫生问题的核心。青年人过于理想化，容易把未来设计得非常完美，而现实社会中的各种客观条件，会妨碍理想自我的实现。对这一客观事实认识不足，就会引起认知上的矛盾，从而严重影响青年人的心理状态。在追求发展自我的过程中，如果没有达到预期的目标，或对自我有不正确的认识，害怕暴露自己的弱点而采取某种防御性的心态，过多地独处而不与他人交流，也会出现各种行为、情绪等问题。有些大学生在面临当今社会多样化的价值体系时，难以找到自己的坐标，无所适从，茫然失措，失去了自我，失去了生命的存在感，结果使自己陷入苦闷、绝望的境遇中。这也是与自我有关的心理卫生问题。

除了上述几种心理卫生问题以外，青年期还有许多可能会发生的问题。例如大学生临近毕业时，还会遇到许多问题，也可能出现各种心理方面的障碍。比方说，自信心不足，独立性不够，遇到挫折和不顺时的烦躁、颓丧等等。此外大学期间常见的心理障碍除了上面介绍过的适应障碍外，还有神经症，如焦虑症、抑郁症、强迫症、神经衰弱等，以及人格障碍，如偏执型、躁狂型、抑郁型、躁郁型和分裂型人格等。这些心理障碍与其他群体所具有的心理障碍基本相似。

（二）青年人心理卫生问题产生的原因

1．心理冲突

心理冲突是青年人产生心理卫生问题的最主要原因。当人面临两种或两种以上的选择时，往往会导致冲突的情境，也就是说在作出某一选择时就意味着要放弃另一个选择。当一个人对同一目标产生一种相互对立的心态或想法时，也会产生心理冲突。这种冲突会对个体的心理和躯体产生不良影响。心理冲突的形式多种多样，主要可以分为四种：第一种为双趋冲突，即两种选择都有好处可得，两者都想选择，但“鱼和熊掌不可兼得”；第二种为双避冲突，即两难选择，两种选择都是不利的但又不得不择其一；第三种为趋避式冲突，即某种选择既有利又有弊，选择它的话需要同时承受它的不利；此外还有双趋双避式冲突，即两种以上的选择方案都是利弊兼有，个体难择其一，例如大学毕业择业时就会遇到这类冲突。

对青年期来说，个体所面临的心理冲突主要有以下几种类型：①独立性与依赖性的冲突，由于青年人的自我意识增强，又离开家庭进入大学生活，他们的成人感迅速增强，他们渴望独立生活，但是青年人往往有这种想法而没有这种行动，他们还无法靠自己的力量来处理好一系列复杂的问题，仍处于依靠家庭和学校的状况之下。②理想性与现实性的冲突，主要表现在学习上自己的成绩期望与实际情况发生冲突，职业选择方面理想和现实的冲突，以及理想自我与现实自我的冲突，总是对自己的行为过分苛求。③心理闭锁与寻求理解的冲突，一方面由于自我意识强烈，希望有自己独立的空间；另一方面又害怕孤独，渴望交流与理解。④性成熟与性心理的冲突，青年人的性生理已经成熟，但性心理的成熟落后于性生理的成熟，由于学业上的负担、经济尚未独立、未来的不确定性，容易使他们产生各种与性心理有关的冲突。⑤情绪冲突，这是青年期心理冲突最重要的表现形式。上面的几种冲突都可以表现为情绪冲突。

总之，青年时期是心理“断乳”的关键时期，个体需要离开父母家庭的监护，彻底切断个人与父母家庭在心理上的联系，摆脱对成人的依赖，成为独立的个体，建立自己独立的心理世界。在这一过程中，各种矛盾冲突交织在一起，成为青年人需要认真对待的问题。如果处理不当，加剧了心理矛盾与冲突，就可能导致心理障碍。

2．压抑与创伤

压抑是一种无意识的活动，是指个体将一些自己难以接受的思想、感情或冲动，从意识的境界压入到潜意识中去，以避免冲突的发生。在青年期遇到挫折和失败总是难免的，一些为社会所不容的需要和愿望不可能实现时，就只能被压抑到潜意识中去了，只不过这一过程不为自己所知罢了。如果青年人的自尊心受到了严重的打击，欲求受到严重的压抑，或者生活中发生了重大的不幸，就会形成心理创伤，从而严重地影响个体的行为，引起极为强烈的情绪反应，并可能导致心理障碍的产生。

3．身体健康的影响

身体健康对心理健康的影响很大。例如一个体质很差、三天两头患病的年轻人，心情是很难开朗的。身体的疾病不仅会引起躯体的不适感，还会扰乱青年人的正常的心理活动，从而引起情感障碍和各种心理不良反应。这也是某些青年人产生心理问题的原因之一。

4．应激——生活事件与环境变迁

应激是指个体在遭受外界刺激后，机体组织产生的一系列变化。如果青年人处理不好日常生活中的各种应激，长期处于紧张状态，身心健康就会受到极大的损害。生活事件是指人们在日常生活中遇到的各式各样的社会生活的变动，如升学、考试、亲人亡故等。由于生活事件的增加而产生的应激体验，与各种身心障碍有着明显的关系。因此，如果在青年期发生过多的生活事件，就会使青年人的身心深受影响。

三、青年期心理卫生的增进策略与措施

由于青年期个体已经在生理上达到成熟，心理方面也趋于成熟，心理卫生的增进应以自我保健为主，必要时还可以接受一定的心理咨询服务。教育者和家长在增进青年心理卫生中所占的比例逐渐减小，应该着重注意在入学以及就业指导时做好这方面的工作。因此，以下我们从青年期心理卫生的自我增进策略、教育者的策略两个方面讨论这一时期心理卫生工作的途径与方法。

（一）青年期心理卫生的自我增进策略

青年人在逐步走向成熟的过程中，应该渐次地学会对自己的心理进行调控。由于青年时期自我意识已经得到了较为充分的发展，智力的发展也达到了高峰，只要有一个正确的方向，较强的认知评价能力，就能很好地把握自己。具体说来，青年人可以从以下几个方面来调整自己的心理状态。

1．要树立正确的人生观与世界观

人生观和世界观是一个人认知评价系统的核心。有了正确的人生观和世界观，一个人就能对社会、对人生、对世界上的万事万物保持正确的认识和了解，并能采取合适的态度和行为反应。正确的人生观与世界观能使人站得高、看得远，做到冷静而稳妥地处理事情，还能使人心胸开阔，保持乐观主义精神，提高对心理冲突和挫折的承受能力，从而防止心理障碍问题的发生，有利于保持心理健康。因此，每一个青年人都应该树立起正确的人生观与世界观。

2．不过分苛求自己，尽力而为

一个心理健康的人能够对自己的能力作出客观的评价，并依此付诸行动。做到这一点对于保护个体少受挫折及充分发挥才能方面是非常重要的。青年人只有在了解自己的能力及特点后，才能确定适合自己的恰当的追求目标，并通过努力最终实现这一目标。在这个获得成功的过程中，个人的需求得以满足，个人的价值得以体现，对自己的信心得以巩固和增强，并能使自己的心理机能保持良好的竞技状态。在这个过程中，个人的能力也得到了锻炼和培养，为追求下一个更高的奋斗目标打下了坚实的基础。反之，如果青年人不能客观估量自己的能力范围，仅凭热情与愿

望盲目地制定宏伟的目标，结果往往是目标落空，个人在心理上遭受打击。

3. 对他人的期望不能太高

人与人之间都需要相互关心与帮助。但青年人不能凡事都寄望于他人，更不应该有不切实际的过高期望，以避免产生失望感。青年人应该首先立足于自己解决学习、工作与生活中的各类问题，遇到困难解决不了时才考虑寻求帮助。即便如此，也应该有思想准备，不能期望自己解决不了的事别人轻易就能解决，因为每个人都有自身的局限性。

4. 学会情绪的自我调控

在生活中，每个人都难免会遇到不良刺激而出现情绪反应。但是如果经常情绪波动不稳，患得患失，喜怒无常，处于不良的情绪状态中，而自己又不会调节与控制，将会导致心理严重失衡、心理危机，甚至精神错乱。青年人应该在自己的情绪剧烈发作和起伏不定时及时给予控制。一般可以通过及时告诫和提醒自己控制愤怒、多找朋友倾诉烦恼、接受他人劝解、转换角度思考与解决问题等方法进行调控。

5. 积极开展自我娱乐活动

青年时期应该注意培养和发展自己的业余爱好，开展多方面的自我娱乐活动，例如踢足球、练习书法、唱歌跳舞等。这样不仅可以获得身体方面的锻炼，还可以在寂寞孤独与烦闷抑郁时，有一个宣泄与放松的机会，使自己的心理受益。此外，从长远来看，有固定的兴趣和爱好，能够使自己在面临重大生活事件时，有一个回旋的余地。如下岗或退休后突然闲置下来的不适应，可以通过业余爱好来调节。因此，每一个青年最好都能依据自己的性格特点和条件，有意识地培养与发展一些业余兴趣和爱好，学会自我娱乐，这对自己目前和将来的学习、工作、生活都是十分有益的。

6. 不盲目竞争

青年人中容易出现争强好胜、相互攀比的现象，尤其是随着社会竞争的加剧，青年人之间有意识竞争的心理越来越明显，所以许多大学生常常盲目地暗示并鼓励自己与他人竞争。其实竞争是可以激励人努力上进的，但若过于盲目就会给自己带来很大的压力、困惑和沮丧等不良的心理反应。因为每个人的精力是有限的，各有各的优势，如果盲目地拿自己的劣势与别人的优势竞争，肯定失败无疑，而且给自己造成打击和挫折。因此，青年人在与他人竞争时应该有所选择和侧重，发挥出个人的优势，并且侧重于对自己有较大意义的竞争。这样，一方面可以充分利用优势顺利地取得成果，达到自己追求的目标；另一方面，成功后的愉悦与成就感还能激励自己百尺竿头更进一步，也有助于维护自己的心理健康。

7. 积极参加社会活动

作为社会的一员，每一个青年人都必须生活在社会群体之中。通过参加社会活动，一个人就能与集体中的其他成员或其他社会群体进行交往和联系，特别是与志趣相投的伙伴、朋友、同学在一起，沟通思想和交流感情，并从中得到启发、疏导和帮助。通过积极的社会活动，扩大人际交往，不仅可以使人们增进理解，开阔心胸，还可以取得更多的社会支持。更重要的是，通过参与社会活动还可以使人感受到充足的社会安全感、信任感和激励感，从而增强学习、工作和生活的信心与动力，最大限度地发挥人的心理潜能，减少心理应激。这是维护和保持心理健康最基本、最重要的因素之一。

（二）青年期心理卫生中教育者的策略

教育者在青年心理卫生工作中能起到很大的作用。因为教育者有着促进青年心理健康的使命，也是直接接触青年人最多的群体。教育过程中教育者可以通过调解同学之间的关系、建立良好的集体来帮助青年人解决人际关系中的有关问题；可以通过谈心、做思想工作来帮助他们解决心理冲突和情绪障碍。在这里我们主要谈谈教育者在新生入学适应以及毕业就业指导方面的心理卫生增进策略。

1. 入学适应的指导

大学入学期是做好青年心理卫生工作的主要时期：①教育者在新生进入大学校园伊始，就应该安排他们熟悉大学校园的各种设施与地理自然环境，使他们尽快消除陌生感，增进安全感，使他们在今后的学习生活中懂得最有效地利用一切可以利用的物质资源。②教育者要组织开展各种有益的集体活动，帮助新生尽早熟悉新的师生、同学关系，适应新的人际环境。③教育者要关心新生的生活，帮助他们自觉培养生活自理能力、良好的生活卫生习惯。④在学习指导方面，应帮助他们了解学习环境，适应新的学习气氛和新的学习方法。⑤应帮助学生正确认识勤工俭学、经济自立等问题，处理好学习与工作的关系。⑥帮助新入校的大学生转变角色，使他们对自己产生正确的评价，学会自我调节，解决理想与现实的冲突。

2. 就业指导

教育者首先应帮助毕业生了解自己的个性特点，以选择适合自己、有利于自己发展的职业，例如自己有什么兴趣，气质和性格适合于干什么样的工作等。其次，帮助他们端正就业动机，解决理想与现实的冲突，增强心理承受能力，提高求职技能技巧，扬长避短。再次，教育者应尽可能地帮助他们解决客观问题，如遇到社会上的一些不正之风而引起的不公平竞争、性别歧视问题、恋爱因素的困扰等等。

3. 开展心理咨询工作

根据对大学生心理健康状况的调查结果，目前大学生中出现各种程度心理障碍倾向的情况相当普遍，大约占30% ~40%。尽管问题严重的较少，但足以引起对这一问题的重视。在大学校园里，教育者应该积极开展心理咨询工作，这是大学生心理卫生工作重要而有效的途径。据有关心理咨询的经验表明，教育者首先可以在全校范围内举行有关心理卫生方面知识的专题讲座，向大学生宣传有关心理卫生方面的知识，并回答同学们提出的问题。从事思想政治工作的教育者也可以直接进行一定的咨询工作。咨询工作还可以针对不同年级和专业开展相应的工作，做到各有侧重，效果会更明显。

第六章

中年及老年心理卫生

第一节　中年期心理卫生

中年期是指 30～55 岁或 30～60 岁，是由青年向老年过渡的阶段，也是人生的鼎盛时代。中年人的生理功能和心理状态都处于成熟阶段，智力发展达到最佳水平，知识积累达到一定程度，经验也比较丰富，因此极富创造性。有人统计从公元 600 年到 1960 年出现的 1 243 位科学家的 1 911 项重大发明创造的最佳年龄是 35～45 岁。

但在这个年龄段，由于处于社会中坚的地位，并承担着家庭和社会的较大责任，心理冲突与困扰的发生也较为频繁和严重。比如，在社会竞争越来越激烈的今天，中年人所受到的涉及事业、经济、婚姻、孩子教育、人际关系等各方面的冲击与压力比较集中，每天都面临着许多需要解决的问题，加上争胜心强，害怕被淘汰，心理压力极大，容易导致机体的应激能力和反应能力减弱，这样很容易被持续的精神紧张所伤害。医学心理学的研究证实，人的心理因素和心理状态同人的疾病和健康有着密切的关系，医学界常称为“危险期”，也称之为“亚健康状态”。由此看来，中年人心理卫生保健是一个不可忽视的问题，它不单关系到个人的身体和工作，还关系到其家庭安康和社会稳定。

一、中年期的心身特点及心理需要

（一）中年期生理特点

中年人的生理机能达到了全面成熟，是一生中的顶峰时期。生理成熟表现在：①身体机能处于健全和健康的状态。②机体与环境能够良好地适应。如《黄帝内经》所说：“二十岁，五脏大定，肌肉坚固，血脉盛满，故好步。四十岁，五脏六腑十二经脉，比大盛以平定。”人体的机能在 30 岁左右达到充分发育：身高、力量、协调、反应速度，以及健康状况、活动效率、耐力都处于最高水平，此后从顶峰逐渐衰退（特罗尔，1975）。但大多数躯体机能的衰退是缓慢的，如果采取明智的措施及早干预，就会延缓衰老的进程。中年人外形上衰老迹象最为明显。中年人皮肤外观逐渐变得粗糙、晦暗，毛孔变大了，脸上皱纹不断增多，眼角出现鱼尾纹，头发开始稀少干燥，出现白发。由于运动量减少，消化功能减退，中年人体形也发生变化，尤其是男子，出现啤酒肚。一些事业坎坷、家庭生活动荡不安甚至解体的中年人往往由于心灰意冷，过早走向衰老，牙齿脱落、两鬓花白。各种主要内部器官及系统的变化是：

（1）感知觉系统：眼睛睫状肌收缩调节功能减弱，晶状体弹性明显减少，光度调节能力下降，因而出现视力衰退。除上述原因导致老花眼产生外，中年人逐渐对强光比较敏感，有时难以适应和承受亮度的变化。中年人听力下降或耳聋大多数是由于神经末梢细胞数量减少的缘故。一般男性听力下降比女性明显，50 岁开始高频声音听力损失明显加快，有时听不到手表声和吹哨声。但听力下降可以通过积极训练来抑制。中年人味、嗅、痛觉也下降，但味觉的明显下降要在 60 岁以后才能感觉到。知觉一般从 40 岁开始也呈现下降趋势。

（2）中枢神经系统：中年人神经传导速度随年龄的增长而有缓慢的趋势，45 岁以后明显减慢，因此，对外界刺激的反应时间延长，没有年轻时灵敏。中枢抑制过程开始减弱，因而睡眠中易醒转。脑细胞数目减少速度为每天 1 万至 2 万个，40 岁以后迅速减少，40 ~ 70 岁其脑细胞减少 20% 。

（3）心血管系统：25 岁至 65 岁间人体最大摄氧量将下降 30% ，这是因为心肌萎缩硬化，血管壁弹性变差，出现大量沉淀物，血流阻力加大所造成。中年人血压升高，毛细血管数量开始减少，血液循环减慢，所有这些都会导致心脏功能逐渐下降。一般正常中年人在做剧烈活动时易发生心慌、气喘、脉搏次数明显增加现象，而且恢复较慢。

（4）消化系统：中年人胃粘膜出现部分萎缩，胃蛋白酶活性下降，40 岁时为 20 岁时的 70% ，60 岁降至 40% 。胃蠕动也逐渐减慢，胰腺的重量在 30 岁时最大，50 岁以后开始减轻。40 岁以后的人有 10% 会出现胰腺纤维化，酶的活性随之下降。肝脏的重量和肝细胞的数量也随年龄增长而减少，胆汁分泌少。总之，中年人的胃肠部分的结构和分泌功能都较年轻时有所减退，因而对脂肪、蛋白质等食物的消化吸收过程延迟，而且易发生便秘。

（5）呼吸系统：中年人肺弹力下降，肺泡数量开始减少，肺活量及最大通气量都减少，大约每 10 年减少 150 毫升，30 岁时肺活量为 5 ~ 7 升，60 岁时只有 3 ~ 4 升。中年人不能从事一些过强的体力活动，否则会感到气急。

（6）骨骼肌肉系统：肌肉在 30 岁左右力量最大，以后弹力和伸缩性变差，结缔组织和肌肉内脂肪增多，关节也趋向老化，使柔韧性变差，动作迟缓，需要花较多时间才能完成肌肉紧张和松弛。骨骼弹性和韧性减少，骨骼密度降低，易出现骨质疏松症。妇女中发生骨质疏松性骨折的比例高于男性。美国研究中发现绝经妇女中有 1/4 会发生此种状况。

（7）代谢系统：中年人的代谢水平逐渐下降，每年下降 0.5% ，因此中年人在保持年轻时的饭量，运动量却相对减少的情况下，易发胖。中年人往往需要质量高的蛋白质食物来补充分解代谢的消耗。

（二）中年期心理特点

人到中年，工作、家庭生活皆基本定型，经历了多年对理想、事业的追求和奋斗以及家庭生活的磨炼后，中年人的心理发展日渐成熟。中年人智力趋于成熟，见多识广，经验丰富，处理日常事物时有自己的独立见解，是思维和创造最为活跃的时期。据统计，从公元600年至1960年，全世界1 243名杰出科学家作出的1 911项重大科研成果中，科学发明最佳年龄段处于35～45岁之间，最高峰期位于37岁。

除成熟之外，性格的稳定性也成为中年人心理的一大特征。中年人性格基本定型，人格、气质更加鲜明。情绪稳定，意志力坚强，处理问题时的思想、情感、行为都有自己性格特征的烙印。中年人还有很强的进取心和责任心等。其主要心理特点表现为：

（1）智力持续增长，在生理上人必将老化，随着年龄增大，老化也日趋明显。唯有心理上的机能，在成年期往往仍随着年龄的增长而上升，直至60岁左右才开始退化，至80岁左右才呈现一落千丈的状况。这是史特拉兹氏的生命曲线所揭示的规律。中年人的单项心理能力，虽也是处在逐渐下降的过程中，但全部心理活动能力的综合总和即智力，仍然在继续发展和成熟。主要表现在能独立进行观察和思维，具备独立解决问题的能力，情绪趋于稳定，自我意识明确，精力充沛，情感丰富，感觉思维敏捷，判断力准确，智能高涨，注意力集中，记忆力旺盛，能适应、把握环境等。但伴随着中年人心理能力继续发展和成熟，生理功能逐渐减退，这给中年人带来一系列矛盾，如高度的社会责任感与身体能力不足的矛盾。

（2）心理压力大，人到中年，在家庭和社会两方面都承担着较大责任，心理冲突和心理困扰的发生也较频繁。从家庭来说，心理压力有从对子女衣食住行、道德品质、学习工作的担心，到对子女成家立业的操劳，婆媳关系处理的烦恼；还有对老辈年迈体弱而不能亲自侍奉的不安。繁杂的家务和精神负担造成巨大的心理压力。社会环境方面，同龄人的升迁流动，同事间的人际关系，工作调动，新环境中的角色转换等，若处理不当，都难免引起角色危机。另外，由于国有企业改革，公务员实行竞争上岗；技术的突飞猛进，人才辈出；中年人若不能不断地学习，将面临硕士、博士或者是海归派的挑战，而40岁以上的中年人则大量被分流到不重要的岗位或下岗。即使是留在管理岗位上的中年人，他们的付出也是常人难以想象的，可见，现在的中年人在各方面都承受着巨大的心理压力。

（3）中年人个性趋向独特，在处理事情时可以体现出来。随着年龄的增长，性格趋向中和，男性开始表现出和善、温柔、体贴等富有感情的特征。女性的性格则较从前更为进取、刚毅，体现出外向的倾向。

（三）中年期的心理需要

1．缓解紧迫感

大多数中年人都体验过强烈的心理紧迫感，这是因为：①社会对中年赋予较高的角色形象及行为的期望。人们眼中理想的中年人应是成熟、稳健、懂礼节、博学多才的象征，中年人应事业有成，在家中也是有尊严的一家之主。因此，中年人一般都十分注意克制自己的情绪行为，使言行举止皆符合社会规范，认真履行社会、家庭职责。长期尽心尽力扮演中年人角色，使他们产生紧迫感。②中年人知道自己处于一生中最佳的创业时机，又即将步入老年，因此，中年人产生时间紧迫感，往往争分夺秒地工作、学习，不顾身心的疲惫。③由于信息科技社会的到来，竞争日趋激烈。身处中年期，精力、学习新事物能力较年轻人差，下岗的威胁对他们来说很大。因此，心理产生压力和紧迫感。

适度的紧迫感对人的身心健康有益，往往能催人奋进、积极进取，但中年人时时面临紧迫感，使他们被压得透不过气来，易出现失眠、头痛等生理症状，大脑及其他内部器官长期处于紧张状态，得不到缓解，就会导致整个机体衰竭。高强度的紧迫感还常使中年人急功近利，或意志消沉。因此，中年人需要缓解紧迫感，使他们的身心能够得到放松，他们才有心情关注生活中除了工作、家务事外其他的美好事物。

2. 获得成就感和满足感

对于承担社会、家庭多方面重担的中年人来说，成就感和满足感的获得是他们的一大心理需要。这既是他们生来就具有的本能需要，也与他们的社会、家庭角色及地位密切相关。例如：在事业方面，对于中年人来说，能否获得荣誉、身份、地位，能否出人头地，衣锦还乡，已成为人生是否成功的一大标志。因此，中年人尤其是男性极需要获得这些方面的成就感。

自古以来家庭在中国人心目中就颇受尊崇，那些充满信心和乐观的中年人多是生活在经济丰裕、夫妻和睦、子女聪明孝顺的家庭中。营造这样一个温暖舒适的家是每一个中年人的梦想，因而，他们十分渴望从家庭生活中获得成就感和满足感。不论在中年人工作、生活、社交等任何场所，成就感和满足感都是他们梦寐以求的感觉，也是他们在面对任何事物时拥有信心和乐观的前提。

二、中年期常见的心理问题

（一）心理疲劳

心理疲劳又称精神疲劳，是人受到强烈而持久的劣性精神刺激造成的压力而引起的消极心理。心理疲劳可导致多种负性情绪及不良反应。许多心理疾病的患者都曾经历过一段心理疲劳的过程，由于未能及时消除疲劳而产生疾患。因此，应当引起人们对这个问题的重视。

产生心理疲劳的中年人常常处于这样的情况：长期受人际关系紧张、家庭纠纷、经济拮据等困扰，感到事事不如意，丧失了对工作、生活的热情和信心。心理疲劳最初表现为：情绪低落、有挫折感和失意感。进一步发展时，中年人的知觉、思维、意志等心理机制都发生变化，活动上也起变化。表现在：①整天浑身乏力，常觉头昏目眩、脑涨心悸，没有食欲，易便秘或腹泻。②情绪变化无常，易消沉，易怒。

③对任何事情都不感兴趣，厌倦社交活动，不合群。④工作、学习时，反应迟钝，眼睛易疲劳，注意力不集中，心烦意乱，效率低，常出现差错，因而易发生工伤、车祸等事故。长期的心理疲劳对人体免疫系统、内分泌系统、神经系统都有明显影响，严重时易导致心身疾病，如：冠心病、心律失常、糖尿病、支气管哮喘等。疲劳虽然给人带来不适的感觉，但是它也是一个有意义的信号，它的出现意味着需要休息和放松，因此，产生心理疲劳感的中年人应重视及时调节心情，缓解、消除心理疲劳。

（二）强迫型人格障碍

中年人严格要求自己，不断完善自我，积极地进行对社会有益的创造活动来实现自身的价值。这是良好的心理倾向。但许多中年人过分追求自身的完善，为使自己成为受人尊敬的典范，维护自己的尊严，过分关注自己言谈举止是否得体，对自己的情感、行为控制得几近苛刻，往往给人刻板、不能平易近人的印象。事业心、责任心过分强烈，使他们行事循规蹈矩，谨小慎微，对事情的细枝末叶也十分关注，为了工作可以放弃一切休息和娱乐。由于他们对自己所做的每一件事情都过于关切，常常处于紧张、悔恨的情绪状态中，很少能感到轻松、愉快。这种人出现的心理问题就是强迫性人格障碍。如果受到强烈的刺激或持续的精神压力，易导致强迫性神经症。

（三）婚姻适应不良

近年来，我国中年人的离婚率有上升的趋势。中年人的家庭中常出现动荡不安的现象。而家庭功能的失调，如夫妻感情不和，与子女冲突等都可能使作为家庭核心或当家人的中年人精神压抑、忧虑成疾。中年夫妻婚姻适应不良主要由以下几个原因造成：①青年时期处于父母之命或经人介绍与彼此性格、志趣不相投的人结了婚，迫于舆论或其他压力将婚姻维持到中年，在事业有成、完全成熟独立后重新考虑摆脱掉这种名存实亡的婚姻。②由于长期忙碌于工作和家务，夫妻生活单调乏味，彼此之间缺少沟通，相互吸引力降低，丧失了昔日的激情。③夫妻不善彼此理解、宽容、和谐相处，争吵或冷战十几年，使双方皆身心疲惫。所有婚姻适应不良夫妻的共同特点是：缺乏爱情和共同兴趣，情感交流少，不善于沟通和协调。

婚姻适应不良往往使中年人本已繁重的心事又添了一桩，而且是极其重大的问题，常引起情绪上的波动。有时会出现焦虑、失眠等症状，可能产生暴力行为或自杀倾向，也常常诱发神经症、抑郁症等心理疾病。家庭中的纠纷和冲突会使孩子的心灵受到创伤，埋下心理隐患。离婚虽然是解决婚姻适应不良的一个方法，但离婚者大部分都遭受过极为痛苦的折磨，与心脏病猝死、心肌梗塞、结核病、白血病、糖尿病等的发生有很大的关系。日本研究者认为，离婚的男子一般寿命要缩短 15 ~ 20 年，女子缩短 5 年。

（四）烟酒等物质依赖引发的心理问题

物质依赖现象在中年人群中极为常见。“物质”通常是指麻醉药品、精神药物、催眠镇静药以及各种解痛药，广义上也包括各类其他药物和烟酒等生活物质。如果滥用这些物质成瘾，就叫做物质依赖。我国的百姓讲究无酒不成席，烟酒在人际交往中被看成必不可少之物。因此我国的中年人由于交际的广泛性、活跃性常和烟酒打交道，造成嗜烟酒成性。中年人面临的社会、家庭、自身问题多，许多中年人由于身体不适或为缓解精神上的紧张和压力形成对一些药物、烟酒等物质的依赖。但这些物质依赖对人的心身健康危害十分大。例如酒，适度饮用可以使大脑皮层兴奋，感到心情愉快，忘忧解愁，但过量饮用则会产生酒精中毒，大脑皮层组织变形、萎缩，从而导致器质性精神障碍。长期饮酒会出现神经生理缺陷，抽象思维、空间记忆、动作协调及反应速度都下降，还可能发生植物性神经功能障碍、癫痫等。常见的中年人饮酒造成的心理问题包括：幻觉、妄想、抑郁、遗忘综合征、人格改变。吸烟可以使脑细胞活力下降，思维、记忆能力削弱，影响工作效率，还可以导致多种严重的心身疾病。镇静催眠药物的长期服用会使人精神萎靡，心情沮丧，懒散、疲沓，产生严重焦虑和抑郁感。吗啡、海洛因等物质的依赖除可以造成烟、酒、催眠药物引起的心理问题外，还可以使人格变得猥琐自卑、狡猾奸诈，产生严重精神错乱、崩溃，做出伤害他人等犯罪行为及自杀行为。

（五）职业适应问题

职业对中年人来说是极为重要的。中年人既需要依赖职业带来的收入维持家庭的生活，承担起家庭的经济责任；又要通过获取职业上的成就来维护中年人的尊严，体现自我的存在价值。中年人的工作虽然较年轻人相对稳定，但是在中年期却往往出现新的职业适应问题，主要有以下几种情况：①长期从事单调呆板、缺乏创新性和新鲜感的职业。例如：产品检验员、售票员、一些机械化车间的工人。这类工作使从业者缺乏情趣和内在动机、成就感，产生厌倦心理。②中年人自身的原因造成职业不适应性。有些中年人随着人生兴趣、爱好等的转移或能力的发展，发现目前从事的职业不能使自己发挥潜能，或志趣已不在此处；有的中年人认为自己的职业本身没有前途，不够“热门”，或不能满足经济上的需要。③客观工作环境中的因素造成职业适应问题。如领导者管理方式不科学，人际关系复杂，易出现人际摩擦等社会因素；工作场所简陋、缺少仪器设备等物质基础。中年人出现对职业、职位心理上的不适应后，常表现出沮丧、焦虑、抑郁等情绪，易疲劳，还可能出现早衰现象。

（六）固执

中年人心理成熟，无论是工作、社交，还是家庭生活方面都积累了许多知识和经验。因此处理问题时方式较为适当，有先见之明。但是有的中年人，尤其是那些事业有成的中年人，过于相信自己的能力，坚信自己经过多年实践得来的经验和行为准则像真理一样有效，处理事情时听不进别人的意见和建议，自以为是，独断专横，作出决断后即使客观条件和环境有了变化也不肯随之作出调整，发现自己判断失误也不愿悔改，更不肯承认错误。产生这样的固执心理，无论对工作还是家庭生活都会带来很大危害。工作方面的事情一个人的思考往往不够全面，行事斩钉截铁、坚持己见、不随波逐流，固然是有魄力的表现，处理应激事件时效果颇佳，但更多的时候可能只会带来工作失误和偏差，甚至是严重的经济损失，而且易造成人际关系紧张，与同事之间产生隔阂。在家中摆出一家之主的架势，顽固不化，可能会伤害夫妻感情，与子女冲突，造成家中紧张气氛弥漫。

（七）停滞感

精神分析心理学家艾里克森认为，中年阶段是创造或停滞的时期。创造涉及的范围很广泛，包括履行孝敬父母的义务，教养子女的责任，为社会作贡献，因此是一生中最丰产的时期。拥有创造感的人会对一切都尽忠尽职，发挥个人最大的才能。但是，长期的奋斗、拼搏，使他们身心都十分疲劳，脑中又时常萦绕着家中无穷无尽的琐事，社交年复一年的乏味，自身精力的衰退，他们感到自己累了，没有能力再创造了，进入了停滞的状态，失去了往日强烈的自信心和责任心，变得疏懒倦怠。有的人开始放任自流，沉溺于成熟和享乐之中。只有他们重新对自己的人生目标和经历、自身能力的局限性作出评价后，成功地解决创造与停滞之间的矛盾，才会从悲观转为乐观，重新振作精神继续奋斗。停滞感最容易在以下的情况下发生：①年轻时当大作家、科学家等雄心壮志未能实现，理想破灭，自觉事业上想再有重大转机却为时已晚，开始焦虑、缺少自信心。②长期承受挫折和压力，孩子长大成人后不再对自己言听计从或离家独居，父母去世等事情发生后，如果情绪未能及时调节，易产生停滞感。

（八）矛盾冲突与心理压力

1. 家庭与事业的矛盾冲突

夫妻关系和子女问题，是最令中年人牵挂和分神的事。家庭安宁有助于事业的发展，事业成功又有助于家庭稳定，家庭和事业对中年人的要求与期望往往形成一对矛盾，中年人在家中想成为一位好父亲、好丈夫、好子女，在事业方面又想有所作为，成为一个成功人士，但人的精力毕竟有限，所以家庭和事业造成的压力在所难免。

2. 渴望健康与追求成就的矛盾冲突

中年人希望自己能有个健康的身体，可以全身心地投入所从事的事业中去，从而得到自我实现的满足，在紧张的工作和高度责任感的驱使下，他们往往又无暇顾及自己的身体健康，忽视了疾病的早期症状，而延误了诊断和治疗的最佳时机。现实生活中，不少有才华的中年人，由于对健康的忽视，甚至带病坚持工作，导致积劳成疾，给家庭和社会带来重大的损失。

3. 人际关系错综复杂的心理压力

中年人的人际关系较为复杂，工作中既要处理好与老同志的关系，否则会被认为你自以为是，过河拆桥；同时又要处理好与年轻同志的关系，如指导过多，人家就认为你卖弄知识，指导少又会被认为待人冷漠；同时还有上下级关系，亲朋关系，社会上各种活动等，这些关系会把人搞得心力交瘁。

4. 客观现实的变化造成的心理压力

社会环境的变化，知识结构的更新，社会竞争的不公平性，自己的付出与所取得的荣誉不相符合，工作的不稳定性，下岗、再就业等一系列问题，再加上记忆力下降，对新事物的接受能力不及青年人快，因而容易产生“老之将至”的悲观心理。

三、中年期心理卫生措施

（一）培养豁达的人生观，高尚的价值观

人生中最大的精神隐患莫过于成天患得患失，斤斤计较，追名逐利，贪求无度。《黄帝内经》上有这样的思想：养生必须“内无思想之患”。性情豁达、品格高尚的中年人中很少有出现心理问题之人，这是因为他们对社会中的荣、辱、利、禄，都看得很淡薄，不会为满足物质欲望处心积虑甚至损人利己，少有能引起心情焦虑不安之事。心胸开阔，遇事想得开，就不至于因遭受重大精神打击而崩溃。这样的人精神生活始终坦荡、充实、愉快。我国古代医学文献《灵枢·本神篇》中说：“怵惕思虑则伤神”，“愁忧不解则伤意”，“喜乐无极则伤魄”，“怒而不止则伤志”，“恐惧不解则伤精”。终日被这些情绪包围着的人最易出现心理问题。因此，要学会面对现实，根据自己的实际条件来安排自己的工作与生活，去除不切实际的幻想，做到知足常乐，不自寻烦恼；对功名利禄抱“得之淡然，失之坦然”的态度，不过分计较个人得失，争取做修身养德、与人为善、助人为乐之人。可以通过阅读名人传记和优秀文艺作品等提高文化素养，培养乐观、豁达之精神和高尚的价值观。面对烦恼时必须自解，活得逍遥、自得，这才是防止心理问题和疾病出现的根本。

（二）建立良好的人际交往圈

医学心理学家指出人类的心理适应就是对人际关系的适应。现代社会中竞争激

烈，人际关系淡薄，长期身处其中难免会有孤独寂寞之感。因此，用心交一些志同道合的益友，通过与朋友亲密的情感、语言交流，可以使中年人获得安全感、满足感、舒适感，情绪也比较稳定。在处理与职业有关的同事之间、上下级之间的关系时，应严于律己，宽以待人，事事以和为先。在与好友、亲人交往时，应尊重、关心他们的需要，了解他们的爱好，寻找共同之处。注意避免固执己见或因小事斤斤计较，多和他人进行思想情感的交流与沟通。建立了良好的人际交往圈，中年人就可以使自己生活在良好的精神环境中，减少精神疾病的诱因。

（三）调整饮食起居，预防早衰

健康的心理寓于健康的身体。机器经过长期的运作之后需要维修、保养，中年人的身体也是如此，只有爱惜身体，注意及时调养才能保持健壮，精力旺盛，不至于过早衰老或积劳成疾。许多中年人为工作呕心沥血日夜兼程，或恃仗自己正值壮年，饮食无度，吸烟酗酒，事实上都是不可取的。从长远眼光看，保持身体的健康才能拥有更多身强力壮的时间，才不会出现“壮志未酬身先死”的悲哀。我国的中年人出现早衰的原因主要是：①用脑过度；②嗜烟酒，饮食无度；③劳逸失衡。为此，中年人必须及早调整饮食起居，预防早衰。

（1）积极行动起来，防止大脑早衰。心理老化与大脑老化密切相关。因此应多背诵东西、勤记忆，每天进行一些活动，如转动手腕脚腕、抛球接球等手脚活动，以及打哈欠、说话、朗读都可以去除大脑疲劳，增进大脑功能。

（2）采取健康的饮食方式。中年人由于工作繁忙，饮食特点大多是早餐、午餐马虎而晚餐却过于丰盛，摄入脂肪胆固醇过多，营养结构不平衡，结果高血压、冠心病、脂肪肝结伴而来。应针对中年人的蛋白质利用率降低、脂肪代谢能力差、对钙等重要物质吸收能力差的特点，采用适合中年人的饮食方式应该是：以素为主，吃八分饱，晚餐适量，增加蛋白质、维生素、镁、钙、锌的摄入，少吃含脂肪、胆固醇过高的食物，才有益于心脑健康、身体健壮。

（3）戒除烟、酒、毒品等不良嗜好，慎用药物。烟、酒、毒品的危害不必赘述，中年人由于身体机能降低或过度疲劳，常常食用药物来延缓衰老、对抗疾病、帮助睡眠，但药物的过量食用反而会造成身体状况更差，带来许多负面作用，因此必须慎用。

（4）积极锻炼身体。中年人锻炼身体应注意运动量适度，要循序渐进，患有严重疾病的中年人应遵医嘱进行。锻炼的关键在于持之以恒，时间最好安排在黄昏时分。适合中年人的运动有：慢跑、步行、跳舞、羽毛球、游泳等，可以适量地做俯卧撑、仰卧起坐、打篮球或排球等强度大的运动。

（5）保证充足的休息时间。睡眠不足可以导致注意力不集中，记忆力下降，判断力减弱，学习、工作效率随之下降，易发生交通事故等意外事件。长期睡眠不足还可以影响肝脏、心脏的功能。

（6）应定期体检。生病及时就医，对疾病应有正确的认识，无须过分担忧和恐惧，要保持良好的心理状态，注意心理卫生。

（7）选择适宜的居住环境。人的一生有一半的时间是在居室内度过的，居室宽敞、向阳、通风、干燥、设施整洁、美观大方、墙壁颜色柔和，会使人心情舒畅，也使人的心理在优雅的环境中得到较好的放松。

（四）调节情绪，保持心理平衡

中年人易患的高血压、溃疡病、冠心病、糖尿病等都与工作紧张、心理冲突剧烈有关，因此又称它们为心因性疾病。人到中年，家庭、社会多层次的压力及责任感给他们带来诸多烦恼，七种情绪（喜、怒、忧、思、恶、恐、愤）都时常过度。情绪易起波动，引起人的内部器官系统功能发生变化。情绪紧张时大脑皮层功能易紊乱，冠状动脉血流发生障碍，胃部肌肉过度紧张而收缩、疼痛，人体内分泌系统也受影响。因此，必须自我调节情绪，维护心理平衡，才能防止心理疾病。

（1）经常保持喜悦、欢欣等愉快积极的情绪。处于心神怡然的轻松状态，可以提高大脑及整个神经系统的功能，使各个内部器官功能活动协调一致，因而精力旺盛、思维灵活、动作协调、反应迅速，而且能避免或消除高血压、冠心病等疾病的发生。

（2）幽默。美国哈佛大学佐治·维尔伦博士指出：幽默是人类面临困境时减轻心理和精神压力的方法之一。幽默能使人忽略挫折、不幸带来的痛苦，化消极为积极，帮助人乐观地面对人生。日常生活中可以多读幽默小品、名人趣闻轶事，学着用幽默的方式表达自己的看法，有意识地进行一些幽默训练。

（3）遇事时注意减少过激的情绪反应。中年人常采用的几种心理防御手段是：①迁怒。不敢向领导发火，转向家中妻小。②逃避使自己痛苦的情境和人。③压抑。这几种防御手段都是对自己及他人有负面影响的。一味压抑、控制怒气、忍让退却会造成身心损伤。弗洛伊德说过：没有表现出的情绪常常是精神病的基础。中年人可以通过活动、向他人倾诉或直接向对方表白自己心情的方式调节心理平衡，但是不能直接与人冲突。

（4）培养良好的个性。中年阶段个性一般趋于成熟。但此时个性仍具有较高的可塑性。良好的个性应当保持巩固，而不良个性也可以通过适当的锻炼去改造，要克服虚荣、嫉妒、冲动，培养踏实、克制和有涵养的个性。美国心理学家丁·朗姆士通过调查发现，人从中年开始分为两种类型：一种人对工作和生活充满信心，在各方面不断进取，并且十分热衷于亲自动手、动脑；另一种人 30 岁一过，便沉溺于平淡舒适刻板的生活，每天上班无精打采，回家吃饭睡觉，随着年龄的增长，前者越活越年轻，后者便会未老先衰。

（五）劳逸结合

中年人应正视任务繁重和精力减退这一矛盾现实，如对自己提出过高的要求，放弃休息和娱乐做工作狂，往往导致脑体过度疲劳，心力交瘁，不仅工作效率大减，身心也深受其害。应该做到：①体力脑力相结合，学会自我松弛。体力劳动者可以以听音乐、下棋、读小说、看电视等方式消除疲劳。脑力劳动者则采用散步、跳舞等活动的方式消除疲劳。②适当娱乐。打球、摄影、旅游、钓鱼、跳舞等活动，既可以使身心松弛，消除疲劳，又有助于丰富个人精神生活，开阔视野，陶冶情操，有助于工作效率的提高。③适当调整工作和竞争观念，在自己力所能及的范围内奋斗，不必事事争强好胜，在家中、朋友圈子中以放松身心的方式来活动。④掌握科学的工作、学习方法，合理安排时间表。防止单纯延长工作时间打疲劳战，可以对时间的利用以优化组合的方式安排，例如：在上午工作效率最高，可以用来解决最棘手的问题。

（六）调适婚姻生活，获得家庭幸福

家庭是中年人情感支持的主要源泉。一个人无论在外面多么劳累，感到多么委屈和不幸都可以从温馨和谐的家中得到无限慰藉，把烦恼和痛苦降至最低限度。婚姻是否幸福对中年人的心理健康十分重要。

婚姻幸福的基本前提是：珍惜、维护爱情和婚姻。可以采用一些措施来调节婚姻生活：①留给夫妻独处的时间。许多婚姻破裂都是由于各自忙碌，缺少沟通，生活单调乏味所致。应时常做年轻时两人喜爱的事情，如看电影、跳舞等，时常交流一下感情，共享生活乐趣。②彼此理解、尊重、信任。不论职业、地位高低，能力大小，都不可盛气凌人。虽经历了十几年的考验，但仍有必要互不猜忌，理解支持对方的事业，才能经得起环境的纷繁变化。③共同承担家务劳动、教养子女的责任。教育子女时双方多沟通，可以避免因分歧而伤害夫妻感情。这对于没有职业的家庭主妇更加重要，可以避免日后由于子女离家造成空巢综合征。④保持年轻的心理，注意自己的仪表、修养，加强自己对爱人的感召力和吸引力。

（七）建立健全的社会保障和保健体系

中年人是各种心身疾病、神经症及各种适应性心理障碍的高发年龄，这就需要有一整套健全的社会保障体系来解决他们的心理问题，缓解他们的心理压力。当遇到挫折、困难时有地方倾诉，有人能够为之排忧解难出主意。中年人应交一些志同道合、有同情心、善解人意的朋友，可以经常交流、沟通；更要善于与家人沟通，因为一个人的心理问题总是与其家庭内部的关系和家庭与外界的交互作用有关，家庭是最好的心理治疗场所。同时，还需要保健部门、社会保险及心理咨询机构联合起来，建立新型的监控体制。

第二节　更年期心理卫生

更年期是指中年向老年过渡的一个阶段，一般把女性45~55岁和男性50~60岁称为更年期。虽然更年期有一定的年龄界限，但事实上起止年龄会因人而异。更年期是人生中除青春期外的又一个动荡不安的时期，因此有“第二青春期”、“多事之秋”等几种说法。

在更年期，人多年以来所积聚的身心疲劳、隐患已达到了极限，在生理、心理上出现功能减退。加上更年期这一阶段特有的生理、心理变化，使许多处于更年期的人濒临身心崩溃的边缘。因此，更年期除了具有中年期一般的心理特征外，由于此时期身体、生活变化大，人的情绪波动大等原因，还易造成心理上的问题。如体质下降，疾病增多，最显著的是性腺活动机能衰退，植物性神经系统功能变化，这必然会影响人的心理活动。

一、更年期的生理特点及心理需要

（一）更年期的生理特点

1．妇女生理特点

妇女的更年期是与绝经密切相关联的。绝经一般发生在48~52岁之间，是妇女不可避免的一个生理过程。一过40岁，卵巢雌激素和孕激素分泌量开始下降，卵巢功能逐渐衰退，不再排卵细胞，生殖能力随之丧失，月经先是变得不规则紊乱，再过一两年就绝经了。妇女绝经前后的卵巢结构和功能逐渐衰退，直到枯萎消失的这一阶段即为更年期。妇女绝经的时间与月经初潮早晚、是否生育过以及身体状况的好坏有关。一般月经初潮早、曾经生育过的妇女绝经晚，身体健壮、营养充足的女性绝经也可能出现较晚。其生理原因是：丘脑下部、肾上腺等内分泌器官的平衡隐态失调，人脑兴奋抑制过程不平衡造成的。

更年期妇女雌激素丧失会带来以下生理上的变化。柔和的音质变得刺耳；脱发加重；皮肤逐渐萎缩；体形发生一些变化；乳房变得干瘪；阴道变短，弹性下降，内壁变薄，阴道分泌物减少，而且易发生细菌感染，膀胱壁及尿道内壁变薄，易发生膀胱炎、尿道炎；血液里胆固醇的代谢降低，因此心血管疾病、死亡率增加。更年期妇女最易患某些癌症，子宫颈癌和乳癌较多。

月经紊乱和闭经往往给妇女带来许多更年期症状。尤其绝经和此前一两年是生理、心理上的紊乱时期。最常见的生理症状是潮热。潮热出现时，一股股热流涌向头面颈背，皮肤泛红，继之出汗，甚至大汗淋漓，随之又感觉发冷，而且伴有头痛、眩晕、眼花、耳鸣、胸部郁闷、血压升高等症状。潮热一般持续一分钟左右，有的可长达半小时，每天发生4~5次，严重的有几十次，也有少数几乎没有。该症状常见于夜间，使人失眠、多梦，易心烦意乱，影响睡眠，导致白天精神紧张、疲倦无力。该症状半数以上出现在绝经以前，一般在绝经后几年自然消失，少数潮热严重影响工作生活，有必要治疗。

更年期妇女在雌激素变化影响下产生的植物神经功能变化、生殖力丧失、形体改变和生活变化等造成心理上的诸多反应。主要表现是：情绪不稳定，焦虑、抑郁、紧张、烦躁、多疑、唠叨，有的妇女对躯体的细微变化十分敏感，甚至轻微的头痛、失眠都会使她变得悲观绝望、多愁善感、古怪孤僻。这些症状都是更年期综合征的表现。有时出现头晕、腹胀、心悸等症状，是由于妇女心理过于紧张造成的。

更年期妇女出现的各种症状不仅与卵巢分泌雌激素减少，以及身体内各器官功能有所减退有关，也与妇女社会经历及教育、个性特点、对更年期认识、生活方式、家庭情况有关。一般从事脑力劳动的妇女症状相对轻一些，对绝经、不能再生育等生理上变化认识正确的人症状也较轻。许多妇女对绝经有错误的看法，认为会带来许多生理上的变化，是走向衰老的象征，再不能过性生活，因此惊慌不安，更易引起症状的发生。

事实上，更年期并没有许多妇女想象得那么令人恐惧，有的妇女症状很轻，几乎没有感觉到变化就度过了更年期。出现几种更年期综合症状，发生的频率、严重性都因人而异。

2. 男性更年期生理特点

男性更年期没有像停经那样的明显标志，因此长期被人们认为没有更年期，但事实上，在男子45~55岁之间，会出现一些类似女子更年期症状的生理、心理现象，他们也要经历更年期，出现易疲劳、食欲减退、优柔寡断、孤僻等症状，只不过不像妇女变化那样突然和明显，只有5%左右的男性体验非常强烈。

男性更年期生理上的变化是睾丸缩小、肾上腺皮质雄激素分泌减少，有时会导致植物性神经系统功能紊乱，出现类似神经官能症的症状。在生理方面具体表现为：出现眩晕、心悸、呼吸不顺畅、四肢麻木、软弱乏力、失眠多梦、性功能减退，但生育能力到何时终止不确定。在情绪上也有所变化，烦躁易怒、压抑、记忆力下降、注意力涣散、思维易受干扰。有的人性格起很大变化，原来性格开朗大度，突然会变得敏感多疑；可能出现异常行为，如突然想卖掉企业、房屋，或把自己装扮成青年人，也可能出现婚外恋。

男性更年期的症状的持续时间在几个月到几年之间，大多数自然消除，大部分男子的更年期症状不明显，常被紧张的工作、繁忙的社交和家务所淹没。少数人由于更年期以前就形成的身心隐患或心理社会因素而诱发更年期强烈症状体验，甚至形成更年期心理疾病，需要适当治疗。

（二）更年期的心理需要

1. 平和的心境

更年期的人越是易出现焦虑、惶惑、紧张等消极情绪，他们就越渴望能保持平和的心境。过多的责任和重担常使他们思维纷杂、心烦意乱、头昏脑涨，身心都十分疲惫。当心境平和时，大脑及整个神经系统功能相继提高，五脏六腑也会相协调，精力就会旺盛起来，注意力也较为集中，心情自然舒心愉快了。心境平和也切合我国医学向来提倡的养生之道，心境平和能清静养神，庄子“抱神以静”，“水静犹明，而况精神”（《庄子·在宥》）说的就是这个道理。

2. 亲友的情感支持

更年期的人心理变化复杂、易出现危机，特别需要情感上的关怀和支持，许多研究表明40~50岁之间是自杀死亡率的一个高峰阶段。自杀的原因中精神疾病（如精神分裂症、大脑障碍、酒精中毒等）占第三位，学者们都注意到，情感支持系统的强弱与自杀之间有密切的联系。自杀者多处于孤独、受严重精神创伤、疾病缠身等境况，以家庭为核心的亲友圈子是更年期人获得情感支持的主要来源，温馨和谐的家庭可以使他们获得安慰和支持，诸多烦恼和痛苦在亲人的理解关怀下都会变得无足轻重。尤其是在烦躁、易怒、敏感等更年期症状出现时，家人的关怀体贴能使更年期的人放松精神，缓和情绪，减轻各种更年期症状。

二、更年期常见的心理问题

（一）空巢综合征

在中年期，尤其在更年期，家庭变化比较多，最突出的一点是子女长大成人，离开家庭开始独立生活。一度较稳定的家庭模式发生变化，原来夫妻对家庭投入的精力大部分落在子女身上，以子女为核心。孩子离家使许多人，尤其是非常依恋子女或没有工作的家庭妇女受到极大精神创伤。孩子的离家使他们一下增添了许多空闲无聊的时光，感情上也有深深的失落和惆怅，甚至忧虑成疾。这就是空巢综合征。

空巢综合征的出现是由于难以适应家庭生活模式变化的结果。为了避免出现空巢综合征，夫妻生活应一直留有自己的空间，给孩子充分的自由，培养孩子独立的能力和意识。思想上对子女离家也应早有准备，把它看作是人生中的必然事件。如果在子女离家后父母抱积极态度看待这个问题，这就会成为一个良好的转折。夫妻可以重新亲密无间地相处，给对方更多的关怀和体贴，做以前想做而又被孩子拖累的事情，不再每日为孩子的许多琐碎事烦恼。例如旅游、一起打羽毛球、散步等活动。许多研究表明：一般人对婚姻的满意程度持续下降，而且就在子女离家之前达到最低点，但在此后的岁月中，多又增长起来。

因此，只要及时调整家庭生活的程序，使生活变得丰富多彩，就不会出现空巢综合征了。

（二）更年期疑病、恐病倾向

人到更年期，青春逝去，衰老迹象日益明显，人的心身疲劳都达到了极限，因而易染一些疾病。更年期的人们关注身心变化固然必要，但有的中年人过分担心疾病，偶感不适就心慌意乱，往往将更年期的某些症状如头痛、胸闷、失眠等看成大病临头的象征，总怀疑自己得了某种疾病，风声鹤唳、草木皆兵，每日都忧心忡忡，甚至怀疑自己已病入膏肓，将不久于人世。常处于这种心理状态，必然影响生理机能，削弱机体抵抗疾病的能力，反而会给疾病侵入大开方便之门，使胃溃疡、冠心病这些疾病更易发生，而且一旦身体真有疾病，越紧张越感到病情严重，病情反倒不易好转。

（三）更年期抑郁症

更年期抑郁心理的存在是比较普遍的现象，与个体所处的境况有关。一般易有此心理的人都是那些长期处于不良环境或心境中的人，其生理原因是脑内化学平衡失调，但主要由心理问题引起。抑郁心理严重时可发展成抑郁症，该症表现为：①情绪低落、沉闷，对生活失去信心，悲观失望，总认为自己虚度年华，活得没价值，不断自责自罪，甚至自杀。②注意力难集中，记忆力减退，工作效率低，缺乏成就动机和交往动机。③活动少，不愿做任何事情，对以往喜爱的事物也失去兴趣。④出现心悸、失眠、食欲下降、胃肠不适等生理症状，易疲劳。除以上症状表现外，长期处于抑郁心理的人还可能产生以下行为：自暴自弃，用烟酒麻醉自己；有的人以不符合社会规范甚至违法方式爆发出来，产生不道德、伤害他人的行为。抑郁症患者还易患乳腺癌、胃溃疡、十二指肠癌等各种严重疾病。德国巴尔特鲁博士曾调查过8 000名恶性肿瘤患者，发现患者病前多处于失望、孤独、懊丧等精神抑郁的状态中。

造成抑郁心理及抑郁症的主要原因是不能及时调整、宣泄不良的情绪和思想。采取相应的措施可以有效避免这一现象的出现。

（四）神经衰弱

神经衰弱是常见的更年期心理疾病，多发生在知识分子身上。这类患者往往忧虑过多，职业、前途、名誉、地位、身体健康等各种事情都常盘旋于脑中，尤其容易背上思想包袱，造成大脑长期过度紧张，兴奋、抑制功能失调，整个脑机体系统功能发生变化，症状表现为：头痛、失眠、多梦，怕光、热、痛等强烈刺激，心率不稳，多汗，食欲不振，消化不良，常胸闷，呼吸不畅。心理上的变化为：①非常易激动和兴奋，情绪上有微小波动就觉得筋疲力尽；时常无故惆怅，有厌倦、空虚之感，高兴的心情很少出现，而且稍纵即逝。②面对事物时注意力不集中，因而不听别人劝告，如果别人稍微对此厌倦，就会愤怒失望、内心委屈；常沉浸在自己的种种“困境”之中。该症的真正病因是患者自我情绪干扰，如果能对自己的心理状态、心理问题有个正确的认识，不逃避现实，改变不良的心理习惯，训练克服焦虑等心情，比采用药物治疗好得多。

（五）更年期偏执状态

更年期偏执状态也称更年期妄想症。该病病程长，除了出现更年期综合征如忧郁、紧张、惶惑不安、心悸等症状外，突出症状是出现被害、嫉妒、自罪等妄想；多为幻听；妄想对象多为自己亲朋好友等关系密切的人；内容比较固定，例如嫉妒妄想患者总有配偶与异性有染的妄想，对其与异性来往的一举一动都怀疑，跟踪窥探，有的当众殴打、辱骂对方，对家庭破坏十分严重；有自罪妄想的人常出现幻听，听见有人指责他贪财好色，历数他种种罪状，伴有短暂幻觉如人影、怪物等，更加重恐惧、惊慌。出现更年期偏执状态的原因和遗传、人格特征、婚姻状况、身体条件等有关。一般易患更年期偏执症的是那些性格孤僻、退缩，人际关系不好，婚姻生活不幸福以及生理有缺陷的人。还有一些人是由于吸烟、饮酒、吸毒引发该症的。

（六）贪婪心理

更年期的人即将退休迈入老年，经过大半生的奋斗后，开始对自己的成就、生活境况等与他人作一番比较和评价。有些人过去几十年一直工作兢兢业业，清白无瑕，现在突然发觉与自己素质条件差不多的老同事、老同学都有了权势，发了大财，自己已是日薄西山之际没有时间再凭正当的个人奋斗获取这些；再加上改革开放后崇尚金钱、享乐的不良风气蔓延；一些贪赃枉法的官吏以权谋私，其中有些人钻了法律的空子，仍在逍遥法外。面对这些情况，有的人依旧心胸坦荡地工作、生活；有些人却觉得自己活得冤枉，认为自己为国家、社会贡献颇多，回报太少，心理不平衡，决意抓住手中尚有的权力和职务大捞一把，开始干起贪污、受贿、挪用公款等不法行为来为个人谋私利，贪婪之心一旦获得满足，就会日益膨胀，永无满足之日，这些人也就愈发胆大妄为，胡作非为，毁了自己大半生的清誉和成就，出现晚节不保这类令人痛惜的现象。因此，贪婪心理一旦萌生，必须立刻引起警惕，尽快消除，稍有不慎，便犹如陷入泥潭中难以自拔。

三、更年期心理卫生措施

（一）有备无患——正确认识对待更年期

中年人应在更年期到来之前就对这一年龄阶段的心理、生理变化及特征有所了解。一旦思想上有充分准备，就会对各种更年期症状的出现泰然处之，各种症状出现的概率、频率也会大大减少。

（1）应对更年期综合征有正确的了解和认识。更年期综合征的表现如失眠、头痛、潮热等都不是什么严重的疾病，一般不会造成心身严重损伤，只要在机体重新建立起平衡之后就会恢复正常。即使症状突出，也不必惊慌，去医院检查后遵医嘱适当服用一些药物即可。

（2）了解更年期身体机能有所减退这一事实，防止疑病倾向。更年期的人身体各系统功能都不如年轻时那么好，生活环境中还存在许多致病的微生物或感染疾病的条件，因此比以前更易患感冒及其他疾病。轻微的身体不适不必引起太大恐慌，从免疫学角度看，感染小病能使免疫功能进一步加强，肿瘤专家维茨勒发现癌症往往袭向那些平时从不生病，身体健康状况好的人。因此，一方面要重视小病的治疗和检查，预防大病。另一方面不必因小病而恐惧，不必过分关注身体方面的变化。

（3）更年期的情况因人而异，差别极大，如何度过更年期取决于个人对更年期的体验和正确对待。更年期症状是否严重与环境有很大关系，包括文化因素、家庭因素、社会因素等等。因此，注意环境因素的影响，坦然面对向自己心理挑战的因素，会有助于度过一个良好的更年期。

（二）进行适宜的心理调整

1. 克服自老心理

当您乌发中掺杂了几根银丝、眼角亦增添了几条鱼尾纹的时候，切莫以为自己“老”了。应该了解，自老心理会加重忧愁、痛苦等负性情绪，乃至加速衰老。常被“老境黄昏”、“日落西山”的心理阴影所笼罩的人，总想着自己似乎已步入人生的最后一站，正一天天走向坟墓，世界已经不再属于自己，外面的一切都暗淡无光，未来已是一片悲凉……其实，70 岁左右的正常老年人，体力还能保持高峰时期的占 80%，思维和判断能力还能保持智力旺盛时期的占 90%。因而，大可不必为更年期的一点不适而伤感。更年期是人生必经之路，应满怀热情去迎接它。

2. 精神上保持积极状态

更年期心境开朗者，可使机体代谢功能和免疫功能保持在良好的水平，有益于防止更年期综合征。这是因为乐观的心情可调节改善神经和内分泌功能，诸如能使神经递质（去甲肾上腺素、5－羟色胺等）对免疫器官的支配作用增强，产生良好的免疫效应。豁达开朗的心境还会使神经内分泌系统、免疫系统互相调节，密切协作，使机体的健康保持在最佳状态，不易出现更年期综合征。应该想到：自己辛苦奋斗了几十年，在人生征途已积累了相当的经验，可以从事自己爱好的事情或知识性较强的工作。有的人更年期已届离、退休年龄，更可安排好离退休之后的生活，如琴棋书画、培植花卉、养鸟养鱼，或出去旅游观光，饱览名山大川，会会多年未见的老友等。

3. 讲究情绪疏导

生活中的烦恼是难以避免的，喜怒哀乐人皆有之。更年期应尽量避免不良心理的刺激，因为此时精神上的刺激极易导致躯体症候。有关资料表明，更年期发生情绪危机的人罹患癌症的危险性较大。而通过心理方面的自我调节和改善，能使不良情绪得到缓解。要理智地喜怒排忧，保持心理上的相对平衡和稳定。遇到有不顺心的事，可找知心朋友聊聊天，一吐为快；苦闷之时不妨采取“精神胜利法”；将要发脾气时要想到“制怒”二字，或干脆避开，出去走走。即使发生一时性的心理波动，亦会很快烟消云散。

4. 动静结合，劳逸适度

生活要有规律，科学安排时间。在更年期，要保持良好生活习惯，饮食起居，娱乐爱好均有节制。饮食要清淡，八分饱有利于保护肠胃功能，也能防止发胖、高血压、冠心病。应尽量按时用膳，按时休息和起床。处于更年期的人工作要适量，不宜过劳。应养成体育锻炼的习惯，每天可安排 1 小时运动，项目宜选择快走、慢跑、太极拳、八段锦等；亦可适当参加各种家务劳动、生产劳动或社会公益活动等，以调节身心，延缓衰老，有利于健康长寿。

（三）妥善处理人际关系

人际关系状况如何对更年期人的心理健康十分重要，如果与他人相处融洽，就会感到舒心畅快，有满意感和归属感，不良情绪易于宣泄，精神可以得到升华，对保持心身健康，顺利度过更年期十分重要。更年期人应该注意到：更年期这一特殊年龄阶段中社会角色及身心的变化可能给自己进行人际交往时的态度、行为带来影响，例如更年期综合征带给情绪上敏感、多疑、烦躁、易怒等异常变化，可能会使自己易与他人发生冲突；面临将要离退休的局面，潜意识里可能有对失去权力和他人尊重的恐惧，有时处理问题时可能倾向于固执、偏激，容易因工作问题与同事产生摩擦。因此，更年期的人在与人交往时，应注意时时提醒自己，言谈应把握好分寸和尺度，工作中不可处处显示自己的地位和权威性等形象；家庭中应与子女、配偶多沟通，平等相处，切不可为维护自己的支配地位而刚愎自用；当亲友提出有违自己做事原则的请求时，切不可标榜自己公正廉洁的形象，严厉斥责，而应在不伤害对方尊严的基础上婉言拒绝。

（四）克服不良性格倾向

一百多年前就有人注意到了冠心病等疾病与人的性格有关，本世纪许多研究都发现：性格不同的人对环境刺激的敏感程度是不同的。因此，虽然现代社会的紧张生活节奏和高效率工作环境，可能给人的心理、生理带来许多不良影响，但是性格不同的人受到影响的程度却相差悬殊。美国心理学专家弗瑞德曾调查了 3 900 名 39～59岁的人，发现 A 型性格的人占多数，这类人血清中胆固醇明显高于其他人，易患冠心病。这是由于 A 型性格的人通常富有进取心，争强好胜，有强烈支配别人的欲望，有敌意，攻击性强，很少有满足感，因此总处于过度紧张状态，神经内分泌功能和脂肪代谢紊乱，血中胆固醇、去甲肾上腺素常升高，导致血压升高，血管收缩，易患动脉硬化。此外，一些医学家发现，乳腺癌患者多见个性为：性格内向、克制、忧郁、多虑，不敢任意发泄情绪。

性格与疾病关系的大量研究调查都表明：性格倾向与人身心健康有密切的联系。因此，改变性格中的不良倾向对更年期的人来说是一个很好的心理保健方法。许多心因性疾病如高血压、冠心病患者的猝死都发生在更年期。如果更年期的人注意克服多虑、敏感、强烈的占有欲、争强好胜等性格特征，多发展随和、宽容等性格特征，对预防心身疾病可以起到很好的效果。

（五）重视社会和家庭的作用

经常给自己制订计划，不断追求新的目标，努力学习新东西、新知识并谋略轻松而果断地获得它们，寻找理由使自己快活起来，让生命的一半时光用于从事自己真正喜欢并能不断改善个人处境的事情。

保持正常的性生活。虽然更年期的个体性欲减退，但这并不意味着性活动的结束，适宜的性生活有益于心身健康。

社会与家庭应正确对待更年期的个体，充分发挥社会家庭支持系统的作用：对更年期心身反应大的个体，家庭与社会应该给予一定的重视，如工作中予以关心、安慰和鼓励，根据实际情况分配力所能及的工作，予以适当照顾，帮助他们减轻精神压力、增强社会适应能力。另外家庭成员给予适当的同情、忍让、关心是十分必要的，为其创造一个和谐的家庭氛围，能使其心情舒畅。

第三节　老年期心理卫生

一般将60或65岁以上至死亡这一阶段称为老年期。人走向衰老是生物发展的自然规律。随着生活条件的改善及医学的进步，老年期将成为人生中最为漫长的阶段。随着人口出生率的降低，社会人口老龄化的趋势日益明显，因此，老年期的心身卫生问题日渐受到人们的关注。老年期是人生中一个特殊的阶段。“在人生中第一次，一个大的生命转折周期包含着更多的是衰老而不是增长。失去的比获得的更多。”（詹姆斯·O. 卢格）老年人面临的是一步步走向衰老、死亡。不仅如此，老年人心理上还要经历一个较大的转变：退休后离开工作岗位，生活范围从大到小，需要进行心理适应；在社会、家庭中的地位，生活条件，生活习惯，人际关系圈与以前相比皆有较大变化，易引起心理失衡。而且社会变化的日新月异冲击着每个人的心理，但体验最痛苦的却是观念固定化、较难接受新事物的老人。基于以上原因，老年人易产生心理强烈的压抑感，滋长衰老感和末日感。

一、老年期的心身特点及心理需要

（一）老年期生理特点

步入老年后，最明显的就是老化现象日益严重。老化主要是指机体细胞和组织的衰老、器官功能的减退、环境适应性的减弱，尤其是遇到强烈精神刺激或环境急剧变化时适应能力减弱。事实上从中年期开始，生物性衰老现象就开始出现了，只不过因人而异。人到了60岁以后，会明显地增加一些衰老迹象，最为显著的就是外表上的变化：白发白须日益增多，并稀疏脱落；由于皮下脂肪和水分减少，皮肤变松弛，缺乏弹性，面部多皱褶，五官松弛，还常出现色素沉着的老年斑；牙齿脱落，弯腰驼背，行动迟缓，老年人运动能力良好的只占15%。

老年人不仅外表变化明显，各种人体器官的生理功能也日渐衰退，只不过不同器官衰老程度有异，时间也不相同。

1. 感、知觉系统的变化

老年人感觉系统功能的明显衰老，给老年人生活带来许多不便，对心理产生很大影响。最早出现的是视觉功能的老化，老年人眼肌肉功能降低，视网膜色素沉积，晶体发生退行性的变化，形成老年白内障、老花眼。视觉的绝对感受性、差别感受性、适应性都会发生显著降低，判断远距离运动物体的能力也降低，开车时易发生车祸。听力的衰退一般在65岁以后比较明显。主要表现在：①对高频率声音的感受性下降明显。②在有背景、有干扰的条件下听觉下降。例如：在大街上，在有回音的礼堂里。嗅觉、味觉下降速度也相对较快，由于他们的味觉迟钝，选择食物时老年人倾向于单一性，喜好咸的食物。触觉的减退使老年人在皮肤受伤时也感觉不到，有的老人对温度升降感觉迟钝，因此，老人易被碰伤、烫伤。此外，前庭器官功能的减退使他们不易于维持身体的平衡，常摔倒。

2. 中枢神经系统

和人的心理老化关联最大的是中枢神经系统，尤其是大脑。虽然心理功能不一定随神经系统内部功能、结构的老化而改变，但某些精神疾病却与此有关联。大脑内部结构变化是：①脑重减轻，50岁以后出现脑萎缩。脑细胞数量减少。②脑血管功能降低，脑血流速度的降低使脑血流量减少。③人脑中出现老年斑和神经纤维变性，这在老年痴呆症患者脑中最多。④神经传导速度减慢，因此反应速度慢。大脑及中枢神经系统其他部位的变化易引起老年人健忘、思路紊乱、精细运动及平衡障碍，难以完成要求复杂反应的任务，还能引起老年痴呆及记忆力功能障碍症等。

3. 消化系统

老年人口腔黏膜变薄，舌肌萎缩；唾液分泌减少，牙齿松动脱落，使咀嚼能力下降，易口渴。胃肠道平滑肌萎缩，食管蠕动减少，易导致食管憩室。胃内液体分泌少、胃酸浓度下降，使营养物质吸收的量与质均减少，易消化不良。整个系统功能的减退易导致便秘、缺铁性贫血、胃溃疡等病。

4. 循环系统

老年人心肌纤维萎缩，心搏出量减少，导致输到其他器官的血量不足，血管纤维组织增多，血压升高，明显表现出动脉硬化，各器官的基础代谢有下降的趋势。当运动量激增时，上述原因会导致器官功能性障碍，例如：心功能不全、心绞痛、心肌梗塞，最严重的疾病是高血压，死于该类疾病的人数极多。

5. 呼吸系统

呼吸功能减退很明显。原因是：气管、支气管弹性减退，管道变窄；肺泡减少，常出现肺空肿；随着肋骨钙化，呼吸肌衰弱，肺活量下降，易引起肺炎、气管炎、呼吸器官并发症。

6. 泌尿系统

肾脏重量减轻，肾萎缩，肾功能随年龄增大而减弱。肾小球数量减少，是青年时的1/2或1/3，肾泌过量减少，因此排尿控制能力下降。膀胱容量也减少，收缩力降低，易出现膀胱炎。尿道分泌腺的变化易引起前列腺肥大。老年人泌尿系统常见问题还有水肿、尿中毒。

7. 生殖系统

性腺和性器官随年龄增长而衰老，性能力减退。但个人差别极大，100岁以上老人中也有尚存性能力者。男性结缔组织增生，女性卵巢停止排卵，阴道萎缩。

8. 骨骼和肌肉系统

老年人骨质中有机含量减少，无机成分增多，骨脆度大，易发生骨折、骨质疏松。韧带、肌腱等处出现骨质增生，可能导致椎骨突出。肌肉弹力下降，易疲劳，肌腱韧带萎缩、僵硬。

引起衰老的因素主要有外部的生物和社会因素，还有自身的遗传素质和性格、生活方式。许多老年人死亡不是由于生物衰老，而是由于疾病，只要及早进行自我保健，人完全可以活到120岁以上。

（二）老年期心理特点

1. 认知发展

除了心理运动技能外，认知能力在老年期会继续提高。不同的人认知发展在老年期差异极大，在老年人神经系统健康的条件下，人的认知功能在80岁以后仍可以保持较高程度。艺术家、文学家、科学家中较为常见。老年人认知功能的降低往往是由疾病或体质下降引起的。不同认知能力的发展速度也不同；液态智力随生物功能的衰退而衰退，晶态智力则随着知识和社会阅历的积累而增长；语言能力在60岁以后才逐渐下降，75岁以后才开始急剧下降（席尔，1979），但有些人到85岁以后语言能力也没下降。老年人还常出现丢三落四的事情：戴眼镜找眼镜，上街买东西却记不起来要买什么。这往往使老年人很沮丧，实际上老年人记忆力未必减退许多，往往是由于信息编码没有年轻人那么主动和精细，因此印象不深，很快就忘记所记的东西了。这可以通过脑力训练和记忆训练来改善。老年人处理问题时倾向于选择简单的推理方法，但可以凭借丰富的知识阅历成功地解决问题，而且考虑得十分全面，认识颇为深刻。一些老年人有很高的创造性，如米开朗其罗80岁时还雕塑了不朽杰作。老年人的理解、概括能力和对世界知识的掌握能力比年轻人还要高（赫切尔，Hultsch，1980）。因此，只要老年人能克服干扰和焦虑不安的心理，根据自身特点安排充足的时间来学习，还能取得很好效果。

2. 情感活动

老年人的情感活动本质上和中年时期没什么差别，只不过老年人情绪生活更加复杂，更多地体验到孤独感、抑郁感，悲痛也深刻而持久。老年人中抑郁症患者和自杀的比率都高于一般人。这是与老年人的生活处境分不开的。但是那些仍旧在成功的事业上奋斗以及家庭幸福、自身健康的老人一直会保持良好的情绪。

3. 老年人的人格

老年人在过去都被看作是保守、固执、故步自封的。现在心理学许多研究表明：在年老过程中，人格会保持较高的稳定性和连续性，改变很小。许多中青年时家庭、事业负担重的人到了老年，解除了社会责任和家庭担子，性格中的积极因素反而会得到更好的发挥，因而一般老年人都能与他人更好地相处。

（三）老年期心理需要

1. 接受死亡的命运

老年人面临的最后一个现实就是接受死亡的命运。每一个老年人都不得不考虑关于死亡的问题，最初考虑这个问题时一般都会产生恐惧感。死亡意味着自己从熟悉的世界中消失，离开亲友和家，再不能做任何事，自己将不复存在，一想到这些老年人就会黯然神伤，产生绝望、无助感，不克服这种感觉，他们就不能安心地生活。因此老年人都需要先克服这种对死亡的恐惧，接受现实，才能生活愉快。难于接受这一命运的老人，有的拼命享乐，有的身体偶尔不适就惊恐万分，有的还大吃补药、秘方来寻求长寿。心理学家戈登说过，“除非一个人对自己的死亡采取现实的态度，否则他就不可能在今后余生中继续积极发展，改变自己”。苏联的左琴科曾对许多健康长寿、晚年愉快的人做了研究，发现列夫·托尔斯泰、罗蒙诺索夫这些晚年生活很成功的人的幸福“就在于死亡的念头对他们不突然，他们把死亡看作是一件合乎常理的事情”。

2. 填补时间、情感上的空白

许多老年人经历过生活中三个主要的变化，一般是：退休、子女离家、丧偶。老年人在退休或子女离家后，往往一时找不到合适的生活方式填补自己，生活突然变得没有规律，失去了紧张度，身心骤然松弛下来，反而会心神郁闷、身体乏力、情绪低沉，难以适应这类变化的老人常患上老年痴呆症、抑郁症等。老年人迫切地需要采用一些方式、做一些事情来填补时间、情感上的空白，使自己不至于空虚、烦躁、抑郁、无所事事，如果无法填补，他们就像无头苍蝇一样混时间，使烦躁不安或低沉的心情加剧，还用“疾病”来吸引亲人的关注，如果身患疾病时亲友关怀少，常常有轻生的念头。尤其是那些丧偶之人处于孤单的心境，孑然一身，心理十分脆弱，更需及早从悲痛中脱离出来。

3. 对抗衰老和疾病的信心

老年人往往认为自己是无能、无用之人。身体各个器官都老化了，记忆力下降，精力不足，许多事情都无法完成，还常患疾病，因而产生自卑，特别是长期卧病在床的老人，常认为自己是累赘，宁愿早死。老年人还要经历比其他人更多的打击：死亡、衰老、贫困、疾病、孤独等，他们十分需要信心来应付这一切。一些学者、实业家虽然同样面临记忆退却，知识、意志力减少或降低，仍然很自信，自知衰老，但还能从事一些力所能及的事情。因此，老年人应善于自我疏导，自己有年轻人没有的优点：多几十年的经验，对事物认识深刻等。衰老不等于无能，仍然可以大有作为，罗素、歌德等大作家、思想家在晚年仍可以著书立说。在国外，老年人工作已不是什么新奇事物了。只要善于自我疏导，善于发掘自己的潜能，就能树立起信心来面对衰老和疾病。

4. 适应社会、家庭中角色的转变

退休，“从比较广义的角度来看，这意味着离开了社会的主流，进入‘心理控制区’，它意味着退休者现在已属于过去的时代了”（詹姆斯·O. 卢格）。退休往往给老年人的社会、家庭角色都带来重大而艰难的转折，尤其是那些有权势、社会地位高的人更是感到烦恼。在社会上，老年人不再享有受人推崇的地位，家庭中的核心和领导地位也在转化；过去的年轻人常毕恭毕敬地从他们那听取意见，现在随着社会知识的不断更新，老年人的权威地位受到挑战。他们必须重新调整自己，去适应离退休等带来的社会、家庭、朋友圈中角色地位的转化，即使是没有工作的家庭主妇在步入老年之后，子女长大成人，结婚生子，自己以往把子女作为自己的生命核心，而今却与儿媳、女婿共同分享子女的爱，几十年不变的家庭结构出现变化，因此也感到难以适应。面对重得休闲时光的老伴，夫妻两人的生活方式及家庭角色也需重新调整。

二、老年期常见的心理问题

一般人往往认为老年人很少有事业、家庭责任的压力，也就不会有烦恼，往往对老年人精神上的不良变化不重视。事实上，老年期人们常受各种各样的心理问题和疾病困扰，这有其生物、心理、社会的原因。首先，老年人生物器官功能的减退和体力的下降易引起心理障碍，例如：脑动脉硬化，会引起老年痴呆。遗传的心理素质也在本阶段产生极大影响。其次，老年人本身心理上的倾向也是易感到抑郁、孤独、自卑。最后，老年人的社会生活环境中易出现不良精神刺激，如多年好友病故等。

老年期常见的一些心理问题表现有以下几个方面：

1. 离退休综合征

老年人到了适当年龄，将职位让给年轻有为者接班，这是人类历史发展的必然规律。但离退休的老年人要适应这一重大的人生转变却很困难，往往出现情绪消沉和偏离常态的行为，甚至引发多种疾病。主要是因为：①退休后社交圈缩小，人际关系发生变化，卸去社会家庭重担，突然变得无所事事，生活毫无规律，产生失落空虚感。②停止在自己的事业上奋斗，告别昔日辉煌，经济收入随之减少，使老年人十分怀念旧日时光，如果一味沉浸于对往昔的回忆中，则会产生抑郁感，厌倦今日的自己，产生无用感。患有离退休综合征的老人症状表现为：坐卧不宁，行为重复，做事情犹豫不决；有时出现强迫症倾向的行为；做事情注意力不集中，常出差错；情绪变化明显，脾气暴躁易怒，对任何事情都不满意，时常怀旧；待人多疑，易产生偏见；常出现类似更年期的生理症状，如失眠、心悸、全身燥热等。

一般来说，事业心强、争强好胜、性情偏激固执的人或无离退休心理准备的人发病率高，症状严重；平时兴趣爱好广泛、心胸豁达的人较少患该症；女性中较少出现该症患者。

2. 衰老无能感

衰老感是老年人常见的心态，这与老年人的自我概念有关。这种心态是指：老年人面对社会、生理、心理方面衰退这一事实时，产生的已衰老、无用的感觉。一旦产生这种感觉，老年人就有了强烈的“老年人意识”，甚至觉得自己无用、无能，是社会和家庭的包袱、累赘。因而失去了生活的乐趣和好奇心，开始抑郁、孤独、自卑，进而是加速衰老，有的人开始自暴自弃，甚至自杀。衰老感的产生因人而异。有的人到了八九十岁都无衰老感，有的人在中年时就有了。产生衰老感的原因是对机体功能减退等现象没有信心接受，或常染疾病，对经济上的窘困无能为力。再加上其他人把自己看作年老体弱之人处处关照，更促使老年人产生衰老无能感。

3. 老年性痴呆症

老年性痴呆症是一种慢性精神衰退的疾病，多发生在65岁以上的人群，患病率、发病率随年龄增长显著上升。痴呆是指智力上衰退，主要表现在：情感、智力、性格障碍严重，机体也随之衰老，但如果各种认知功能是急剧衰退的，就可能是痴呆症了。这是老年人各种精神障碍、疾病中最常见的一种。

老年性痴呆症早期症状是：记忆力减退，常常丢三落四，四处找东西；性格变得固执、任性、以自我为中心，听不进别人的意见；对周围事物不感兴趣，对家人也很冷淡。病情进一步加重时，开始出现妄想，记忆力更加混乱，回忆以往的旧事也产生障碍，出门常走失方向；思考问题偏激，脾气暴躁；易焦虑、唠叨；变得不讲卫生，爱收藏脏东西甚至垃圾；道德观念沦丧，没有羞耻感和社会责任感，有的病人做出放火、强奸等违法的事情。达到完全痴呆时，病人卧床不起，记忆力完全丧失，不能与人言语交流，大小便失禁，失去生活自理能力，往往因伴发其他疾病而死去。老年性痴呆症目前尚无特别有效的疗法。因此，必须注意早期症状进行防治，改善老年人的健康状况与心境很重要。

4. 老年期疑病症

有的老年人面对衰老十分恐惧，总是担心自己的身体状况，怀疑身体某个部位有病，描述的病情常十分夸张：脑烂血枯、五脏俱裂，甚至有虫吸脑浆这类荒诞的想法。即使去医院检查之后未发现症状也不能消除疑虑，时常抱怨身体不舒服，自己和家人都被折磨得苦不堪言。疑病症产生的原因主要是：①老年人十分渴望健康长寿，过分关注身体素质的变化，注意力过度集中到身体内部，连正常人注意不到的胃肠蠕动等也成了他们的病症。②外界刺激：有的老年人看到亲友因某种疾病去世，就怀疑自己也身患此病；子女离家后为得到他们的关注，潜意识里希望自己身患疾病；子女或配偶突然离开或死亡，无法接受，不自觉地产生疑病倾向。③掌握的病理知识太少。

5. 抑郁

抑郁是老年人常见的情绪状态，多数老年人都有过抑郁体验。抑郁的产生可能与老年人大脑功能性退化、机体代谢障碍及内分泌紊乱等生物原因有关。与老年人的心理特点也有一定关系，他们由于阅历丰富、善思虑，易被烦恼困扰；在无所事事时忆往抚今感慨良多，心难宁静，易陷入抑郁状态中。老年人的生活条件、境遇中已含有许多易引起人抑郁感的因素。抑郁症初期表现为：食欲不振、便秘、全身乏力、胸部郁闷，有的人表现出妄想、疑病症状，也有的表现出痴呆症状；情绪异常低落、痛苦、悲观厌世，时常悔恨过去所做的种种事情，子女的过错和不幸也归咎于己。抑郁症晚期时，自我控制能力下降、异常，有强烈的自杀倾向，一旦有什么意外变故或听说有其他老人自杀，都可能走上绝路。

为了预防老年期抑郁症的出现，家人应留意老年人是否有失眠、疲乏无力、情绪沮丧等表现，如果发现老年人有自杀倾向，应把家中刀、剪、绳等藏好，最好将严重抑郁症患者送医院治疗。病情较轻的不必住院，注意避免给老年人精神刺激，鼓励老年人从事没有兴趣、力不从心的活动和体育锻炼转移注意力是错误的。

6. 幻觉、谵妄

幻觉、谵妄是老年人容易产生的类似精神分裂的症状，但它不仅仅出现在精神分裂症里，其他疾病也常伴有幻觉。幻觉有幻视、幻听、幻触等等，老年人常出现幻听，多由老年期特有的情感状态产生的错觉而引起。谵妄是一种复杂的意识状态，常伴有幻觉产生，多在夜间出现；发病时处于精神错乱状态，思路不清晰，眼前人影晃动，出现多种恐怖景象，老年人发生谵妄状态时的幻听、幻视内容多与经济财产有关，常见的有被害、疑病等种类，如出现亲属合谋害死自己夺取财产等。老年人易出现幻觉、谵妄与老年人体质下降、脑功能常出现障碍（如脑动脉硬化、脑血管病）等有关，因此，常在发高烧、睡眠不足时引起。谵妄状态的持续会造成体力急剧衰弱，但是有可能治愈，当老年人出现类似症状时应及早治疗，以免转化为老年性痴呆。

7. 自私心理

迈入老年期的人们开始由过去对外界的十分关注转向更多的自我关注，因而产生自私心理。这种心理不是我们日常说的思想本质上的自私，而是人在老年期的一种心理变态。老年人自私心理表现为：处处以自我为中心，不关心家中其他成员的感受。对丈夫（妻子）、子女也样样计较，有些人原本十分大方，现在也变得很吝啬。他们过分关注自我感觉和情绪的变迁，处处谨慎小心防病防患，感情上也十分自私，不愿子女成家，担心儿媳、女婿会夺走自己孩子的感情，戒心十分重，看到小辈夫妻的亲昵行为就嫉妒。产生这种现象的原因是老年人社交范围缩小，缺少他人关心，思维判断能力下降或经济上需要依赖他人所致。

8. 睡眠障碍

大多数老年人睡眠特征与年轻时明显不同，睡眠减少，入睡慢，睡眠浅，稍有风吹草动就会惊醒，睡眠中自然醒转的次数也较多，常起夜，因此夜间睡眠质量低，白天的精神也随之受影响：疲倦、困乏，常打瞌睡，女性老年人比男性老人更为严重。睡眠障碍严重者出现睡眠倒错现象，白天呼呼大睡，夜间却辗转反侧难以入眠。值得注意的是：65 岁以上老年人夜间睡眠常出现呼吸暂停和肌肉痉挛现象，有时呼吸暂停长达10秒以上，要注意防止老人夜间猝亡。导致老年人睡眠障碍的原因除睡眠环境的影响之外，老年人脑功能衰退、关节炎、皮肤病、气管炎等躯体疾病以及精神上的悲伤、抑郁、兴奋等都可能成为病因。

睡眠在维持人正常的精神状况中起着重要作用，睡眠中可以调节人的生理功能，使体力、脑力得到恢复，对老年人的心身健康都十分重要。为了使老年人保持良好的睡眠，应该每天都参加适度的体力活动；适量午睡，克服打盹、小睡的习惯；晚上临近睡觉时间时保持心境平和，采取足部按摩等有助于睡眠的措施；除非严重失眠，否则不要采用药物催眠的方法，失眠时不应过分焦虑。

9. *老年期神经症*

神经症是老年人精神障碍中常见的一类，通常认为老年人中神经症患病率为4%～9%，女性中多见。该症的表现为：焦虑、抑郁、多疑，伴有失眠、食欲不振等症状。其中以抑郁、焦虑型神经症患者最多。许多老年人神经症发病可以追溯到青少年时期甚至幼儿时期的生活事件、创伤体验以及家庭关系冲突。在成长过程中，精神抵抗能力和调节能力比较强，能够控制住不使该症状出现，到老年时身体、心理功能都降低，以往不会诱发任何障碍的刺激如今成了发病的诱因。也有一些到老年时才初次发病。不管是哪一种，都与人的素质、性格及外界刺激有关。患老年期神经症的是生活空间狭隘、封闭，性情多疑、孤僻的人。

三、老年期心理卫生措施

（一）保持乐观的情绪

国内外许多调查研究中都发现，长寿老人中性格开朗、乐观的占多数。自古以来我国就注重情绪对延年益寿的影响，古代就有七情致病之说（七情：喜、怒、忧、思、悲、恐、惊，出自《吕氏春秋》），认为七种情绪过强都易损伤人的身体。如果保持乐观超然、心境恬静，就能精神饱满，身体健康，如《黄帝内经》所说："恬淡虚无，真气从之，精神内守，病安从来?"老年人应保持稳定的情绪，冲动对身心健康危害极大，特别容易发生心脑血管意外事件。因此老年人应经常注意自己的心理健康状况，乐观处世，遇事能放开视野，纵横思考，不斤斤计较，自寻烦恼，注意保持稳定情绪，即使碰到不愉快的事，也能泰然处之。要学会从中找出一些能使自己心理平衡的支点，同时积极陶冶自己的性格和情操，以自然之道获得宁静与满足感。

老年人虽然面临许多难以令人乐观的事实：精力、体力江河日下，身体常患疾病，记忆力减退，老友亡故的消息多等，如果用乐观的眼光看待问题，就会使本来让人黯然神伤的事情变得令人轻松。正如植物有发芽、成幼苗、长大、开花结果、枯萎这一过程一样，人也必会走向衰老、死亡。悲观的老人自认行将就木，如果乐观地看待老年，则会有这样的发现：一生中第一次不再有学业、事业成功的巨大压力，不必再承担养家糊口、为子女操劳的主要责任；一生中第一次有充裕的时间来完成以往没有时间完成的愿望，如青少年时期就有的兴趣爱好；不再有繁忙的事务，有清闲的时间与亲朋好友高谈阔论、吟诗下棋。即使身染疾患也应乐观对待，年轻人也会偶染疾病，何况老人？长期卧病在床的人也未必会失去幸福感，仍可以享受天伦之乐，还能读书看报，听广播。老年人爱怀旧，品评自己的一生时即使发现没有什么建树，也不必过于惆怅，毕竟平凡地度过人生的人最多。

（二）养生及养德

注重养生之道，采用健康的生活方式是长寿老人的一大共同特点。如果把养生与养德之道结合到一起，会起到更大效果。自古就有“大德者必得其寿”（孔子）之说，因此老年人应采取一些养生、养德的措施才能达到祛病长寿的目的。主要的养生及养德的途径有：

1. 饮食卫生

老年人应采用少食多餐的方式；饮食中应节制粮食、肉类等酸性食物，多吃新鲜蔬菜、水果等碱性食物，既能保持血液中酸碱平衡，又可以预防便秘、肠肿瘤；海带、紫菜等海产品对预防动脉硬化、脑血管病有一定效果，可多食用；饮食加工时应切碎煮烂，使之易消化，少食油炸或过咸、辛辣食物。

老年人消化功能同其他功能一样会发生衰退，所以要吃易消化的食物。老年人的饮食应坚持三多：蛋白质（人体20%为蛋白质），维生素类（如维生素E有抗衰老的作用，维生素B_1参与糖的氧化作用），纤维素（如蔬菜、麸皮等）；三少：脂肪、碳水化合物（易转化为脂肪）、盐（正常日需量为8克左右，超过20克则为有害）。

2. 用药卫生

老年人由于易患疾病，常常与药打交道。老年人对药物吸收、排泄都困难，同患几种病时多种药物的作用往往使老年人产生不良反应，应引起注意。老年人还应少采用含吗啡、鸦片的药品来帮助防止失眠，以免造成药物依赖。

3. 体育锻炼和劳动

“运则不衰”是中华民族养生、健身的传统观点。早在几千年前，体育运动就被视为健身、防病的重要手段之一。实践证明，运动可以代替药物，但任何药物也代替不了运动。随着老年社会的到来以及人类文明程度的不断提高，人们越来越注重生存质量和生命质量。运动可以填充一个人的“内三宝”，即精、气、神，也可以改善一个人的“外三宝”，即耳、目、口。通过运动，内练精神、脏腑、气血，外练筋骨、肌肉、四肢，使内外和谐，气血周流，感觉灵敏，整个机体处于“阴平阳秘”的状态，防治百病，老而不衰。下面仅对几种老年常见病谈一下运动的必要性。

高血压、高粘血症、高脂血症，三症互为因果，但都可以通过运动得以改善或纠正。试验获知，将动脉内膜细胞置于流体中培养，当流体静止或流动缓慢时内膜细胞分泌血管收缩物质就增多，当流体加快时内膜细胞分泌这种物质就减少。由此证实，当人们在活动时，血流加速，血管得以舒张就保证了心、脑、肾等器官的足够血运，从而使沉积在血管壁上多余的胆固醇、脂类及其他有害物质随着加快的血流排到体外，也防止了由于血管硬化而造成的种种缺血性心脑疾病及出血性脑血管疾病。有报道，每天清晨坚持慢跑 10 ~ 15 分钟，其降血脂的作用是多烯康的 3 倍。

糖尿病。运动使肌肉不停地收缩，肌肉本身直接利用血糖，使血糖降低；也减轻了胰岛 β 细胞的负担，使胰岛功能得以恢复。

骨质疏松。单纯用钙剂治疗此病不尽满意，可以通过跳绳、仰卧起坐、哑铃运动使肌纤维拉长，肌肉变得紧张有力以保护骨质，同时也改善了骨膜的血液循环，使骨密度增强。40 岁以后，人的骨密度逐年降低，女性 50 岁、男性 60 岁时可以降至人生最高峰 30 岁时的 50%，为了防止骨质疏松而造成的骨痛、骨折等现象，运动应与生命并存。另外，跳绳还可使尿道、阴道、肛门等的括约肌变紧，防止以上肌肉松弛而产生的尿急、脱肛等症。

消化道疾患。老年人常嗳气反酸、脘腹胀闷，都属六腑不通，没有实现“传化物而不藏”的功能。运动可以增强膈肌和腹肌力量，促进食物在胃肠道排空，有利于消化吸收。

老年抑郁症。人在步入老年阶段后，由于文化素养、社会阅历、生存环境各方面的因素，使一部分人产生以情感抑郁为主的一组症状，他们常有自卑感，头晕、胸闷、失眠甚至欲自杀，而运动可以解除各种疑虑，减轻以上症状。尤其晨练健美操，随着音乐旋律，活动肢体，身心均能舒展，使神经、内分泌、免疫三大系统平衡，使人的应急、应激能力提高，达到真正健康。

我国长寿者中有 90% 以上是体力劳动者，从事体力劳动和锻炼的好处是：血压下降，氧输入量增加，精神饱满。运动时可选自己喜欢的项目安排好计划，循序渐进，最好与其他老人一起运动。适宜老年人的运动项目一般不宜过度剧烈，可以采用气功、慢跑、散步、羽毛球等运动方式。气功是一项较好的运动方式，不仅能祛病强身，还能调节大脑平衡，调和情绪，对心血管、消化、呼吸等系统功能都能起到很好的调节作用。

4. 注重劳逸适度

老年人不论是读书写字，还是进行体育锻炼、家务劳动，都要切合身体实际情况进行。有的老年人长期不运动，突然练习长跑，可能会诱发严重心脑疾病甚至猝死。

5. 修身养性，陶冶情操

我国古代药王孙思邈说过：“德行不克，纵服玉液金丹未能长寿。”道德情操高尚、性情恬静淡然的老人烦恼少，不易气闷郁结，遇到灾难不幸时很少怨天尤人，因此精神状态常良好。人到老年，仍应重视品行和修养。养花、下棋、书画、奏乐器这些运动都可以成为陶冶情操的好方式，音乐对老年人陶冶心性、延年益寿有非常好的功效。美国一位医学家发现，音乐指挥家平均寿命比普通人高 5 岁。在积极的音乐声中，人的心脏、神经系统、肌肉细胞都与音乐节奏相协调而产生激活作用，因此有益于延缓衰老速度，音乐还可以调节内分泌系统、植物性神经系统出现的衰退和功能紊乱，从而使人精神饱满，心平气和。老年人适合听速度适中、旋律和缓的音乐，适当把节奏明快、轻松的音乐配合其中，可以使老年人有重获活力的感觉，如果辅之以运动效果更好，这就是老年迪斯科受欢迎的原因。

（三）继续进行人生奋斗，充分利用自我完善和实现的最后阶段

老年人仍可以通过工作或其他方式继续自己的人生奋斗，实现自我的价值，做老人也应该做一位充满人格魅力、有生命活力的老人。日本上田敏晶写过一本《50 岁以后的自我开发》的书，提倡老年人也要进行人生设计：涉及工作、生活、人格各方面的设计。他提出，老年人自我开发应：①展望长远目标，推进能力开发。②抱不急躁、不灰心的态度。③找到符合个性的学习方法、生活习惯。④交一些志同道合的朋友，如棋友、球友。⑤保持好奇心和积极向上的精神。

事实上，老年人晚年生活的幸福、充实很大程度上取决于自己。有明确生活目的和充实生活内容的老人会感到生活仍需要他，他也眷恋人生，热爱生活，生活得十分乐观、充实，也就会身心健康。应该做到：

1．保持心理开放，避免脱离社会接触

几乎所有老年人的社会交往和活动次数都有某种程度的降低，即有一定程度脱离社会。即使向来性格内向、喜静的老年人也可能为此而感到被社会遗弃，体味到孤独感。当老年人由于疾病或其他原因缺少人际交往时，心理和生理上更会加速衰老。因此，老年人有必要保持心理的开放，主动创造参与社会活动的机会，如加入街道办事处、老年人俱乐部等老年人的各种团体中，也可以从事一些与过去工作有关的咨询、社会服务等活动；多交一些朋友，主动和亲人交流思想，多读书看电视新闻，了解社会动态。保持心理开放意味着对事物仍保留有好奇心和积极性，这是人追求新事物、学习新知识的心理动力。儿童因为对一切事物都有好奇心，所以积极地了解认识世界，热爱生活。老年人也是如此，只有保持心理开放，不脱离社会接触，他们才会保持生命的活力。

2．继续工作

退休并不意味着社会劳动的终结，老年人拥有丰富的人生社会经验，仍可以做高质量的工作。因此，人到老年，仍可以有雄心壮志，继续奋斗。在艺术家、科学家、文学家中常可以见到老年大有成就的例子。工作不仅可以使老年人实现自我存在的价值，还可以使他们保持身心适度紧张，锻炼反应速度，既可以延缓衰老，又能保持心情轻松愉快。

3．不断地学习

老年人如果不想被时代和社会抛在后面，必须有活到老、学到老的精神。老年人学习的范围也可以很广泛：就读老年大学，参加书画、摄影、电脑学习班，自修文学、哲学等。读书用脑，锐意进取，既可以增强思想修养和知识水平，又能锻炼记忆力和思维能力。要避免整天从事打牌、看电视、酗酒这类活动，既浪费时光又损害身心健康。

终生勤用脑，能推迟衰老。老年人虽然记忆力减退，反应也较过去迟缓，但其

阅历丰富，智力并无减退。在老年期仍应注意学习一些新知识，不断更新观念，多读书，多写作，多了解周围各方面的动态。多与各种年龄层面的人接触交流，可增强中枢神经系统活力，提高大脑皮层的生理机能。生理学家认为人的大脑受训练越少，衰老就越快，而对大脑开发得越早，大脑持续工作时间就越长，经常用脑会使脑细胞老化过程进展得缓慢。为防止智力衰竭，增加感知分析能力，应该活到老学到老，做到老有所学，老有所为，老有所用。

4. 继续人格自我完善

老年人也应该进行人格完善，包括：尽量使自己性格随和，与人为善；克服自身怪癖和老年人爱唠叨、多疑的毛病。

（四）社会、家庭对老年人生活的关注

社会应该为老年人做的是：①提倡尊老风尚。社会的风气在人们形成对老年人的态度时起重要作用。如果社会上盛行功利观点，则会使老年人受到尊重和关怀的机会大大减少。这不利于社会良好道德风尚的形成，更何况人人都会有衰老的日子，推己及人，也应该提倡尊老、爱幼的风尚。不尊重甚至伤害、虐待老人的种种现象必须受到严厉谴责和惩处，确保老年人合法权益。中国人多抱有“家丑不可外扬”的观念，许多老年人受尽子女虐待却忍气吞声。因此，必须呼吁全社会普遍关注老年人生活，更新老年人的观念才能确保每位老年人的生活幸福。②创造能够使老年人健康愉快的生活环境。社会应确保老年人的经济收入，为老年人提供高质量的保健性质的机构和活动场所，组织老年人参加各种活动。社会上有许多关于老年人的刻板印象：步履蹒跚、老眼昏花、固执、保守……事实上这些未必符合老年人的真实情况，给老年人对自身的认识也带来消极的影响。因此必须进行老年心身保健知识的普及，既可以使其他人群改变对老年人的看法，又可使许多心身疾病及早被发现。以往由于这方面知识缺乏，许多老年期精神障碍发病初期的症状都受到了忽视，延误了治疗时机。

加强老年人心理卫生咨询。作为老年卫生保健医务工作者，除了积极采取措施加强老年人生理卫生保健工作外，还应将老年人心理卫生咨询放在一个重要的地位。除定期健康体检外，有条件的地方应开设经过专业培训的医师主持的老年人心理咨询门诊。亦可深入社区开展这项工作，及时帮助老年人解决他们所遇到的各种心理问题和各种心身疾病，同时各级卫生行政部门要加大力度尽快培养老年人心理卫生方面的专门人才，以适应目前老龄化带来的老年心理问题。重视老年人心理卫生保健，结合有效的医疗保健，才能使老年人延缓衰老，健康长寿。

家庭是老年人活动的中心场所和获得精神支持的最大源泉。以往调查研究发现，在老年人获得幸福感的主导因素里，家庭和谐占有最重要的地位，老年人特别需要爱和关怀。家庭的和谐需要所有成员的共同努力。老年人固然应注意调节自己的情绪，体贴年轻人工作忙，不能时时照顾自己，不能倚老卖老等，做晚辈的更应该注意体谅关心老人。因此，晚辈必须有尊老意识，和老人意见不一致时，要耐心讲道

理，避免争执，保障老人物质生活上、情感上都舒适愉快；即使老人由于衰老的原因在公开场合的言谈举止有失误之处，也要多体谅他们。时时注意老年人身体、情绪、性格上的变化，以便及早发现心身疾病，进行防治，当老年人出现疑病、喜怒无常等情况时，应注意到这是否是心理疾病的前兆。

第七章

危重病人的心理卫生与临终关怀

第一节　危重病人的心理卫生

急性危重病人，是指那些发病急、病情重，因而需要紧急抢救的病人。过去有种欠妥的做法，对急性危重病人只重视抢救技术的实施，而轻视心理护理。经过临床实践证明，急性危重病人的成功抢救，离不开恰当的心理护理。自1970年美国正式成立危重病医学会以来，这门学科得到迅速发展，人们越来越认识到对急性危重病人也需要进行心理护理。因为危重病人当时的心理是复杂多样的，他们不仅面临生命威胁，还可能遭受躯体伤残、瞬间袭来的天灾人祸或恶性事故等超常的紧张刺激，这些刺激可以摧毁一个人的自我应对机制，出现心理异常。此时，如果进行良好的心理护理，就会缓和其紧张情绪，有助于转危为安。目前已有许多研究证明：免疫功能、大脑高级神经活动与心理因素有着密切的关系，由于不良的心理反应，使得免疫功能低下，促使机体抗病能力下降，影响抢救成功率。

一、危重病人的心身特点

（一）危重病人的生理特点

病情严重随时可能发生生命危险的病人称危重病人。危重病人的病情严重，随时可能变化，如果抢救及时，护理得当，病人可能转危为安；反之，即可发生生命危险。因此对危重病人的护理是一项非常重要而严肃的工作，是争分夺秒的战斗。

危重病人大致可分为年老体弱型、神志不清型、高热谵妄型和休克型四类。无论是哪一类型的危重病人都有一些共同的特征：①病情重、身体虚弱。②病情变化快，有时在几分钟内即可死亡。③多有不同程度的意识障碍。④一般都是卧床病人。⑤一般都有体温、脉搏、呼吸或血压的变化。⑥多有食欲不振或不能进食。

由于危重病人病情严重而复杂，因此对危重病人要加强临床护理，注意眼睛的保护，如眼睑不能闭合的病人容易发生角膜溃疡及结膜炎，应用凡士林纱布覆盖。做好口腔护理，用生理盐水或多贝尔氏液，即复方硼砂溶液，擦洗口腔以防止感染，每日至少擦洗三次或在每次进食后擦洗。

为防止褥疮发生，要常翻身，对身体受压部位要用95%酒精或滑石粉按摩，或用气圈、棉圈垫起，床单保持平整、干燥，无皱褶、无渣滓。长期卧床的病人容易发生坠积性肺炎，因此要协助病人经常更换体位，促使呼吸道分泌物咳出，以防止发生肺炎。长期卧床的病人由于不活动肌肉容易萎缩，应经常协助病人进行四肢被动活动，并进行肌肉按摩以防止肌肉萎缩。对危重病人应注意保持呼吸道通畅，正常人呼吸道分泌物可通过咳嗽排出体外，但昏迷病人因神志不清呼吸道分泌物不能顺利排出，时间一久这些分泌物就会积聚喉头而引起呼吸困难或窒息，因此，对昏迷病人应该尽量使其头部侧向一边，而且经常用吸引器吸出分泌物。要注意大小便情况，有尿潴留者可按摩下腹部或使病人听流水声以助排尿，必要时可进行导尿。大便秘结的病人可给予灌肠，必要时可戴上手套用手挖出干结的粪便。对昏迷、谵妄、躁动的病人要注意安全，防止摔伤，一般都用床档保护，必要时设专人护理。

目前对危重病人大都采取重症监护。对体温、脉搏、呼吸、血压等生命体征进行动态观察，每15~30分钟检测一次；同时还要加强心电监护、中心静脉压及末梢循环的观察，根据生命体征的变化、心电监护的情况、中心静脉压的数值及末梢循环的好坏程度及时采取必要的措施。对心脏骤停的病人采取心、肺、脑复苏的手段。国际上常以英文字母A~H来代表复苏的步骤，即A为呼吸道通畅；B为人工呼吸；C为人工循环；D为药物治疗；E为心电图监视；F为心室除颤；G为病情估计；H为脑复苏恢复病人精神活动。通过这些步骤达到生命支持、心脏支持及脑复苏的目的，使病人不但恢复生命力而且能恢复劳动力。

（二）危重病人的心理特点

急性危重病人焦虑、恐惧、紧张不安，渴望得到最佳和最及时的抢救，但此阶段病人的心理活动是复杂多样的，病情不同、年龄不同、社会文化背景不同、经济条件不同，对其心理活动也会产生不同的影响。因此，要善于具体分析每个病人的心理状态以便有针对性地做好心理护理。而危重病人的心理状态极其复杂，了解此阶段的病人心理活动变化的5个阶段，对做好病人的身心护理，有重要指导意义。

（1）否认期：不承认自己病情的严重，对可能发生的严重后果缺乏思想准备。总希望有治疗的奇迹出现以挽救生命。有的病人不但否认自己病情恶化的事实，而且还谈论病愈后的设想和打算；也有的病人怕别人悲痛，故意保持欢快和不在乎的神态，以掩饰内心的极度痛苦。对于这样的病人，应当劝说家属不可当着病人面表露，即使这样彼此心照不宣，也可使病人得到心理上的满足。

（2）愤怒期：度过了否认期，病人知道生命岌岌可危了，但又禁不住地想：这种致死的病为什么落在自己身上！怨自己命不好。表现得悲愤、烦躁、拒绝治疗，敌视周围的人，或是拿家属和医务人员出气，借以发泄自己对疾病的反抗情绪，这是病人失助自怜心理的表露。要谅解宽容病人，真诚相待，说服家属不要计较和难过，并与医护合作，帮助病人度过愤怒期。

（3）妥协期：病人由愤怒期转入妥协期，心理状态显得平静、安详、友善、沉默不语。这时病人能顺从地接受治疗，并要求身心舒适，同时希望能延缓死亡。护士就尽量地安慰病人，排除不良刺激，为之解除疼痛，缓解症状，使病人身心舒适。

(4) 抑郁期：病人已知道自己面临垂危，表现出极度伤感，并急于安排后事，留下自己的遗言。大多数病人在这个时候不愿多说话，但又不愿孤独，希望多见些亲威朋友，愿得到更多人的同情和关心。要同情病人，尽量满足病人的需求，允许亲人陪护和亲友探望，让病人同亲人在一起度过不可多得的时光。亲人要控制情感，不要再增加病人的悲痛。

(5) 接受期：这是垂危病人的最后阶段。病人心里十分平静，对死亡已有充分的准备，也有的在临终前因疼痛难忍而希望速死，病人听觉是人体最后丧失知觉的器官，故不可议论不利病人心情的话，不可耳语。

二、危重病人常见的心理问题

(一) 焦虑心理

焦虑主要来源于三个方面：①对自身疾病的不了解，不知道具体的治疗方案；②对主治医生的不了解，不知道其能否治疗自己的疾病；③对周围环境的不熟悉。主要见于下面三种状态：

1. 期待性焦虑

入住 ICU 的患者基本上病因都相对明确，并且病情严重，随时有生命威胁等可能，易产生不安全感，而安全感是病人最普遍、最重要的心理需要。因此，病人一般都希望得到确切、可靠、安全有效的治疗，尽快地能回到普通病房。回到普通病房比待在监护室内有种相对的“安全感”。

2. 分离性焦虑

病人住院不得不与自己的配偶、子女、父母、同事以及熟悉的环境分离，暂时离开了维持心理平衡和生活需要的环境和条件，便会产生分离感，同时伴随情绪反应。尤其入住 ICU 后，面临生命威胁，患者会产生一种以后可能难以再见亲属朋友的感觉。

3. 阉割性焦虑

是一种自我完整性的破坏和威胁时所产生的心理反应，引起的因素有：①对疾病的原因、转归、预后不明确或担忧；②对某些对机体有威胁性的特殊检查不理解或不接受；③手术所致的焦虑；④医院不良环境的刺激。例如看到旁边危重病人或是听到病友间的介绍。

焦虑情绪常发生在病人入住医院之后的 1 ~2 天。一定程度的焦虑反应可以调动机体的心理防御机制，有利于摆脱困境，但是长期过度焦虑会导致心理上不平衡，妨碍疾病的治疗和康复。焦虑一般表现为烦躁、激惹性增高、敏感多疑、谈吐犹豫、心慌意乱等，同时出现自主神经失调症状，如眩晕、心悸、多汗、震颤、恶心和排便障碍等，检查还可发现交感神经系统亢进的体征，如血压升高、心率加快、面色潮红或发白、皮肤发冷、面部及其他部位肌肉紧张等，对身心健康造成不良影响。

（二）恐惧心理

危重病人多突然起病，或突然遭受意外，或者在原来疾病的基础上突然加重，因此常表现极度恐惧和紧张，几乎所有的危重病人都会出现“死亡”这一观念，尤其是入住 ICU 者，多数病人会产生对死亡的恐惧反应。入住 ICU 意味着病情危重，面对生命的威胁，病人自然会产生对死亡的恐惧心理。并且，ICU 的特殊环境也是重要因素。医务人员不分昼夜工作，各种监护和急救用仪器设施，全身各处连接的导线和导管使病人处于固定的体位，因此感到束缚和无奈。在经受有致命威胁的体验后，患者情绪极度忧虑，使他感到随时都有可能死亡，其全部的意念都集中在面临毁灭的恐怖和紧张之中。

恐惧有三种表现形式：①病情加重时，主要集中表现为对疾病预后过分恐惧和担心；②病情减轻时，表现为恐惧被遗弃、被排斥的心理；③病人得知治疗无望时，则是对死亡的直接恐惧。

强烈的求生欲望和即将死亡的恐惧感，是一种合理的心理反应，但当患者的这种心理达到一定的饱和度，就会出现抑郁情绪和心理上的损失感，他可能会感到丧失或即将丧失某些有价值的东西的威胁，因而痛苦、焦虑和恐惧，随之引起食欲减退、恐怖不安、出汗、失眠和心脑肾及呼吸系统方面的改变，不利于身心，反而加重病情的恶化。

（三）抑郁心理

危重病人抑郁情绪产生的原因有三个方面：①危重病人入住的都是特殊病房（如 ICU 病房），病房特殊的环境给人一种压抑感，久而久之这种压抑感变成了病人的抑郁心境；②危重病人刚开始都要绝对卧床，这时的病人丧失了行动能力从而也导致了抑郁心境的产生；③多数病人因为其昂贵的医疗费用而担忧，也会导致抑郁心境。

疾病的折磨和精神的痛苦，使病人的情绪一直低落，病情加重进入 ICU 后，患者的情绪反应减弱，甚至对自我刺激无动于衷，对生活缺乏自信，对治疗丧失信心，看到病人的病逝，总觉得别人的今天就是自己的明天，惶惶不可终日，从而失去生活的意愿和乐趣，面对严峻的现实和吉凶难卜的预后，病人会出现自我意识的梗塞，陷入这样一种沉思：是否能幸存下来。

（四）孤独感

住院使病人不得不与家庭及周围熟悉环境分离，病情加重或病情需要进入 ICU 时，ICU 这个特殊的环境给病人造成了一种与外界隔绝的感觉，每天有限的与亲友见面的时间，不能让病人充分地倾诉自己的感觉，一些特殊的、不能说话的病人更甚，这些都会使病人产生情绪低落、孤独、失望的心理。

（五）淡漠

危重病人由于生理功能受损，生存目标受挫，对自己的未来丧失信心，不能有效地寻求他人的帮助或作出积极的反应，加之环境的压力，使其感到自己疾病的危重，认为治愈的希望十分渺茫，从而对所有的治疗方案、所有的事物都失去兴趣，沉浸在悲观与绝望情绪当中，变得十分淡漠。

（六）自卑心理

自卑心理的产生是因为危重病人生活不能自理，一切琐事都需要别人帮忙。患病引起的软弱、被动、需要别人照料，有时也会引起病人的羞愧、自卑感；有些疾病由于社会的偏见和忽视，或被认为威胁别人而需要隔离，常使病人感到自卑，如一些传染病等；有些病人认为疾病是对他们过去不良行为的惩罚而产生负罪自卑感，病患往往会表现出种种消极心理和行为。

（七）依赖心理

由于病重使自理能力下降，加上渴望得到周围人的帮助与关心，病人产生依赖心理与行为，这对于病人接受和顺应病人角色是有益的，也是正常的心理反应。然而如果病人变得过度依赖，则可能是意志变化的一种表现，影响抢救治疗效果。

大脑既有调节心理活动的机能，又有调节人类生命活动所必需的呼吸、消化、循环、各种代谢等生理活动的功能，并与这些功能相互联系，相互制约。人们的情绪活动与大脑边缘系统和植物性神经系统密切联系，人体内各内脏器官和各样的生理病理反应相互影响，病后不良情绪状态延续下去，各种各样的生理病理反过来又成为加剧情绪恶化的原因，而情绪的进一步恶化再进一步加重生理病理反应，形成恶性循环。因此，在抢救治疗危重病人时要注意身心兼顾。

三、针对危重病人的心理卫生措施

现代医学模式由“生物医学模式”转向“生物—心理—医学模式”，由此带来护理学上一系列大变革。以往的单纯进行躯体的护理已不能适应现代医疗的需要，更需强调对病人的心理护理的重要性。既往人们认为人体无病就是健康，而现在人们认为只有心理健康和机体无病才能称之为健康。现代人非常重视心理卫生、社会因素对人体健康与疾病的影响，中国医学是用整体观念去看待具有情感思维的人，中医学中情绪即上情，怒则气上，喜则气缓，思则气结，悲则气消，忍则气下以及大怒伤肝，暴喜伤心，思虑伤脾，悲忧伤肺，惊恐伤肾，故不同的情绪变化对人体有不同的影响，任何疾病的发生、发展及转归都与情志改变有关。而心理护理又称情志护理，医务人员必须充分掌握和分析患者的精神状态和内心活动规律，包括患者的家庭、社会关系等环境因素，通过医护人员的辛勤劳动，让患者在“随风潜入夜，润物细无声”中得到生理上的护理和心理安慰，理解和帮助患者摆脱焦虑与痛苦，做到“交其友，知其心，治其病，安其神”，为患者的早日康复提供一个良好的心态条件，古人曰，“三分治疗，七分休养”，就是这个道理。

（一）做好危重病人的心理护理

危重病人由于起病急骤，自觉症状明显，病情危重，所以患者具有焦虑、急躁、恐惧及悲观等心理特点。因此，必须密切观察患者的心理活动，消除一切影响患者康复的不良心理因素。由于危重患者病情一般来说起病突然，病人没有足够的思想准备，往往产生焦虑情绪，针对这种情况，医护人员必须做耐心说服工作，详细介绍患者的病情，让患者了解和掌握患病的经过及转归，做到心中有数，树立战胜疾病的信心，特别是那些心理更为恐惧的病人，更应做好思想工作消除患者的顾虑和恐惧心理。针对那些脾气急躁的患者，医务人员更要做耐心说服工作，工作细心，服务热情，科学讲解病情，尽量减轻患者的痛苦，急病人所急，做到与病人思想沟通，真正做到“交其友，知其心，治其病，安其神”，为患者提供良好的心理及生理环境。

（二）加强对危重病人家属的心理护理

在危重病人积极抢救的同时，应做好对患者家属的心理护理。病人家属都有一个共同的愿望，就是希望医护人员让他们的亲人尽快脱离危险，这一点与医护人员的愿望是一致的。但是患者家属往往对医学知识知之甚少，面对亲人的病痛焦虑、恐惧，甚至大声喊叫，哭哭啼啼，这时医护人员首先要同情和理解他们的心情，要冷静温和地阻止他们。边抢救的同时边告诉他们哭叫对患者的病情没有帮助，反而增加患者的思想负担，不利于病情的治疗。一般情况下只要解释清楚，入情入理，家属都会接受，能主动配合医护人员的诊治和护理。如其家属对医疗方面略知一二，又要求医护人员这样治疗或那样抢救，解释更要用词得当讲究，抢救及时，耐心解释，不能产生厌烦情绪，以免造成医疗上不必要的医疗纠纷。

因此，在进行危重病人抢救的同时，不要忽视对其家属的心理分析和心理护理，用良好的心理品质和道德修养影响家属，赢得病人及家属的信赖，取得他们的积极配合，既有利于病患的顺利抢救，无形中又树立了医护的良好职业形象，为医院赢得了良好的社会效益。

（三）重视老年危重病人的心理护理

老年病人由于记忆力减退、反应迟钝、耳聋、眼花、性欲减退等生理改变，心理和性格也呈现不同程度的改变，主要表现为忧郁不定、孤独、固执、焦虑、痛苦、悲伤等心理状态的变化，因此，我们医护人员必须在尊重、关心、同情、理解等方面对他们进行心理护理，使他们树立战胜疾病的信心，加快疾病痊愈的速度。另外，在加强老年病人心理护理的同时，应做好老年病人亲属及子女的工作，说服他们解开老人的心理疙瘩，尊重老人的意愿，给老人创设一个祥和、亲情满溢的治疗氛围，这样有利于老年患者心理状态的改善，促进病情的好转。

任何心理治疗都不是为病人直接解决具体问题，而是帮助病人改变自己的自我意识来符合或顺应客观现实。作为医护人员，应该从病人的说话、语言、表情中认真观察病人的心理状态，采取关心或同情的态度，决不能歧视、讥笑、议论病人，应加强心理疏导，激励患者对生活的勇气，减轻心理上的紧张感，根据不同心理类型进行开导，“告知以其败，语之以其善，导之以其便，开之以其苦”，通过劝慰、说服教育等增强病人的生活信心，防止不良事件的发生。在做病人心理疏导的同时，还要帮助病人解决矛盾，使病人获得安慰，达到心理平衡。最好还要针对病人性格上的弱点进行心理卫生教育和咨询，让患者充分了解自己的心理特点，在遇到困难挫折时，能用冷静、开朗、乐观的态度对待困难、分析困难、解决困难，这样就没有不能解决的问题和不能克服的困难了。

第二节　死亡恐惧与临终关怀

一般人是很怕死的。“贪生怕死”是人性的自然，所谓“蝼蚁尚且贪生”。娑婆世界再苦，但仍可忍受，因为人们多认为，无论如何穷苦沦落，但总有属于自己的一些东西，执著于我和我所有，绝不轻易放弃，因此认为“活着就是最美好的”。死亡降临，势必置身于一个完全陌生的处所，属于我自己的一切，比如姓名、名誉、地位、财产、家属、儿孙、亲友等等，将不复存在，不再拥有。这种即将单独处于一个无所知境地的惶惑恐惧、焦躁不安，就会强烈困扰临终人的心境。

心理学的超越“死亡”的方法是这样的：由于“死亡”是人类不可逆转的终点，它对每个世俗人构成了终身恐惧的对象，尤其是对临终者而言，伴随着“死”神脚步的越来越近，心理上的害怕、恐惧、痛苦愈益增加。此时，心理的慰藉就显得特别重要和必要。无憾、坦然、无恐惧的死亡对每个活着的人都有着巨大的吸引力，人们希望幸福地“生”，但也强烈地乞求安然地“死”，这也是临终关怀在当今社会如此引人注目、发展如此之快的重要原因。

一、关于死亡恐惧

（一）死亡恐惧的概述

从人类的进化来说，对于未知的事物保持恐惧，这并不是一个缺点，而是一种保护自己的手段。人死了，感知觉活动自然也就停止了，因此没有人知道死亡以后是怎么样的。对死亡的未知，也是人们会对死亡产生恐惧的原因之一。对老年人来说，死亡比年轻人要近得多，因此对于一无所知的“另一个世界”的恐惧，自然也比年轻人要多一些。

从社会心理学的角度来说，人到老年，死亡的几率开始上升。也许自己还算健康，但当每次同学聚会，去公司参加庆典，与周围同伴聊天时，发现自己当年的同学、同事、老伙伴相继过世，难免不胜唏嘘。人也许可以不怕死，但是对于孤单和寂寞，没有人会喜欢。

同样，从自己的角度来说，死亡意味着和伴侣、子女的诀别，如果家庭关系和睦，对彼此都念念不舍的，自然也会害怕死亡将他们分隔。死亡带来的孤寂感，也是让人恐惧死亡的原因。此外，人是有想象力的动物，当人们从电影、电视剧、新闻报道等节目中看到那些濒死者的挣扎、呻吟、亲属的哀号……往往会想到“自己死的时候会不会也是那样”？这种对痛苦的害怕，不免会转移到恐惧死亡上来。

（二）应对死亡恐惧的措施

1. 提高死亡价值

死亡的经历是个体生长的最后一次机会，以往通常把死亡和生命看作是对立的、截然不同的两种概念，而现在随着死亡教育的进展，人们的观念发生了变化，开始逐步接受了死亡和出生是相对的，承认死亡还是生命的一部分，确切地说死亡仍是生命的一种延续。我们把对待死亡的态度区分为三种类型：

（1）接受死亡：认为死亡是不可避免的，死亡是赋予生命循环的有意义的连贯性，是人类作为一个整体存在所必要的事情。

（2）蔑视死亡：多与宗教信仰有关，以死亡为解脱或开始“新的生活”，如转世、回皈天主、升入天堂。

（3）否认死亡：认为人不应死亡，特别是指望医学的发展能使人永生。

进行死亡教育的目的就在于使人们具有第一种类型对待死亡的态度，那就是接受死亡。死亡的价值在于它在整个生命过程中所占据的时刻是瞬间的，但它的影响却波及人的一生，成为推动生活的巨大动力。每个人的生命只有一次，人的死亡亦仅有一次而已，死亡也应具有珍贵的价值，可是却受到不公平的待遇。人们认为生命的一切快乐都是经验快乐，由于死亡剥夺了更多的经验快乐，所以死亡是件坏事，人们诅咒死亡，逃避死亡，但最终都没能幸免死亡。

死亡过程是个恐惧的过程，而且是极为复杂的，有人分析临终病人恐惧分为八种：①对未知的恐惧；②对孤独的恐惧；③对忧伤的恐惧；④对丧失身体机能的恐惧；⑤对失去认同的恐惧；⑥对失去自我控制能力的恐惧；⑦对撤退的恐惧；⑧对疼痛与痛苦的恐惧。最后一种恐惧几乎是每个临终的人都具有的，使用药物可以控制疼痛，但对痛苦的恐惧却不能依赖药物加以克服，痛苦是指一种心情上的苦境，包括无人照顾、被人和社会忽视的恐惧，这必须依赖人们的爱心与关怀。

2. 临终关怀

临终者关心家庭子女等未竟之事，家庭亲友给临终者以照顾与爱心，以及临终关怀团队的成员给予临终者及家属全面的关怀，这充分地展示了人类感情的真诚，生的意义，死的价值，都通过临终关怀显示出来了。死亡的存在促成了人生文明的发展，人类文化的铸成。而且临终关怀也反映了人类文化的时代水平，特别是非物质文化中的信仰、价值观、伦理道德、审美意识、宗教、风俗习惯、社会风气等集中的表现。现代社会生活模式的一个显著特点，就是家庭规模与职能缩小，这些人在临终之际，将会只有一个子女照护，其精力往往不够，故而作为团队照护的临终关怀尤显迫切需要。总之，临终关怀将广泛地为临终者、为家属亲友、为社会所需要。它是社会文明进步的标志，它反映不同国家、地区和民族社会文化的时代特征，有其深刻的社会历史意义。

3. 具有中国特色的临终关怀的建立

对中国的临终关怀活动有着自己的特点、自己的模式，如据上海、天津的调查，对死亡采取“顺其自然”的态度，对死亡的惧怕心理较轻，对重危病人亦非强求全都给予继续的无效的治疗。建立具有中国特色的临终关怀研究体系和运行程序，就要建立多种形式的临终关怀机构，如安宁病院、医院附属病房和家庭护理等。对医务人员进行一些有关的死亡教育，经临终关怀培训之后，由部分人组成的服务团队对医院中的临终病人进行集中照护，或居家照护，发展符合我国国情的家庭病床，这些做法都是值得大力推广的。

二、关于临终关怀

（一）临终关怀的概念和意义

临终是指由于疾病末期或意外事故而造成人体主要器官生理功能衰竭，不能用现在医疗技术治愈，死亡即将发生的过程。目前世界上不同的国家对临终的时限尚未有统一的标准。日本对预计只能存活 2 ~6 个月的患者称为临终患者，美国对估计只能存活 6 个月以内的患者称为临终患者，而英国将预计能存活一年以内的患者称为临终患者，我国则将能存活 3 ~6 个月的患者称为临终患者。

临终关怀又称安宁照护、善终服务、舒缓照护。“临终关怀”由英义 hospice care 转译而来的，hospice 原意为“收容院”、“救济院”，是设立在修道院附近为朝圣者和旅行者提供中途休息与活动给养的场所。美国国立医学图书馆出版的“医学主题词表”，将此概念解释为“对临终患者和家属提供姑息性和支持性的医护措施”。“临终关怀”与英、美等国家的“终末护理（Terminal Care）”，“生命末期照护（End of Life Care）”，加拿大、澳大利亚的“舒缓招呼/姑息照护（Palliative Care）”，我国台湾的“安宁照护”，我国香港的“善终服务”、“安宁照护”等均为同一概念。尽管称呼不同，其根本目的都是帮助各种临终患者平静、安宁地度过生命的最后阶段。

在如何提高临终患者尚存的生命质量，维护其人格及生命的尊严，使其更好地走完这一段生命历程，临终关怀有其重要意义。任何生命都有终结的时候，在生命终结时都有所希望，而临终关怀通过尽量满足临终者的合理要求，让他们感到生命的温暖，从而减轻身体或精神上的痛苦。临终关怀是临终者珍视生命的终结，使他们临终前在精神或肌体上得到相对的舒适，从而冷静地处理一些事情并接受生命终结的事实。临终关怀使患者家属理性地度过将要分离的时刻，从而有效地办理一些患者或亲属应当办理的事情。几乎每个临终的人都会对疼痛与痛苦产生恐惧，疼痛可通过药物来控制，而痛苦则指一种心情上的苦境，不能通过药物来克服，必须依赖人们的爱心与关怀。因此，临终关怀弥补了死亡的缺陷，提高了死亡的价值。临终关怀是医务人员及相关人员树立对生命的尊敬与热爱，让患者及家属在这个最后服务之时，感受到人情的关怀和医护道德的崇高。临终关怀淡化“治疗”，强调“舒缓照护”，可维护患者的人格和尊严，并使社会、家庭和临终患者处在一种公正合理协调的氛围中。临终关怀既可以缓解患者的痛苦，又可以避免无意义的有创性治疗，可节约卫生资源，减轻家庭的经济负担。

（二）临终病人的生理变化和需求

临终病人的生理变化是一个渐进的过程，濒死期各器官功能均已衰竭。

（1）循环衰竭：表现为皮肤苍白或发绀、湿冷，大量出汗，脉搏快而弱、不规则，血压逐渐下降，少尿等。

（2）呼吸困难：表现为呼吸频率变快或变慢，呼吸深度变深或变浅，出现鼻翼呼吸、潮式呼吸、张口呼吸等，最终呼吸停止。

（3）胃肠道功能紊乱：表现为恶心、呕吐、腹胀、食欲不振、便秘或腹泻、脱水等。

（4）肌张力丧失：大小便失禁，吞咽困难，无法维持良好、舒适的功能体位（被动体位），软弱无力等。

（5）感知觉、意识改变：疼痛，但其他感觉能力丧失；有睡眠障碍，嗜睡、昏睡、昏迷，也可产生幻觉等。

临终病人在临终前大致还会有下述的心理需求：

（1）希望维持自己形象的完整，认为自己的形象如果不能像往常一样，就会影响到自己被对待的方式，也会影响到对自己的肯定，因此维持自己形象的完整不但是自己自尊的来源，也是让他人尊重的依据。

（2）强烈的失落感导致强烈的需求感，病人会认为自己过去所拥有的财富、事业、家庭、朋友，都会因死亡的来临而消失不见，这种强烈的被剥夺的体会，让病人觉得人生在世最后终究一场空，而产生强烈的失落感，在失落的同时，病人对人间一切便产生难以割舍的执著与爱恋，所以有时会让家人感到过度的感情压力。

（3）孤独产生的关怀需求，虽然病人有时会有静一静的想法，不过基本上病人并不希望这种静一静被误解为喜欢孤独的反应，事实上病人十分担心陷入孤独、担心被家人遗弃，只是心中又不想因为害怕孤独而造成家人情感上的负担与不舍，这种又想又怕的反应是家人在提供爱心的支持与关怀时应特别注意的地方。

（4）不希望生病而成为家人的负担。因为病人原先有他自己的独立自主性，也有他自己的贡献价值，当然不希望由于生病就成为家人的负担，完全失去自己的自主能力，这时家人就必须从照顾的想法、方式到行动，想办法让病人产生参与感并介入其中，这样病人才能重新自我肯定，积极实践自己的生活。

（三）临终关怀的心理支持系统现状

临终关怀是一门以临终病人的生理和心理特征及相应的医学、护理、心理、社会、伦理等问题为研究对象的一门新兴交叉学科，目前在国内外受到越来越广泛的注意和重视。我国的临终关怀事业以崔以泰的“对死亡和濒死的态度”的调查研究起步，期间经历怀疑、拒绝再到现在的开始接受，取得了一定的发展。采用临终关怀的姑息治疗是作为放弃积极治疗之外的一种护理工作，而护理目标则是帮助病人从对死亡的恐惧与不安中解脱出来，坦然面对死亡。然而，在我国，病人及家属对临终关怀服务的接受程度、临终关怀服务的经营状况都不甚理想。在所有开展过此类服务的医院中主要采取附属于医院的临终关怀病房，尤其是在肿瘤等专科设立病房的模式，家庭或社区的模式，独立的临终关怀机构非常少。这表明目前我国的临终关怀开展的困难较大，病人的接受程度还是较低。

通过对相关文献的查阅，发现国外的临终关怀服务机构由政府或私人资助，由医生（兼职）、护士、营养师（兼职）、心理学工作者（兼职）及社会工作者共同组成健康团队，承担着病人在临终关怀服务中心住院期间以及出院后的护理照顾和健康指导。国内目前无论是研究还是临床实践，更多是从护理的角度开展，少数从心理与精神卫生角度的研究或讨论，要么停留在一种现象的描述和归纳，要么直接引用国外一些心理学在临终关怀方面的理论来解释。这表明临终关怀目前在我国心理学研究领域仍然没有引起足够的重视，对从业人员亦缺乏必要的心理学培训和死亡学的教育，这当然也就不能有效地建立相应的心理支持系统。

三、死亡观念与社会系统文化的影响

处在临终状态的患者是一个特殊的社会群体，身体本身的原因、来自社会环境的应激、社会支持资源的匮乏等因素都可能使他们面临较多的心理健康问题。人类在即将死亡的临终时刻，大多数的心理表现是焦虑和恐惧，这是人类对死亡的基本态度。国外资料表明，临终关怀者病人表现出以焦虑抑郁为主的适应障碍。害怕濒死和死亡，以及解决不了的悲伤问题，是普通人群中焦虑的主要起因。当病人知道自己的生命接近死亡时，其心理反应是十分复杂的，甚至个体差异也是非常大的。在对死亡的心理学研究方面，弗洛伊德的精神分析理论尝试用人格结构来解释死亡恐惧，认为死亡恐惧除了对外部危险的反应外，亦是一种内部过程，即是发生在自我与超我之间的某种东西；贝克尔则是从社会心理层面深刻地剖析了我们的死亡恐惧和伴随着的焦虑；另一位在心理学研究中比较有影响的是库伯勒·罗斯在1969年的《论死亡和濒死》中总结了濒死病人的5个心理反应阶段，即否认、愤怒、妥协、抑郁及接受，尽管这样的一种划分被批评忽视了个体的独特性，因为这些反应受年龄、文化程度、性格、社会背景、经济等多种因素的影响，但无疑，这些先行者的工作，让我们开始关注和理解人类的死亡及蕴涵的心理焦虑。相对西方的犹太教和天主教等对帮助信徒对抗或消除死亡焦虑，我国类似的宗教死亡观念的受众群体是非常少的，在医院提供的服务中，基本上也不考虑宗教的因素。

处在垂死状态的患者的焦虑状态带有敏感多疑的特征，这样的心理特征同时和社会因素密切相关。社会学的研究表明，中国社会与西方社会在价值观上最大的差异是对于家庭的观念。西方国家重个体，轻家庭；中国人重家庭，轻个体。同时，传统文化中儒、释、道等宗教的生死观与死亡态度影响着国人对死亡及濒死的认知。中国传统的儒、释、道三家更重视本位之生死观与生死智慧，我们可以认为这是一种传统的临终关怀，比如以儒家义理来说，个人固可在临终之际，在家属亲友之间得到慰藉，也可进而呈现人之主体价值，不为恶疾所限；道家则认为关怀应该是一体的关怀，唯有生死意义的了悟，才能带来身心真正的转化，否则单纯减轻生理、心理、社会的痛苦与负担的做法，是无法真正解决临终者的问题的。

在对临终关怀模式的研究中，排除经济因素的考虑，临终者倾向于选择以一个家庭为中心的照顾模式，这样的选择是因为其心理需求的社会价值已经降低，更多考虑的是家庭的价值。但是，不能忽略的是选择也和整个社会系统文化弥漫着对垂死过程和垂死者的焦虑与误解相关，我国仍然处于缺乏死亡教育的文化传统和社会环境中，我们的社会文化理论倡导的是一种避免讨论死亡与临终的问题，缺乏对病人临终状态体验的关注，这样的社会现实常常使濒死病人有意或者无意地处在被社会隔绝中。有关的研究显示，临终关怀人员面对病人问及死亡问题时，51.3%的人采取的是回避和减少接触的态度。因为我们的社会系统赋予疾病的某种“隐喻”，当处在垂死的状况中，通常我们会有意无意地降低了垂死者的社会价值，而尽量避免与他们接触。尤其当这种疾病是和某种不体面的原因相联系时，它所引起的冷漠和患者的焦虑就更为明显。苏珊·桑塔格就曾尖锐地指出这种“面对疾病时的冷漠，包含着疾病带来的重大的后果的一种，会增加患者的疼痛”。因此，当继续停留在医院进一步接受临终关怀时，也许就会面对着这样的一种双重疼痛，而这一结果恰恰和临终关怀的初衷相悖。

第三节　临终关怀的内容、原则及相关问题

一、临终关怀的内容与原则

（一）临终关怀的主要内容

临终关怀是一门涉及医学、护理学、社会学、心理学、伦理学等诸多学科的新兴的交叉学科，但它有其独特的研究对象（即临终病人的生理、心理及照护）和发展规律，其发展是不以人的意志为转移的。

临终关怀作为一种新的医疗服务，弥补现行医疗保健体系忽视临终病人需求的缺陷，符合人道主义精神和人类生命发展的需求，从而使医疗保健体系更趋完美。临终关怀作为光大生命、提高生命质量的新型服务，其主要内容包括以下三个方面：

（1）对症处理疼痛，减轻患者痛苦。常见慢性疾病患者临终前的痛苦主要来自肉体和精神两个方面。临终关怀对躯体疼痛的处理原则是，以患者无痛苦为目的，基本不控制止痛剂的使用。

（2）对精神上的痛苦，通过医生、护理人员及家属齐心协力，主动倾听病人诉说，而后根据病人心理状况予以解脱，使其安度余生。

（3）美化生活环境，慰藉患者心灵。临终作为人生的最后阶段，关怀的目的是实现“优死，安乐”，因而，临终关怀十分注重患者的生活美化，使其在“有生之年”活得更逍遥自在。美化生活环境主要包括：温暖舒适，整洁明亮，气味宜人等诸多方面。

另外，要对患者进行心理护理，使其适应并接受死亡是生命正常发展过程这一事实，解除心理压力和痛苦，安然祥和地告别人生。

（4）加强关怀照顾，安抚患者家属。病人临终前后，其亲属也将承受巨大的痛苦和折磨，因此，安抚照顾患者家属同样是临终关怀的工作内容。一方面，通过对病人的关怀照顾，使家属的心理得以安慰；另一方面要使家属尽早对病人的病情进展及预后有一个正确的了解和认识，在有充分心理准备的基础上，积极主动地配合医护人员，完成对患者的临终关怀，并共同努力料理后事，从而使病人“善终”，使亲属欣慰。

（二）临终关怀护理的原则

1. 以照料为中心

对临终病人来讲，治愈希望已变得十分渺茫，而最需要的是身体舒适、控制疼痛、生活护理和心理支持，因此，目标以由治疗为主转为对症处理和护理照顾为主。

2. 维护人的尊严

患者尽管处于临终阶段，但个人尊严不应该因生命活力降低而递减，个人权利也不可因身体衰竭而被剥夺，只要未进入昏迷阶段，仍具有思想和感情，医护人员应维护和支持其个人权利，如保留个人隐私和自己的生活方式，参与医疗护理方案的制订，选择死亡方式等。

3. 提高临终生活质量

有些人片面地认为临终就是等待死亡，生活已没有价值，病人也变得消沉，对周围的一切失去兴趣，甚至有的医护人员也这样认为，并表现出面孔冷漠，态度、语言生硬，操作粗鲁，不知该如何面对患者。临终也是生活，是一种特殊类型的生活，所以正确认识和尊重病人最后生活的价值，提高其生活质量是对临终病人最有效的服务。

4. 共同面对死亡

有生便有死，死亡和出生一样是客观世界的自然规律，是不可违背的，是每个人都要经历的事实，正是死亡才使生显得有意义。而临终病人只是比我们早些面对死亡的人，他们的现在也是我们以后要面临的。死赋予生以意义，死是一个人的最终决断，所以，我们要珍惜生命、珍惜时间，要迎接挑战、勇敢面对。

二、医疗观的转变

从心理发展角度来看，平静地对待临终是一个人人格结构的产物，对死亡恐惧的研究和死亡教育正是培养我们有意识地选择对恐惧的承受，而临终关怀本身既体现了环境关怀，也反映了临终者从第一次诊断到临终阶段贯穿整个过程的控制策略，以及人际支持。如何以科学的精神与方法，打破死亡的社会禁忌，积极探索死亡的学问，提升国人面对死亡课题的理性思维层次，避免陷入哲学的混沌境域，或可化解生命的不安，自在面对个人生死的历程。有关临终关怀的学术研究，国外已经有很多相关的研究，但未必适合中国的状况。因为中国有迥异于西方的习俗、思想和文化背景。死亡观念与社会系统文化等观念使得病人在面对死亡时的恐惧有其自身的心理特点，因此临终关怀中对死亡的讨论与哀伤的处理方式则肯定有差异。

有研究显示在接受调查的77.3%的医院中，对加强从业人员的心理学与死亡学教育的持支持态度，因此，对于中国的临终关怀事业来说，需要有更多心理学工作者的参与，避免认识上的偏差，从而建立起积极有效的心理支持系统，这对于缓解患者身体疼痛、提高生活质量有着双重的意义。问题是，在家庭结构日渐崩解的今天，医院成为临终的主要场所，传统的临终关怀是否仍有存在的价值，对于现代意义的临终关怀还能提供何种贡献，当我国的临终关怀模式出现了倾向家庭护理的模式时是否能真正反映临终者的需要，这一系列亟待解决的问题提醒我们在借鉴国外研究和传统的观念时，需要进一步立足本土与现实，分析与比较中国人的心理特点，从而切实提供能够适合中国人的临终关怀服务。

由于当代医疗科技的目的在于治愈病人，医院更多倾向于比较积极的治疗救护，在建立良好医患关系的前提下，每日由主管医生和责任护士与患者进行交谈，倾听其诉说，掌握患者的心理状况，利用心理科学知识给患者以同情、解释、鼓励和保证；并教给患者一些应对及缓解恐惧和焦虑的方法。现代意义的临终关怀的主要特色就在于不以技术而以人性为主的医疗思考方式，以改变只见病体不见病人的传统医学做法，这和心理支持系统是相吻合的。不过，这种违反主流医疗体系的做法，除非有很强的实证效果与学术基础，否则很难得到医学界真正的支持。我国从20世纪80年代就开始关注临终关怀，将这一事业作为医学人道主义的重要体现。但实际上，我国医务人员更多地把临终关怀视为对病人临终前肉体痛苦的控制，研究显示41.4%的医院把临终关怀的重点放在疼痛控制，高于重视心理服务的36.1%。而实际上，对于身处生命末期的病人和关爱他们的亲人来说，心理的痛苦更可怕。临终关怀则正是促使全民从以救治为本位的传统医疗观，向以关怀照顾为本位的新时代医疗观转化的尝试，冀望通过联结当代心理学与医学等知识，使临终关怀服务者兼具心理学训练，能掌握临终者的心理活动及发展规律，从而更有针对性地进行心理支持及疏导，以缓和与解除病人对死亡的恐惧和不安。

三、临终关怀发展中的伦理问题

（一）尊重生命

对于医护人员来说，这一点似乎是做好这个职业的基础，应不会存在问题，因为护士就是怀着一颗热爱生命的天使之心救死扶伤的。但是这并不等同于尊重生命。我们顽固地用高科技的呼吸机、起搏器等强拉硬拽着的生命是否值得尊重呢？热爱生命是否就意味着义无反顾地拒绝死亡呢？这是我们实实在在面临的伦理彷徨。完整的生命过程应包括死亡过程，这是不容置疑的客观事实。顾海兵先生指出：在我们的整个科学及教育的体系中，只有生的教育，而没有死的教育；只有优生学而没有优死学；只有计划生育而不计划死亡；只有人生观而没有人死观；只有生的崇高而没有死的光荣。试想，如果没有死亡，人口数量无限制增长，地球资源被吃光用尽，人类还能生存发展吗？因此，死亡的不可避免是人类延续的必要条件，从这个意义上讲，死亡是伟大的。所以，完整的尊敬生命应包括尊敬死亡。可见，发展临终关怀，对传统的思维定式有一个强大的冲击，需要我们彻底更新观念，自觉地进行自我死亡教育。死亡教育是实施临终关怀的一项重要内容，还包括对临终病人及其家属的死亡教育，其目的在于帮助濒死病人克服对死亡的恐惧，学习准备死亡，面对死亡，接受死亡；对临终病人家属进行死亡教育的目的在于帮助他们适应病人病情的变化和死亡，帮助他们缩短悲痛过程，减轻悲痛程度。尊敬死亡是我们迈出的第一步，它属于死亡教育的一部分。

（二）关注护理而非治疗

医护人员长期以来一直在为救死扶伤辛勤奉献着，一直习惯于和医生合作把病人从疾病中拯救出来。而突然间出现关注护理而非治疗的临终关怀概念，不啻是承认医院对某些疾病无能为力的尴尬，导致对整个医疗职业能力的怀疑，这对以救死扶伤为宗旨的医护人员的心理不可避免地产生一定程度的震撼，可能会导致潜意识里对临终关怀的抵触情绪。虽然说在医疗无能为力的情况下，护理更显示出其独特的主导性，但是突然把护理的地位提高到主导地位，医护人员往往会感到无所适从。对于临终关怀，护理的重点也从生理上转移到心理、社会、精神等方面，这给他们的理论知识也带来巨大的挑战。而现今的医院又缺乏临床的心理学工作者和社会工作者，使医护人员在护理过程中遇到无能为力的困难时，投助无门。这就需要护理人员加深对社会学、心理学等方面知识的学习和掌握，并能独立有效地运用于临终病人的全身心护理上。

（三）注重生命质量

生命质量是生命伦理学的一项基本要素，对生命质量进行医学评价，并将评价结果应用于治疗方案的选择中，这是生命伦理学在医疗实践中的一项具体应用。注重生命质量的提出，无疑反映了护理模式的转变。但遗憾的是，对于生命质量，不同的健康保健人员用不同的方法进行了不同的定义。而临终关怀又是多学科健康保健人员共同来进行的，所以在工作中往往会产生对病人生命质量各自不同的评判。为了解决这个问题，Kleinpell（1991）对生命质量的概念进行了分析，找出了主要特征。但因其涉及个人的生理、个性、人际关系、社会、心灵等诸多方面因素，因此要全面地评判病人的生命质量，必须收集除疾病本身以外的大量资料，这将使医护人员的工作范围扩大到一个不可能的境地。所以，要使生命质量由理论走向实践，则需要合理地缩小评价范围，使它既有科学性，又有实用性。同时，另一个难点则是：当生命质量的概念作为规范在临床上运用时，必须有一种合理而有效的工具来测量病人的生命质量，要有一个量化的标准。这一系列的问题，对生命质量的可操作性提出了质疑，有待于以后通过科学研究加以解决。再者，对于临终病人，其生命质量相对很低，根据 David Hume 的功利主义伦理理论，根本没有必要把宝贵的资源花费在毫无恢复希望的临终病人身上。在现今医疗保健资源相对不足的形势下，这种伦理观念有相当大的吸引力。

（四）尊重死亡是一个自然的过程，因此不加速也不延迟死亡

这一概念和现今的研究热点安乐死有某些不同。不论是主动安乐死还是被动安乐死，都有加速死亡的倾向。而临终关怀却提出不延缓、不加速。这是一个值得探讨的伦理问题。但亦有学者认为安乐死应属于临终关怀范畴之内，且仅为临终关怀的一小部分。

（五）协助病人安静地、有尊严地死去；去者能善终，留者能善留

病人安静地、有尊严地死去，是临终关怀的结果，但不是终点。古语曰：死者何辜，生者何堪？面对所爱的人的死去，我们由震惊而哀恸、绝望，对已故者的感觉由悲转怒，进而出现抑郁等强烈过度的哀伤。在中国现今缺乏社会工作者的情况下，丧亲辅导的任务就落到了医护人员身上。长期以来，我们往往只单纯注重职业道德的培养，要有爱心、同情心，却忽略了对抚慰的知识和技能的培养。当你面对悲痛欲绝的家属时，仅仅有同情心是同样无能为力的。由此看来，丧亲抚导的课程培训是很有必要的。

第八章
恋爱、婚姻与家庭心理卫生

第一节　恋爱期心理卫生

一、关于爱情

爱情是人类永恒的话题。所谓爱情是指男女之间基于一定的社会关系和共同的生活理想，在各自内心形成的对对方最真挚的爱慕，渴望对方成为自己终身伴侣的最强烈的感情体验，是两颗心灵互相吸引、达至精神升华的产物，是人类特有的一种高尚精神生活享受。

（一）爱情的基本特性

爱情产生的自然前提和生理基础是随着性意识的成熟而萌发的对异性的欲望与需求，人类有赖于这种生理本能繁衍后代，使种族得以延续。而相互真诚眷恋与炽烈的情感体验，是爱情产生的内在心理动因。同时，爱情具有深刻的社会性。一定的社会物质条件和社会文化习俗，构成了爱情存在的社会基础。所以爱情心理是生理性、情感性和社会性的内在统一。

三种属性中，社会性更能反映爱情的内在本质。原因在于：①爱情体现人的社会性本质。人的生理性欲的表达，要受到社会文化、道德习俗等社会生活方式的制约，是经过人类文明净化的性爱需求。②爱情是人类发展到一定历史阶段的社会现象，是随着与现代文明相适应的人类婚姻家庭制度的出现与演变，形成一夫一妻制家庭，得以使爱情产生与发展，从而构成人类社会婚姻家庭的基础。③爱情内嵌了深刻的社会内容，是在人们的社会交往中逐步萌发的。人们对爱情的理解、对恋爱对象的选择，是和特定的社会政治经济、思想文化与社会习俗密切相关的，反映了其不同的世界观与人生观。社会生活的丰富与变化，形成了爱情心理的不同内容与形式。④爱情本身体现的是一种社会行为，不单纯只是一种个体的情感。爱情的追求，婚姻的缔结，家庭的组建，既关系到个人的幸福和双方的幸福，又关系到子女的抚育、老人的赡养等家庭的社会责任与义务。

（二）爱情的心理结构

爱情由多种心理要素构成：

（1）性爱是爱情产生和发展的内在动力与源泉。性爱是以性欲为基础的对异性的倾慕、亲近的感情体验，是爱情构建不可缺少的成分，也是爱情关系有别于亲情、友情等其他非性爱关系的感情的本质区别之处。性爱的主要特点包括：排他性（包括外排性和内排性），使爱情可以专一与执著，具有冲动性、直觉性、隐曲性。

（2）情爱是爱情产生与发展的必要条件和存在的基础。真正的爱情是建立在男女之间自愿基础上的互爱，是对对方的倾慕与无私付出，同时希望得到对方爱的回馈，而不是依靠外在因素和势力的干预。一厢情愿或强迫接受的爱，不是真正的爱情。情爱还包括思想感情的和谐统一和彼此的心理包容。爱情中的心理包容意味着双方在生活事业上的志同道合，心理上的融洽。一方面，男女间在生活志向、人生理想、价值取向上的共识，是产生与深化爱情的巨大精神力量，是爱情的思想根基；另一方面，爱情是人的一种高级的情感体验，是双方的个性、习惯、爱好与情趣等诸方面的互补、完美的协调，是情感交融的高层次境界与愉悦享受。

（3）忠贞专一是纯真爱情的重要标志，是爱情的美德。恩格斯说：“性爱按其本性来说就是排他的。”这意味着爱情本身所包含的特有的情感、责任与义务，只能存在于具有爱情关系的男女当事人双方。高尚的情操是爱情的生命与灵魂，正如著名的教育家苏霍姆林斯基所说：“真正的爱情能使理智有助于感情，能向感情注入道德力量，使内心活动从道德上趋于高尚，而不使人去盘算他所爱的人能给他带来多大的好处。只有当感情和思想融合成人对人的道德责任感，爱情才会是高尚的。”真正爱情的基础是有思想感情的一致性，有无私的替代性和心理相容性。爱是一种责任，是一种给予。真正的纯真的爱情是只求付出而不过分要求索取，是时刻为对方着想。爱情不是一场交易，更不应该是一种谋生的手段。

（三）恋爱意识和爱情心理的形成与发展

1. 恋爱意识的形成

恋爱是男女双方培育爱情的过程。青年人恋爱意识的形成与发展可以分为三个时期：

（1）恋爱意识的萌芽阶段：包括恋爱意识的朦胧期和恋爱意识的探索期。

恋爱意识的朦胧期：进入青春初期的男女，随着生理的迅速发育，尤其是第二性征的出现和性意识的觉醒，引起男女在生理与心理上的急剧变化。表现为对异性之间差异的敏感与关注，但其在异性面前经常会感到不自在和羞怯，因而往往有意回避、疏远异性，甚至形同路人。

进入高中阶段的男女，随着生理发育的逐步成熟，性心理开始发展，恋爱问题已经纳入个体的意识领域，异性之间产生了相互的吸引，出现彼此渴望接触的意向，对恋爱问题开始探求。表现出特别注重自身的容貌与风度，以引起异性的注意与兴趣，博得异性的好感与青睐，喜欢阅读和欣赏描写爱情内容的文学作品、影视作品。但是，由于其性心理和自我意识尚未成熟，对异性的向往与渴求具有不稳定性，容易出现泛化。故而，这实际上是处于一种不成熟恋爱心理的泛爱期。

（2）恋爱意识的完善期：包括恋爱意识的定向阶段和恋爱对象的理想选择阶段。

恋爱意识的定向阶段：在青年初期感性恋爱意识和心理准备的基础上，逐步充实与完善理性恋爱意识，做好主观的准备。这种理性的主观的准备是青年人对生活与情感体验的深化，心境由躁动的激情向稳定的理性过渡，爱情观逐渐形成。主要标志是：择偶标准的合理化与系统化；开始明确意识到“恋爱”和“社会责任、义务”等道德的关系；通过对恋爱的思考，明确意识到自身存在的价值。

恋爱对象的理想选择阶段：经历了感性认识和理性思索的恋爱准备后，青年人会根据自己确立的择偶标准，在心目中构想出一个较“理想化”的异性对象，同时赋予其具体的内容。

（3）恋爱意识的成熟期：包括恋爱实践阶段和恋爱意识修正阶段。

恋爱实践阶段：指在一定的恋爱意识指导下，从对恋爱问题的内心理性探索到恋爱行为的过程。一般包括：直接实践（开始谈恋爱）和间接实践（自己暂时没有恋爱行为，但十分关注处于恋爱中的他人，通过了解恋爱中的诸多现实问题进行间接经验的积累）。

恋爱意识修正阶段：在恋爱实践中，青年人会发现自己的恋爱意识和现实之间的差距，这种差距的缩减是个体恋爱意识不断地进行自我修正的过程。这表现为，既要重新审视自己原来的准成熟的恋爱意识，又要考虑或体察社会现实和恋爱对象的可能性，通过不断的排除或消解内心情感冲突与矛盾，修正和完善自己的恋爱意识。

2. 恋爱的心理过程

一般来说，青年人步入恋爱生活的心理过程包括三个阶段：

（1）友谊交往阶段：表现为向往和追求异性，期望与异性进行情感的交流。但是，彼此在共同的学习、活动和交往中产生微妙与朦胧的爱的萌芽，具有对象的不确定性。

（2）比较与选择阶段：依据自己确立的择偶标准和审美观念，在和异性接触的过程中，会将不同的异性朋友的外在特征、才华、性格及家庭状况等因素进行比较，形成亲疏或远近的心理倾向。而后，逐渐地把自己的注意力较集中放在自己倾心的异性身上，其交往频率、行为和态度开始超出一般的朋友关系。

（3）开始恋爱生活，步入热恋期：在比较与选择的基础上，确立了彼此达成共识的恋爱对象，开始以建立爱情为目的的恋爱关系。

二、恋爱中常见的心理问题和心理调节

（一）光晕心理

光晕心理又称光环效应或晕轮效应，是指个体对某个人的整体印象直接影响到对此人的具体特征的认识评价的一种心理现象。当个体对某人印象不好时，就会觉得什么都不顺眼，会被消极否定的光环所笼罩。相反，当个体认为某人很好时，就会被一种积极肯定的光环所笼罩，被赋予其他好的品质，尽管其本身并不具备这种品质。光晕心理实际上是认知主体对他人形成的一种心理定式，是个体在人际交往中形成的一种夸大的社会印象，是一种明显的从已知推及未知，由片面看全面的认知现象。这样，往往会歪曲一个人的形象，导致不切实际的评价。表现在一个人已有的态度会直接影响到对他人的认知与评价，按照某种定式去解释他人的一切品质，把中心性质扩张化。例如，在与他人交往过程中，将对方的最初印象主观臆断地进行想象与夸张，致使对其原来面目的认识发生模糊和偏离的心理定式。

在青年人的恋爱现象中，光晕心理常常表现为两种类型：一种类型是在恋爱过程中对对方产生的光晕效应心理，即人们通常所说的“情人眼里出西施”。恋人在光环的笼罩下，对方的许多不足与缺点被忽略、掩饰，妨碍了双方对彼此正确深刻的了解。原因在于恋人在某些方面赢得了自己的异常好感，乃至把对方理想化、完美化、偶像化。而对对方的弱点、缺陷却视而不见，对其评价以主观色彩掩盖了客观现实性。在此种心理基础上建立的恋爱关系，一旦随着时间的推移，情感光环消失、感情冲动的逐渐平静，便会发现眼前的崇拜偶像并不完美，对方毛病百出，心理上产生一种“受骗”的感觉，甚至造成日后爱情的悲剧。其实，“情人眼里出西施”不过是一种光晕效应，使主体带上了有色眼镜，把对方看得过于完美无缺、光彩耀人。

另一种类型是在恋爱择偶的过程中，对自身所产生的光晕心理，即所谓的“西施眼里觅情人”。有些人在选择恋爱对象时，过高地估价自己，过低地评价他人，强烈的自我优越感使其对择偶的期望标准过高，脱离了自己的实际水平，对对方百般挑剔、过于苛求，结果在现实生活中屡屡碰壁，难以获得真正伟大的爱情。

光晕心理在恋爱中往往会使当事人不能客观地认识他人或评价自己，造成感情上的错觉，由此带来恋爱中的心理问题。如何防止和克服恋爱中的光晕心理呢？①对自己对他人要持有一种冷静、客观与全面的审视和分析的态度，防止感情用事。②要注意丰富自己的社会阅历，积累自身的社会生活经验，使自己具有分析和辨别生活中的人物、事件的能力。③在学习、工作、生活的不断相互了解过程中，寻求和建立真挚的爱情，避免仅凭一时冲动，轻易许定终身，给自己或他人带来烦恼与痛苦。

（二）逆反心理

逆反心理是指因客观现实与个人主观需要不相符，主体所产生的强烈抵触情绪，并引发一种负向要求和行为的心理活动倾向。逆反心理在人们的日常生活中时常可以见到，例如，某篇文学小说将要被禁止发行，反倒越发增强人们争相去看的心态。越是那些难以得到的，人们就越是渴望去得到，越是珍惜它；相反，越是容易得到的东西，人们的兴趣则会大大下降，反而不珍惜它；越是那些硬要求人们去做的事，则更易令人对此产生厌恶感。

逆反心理是青年人恋爱过程中的常见心理问题之一。例如，有些青年人在恋爱过程中，因受到双方父母的反对，或其他不利因素的阻挠，往往会使彼此相爱的态度更加坚定、关系更加紧密而难舍难分。心理学中把这种现象称为“罗密欧与朱丽叶效应”。有的青年人面对狂热的追求者则不予理睬，反而倾心于冷落他（她）的人；有些恋人之间，一方为了取悦于对方而过于依附对方，却使对方的态度开始冷淡，双方的感情急转直下，导致了相反的结果。逆反心理在恋爱现象中虽不能完全认为是一种消极心理，但不可否认它对正常恋爱心理的不良影响和干扰。因而，青年人在恋爱中，尤其是当客观与主观需要相抵触时，要注意控制自己的感情，防止逆反心理的发生。

（三）自卑心理

自卑心理是由于自我评价偏低而引起的害羞、不安、内疚、胆怯、忧伤失望等消极的情绪体验。自卑心理是青年人恋爱中常见的心理障碍之一。自卑心理具有负性的、消极的心理作用，因而会对恋爱心理产生较大的不良影响。自卑感较强的人，在对待恋爱问题上，经常会因怀疑自己的能力、害怕自尊心受到伤害，而无法敞开爱的心扉；一旦恋爱受到挫折，又往往会采取自我封闭、不再与他人交往的方式逃避现实。青年人恋爱中的自卑心理多是因为自身存在的“缺陷”或“不足”造成的。例如，认为自己的相貌、身材不如他人；自己的家庭出身、社会地位、经济条件低人一等；感到自己的学习与工作成绩、社交能力、个人修养等方面总不如人等等。实际上，自卑心理反应了人的性格上的一种缺陷，其根源往往是因为个人的成长经历、生活环境、自我认识偏差等，造成个体于主观上不能正确地认识自己、评价自己和接纳自己的一种消极情绪体验。

如何才能克服恋爱自卑心理呢？首先，要正确地认识与评价自我。在现实生活中勇于正视自身的缺陷与弱点，同时也要看到自己的优点与长处，做到客观地评价自我，愉悦地接纳自我。其次，要增强自信心。时常看到自身的优势，不断地以各种方式激励自己，积极进取，奋发向上，充满信心地面对生活。再次，要磨炼自己的意志，培养自己敢于面对挫折与困境的百折不挠的勇气和毅力。最后，要树立积极的人生理念，加强自身修养，以乐观积极的态度对待生活与人生。

（四）羞怯心理

羞怯心理是指个体在与他人接触和交往过程中，出现的羞涩、胆怯、过于拘束、尴尬、态度不自然的内在心理体验和外在的行为与表情。羞怯心理人皆有之，不过程度却有所不同。尽管羞怯有时也会给人带来谦虚、稳重、诚实、有涵养等好感，更容易让人接近。正如一些文学作品中，把羞怯描述为人的一种美德，认为它有助于避免情感的冲动，使爱情更加含蓄纯洁，能促进恋爱关系的健康发展。但是不可否认，过分严重的羞怯心理，则是一种心理障碍。如在恋爱交往中，因羞涩感而出现紧张、焦虑、面红耳赤、声音颤抖、举止失态等难以自制的情绪反应，以至于陷入无法充分表达自己的思想与情感的难堪境地。羞怯心理严重的人，在对待恋爱问题上，为了减轻心理压力，保护自尊不受伤害，常采取消极回避、退缩等自我防卫机制，形成恋爱心理障碍。羞怯心理的产生固然离不开气质等先天因素的影响，但更为主要的是由个人的成长环境、受教育的方式以及幼年期的生活与经历等后天因素造成的。例如，自幼形成的与陌生人交往的恐惧，父母的过分保护而形成的对家庭的过强依赖性，对人对己评价过于敏感，惧怕挫折和失败等，都会造成羞怯心理。其中，自卑感也是产生羞怯心理的重要原因。因此，克服自卑心理的方法，同样也可以用于消除羞怯心理障碍。另外，还可以运用认知平衡法、气氛转换法、情绪松弛法、观察模仿法等多种方式，调整自己的情绪状态，克服恋爱中的羞怯心理障碍。

（五）嫉妒心理

嫉妒心理是指由于他人在才能、名誉、地位或境遇，甚至容貌、身材等方面强于自己，而产生的羞愧、愤怒、怨恨等复杂的情绪体验状态。青年人恋爱中的嫉妒心理更多的是指性嫉妒，即在男女异性关系中，由于他人比自己强而对自己在异性心目中的位置构成某种威胁，所产生的苦涩、羞愤、愤懑，甚至敌视对方的情绪状态。

一般而言，嫉妒心理是一种不良的心理倾向。恋爱中的嫉妒心理是爱情排他性的一种心理反应。男女间一旦确立了恋爱关系，双方都会要求对方的爱情专注于自己，很难容忍第三者的插入，或对方同时涉足于第三者。事实上，嫉妒之心在恋爱中是难以避免的。嫉妒之心过度膨胀将会毁灭纯真的爱情。嫉妒心理容易使一些恋人限制或干涉对方与他人的正常往来；由于嫉妒心理作怪，有些情侣整日陷入无休止的猜疑、矛盾纠葛之中，乃至不顾社会伦理道德，对他人进行诽谤攻击；更为严重的是个别人在嫉妒心的驱使下，和“情敌”发生流血事件。严重的嫉妒心理表现为自私、狭隘的占有欲，是一种不良的心理情绪，是青年人恋爱的心理障碍之一。

固然嫉妒心理在恋爱中容易出现，但并非是恋爱心理的必然规律，它往往与人的个性心理素质关系密切。气量较小，虚荣心过强，自我心理不平衡和性格过于偏执的人，更容易出现嫉妒心理。因此，克服和避免恋爱中嫉妒心理的负面影响，重要的是要提高自身的心理素质和加强个人修养，培养良好的耐挫能力和自我情绪的管理能力；正确地认识与评价自己与他人，冷静地处理好恋爱过程中的各种人际关系。

（六）猜疑心理

猜疑心理是青年人恋爱中常见的一种心理障碍。猜疑心理是指在缺乏充分了解的情况下，一方对另一方的不信任与怀疑，是一种消极的心理反应。尤其是毫无根据的猜疑，不仅会给自己和他人带来不必要的烦恼与痛苦，而且还会产生对对方的憎恨、嫉妒，甚至图谋报复的不良情绪。猜疑心理在青年人恋爱过程中经常会导致严重的不良后果。例如，恋爱过程中的捕风捉影，猜疑对方另有所爱；造成双方之间，乃至和周围同学同事的关系异常紧张；猜疑心过重，易使对方无法接受和容忍，最终只得分手告别。

猜疑心理产生的原因复杂，但主要是源于猜疑者自身的认知偏见。①暗示性过强引起的猜疑心理。一般说来，情绪心理上容易受到他人暗示的人，往往听到风言风语便会马上信以为真，甚至是与自己毫无关系的传言，也会无意中与自己联系起来，疑心四起。②投射效应引起的猜疑心理。即把自己所想或者所担心的事情，投射到他人身上，“疑人偷斧”，无端地猜疑他人。③不良心理定式引起的猜疑心理。如生活中的一些人，过去曾经历过挫折与不幸，“一朝被蛇咬，十年怕井绳”，形成不良的心理定式，处处设防，事事起疑。

针对上述原因，消除恋爱中的猜疑心理应注意以下几点：①要增进恋爱双方的相互了解，提高彼此的信任感，不要轻易被闲言碎语所左右。②要努力提高个人修养，加强自信，改变不良心理定式，襟怀坦荡，宽以待人，与人为善。③要学会冷静、全面地看问题，避免一时的冲动，感情用事，偏听偏信。④坦诚地保持相互间的思想、情感的沟通，一旦产生疑问，敢于开诚布公地交换意见，正视矛盾，尽早消除误解，化解疑心。

三、恋爱中的心理挫折和情感危机的调适

人们都希望自己的恋爱生活是浪漫的，爱情是美好甜蜜的。但在爱情生活中，也不乏苦涩和忧伤、坎坷与挫折。恋爱生活中的心理挫折主要有：

（一）单相思与爱情错觉

单相思与爱情错觉是青年人恋爱问题中常见的心理挫折。单相思是指异性关系中的一方倾心于另一方，却得不到对方回报的单方面的“爱情”。例如，有些人在生活中被自己所爱慕的异性打动，产生难以抑制的爱情之火，却苦于没机会表达，忍受情感的煎熬而无法自拔；有的虽向对方表达了自己的爱慕之心，但遭到婉言谢绝，面对现实而无法解脱，仍执著地暗恋对方。从单相思与爱情发展不同阶段的联

系可分为：①求爱前的单相思。这是爱情发展的一个阶段。当事人充满希望，若求爱成功，则可转化为互爱，若求爱失败，有的不再单相思，有的则可能相思如故，这称为“纯单相思型假失恋”。当事人的心理很复杂，首先表现为烦躁、苦闷和自我对象化，把自己交给了爱的对象。倘若失去相思的对象，自我也随之被否定，一切美好的希望与理想都化成泡影。其次还可能表现出异常的性格，变得孤僻、不合群，亲和动机逐步会被侵犯动机所取代，变得好斗和对人不友好，办事多疑，犹豫不决等。单相思的对象往往会成为日后择偶的模本或参照系，这有可能影响以后的爱情生活。②求爱失败后的单相思。包括失恋后的单相思与离婚后的单相思，这是一种绝望的爱，会给单相思者带来极大的精神折磨。

爱情错觉是指在异性间的接触、往来关系中，一方错误地认为对方对自己“有意”，或将双方正常的交往和友谊误认为是爱情的来临，而产生所谓的“爱情错觉”。爱情错觉实际上是单相思的一种特殊形式，经常使当事人想入非非、自作多情。“梦幻”般的爱情错觉最终要为生活现实所打碎。爱情以互爱为前提，如果只是一厢情愿，没有得到对方同等的回报，不能称其为爱情。因而，单相思与爱情错觉实质上是一种虚幻的爱情，是恋爱心理的一种认知与情感误区。处理不当将会造成当事人强烈的内心情感冲突，影响正常生活，乃至引起心理障碍。

如何克服单相思与爱情错觉呢？首先是正确地认识、理解男女间的爱情，及时审视与纠正错误的认识。其次是尊重对方自由选择的权利，爱情不是强人所爱，是双向的，避免情绪冲动情况下的感情用事。

（二）失恋

失恋是指处于恋爱交往中的男女，由于某种原因双方或一方不愿再保持彼此的恋爱关系。失恋不仅仅是一种情感生活的挫折，而且会造成深刻的心理创伤，极大地影响当事人的自尊、自信以及对待外界的看法，非常容易使失恋者产生强烈的自卑、忧郁、焦虑、悲愤乃至失去生活勇气的消极情绪体验。

失恋实质上是爱的平衡被打破，是恋人之间的情感共同体的瓦解，失恋必然伴随着苦闷与烦恼。失恋初期当事人会觉得心理情感无所希求、无所寄托，将来虚无缥缈，而陷入痛苦的深渊。失恋者的苦恼与烦躁不能有效地发泄出来，长期的压抑将造成恶性循环，精神承受巨大的折磨。失恋者倾向于为自己将来的命运担忧，将爱情的失败与人生联系起来，产生人生如梦的感觉，体验到否定性与对抗性的情绪，出现“失恋效应”。如果处理不当，不仅会造成心理平衡的失调，而且会影响自我的发展。失恋对于青年人心理健康的影响，比起单相思、爱情错觉和感情纠葛，可以说是人生中最为严重的心理挫折之一。

失恋者如何才能尽快从痛苦中解脱呢？①冷静与理智地分析失恋的原因。以客观态度全面地看待双方之间的差距，敢于正视与接受恋爱终结的现实。②积极主动地及时疏导和调节自己不良的情绪反应。在接受终止恋爱事实的基础上，以适当的方式来宣泄内心的痛苦与郁闷。可以找亲朋好友诉说内心的烦恼和不快；可以出外旅游，从大自然中寻求心理的慰藉；可以参加文体活动，转移自己的注意力；还可以将精力投入到学习和工作之中，使精神得以升华，获得事业上的精神依托；必要时要积极主动地求助于心理咨询机构的帮助和指导。③控制与消解极端的消极心理倾向和行为。心灵创伤再大，也应理智地接受现实，绝不做违背道德和触犯法律的事。而且决不可自暴自弃，仅因眼前的痛苦而影响学业与工作，断送前程。努力做到失恋不失德，失恋不失志。④以积极的心态战胜情感挫折，开创新的生活。爱情的失败尽管是痛苦的、不幸的，但并非人生的全部。现实生活中的恋爱成功与失败是相伴的，无论最后的结局是缔结姻缘还是恋爱终止，都是正常的，可以理解的。法国著名作家罗曼·罗兰说过："每一个创伤都标志着向前进了一步。"从另一个角度看，一个人如果能理智地从失恋的痛苦中及时解脱出来，往往会使自己的生命变得更加成熟，以更自信和积极的态度走向新的生活。例如，著名物理学家居里夫人，从初恋失败的痛苦之中，毅然走上赴巴黎求学的道路，成为蜚声世界的科学巨匠，被后人誉为"一次幸运的失恋"；歌德也是在失恋的痛苦之中，写出了脍炙人口的世界名著《少年维特之烦恼》。

（三）恋爱中的情感危机

情感危机是青年人恋爱挫折中最严重的不良心理反应。情感危机是指当事人由于情感上遭受到突然的打击，而产生的极度悲痛、恐惧、紧张、忧郁、焦躁等不良情绪体验。情感危机会使人心理上受到严重伤害，而无法控制自己的思想、情感、态度与行为，精神濒临崩溃边缘，影响到正常的生活和学习，且极易导致自杀、报复伤人等过激恶性事件的发生，乃至诱发精神疾病。情感危机在青年人的失恋，以及单相思、感情纠葛等恋爱心理挫折中均有可能出现，是恋爱心理健康维护中特别要注意防范的。

摆脱情感危机的途径，可以寻求他人或心理咨询机构的帮助与指导，但根本上取决于本人的自我心理调控能力。防止强烈消极情绪的不合理发泄，以免违反道德或触及法律。要适当宣泄以缓解巨大的心理压力和情绪张力，避免过分压抑自我的负性情绪，导致心理疾患。

第二节　夫妻关系心理卫生

一、婚姻关系的发展阶段

夫妻关系并不是静止不变的，而是随着时间处于动态发展之中。一对夫妻从结婚成家，建立婚姻关系，生儿育女，子女成长与分离，夫妻关系逐渐演变，从形式到本质均在发展和变化。

1. 婚前阶段

即恋爱交往阶段，经过认识、交往产生感情，进入恋爱期，决定彼此是否愿意缔结姻缘。此阶段的主要任务是试探、观察彼此的感情反应，研究彼此的性格是否相配，是否是理想的婚姻对象。

2. 初婚阶段

婚姻关系开始，过共同的夫妻生活。此阶段的心理课题是：开始建立夫妻亲密的情感关系，性关系确立开始，建立夫妻新角色，逐渐与原来的生长家庭脱离，建立自己的新家庭。

此阶段最主要的问题是婚姻适应。夫妻角色混乱，需要经过相当时期的尝试，建立彼此认可接受的夫妻之间适宜的关系和角色。另一个主要问题是如何逐步且适当地和自己原来的父母家庭分离，保持合适的心理距离，维持自己新家庭的界限与整体性。

3. 生产子女阶段

妻子怀孕生孩子，家庭增加新成员，夫妻须学习容纳新的成员，养育婴儿，由原来的单纯夫妻角色变成父母角色。此阶段的主要课题是夫妻在实际生活和心理上如何做好为人父母的心理准备。孩子的出生不应改变夫妻生活的重心，如果一方过分关注孩子，甚至把注意力全部转移，有意或无意地忽略对方的家庭成员地位的存在，使对方感到被冷落，将不利于夫妻关系的和谐发展，更不利于彼此的心理健康发展。

4. 养育子女阶段

此阶段是夫妻生活发展经历中时间较长，富于变化的阶段。随着孩子的成长，夫妻需要不断地学习如何适当地养育和管教子女，夫妻如何沟通、协调彼此的养教方法或态度，尽量避免因管教子女方面的分歧而导致夫妻关系的紧张或矛盾。

5. 子女分离阶段

子女长大，离开父母，家庭进入子女分离阶段。此时，夫妻又开始了夫妻二人世界的生活。

6. 婚姻后期阶段

即“空巢期”，虽然还是夫妻二人，但已经不同于子女未出生前的二人世界。进入中老年的夫妻彼此陪伴了大半生，性格已经定型，感情生活显得很平静，此时面临的重要课题是夫妻如何在子女离家后，重新组织与安排家庭生活。一般而言，如果夫妻有共同的乐趣，可以很好地享受此期的志同道合的相伴生活，尤其是双方事业有所成就，经济比较宽裕，减除了养育子女的负担，对很多夫妻来说可称之为“黄金阶段”。

7. 婚姻终尾阶段

步入老年的白发夫妻，如何适应人生和家庭的终尾期，调节老年期的生活方式，安度晚年，继续享受生活，是此期的重要课题，尤其是当配偶去世后，如何进行心理调节以适应独自一人的生活，继续过其余生。

二、夫妻关系心理调适原则

1．形成和发展夫妻联盟

夫妻联盟是指一对夫妻所形成的共同应付外界关系或压力的心理上的联合取向。婚姻是指男女两人通过合法的结婚手续，在性生活、社会生活、精神生活及经济生活等方面，形成的稳定的、亲近的和特殊的人际关系。婚姻的缔结意味着对配偶、子女、双方父母以及社会的法律责任和道德义务。尊重人、爱护人、照顾人，将自己的幸福与爱人、子女和家庭的幸福凝聚在一起，既是夫妻关系的伦理要求，也是家庭心理卫生的重要原则。夫妻关系是家庭关系的核心，也是维持最长、最重要的人际关系。夫妻关系和谐融洽与否，直接影响亲子关系及其他的家庭关系。因而，婚姻关系是最难适应的关系。但是，美满和谐的夫妻关系是人心理健康的重要条件。夫妻双方应主动地努力调节自我，发展感情，促进在爱情基础上的夫妻关系不断巩固和发展，形成婚姻认同的夫妻联盟，这将有利于人的心理健康和家庭生活的美满幸福。

2．注重夫妻间的情感互动和心理沟通

爱情是两性之间在互动过程中产生的一种高级情感。入住围城的婚姻主体经常哀叹“婚姻是恋爱的坟墓”、“婚姻生活是枯燥的散文”，这种悲观的描绘正反映了夫妻间加强情感沟通的必要性。互动是指个体间彼此的相互交往与相互作用，积极互动有利于双方感情的吸引和深化，消极互动则造成双方情感的疏远和恶化，有损于个体的心身健康。很显然，夫妻间应保持积极的态度，经常性地开展正向的情感互动和心理沟通活动。

首先，夫妻双方要善于体察、深切感知对方的心理变化，主动调整自身适应这种变化，达到彼此间情感的息息相通和心心相印，在关注和体谅对方的心理背景下，深化夫妻的情感。其次，要为对方着想，尽量满足其心理需求，做到生活上相互体贴，事业上相互促进。最后，积极进行心理沟通。夫妻间积极的心理沟通有三种形式：①消息交换式沟通，把所看到、听到的事实作为沟通的内容；②理智说明式沟通，对事件沟通时注重逻辑，申明是非，道理分享；③感受情感式沟通，坦诚表达自身感受和体验。夫妻之间正确表达感受和积极倾听具有重要意义，可以增进彼此的了解，接纳和尊重对方的独特性，促进各自的人格成长，增强家庭的参与意识，满足爱情和亲情需要。当然，夫妻间的沟通要注意语言表达的内容和方式。尽管夫妻关系密切，可以无所不谈，无话不说，但有损对方自尊的话最好不要随意出口。例如，过激的话、泼冷水的话、讽刺的话、指责的话、揭对方短处的话，尤其是像“分手”、“离婚”之类的话等，将无形中损害夫妻的感情。善于控制自我，“己所不欲，勿施于人”，遇到不顺心的事，不要将对方视为“替罪羊”而随意发泄。善于经常性地表达自己对对方的感受，讲究语言艺术，丰富夫妻情感生活。

3．注重夫妻间人格的尊重、信任和发展

人格是指个体内在品质和外在行为实践的统一。人格具有相对稳定性，决定人的动机与行为。任何人都具有独特的价值。夫妻之间在人格上是平等的，相互的尊重与信任是搞好夫妻关系，增进心理健康的重要途径。尊重与信任是一切人际交往的基本准则，是良好夫妻关系建立与维持的基石和纽带。夫妻间人格的尊重与信任主要体现为：夫妻双方不论职位的高低和能力的大小，在家庭生活中均享有平等的权利和义务；夫妻双方要相互尊重各自的心理隐私，任何一方都无权强迫对方一定服从；夫妻在家庭生活中奉行文明礼貌、相敬如宾的原则；夫妻双方对爱情要专一，坦诚相待；在经济收支和社会交往方面要彼此公开，不存戒心和疑心；在处理其他家庭关系、家庭事务时相互协商、尊重和信任。

婚姻关系对夫妻双方的人格具有再造和发展作用。正如法国剧作家莫里哀所说："爱情是伟大的导师，教会我们重新做人。"这种人格的再造和发展取决于夫妻对待婚姻的态度，需要婚姻当事人学会正确处理婚姻生活中所遇到的各种矛盾和问题，使自身变得更加聪明和成熟，自觉培养自己理想的人格。

4. 正视夫妻间差异的适应和互补

心理学研究表明：人与人之间是存在个体差异的。要正视夫妻在能力、气质、性格、兴趣、爱好、价值观、信念等方面的差异性，彼此主动适应和协调。夫妻间差异的互补不是消极的迁就与忍耐，而是在个性差异上的一种积极补偿或平衡，是相互的取长补短和密切合作，做到气质、性格方面的刚柔相济，动静相宜，能力方面的各取所长，逐步缩小夫妻间的距离，获得整体协同效果。

三、夫妻关系性心理卫生

婚姻是两性交往、结合的最高形式，是两性关系的全面扩展与深化。性生活的和谐美满是婚姻关系稳固的重要标志之一。夫妻性心理保健有利于双方心身的健康发展，有利于提高性生活质量，有利于巩固和加深夫妻情感，有利于家庭的稳定和社会的安定。Sagar（1976）指出，性功能障碍夫妇中3/4存在婚姻不和，而婚姻不和夫妇中3/4有不同程度的性问题。调查资料表明，性生活不和谐在离婚案件中占很大的比例。高彩琴（1988）对沈阳市1 000例离婚案件分析，结果显示以性生活不和谐为理由提出离婚的男性占总数47%，女性占17%；钟友彬（1988）对因患神经症前来咨询与治疗的当事人的调查表明，因性生活不和谐为最主要离婚原因的人至少在40%以上，其中男性占离婚男性总数的63.6%，女性占离婚女性总数的27.9%。因而，夫妻性生活不和谐不仅会影响夫妻感情的沟通，而且可能会导致家庭的破裂，也会直接或间接诱发心理疾病。社会学的研究也证明，两性的性生活不和谐是导致个人不幸、家庭不稳定乃至影响社会安定的重要社会因素。

现代性科学理论揭示了夫妻性生活的特点：①夫妻的性欲及行为是生理与心理现象的表现。②夫妻性生活是夫妻生活的一部分，但并非全部。夫妻关系主要依赖于美满的感情，但性生活的满足能促进夫妻的感情。③夫妻双方对性有不同的欲望、需要和行为方式，夫妻关系是一种合作性的技巧与生活艺术。④一般而言，夫妻性生活问题经常是夫妻感情问题的表现，除性生理障碍之外，只要夫妻关系及情感改善，性问题也会随之改进，夫妻的性生活应该用心维护，否则会逐渐倦怠，导致性生活问题。夫妻性心理调适的要点有：

1. 树立夫妻性生活心理平等的观念

夫妻的性生活主要表现为双方人格的全面交互作用。性关系既具有生儿育女、传宗接代的功能，又能带来性的满足、爱的幸福以及促进彼此人格的发展。由于受社会习俗及传统观念的影响，使得女性在性生活中经常处于被动、消极的状态。这必然不同程度地妨碍了女性的性唤起和愉悦的性心理体验，同时也影响了男性的性享受。因而，要抛弃陈旧观念对女性性心理的压抑，提倡夫妻性生活心理的平等性，即平等的性欲要求、表达方式和主动权。夫妻都有权利主动提出或拒绝性生活，强迫发生性行为或消极地忍受性生活，都是不利于其心理保健的，往往会引起对性生活的反感、厌恶、冷淡，乃至造成性功能障碍或其他的心理卫生问题。

2. 重视日常的夫妻良好感情的建立

日常良好的夫妻感情是性生活和谐的基础。除了有生理疾病的人，不和谐的性生活往往是基于夫妻情感不和、动作配合不协调、容忍力不高等心理因素导致的。感情和睦的夫妻在性生活中更倾向于使用接吻、拥抱与爱抚等性接触方式提高彼此的性唤起，容易坦诚地交流彼此的性需求与性感受，经过协力配合在同步兴奋中共享性高潮体验。感情存有隔阂、不信任与积怨的夫妻之间，会降低彼此相互的性吸引力，只顾自身的感受，将对方视为满足性欲的工具，缺乏性交前的性刺激，这些很容易导致性欲缺乏、性感受降低、性冷漠等有碍于高质量性生活的消极心理体验出现。

3. 性生活和谐的期望值要适宜

研究发现，夫妻对性生活所带来的性快感的期望值不宜过高，否则失落感越强。有些夫妻过分追求每次性生活中的性高潮体验，同时又担心达不到，造成心理紧张、害怕、担忧、焦虑等，这对性生活是极为有害的，甚至诱发性功能障碍。期望值过高容易导致三种消极后果：①会人为增加夫妻双方的心理压力，进而诱发性功能障碍；②即使性生活获得成功，但夫妻产生的心理满意感会减弱；③假如性生活不顺利或发生问题时，夫妻的失望情绪体验会很强烈，甚至给日后发生的心因性性功能障碍埋下隐患。夫妻性生活和谐的心理期望值究竟怎样算是适度，并没有固定的统一标准，要因人而异，需要夫妻在自己的性生活实践中逐步探索和领悟。

4. 以正确态度看待性生活中出现的问题

对于夫妻性生活中出现的不顺利状况要以正确的态度来认识。性生活不是夫妻单方面的事情，而是彼此共同参与的性行为过程，要避免埋怨与指责，推卸责任，相互的不体谅、不安慰反而会进一步加剧这种问题的严重性，降低彼此性生活兴趣，以至于影响夫妻感情。最好做到主动调整自己，达到相互适应，共同面对现实，探讨问题发生的各种原因，积极耐心地寻求问题解决的办法，必要时求助于性学专家和心理医生，接受性咨询与性治疗。

5. 营造温馨适宜的性生活环境与氛围

营造温馨浪漫、适宜的性生活环境与氛围有利于提高性生活的质量，避免造成性心理障碍。不同的夫妻对于性生活环境的要求和心理适应存在差异性。一般来说，可以从如下方面营造适宜的性生活环境：房间不宜过大，卧具要洁净，并选择彼此共同喜爱的颜色与款式，窗帘能挡住强烈光线；环境要安静、封闭构成两人世界，排除外界干扰，保持室内光线柔和，充分利用视觉刺激的性唤起，避免注意力的分散，提高性感受。

6. 了解性生理与性心理知识，克服性观念障碍

学习和掌握有关自身及对方的性生理、性心理特点是获得和谐美满性生活的前提条件之一，是夫妻性心理保健的重要途径。这包括对异性的性生理结构、性敏感部位的知晓，性交前的心理准备、性交过程的心理体验、性高潮知识、性交障碍的知识、性交操作知识与技巧、如何触摸与调情等。另外，夫妻双方对性生活要持有正确的观念，努力克服一些不利于夫妻性生活和谐的消极或非理性思想，例如对性生活的畏惧感；对性生活的罪恶感；为对方单纯付出的牺牲感；性生活中的受控、被动感等。

7. 适度的性生活频率

从心理卫生的角度来看，性生活是夫妻双方生理与感情需求的满足。性生活的频率要因人而定，只要彼此不感到影响心身健康及日常生活和工作，而且心满意足，就是正常的和适度的。

四、夫妻矛盾化解的心理调适原则与方法

夫妻在实际的共同生活中由于接触亲密，难免会产生一些隔膜，因某些琐事发生矛盾纠纷。例如，经济问题、子女教育问题、家务分担问题、赡养老人问题、过分干预对方的兴趣和隐私等。如不及时化解，任事态发展，这种矛盾的累积将会造成夫妻感情的淡薄，乃至夫妻感情的破裂。

1. 抛弃传统观念，树立正确与合理的夫妻关系理念

首先，传统的“大男子主义观念”仍然存在于部分夫妻头脑中，这突出表现在对家务劳动的态度方面。研究表明，家务劳动一般具有单调机械、沉闷与周期性特点，如果完全由一个人承担，除了体力上的疲劳，更容易引起心理上的厌倦情绪体验，从而导致心理疲劳，不利于夫妻和谐关系的维持。其次，许多年轻父母在“爱情的结晶”诞生后，往往认为“爱子即爱夫（妻）”，对配偶的感情和关注明显转移到孩子身上，其实这很容易淡化夫妻情感，使夫妻间失去爱的平衡，最终产生心理冲突。因为对子女的爱毕竟不能代替对配偶的爱，因此，夫妻之间要在家庭地位、经济地位、家务分担、子女教育等方面提倡平等分享原则，保持各自一定的自由和独立，努力克服因观念偏差带来的夫妻心理矛盾。

2. 学会角色换位思考，避免过分自我中心化

人们倾向于以自我中心考虑问题。丈夫或妻子常认为自己做的事理所当然地会被对方接受，而不考虑或很少考虑对方的想法与感受，这样很容易自然形成一些误会、分歧和矛盾。角色互换思考就是要打破自己心理上的角色偏见和自我中心的思维模式，更多地站在配偶的立场上，模仿对方的思维与行动，与自己进行沟通。这样将会增进夫妻间的相互理解和情感交流，建立互助互爱、民主和谐的家庭气氛。

3．学会柔性争吵

讲究争吵的艺术性，学会控制与平息消极的情绪表达。柔性化争吵的具体方法包括：① 善于改变争吵的气氛。夫妻间的争吵多是源于家庭生活中的琐事，并没有多少根本性的利害冲突。因而，学会控制自我，超脱自己的现场情绪和理解对方，做到先息怒后再沟通说理，是转变争吵气氛的关键。②主动让步。心理学研究揭示了人际感情，尤其是夫妻感情沟通中存有一种“互导性效应”现象，即攻击性争吵发生时，如果一方主动作出让步的姿态，对方的激动强度反而会显著下降，攻击性行为也会相对减弱。最先退却的一方会居于主控位置，引导事态趋于平息。夫妻的平等并不在于一时一事的胜负输赢，因此夫妻间要讲究谦让与妥协，避免矛盾的激化。③争吵最好不诉诸对方人格的贬抑。夫妻间闹矛盾时要就事论事，有意识地避免就事论人，忌用尖酸、刻薄、讽刺的言词伤及对方的情感与自尊，贬抑对方的人格，涉及对方的过去和家事，以免刺伤对方心灵，影响夫妻感情的康复。

4．注意选择争吵环境，严守秘密

夫妻争吵要遵循保密原则，一方面，子女在场不争吵；长辈或亲友在场不争吵；不让邻里知道家中在争吵；不在深夜争吵。另一方面，争吵内容尽量避免公开化，保护彼此的自尊心；忌争吵后离家，最好留在家中自我反思，心理学研究证明夫妻间身体的贴近会增加双方的心理融洽及缓解紧张情绪，为夫妻矛盾的自我消融提供可能性。

第三节　亲子关系心理卫生

亲子关系是指父母与子女之间发生的相互关系，它是由夫妻关系所产生的一种最基本、最重要的家庭关系。父母与子女之间，既有着密切的血缘关系，又有着长期养育而形成的感情联系。因此，亲子关系在家庭关系中，占有很重要的位置。亲子关系良好有效与否直接关系到子女的心理健康成长。

一、家庭教育对儿童心理成长的影响

（一）家庭是儿童社会化的初始和重要场所

社会化是个体学习生活技能和行为规范以获得社会生活适应能力与创造力的过程。社会化贯穿于人的一生，家庭在儿童的社会化过程中具有初始的、重要的作用。家庭作为个体入世后接触的第一个社会群体和环境，是个人的心理归宿，是人生的摇篮。儿童在早期的家庭生活中所获得的经验与所接受的教育对人格的发展具有举足轻重的影响。父母的言行举止犹如悬于子女眼前的一面镜子，家庭的生活方式是一份很难丢掉的家庭遗产。精神分析学大师弗洛伊德认为，6 岁以前的家庭生活会影响人的一生。心理学家、教育学家和社会学家都明确指出，生活历程中的早期教育和发展对其日后的成长具有决定性的影响。

家庭教育在儿童社会化过程中，具有不同于学校教育和社会教育的自身特点。首先，家庭教育是一种“自在性”教育，其主要方式表现为父母的言传身教和潜移默化。其次，家庭教育是一种“参与性”教育。父母和子女在长期的共同生活中可以相互了解、相互沟通。家庭成员都具有参与家庭建设的权利和义务，这往往是我国目前家庭教育中最易被父母所忽视的问题。再次，家庭教育是一种“基础性”教育。父母的人生观、信念、价值观、愿望等都会在儿童的社会化过程中造成深深的影响。

（二）影响儿童社会化和心理发展的主要家庭教育因素

1. 父母的文化素养

父母的文化素养是影响儿童社会化的最主要因素，它在很大程度上制约着父母的理想、情操、家庭关系、生活方式，对子女的教育策略以及家庭的社会地位都有重要的影响。一般来说，父母良好的文化素养有利于形成和谐的家庭气氛，为儿童的社会化提供适宜的家庭环境。

2. 夫妻关系和亲子关系

夫妻关系是家庭关系的核心与基础，夫妻关系是否和谐是一个家庭精神气氛好坏的前提条件。低质量的夫妻关系与不和的家庭，是不利于儿童正常的心理发展的。如果儿童在充满激烈冲突、经常争吵乃至离异家庭里成长和接受教育，非常容易造成心理上的孤独、紧张、攻击和安全感缺失等。

亲子关系是由夫妻关系产生的一种最基本、最重要的父母与子女之间的家庭关系。在亲子关系处理方面，父母经常会出现两种不利于子女心理正常发展的倾向：一是父母缺乏理智，感情用事。爱孩子几乎是所有父母的天性，父母对子女的爱要适度，要充分发挥“理性爱”教育的感化作用。二是父母与子女间的情感互动缺乏。例如，子女的隔代抚养，父母生活安排不合理而忽略对子女的教育影响等。父母尽管不乏爱子之心，但和子女互动频率低，则不利于建立深厚的感情。研究表明，儿童社会化的日常程度和父母与子女间互动频率呈正相关。正如恩格斯所说：“一个没有时间照顾自己的孩子，没有时间让孩子在初生的几年中享受最普通的母爱的母亲，一个很少能见到自己孩子的母亲，是不能称其为孩子的母亲的。她必然会对孩子冷漠，没有爱，没有丝毫的关系，完全像对待别人的孩子一样。在这种条件下长大的孩子，以后对家庭是没有眷念的。他们在自己创立起来的家庭里也永远不会感到一点家庭味。因为他们太习惯于孤立的生活了。”

3. 父母的心理稳定性

父母的心理稳定性对于家庭的精神气氛和家庭教育方式有其特殊影响。父母情感的稳定性是家庭教育中父母心理稳定性的重要方面。情感具有感染性，由于父母与子女之间存在着血缘关系，彼此的情感亲密、自然而真挚，因此父母的情绪变化对子女会产生很大的影响。例如，一些父母不善于控制自己低落的情绪，无故地拿子女作出气筒，这很容易使子女是非观念模糊，产生强者可欺侮弱者，大人可欺侮小孩的观念，使其形成抑郁、暴躁、乖僻、逆反等不良性格，从而疏远对父母的感情。因此父母要善于有效控制自己的情感，避免因消极情绪宣泄取向不当而无意中刺伤孩子的自尊心。此外，父母要善于表达内心深厚健康的情感，充分且有效地用情感来感染、培育子女的感情和情操。

（三）影响子女心理卫生的家庭因素

1. 问题家庭

问题家庭是指父母行为和关系上发生异常的家庭，包括离婚、分居、父母不和、婚外恋、家庭成员中有违法乱纪行为等。问题家庭其实是一种不美满家庭，问题家庭作为一种应激源，往往使生活于其中的子女很容易失去亲情的温暖，或承担着过多的、不必要的心理负担，经历心理上的痛苦折磨，很可能导致子女的情绪困扰、人格失调及人际关系适应不良，从而阻碍或扭曲孩子的心身发展。因此，不良的家庭背景因素经常是导致儿童与青少年心理障碍、行为越轨的高危因素。

美国儿童精神病学家约翰·彼比（John Bowlby）研究了父母离异状况下儿童的心理特征，结果表明，这些儿童长大以后，不论情况如何良好，均带有沮丧或忧郁情绪，许多个案证明，儿童如果在5岁以前和母亲长久地分离，往往是日后造成少年犯罪的最主要的根源。社会学家史德曼（J. Steigman）指出，生活在婚姻失败家庭中的儿童，会经常遭遇到来自同龄伙伴的讥笑，产生自卑心理，很可能造成行为失常或心理病态。父母的离异无论在其离婚前阶段，还是在离婚后，乃至是再婚后，对未成年子女的心理伤害都是很严重的。

调查资料显示，离异家庭的未成年子女的心理状态要经历六个阶段的变化：第一阶段表现出恐惧、愤怒、羞愧、痛苦、焦虑。父母离婚初期，子女的心灵受到极大的挫伤，容易出现攻击性行为，哭喊，做噩梦，这种状况最短也要持续3~6个月。第二阶段表现为盲目乐观。精神呈亢进状态，似乎对一切都感到无所谓，对好心人的劝导认为是多余的，此期一般不超过2~3个月。第三阶段表现为流动和出走。行踪不定，喜欢到嘈杂的地方，不愿在家，此期很容易受到社会不良因素的引诱，出现越轨或犯罪行为。第四阶段表现为终日忙碌，自我封闭。例如，有的勤奋学习，有的和命运抗争，但其内心很沉重，表现出紧张、孤独、不愿谈及父母的事情。第五阶段表现为渴望、思索，设法接受现实，使情感和周围环境取得平衡。第六阶段表现为获得新生。情绪和情感初步恢复稳定，能够理解、容忍不幸和痛苦。吴敏等人的研究表明：父母离婚所造成的不稳定家庭环境，对儿童心理发育有明显的影响。离婚家庭中的男孩子具有明显的情绪不稳定和倔强等个性特征，情绪与行为问题的检出率较高；女孩子则表现出更多的焦虑情绪。离婚家庭的儿童的智商测定较对照组低，有显著性差异。王玉风对北京城区2 432名7~14岁儿童的调查显示：生活在父母关系紧张的家庭、暴力家庭或离异解体家庭中的儿童，其行为问题的检出率比同龄正常儿童高。父母分手会使子女丧失安全感，对父母一方或双方产生怨恨，感到屈辱和自卑，这非常不利于其人格的正常发展，极易导致心理行为问题。

父母关系不和，经常争吵不休，会造成孩子心理的不安、恐惧和焦虑。研究表明，生活在父母关系紧张家庭中的儿童，比生活在单亲死亡家庭中的儿童，可能会遇到更多的困扰与麻烦。表现为对于未来感到害怕，容易产生被抛弃感和愤怒感；还可能变得抑郁、敌对，富于破坏性，易激怒，孤独，悲伤，易闯祸，可能感到劳累失眠，患皮肤病，食欲减退，思想不集中，羞辱与窘迫，对学校作业和社会生活不感兴趣。

需要指出的是，因为父母不全或父母离异，给孩子带来的心理冲击而导致的心理卫生问题，究其本质原因，与其说是不完整的家庭结构所造成的，还不如说是不完整的家庭在客观上更有可能削弱亲子间的联系，因为家庭成员间的关系可能比家庭结构的完整更重要。

2. 父母不当的教养方式

父母通过自己的教育管理思想、方法以及言行举止时刻影响着子女的心理发展和人格的塑造。父母不当的管教方式往往给子女带来消极影响，例如父母的过分唠叨，容易使子女感到厌烦，甚至出现逆反心理；父母对子女的期望值过高，则会使孩子心理压力较大；过分溺爱，会造成孩子依赖心理强烈、任性、自私、孤傲、自我中心化、心理和社会承受力弱；过分严厉专制，会使孩子望而生畏，变得自卑、胆怯、唯唯诺诺，或变得粗野、无教养、缺乏情感、冷酷，或充满怨恨情绪。

艾里克森（Erikson，1950）认为，父母持有温暖、接纳、爱护的态度，则其子女多能自我接纳、情绪稳定；相反，父母若持拒绝、冷酷、控制的态度，则将造成子女自卑、焦虑、退缩、过分顺从、无安全感或具较强的攻击性，有反社会行为。Donard（1959）认为，受父母娇纵的子女，往往表现出残暴、不负责、反抗权威，易出现行为问题，对社会适应困难；而受父母过分保护的子女将发展出过分依赖、易激动、有神经质倾向、缺乏情绪控制。忻仁娥（1989）等对全国 14 个省市 1 576 例儿童学习困难的调查分析显示，心理卫生问题是儿童学习困难的主要原因，占 87.8%；儿童心理卫生问题与父母的教育方法、养育态度、家庭气氛以及父母的文化程度等因素有密切关系。

3. 家庭背景因素

家庭背景包括家庭气氛、父母职业、家庭经济与社会地位以及家庭居住环境等。家庭经济情况将会影响家庭成员的情绪。一般而言，家庭经济状况良好，孩子的需求较容易得到满足，生活有安全感，在同伴中有相当的地位；但也有可能养成孩子的骄奢习惯，缺乏自我努力的坚强意志。家庭经济状况不佳，孩子在群体中容易产生自卑、胆怯心理；但也助于培养独立性和吃苦耐劳的精神。比较而言，经济富裕或贫寒家庭的孩子易比中层家庭的孩子有更多的心理和行为问题。

家庭居住的内外环境对孩子的心理与行为也有影响。家庭居住空间拥挤，无活动与读书学习的场所，缺乏同龄伙伴，对孩子的学习、活动以及人际交往不利，易导致孩子的心情苦闷与烦躁。不良的家庭社区环境，容易使孩子潜移默化地沾染不良的习气，从而影响其心理健康发展。

4. 代际差异

代际差异简称代沟，是指父母与子女之间在价值观念、生活态度、情感活动、行为方式等诸多方面存在的差异。代沟的存在是一种客观事实，由此所造成的心理问题是家庭心理卫生的重要内容之一。代际冲突会直接影响亲子感情的沟通与家庭心理氛围。造成两代人内心世界差异的原因是多方面的。例如，两代人生长的环境及生活经历是不同的；扮演角色的不同，形成不同的社会期望；生理心理发展水平的不同，需求有差异；社会变迁的加速在两代人之间产生了不同的影响。

这种客观差异的存在使得亲子间的交流机会减少或沟通出现障碍，从而拉大了彼此的心理距离。研究表明，许多家庭中的父母与子女之间的矛盾，有相当一部分是因为其不同价值观念的差异造成的。

总之，在亲子关系中，父母居于主导地位。父母之间的关系如何，父母对子女采用什么样的教养方式，父母自身的文化心理素质、经济状况以及居住环境，都会对子女的心理健康直接或间接产生深刻影响。

二、亲子关系心理卫生原则和方法

维护家庭的幸福美满与子女的心理健康发展，是父母的责任。父母在处理亲子关系时，应本着有利于子女心理正常发展的宗旨。

（一）父母要提高自身心理素养，促进子女的心理健康水平

1. 树立正确的育儿观

父母养育子女是对社会的一种责任和贡献，而不是个人的私利。如果父母具有养育子女的正确动机，就会自觉地按照社会的需要来规范子女的行为，促使子女沿着全面发展的方向前进；如果养育动机不端正，仅仅局限于个人的私利或家庭的前途，养育标准狭隘片面，将不利于子女的健康成长。父母除了要重视儿童的营养、智力开发之外，更要重视儿童心理素质的培养和个性的塑造，而这正是目前家庭教育中被家长所容易忽视或不知如何进行的工作。关怀孩子，并非仅仅是衣食住行的物质的援助或对学习成绩的关注，子女对父母的需求更多、更主要的是精神上的关心、爱护、尊重、信任、理解。

2. 培养深厚稳定的教育情感

一般来说，父母对自己的子女都有一种天然的爱心，也都期望孩子能够健康成长，早日成才。但天然的爱心和朴素的良好愿望，并不能代表高尚、深厚和稳定的教育情感。要将天然的爱心转化为深厚稳定的教育情感，关键是需要父母在情感磨炼上下工夫。

3. 具备耐心细致的处事风格

家庭教育中，父母需要有一种耐心细致的心理品质。只有耐心细致，父母才能真正了解子女的所思所想，从动态上把握子女的思想脉搏，才能动之以情，晓之以理，使子女心悦诚服地接受父母的教导与帮助；才有可能营造亲子间民主和谐的环境气氛，促进子女的心身健康发展。正确对待子女的过失和错误，善于从事情的现象探寻本质，挖掘主客观方面的根源，引导子女主动地自我认识错误，鼓励子女心

情舒畅地改正错误，培养是非观念。这样才会有利于子女的成长进步与改过迁善，而不是简单地训斥与批评，或放纵任其自由发展。

4. 要有开朗善良的性格特征

性格是环境塑造的结果。父母要想让孩子形成开朗与善良的性格，自己本身就应该加强个性修养，努力培养自己的善良与开朗个性。

5. 给子女提供可模仿的原型

父母要以身作则，努力为子女树立良好的形象。父母作为子女的第一任老师，要时刻想着自己对子女的责任与义务，尽量扮演好“善为人师”的重要角色。①正确处理夫妻关系，力求夫妻和睦相处，互敬互爱，创造和谐的家庭气氛，给子女留下一个安全的感觉与美好的印象。人本主义心理学家马斯洛提出的需要层次理论揭示，安全感是人的一种基本的心理需要，如果子女缺乏安全感，生活在家庭动荡不安的气氛之中，整日地担心父母争吵或离婚，其心理的健康发展必然受到大的影响。②做父母的要在生活的各个方面为孩子作出榜样与示范。家长的一言一行都非常有可能给儿童留下痕迹，而这是孩子日后心理行为是否健康发展的基础。③父母要“善为人师”，还需要注意各自形象的自我调节。在对子女的教育中，父亲与母亲的作用是同等重要的，这就在客观上要求父母能够密切配合，不断地积极地调整自己的形象和所扮演的角色，使慈爱与严格、教育与养护有机结合，形成家庭教育的合力，最大限度发挥家庭教育的整体功能。

（二）父母要了解子女的心理发展特点，用科学的方法教育子女

子女的心理特点在不同的年龄阶段是不一样的，即使在同一年龄阶段，也还存在性别上的差异以及其他身心差异。一般来说，未成年子女在家庭中普遍存在如下的心理需求：求知欲旺盛，好奇心强烈，经常希望从父母那里获得更多的知识；渴望交往，喜欢活动，如果经常把孩子关在家里，他们则会在情绪上受到极大的压抑；喜欢游乐，兴趣广泛，父母若干涉其游乐的权利和兴趣爱好，将会产生强烈的挫折体验，乃至出现对立情绪。对未成年子女的这些基本心理需求，做父母的应该心中有数，并且采取积极的措施，适当地予以满足，及时地进行教育和引导，这样才能对子女的发展起到良好的推动作用。

父母应该充分了解和掌握有关心理学、家庭教育学的常识，不断学习以适应子女的成长。有意识地转变教育观念，采用合理的教育方式和办法，促进子女的心理健康和健全发展。首先，用民主取代强制：民主的方法是说服教育的方法，是以理服人的方法，是平等待人的方法。对子女讲民主，并不是降低父母的权威作用，更不是表明父母的无能，而是将父母对子女的教育，放置在更高的科学层次上来看待。其次，用开放取代束缚：开放就是要给孩子以较多的自由，使他们有更多的伙伴，有更频繁的社会交往机会，有更大的活动空间，有更丰富的生活内容。现代社会生活客观上要求父母给孩子提供更多的机会接触社会和体验人生。最后，用鼓励取代责罚：鼓励是一种正面的强化，责罚是一种负面的强化。一般来说，奖励比惩罚更

有利于心理卫生，惩罚只能带来暂时的顺应性效果，对道德价值的内化和行为抑制力的泛化作用不大，惩罚本身给儿童提供了表达攻击的模仿对象。鼓励作为正面的教育手段，在家庭教育中始终应居于主导地位。子女的年龄越小，越要以鼓励为主，以表扬为主。如果责罚不当或过分滥用，会挫伤子女的积极性，疏远亲子间的关系与感情。正确地把握鼓励与责罚的尺度和分寸是非常重要的，这体现了子女教育的艺术性。

三、亲子关系的双向心理调适

（一）亲子关系心理调适原则

1. 父母向子女让步原则

社会的高速发展和知识经济时代的来临，使过去存在的年龄因素在获取经验、知识等方面的天然优势逐渐丧失。更容易接受新事物、吸纳新知识、勇于向传统挑战的年轻一代，有机会和上一代在知识与地位上“平起平坐”。长辈的权威与支配地位逐渐被削弱的趋势，迫使其在非原则性问题方面，要善于以宽容的精神对待晚辈，给其更多的自主选择权。这既有利于社会的进步，也有利于代际间各自的发展和亲子关系的和谐。

2. 子女理解父母原则

年轻人比较重视自我的价值、自我的选择、自我的独立，倾向于从自我得失的层面与角度来审视和评判父母的要求及行为，显然这不利于亲子之间的沟通。在了解长辈真实生活经历的基础上，尽可能理解其思想和行为，吸收和借鉴有价值的人生经验，作为自我发展的参考。

3. 权益共享，利益共担原则

亲子双方应承担各自应尽的义务，享受各自应有的权益。既要尊重自己的人格独立，实现自我权益的享有，又要互相尊重对方的人格独立，承认和满足彼此应有的权益享有，以保证每个家庭成员个性的良性发展，融洽亲子关系。

（二）亲子关系心理调适方法

成功的亲子关系调适有赖于亲子双方的共同努力。就父母而言：①将子女视为有独特价值和能力的个体，给予充分的信任和适当的选择自由，克服只按照自己的意愿或期望，硬性铸造成自己喜欢的模式。如果对于子女的观念与行为一时无法接受，最好以指导者角色给子女提出仅供选择的建议，尽量让其通过自身的实践来尝试或摸索处理问题的方法。②要善于进入子女的内心世界，真正去了解其需要、想法和兴趣，认识子女所处的环境，经常浏览有关他们的书刊，最重要的是做到认真倾听子女的说话，创设有利于其充分自由发表意见与感受的机会。③通过平和沟通，让子女清楚了解父母的想法、期望、要求和限制，尽量取得子女的配合与理解。④父母要和子女交朋友，以平等态度对待子女，沟通感情，培养其责任感；防止过分的保护和溺爱，多让子女自己做事，培养其自尊和自信，锻炼坚强意志；支持子女和同龄伙伴玩游戏，培养其学习能力和人际交往能力。

就子女而言：①对待父母的态度要谦恭、尊敬、温和，尤其是当自己小有成就，或者与父母的意见相左时，更应慢慢沟通，避免顶撞父母。②平时主动与父母交流思想、探讨问题、分享情感，尤其是涉及个人发展和影响家庭生活的重大问题，如择业、择偶等，不要等事情到了非说不可或不可更改的时候再向父母讲。注意选择与父母沟通的时机，避免在父母情绪不佳或正因某种事情焦虑不安时讨论父母敏感的事情。③要学会清楚完整地表达自己的愿望。避免因忽视事情缘由所造成的和父母间不必要的误会和矛盾。所以子女在与父母沟通时，要讲清环境、条件和事情的起因以及可能出现的后果，主动征求父母的建议。

第四节　孩子问题教育专栏

孩子在成长过程中，会面临许多成长的压力和困难，也会出现各种各样可能让父母头痛的问题。针对孩子的各种问题行为，家长该如何有技巧的应对和处理呢？我们拟给出一些具体意见和建议。

一、针对婴儿的教育教养问题

（一）婴儿气质与抚养

在心理学上，将成人的气质分为四种，分别是胆汁质、多血质、黏液质和抑郁质。而在婴幼儿，研究者托马斯、切斯等人根据婴儿的运动程度、行为规律性、对陌生人或新刺激的反应、环境适应性、情绪积极与消极等方面所表现出来的不同行为，也将婴儿的气质类型分为四种：

容易型：这类型的婴儿约占总数的40%。他们的饮食、睡眠和排泄等生活习惯都很有规律，对于食物、人以及环境都较为容易适应，情绪反应温和，平时较积极，而且大多数时候都显得很愉快。

缓慢型：这类型的婴儿约占总数的15%。他们在第一次遭遇新体验时总显得比较退缩，对环境的适应较慢，看起来似乎没有其他婴儿活跃。他们总带点消极的心境，同时还表现出低的活动水平。

困难型：这类型的婴儿约占总数的10%。这些婴儿在睡眠和饮食等习惯方面相当不规律，适应新环境的能力较差。尤其在情绪反应上比较强烈，心境相当消极，常常容易表现出不寻常的紧张反应，如大声哭叫、暴躁、乱动身体等。

混合型：这类型的婴儿约占总数的35%，是以上三种类型各自特点的混合表现。

婴儿早期所表现出来的气质特点对他以后心理和个性的发展有着重要的影响。作为家长，则应该积极、及时地了解孩子的气质特点，根据孩子气质的特点来培养孩子，更好地塑造孩子的性格；同时也根据孩子的气质类型选择相应的教育策略。例如，面对一个缓慢型的婴儿，家长首先不能急躁，更不可拔苗助长，而是应该遵循孩子本身的发展速度。同时，也可以通过一些刺激如彩色的图片等，来激发孩子对外部世界的兴趣，或通过亲子间的交流互动使孩子逐渐活泼起来。而当面对一个困难型的婴儿的时候，则要求家长有更大的耐心和更大的包容心，而不是一味地指责、谩骂。在抚养这类孩子的时候，也应该尽可能地给他安排一个平和安静的环境，避免种种不良刺激对孩子进行消极的干扰。而针对一个容易型的孩子，家长不能一味放任，一方面要尊重孩子的兴趣，另一方面也要帮助孩子养成一些良好的生活或学习习惯。

（二）婴儿依恋与探索精神培养

“依恋”这个名词，是贯穿整个婴幼儿期的一个极其重要的概念，对儿童依恋的认识，将帮助我们更好地对孩子实施教育和培养。

婴儿的依恋是指婴儿与早期抚养者之间建立起来的强烈的、持久的、特殊的情感联结。这种情感联结使婴儿在于依恋对象接近的时候表现出安全和快乐。对于婴儿来说，依恋主要通过以下几种方式表现出来：无时无刻跟随抚养者；与抚养者分离时表现出强烈的不安、恐惧；大量需要身体上的接触和抚摸等。

儿童与发展心理学家安斯沃思通过实验将婴儿的依恋类型分为以下三种：

安全型依恋：约占65% ~70%，安全型依恋的婴儿当妈妈离开时会有少许不安，但仍能够自我调节；而当妈妈回到身边时会感觉开心踏实。

回避型依恋：约占20%，回避型依恋的婴儿当妈妈离开时，并不出现什么特殊的反映；而当妈妈返回时也无欣喜愉快的情绪。

反抗型依恋：约占10% ~15%，反抗型依恋的婴儿当妈妈离开时会歇斯底里地反抗，情绪激动暴躁，难以平息；而当妈妈回来时，则又表现出抗拒、排斥，出现矛盾的心情，即既想亲近妈妈，又生妈妈的气。

心理学的研究表明，安全型依恋的孩子一般具有较强烈的探索精神，他们总是对周围的新鲜事物表现出好奇，并勇于探索和实践。此外，这类孩子的自信心较强，能与人合作、分享以及顺利进行人际交往。而其余两种孩子则容易出现一些消极的个性品质。

综合上面的叙述，家长应该尽可能与孩子建立安全型的依恋关系，以助孩子养成良好的性格。总的来说，需要做到以下几点：①抚养者（一般是母亲）需要对孩子的生理、心理需要保持高度的敏感性，在孩子需要帮助和安慰的时候及时给予帮助与支持；②养育孩子的过程中家长要尽可能避免情绪化，防止孩子产生无所适从的感觉，丧失对家长的信任；③鼓励孩子大胆与陌生人表示友好，示范人际交往过程，鼓励孩子的独立行为；④说到做到，遵守诺言，不欺骗孩子。

（三）警惕婴儿孤独症

孤独症是发生在婴儿时期的一种特殊的精神发育迟滞障碍，常发病于3岁以前。近几年的流调显示，与20世纪80年代相比，孤独症的出现率高了近10倍。以往的研究认为，婴儿之所以会患上孤独症，可能与缺乏温暖的家庭环境有关，但目前的研究认为，孤独症可能是妊娠期异常、遗传基因以及脑部疾病所造成的。

目前对于孤独症，还缺乏行之有效的治疗办法，但是越早发现、越早治疗，对孩子的改善越有益。那么，家长应该如何判断自己的孩子是否患有孤独症呢？主要可以根据以下几种表现来进行初步的判断。

（1）婴儿极度孤独，不能与人建立正常的关系。患儿从小就缺乏与人交往的意愿，也不喜欢亲近父母，难与抚养者建立亲密稳定的依恋关系；极少甚至从不表现愉快。当他们能独立行走后，这种回避的情况更为明显，他们总是按照自己的意愿不停地走或跑，不听从父母的召唤，显得特立独行。

（2）婴儿言语的障碍比较明显。绝大多数的患儿直到2岁还不能言语。即使能，也是用十分简单的词汇，有患儿总是机械地重复成人的言语，显得十分刻板。不少患儿还伴有尖叫声。

（3）行为重复刻板，兴趣狭隘。多数患儿兴趣狭窄，喜欢长时间地关注于一两件事物。与正常孩子喜欢活泼欢快的动画片不同，他们更喜欢天气预报等比较刻板的节目。不少患儿能重复搭一天的积木或原地转圈等单调的活动。不仅如此，他们对环境的变化也表示出不同程度的抵触，如他们习惯的某些秩序出现变化，会表现出强烈的焦虑和不安情绪。

（4）对无生命物件表现依恋情感。与正常孩子喜欢有生命的东西不一样，患儿更喜欢无生命的物件，与它们建立依恋。不少患儿整天不能离开自己的某一件玩具或宠物。

根据上面所讲的四点孤独症的主要表现，家长可以对自己的孩子进行初步的检验和判断，如果发现自己的孩子也有一方面或是几方面的倾向，则应尽早带孩子到相关机构进行更为专业的检查。

（四）培养孩子的延迟满足能力

许多初为人母的女性一听到孩子的哭声就会感到焦虑不安，想尽一切办法安抚孩子。面对孩子的哭闹是否需要立即给予回复？怎样的回复方式最恰当？专家指出，一听到孩子哭闹就立马进行哄抱等，并不是最合适的做法，还会让孩子养成不良的行为习惯。母亲应该先辨别孩子哭闹传达的确切含义，再据此选择相应的对策。

3个月前，家长听到孩子哭闹应尽可能给予满足。因为此时孩子哭闹一般都是传达饥饿、困倦、不舒服等信息的，与生理需求密切相关。4个月以后，家长就要仔细辨别孩子哭闹中包含的信息了。如果不是与生理密切相关的，就应该有意识地培养孩子的“延迟满足能力”。

所谓延迟满足能力，是指个体能够在产生需要的时候等待，并在等待的过程中控制自己的情绪，不焦虑、不愤怒，顺利度过等待时期的一种能力。延迟满足能力是心理发育成熟的一个标志，是建立在一定的认知能力、思维能力和自我控制能力的基础上的。一般认为，延迟满足能力较强的个体，具有较好的情绪和行为控制能力，能够更好地适应社会，进行人际交往等社会性活动。

以下两种教养方式都不利于培养孩子的延迟满足能力：①溺爱过度。此类家长对孩子的任何要求都立刻给予满足，哪怕孩子的要求不合理。这样教养出的孩子延迟满足能力极差，自我中心性强，一般情绪不稳、攻击性强。②不闻不问。这类家长对于孩子的任何要求都显得不耐烦甚至漠不关心，以至于孩子成长过程中的需求一直处于未满足的状态。这样教养出来的孩子占有欲强烈，情绪容易失控，比较容易产生焦虑。因此，在培养孩子的延迟满足能力的时候，我们提醒家长注意以下几点：①父母始终如一的爱和信任是延迟满足能力形成的重要前提。要让孩子渐渐明白，不马上答应他的要求不代表父母不爱他。②延迟满足能力的形成是一个循序渐进的过程，家长切莫因为心急而拔苗助长。③妈妈对孩子特殊语言的理解能力和辨别能力是培养延迟满足能力的一个必要条件，好妈妈应该在生活中细致地观察和感受孩子发出的各种信息，从而帮助孩子养成延迟满足的能力。

二、针对幼儿的教育教养问题

（一）及时对孩子进行“性”的相关教育

不少家长会发现，孩子在两三岁的时候开始出现一些与“性”有关的行为，如：总喜欢摸妈妈的乳房、喜欢掀女性的裙子、摸“小鸡鸡”并兴趣十足、在与同性别的家长洗澡的时候对人体特别是生殖器官感兴趣等，每当遭遇这样的情况，家长们总是忧心忡忡，觉得孩子“好色”、“下流”，甚至会以训斥、打手心等粗暴的方式来制止孩子的这些行为。

事实上，家长用成人的眼光看待这些行为，并人为地贴上“耍流氓”的标签对孩子是不公平的，严重的甚至会对孩子的心理造成扭曲和伤害。心理学的研究表明，幼儿时期是培养孩子性别认同和性别角色认同的重要阶段；孩子有关“性”的行为其实可能来自以下几种心理动机：①这是幼儿对性别的初级探究，是一种由于认知能力发展而表现出来的值得家长高兴的事情；②这是幼儿对母亲依恋的一种表现，并且由这种依恋而引发出对女性身体和特征的探索兴趣；③可能某次无意识的触摸带来快感后发展为有意识的行为。

对孩子而言，这些有关“性”的行为、问题等，更多程度上源于孩子对于“性”和“性别”的一种好奇与探索，在他们眼里，这与“小鸟为什么会飞”、“小草为什么是绿色的”等一样，都是一种知识。因此，家长切忌刻意回避这些，而是应该欣喜地看到孩子的成长，对孩子表现出来的探索和求知欲望加以鼓励与保护。另外，当发现孩子出现类似行为的时候，家长应该明白对孩子进行性教育的绝好时机已经来临。

积极的应对策略可以有：当孩子问起这些问题的时候，家长要用平常心面对，像对待孩子的其他问题一样对待这类问题；此外，用人体彩图、幼儿图书等教具，正确地向孩子传授“性”方面的知识，不可用“你是垃圾桶里捡来的”等说法敷衍孩子。在性别角色认同上，积极树立同性别家长的榜样作用，为孩子的模仿和学习创造良好的条件。

（二）正确处理孩子的自我中心性

幼儿期的孩子思维发展很快，根据皮亚杰的研究，他认为该年龄段的孩子思维处于“前运算阶段”；他通过著名的“三山实验”证实，3～6岁的孩子具有很强的自我中心性。在心理学上，自我中心性是指儿童常常以自己的认知、情绪以及意愿等为中心，总是从自己的角度看待并判断周围环境中的一切。他们没有也不能意识到需要从另外一个角度或多个角度去审视、理解和对待外在的人、事、物。

儿童自我中心性的主要表现有：常常用“我的”、“我要”等语言；对自己的玩具等非常在意，甚至用打人等方式来捍卫自己的拥有权；以自己的意愿和需求来做事情；遇到不顺心就大发脾气、要赖等。

儿童心理学家指出，孩子的自我中心性是孩子发展的一个不可逾越的阶段。是孩子自我意识发展的一个结果。在孩子较小的时候出现上述各种情况是相对正常的，家长不必过于焦虑，只要稍加教育和引导。但如果在孩子大些的时候仍然具有很强的自我中心性，那就可以说是一个问题。若解决不好，将会对孩子的个性、人际等发展造成危害。

矫正孩子的自我中心性，可以从以下几个方面入手。①取消孩子在家庭中的“中心位置”，让孩子认识到家庭中的每一个人都是平等的，需要相互关怀和照顾，而不是把孩子当成小太阳，六个大人围着他转。②拒绝孩子的不合理要求。这就要求家长不能溺爱，当孩子提出不合理要求的时候，坚决给予拒绝。要让孩子明白，他不是一呼百应的。③学会冷处理。孩子是聪明的，他们懂得在自己的需求得不到满足的时候，用哭闹、发脾气甚至是拒食等方式来“要挟”父母；久而久之，孩子就能够熟练掌握这一操纵父母的本领。因此，家长在遇到孩子无理哭闹、发脾气的时候，要做的就是默默走开，不予以迎合或妥协。④家长可以对孩子进行“分享教育”，如与小伙伴分享玩具、与家人分享食物等，分享教育的成功实施对消除孩子的自我中心性有积极的作用。

（三）面对攻击性强的孩子怎么办

对于幼儿的攻击性，我国著名幼儿心理学家陈会昌教授认为应该辩证地看待这个问题。他认为，“攻击性”应该算是一个中性的名词，主要有两方面的表现：一是攻击并伤害别人的行为，称为“反社会的行为”；一是为实现目标而努力的一种心态。对于前者，需要对孩子进行教育和矫正，而对于后者则更需要加以正确、恰当的鼓励。本书所讨论的是前一个意义上的“攻击性”，也即幼儿通过言语或行为等对其他人进行伤害的一种心理和行为表现。

具有攻击性的孩子，任性冲动、脾气暴躁、情绪不稳定，也难以与他人建立信任和谐的人际交往关系。如果不给予及时的矫正，而任由孩子发展下去，其危害难以想象。因此，如何减低或消除孩子的攻击性意义重大。

我们为家长制定了以下几条应对和处理的策略：①正面的榜样作用。如果家长总是打骂孩子，或是夫妻间经常吵架打架，就为孩子树立了模仿的榜样。因此，家长首先应该检讨自己的言行举止，不要在无形中给孩子树立了负面的榜样。②理解孩子的需求。当孩子的正当需求长期得不到满足时，由于言语能力较弱，孩子就会倾向于用攻击的方式表达。因此家长应多跟孩子沟通，从孩子的角度理解孩子。③降低孩子接触暴力的机会。在选择电视节目、儿童读物的时候，家长一定要慎重，以免孩子从中学习暴力行为。④教孩子正确表达和宣泄情绪的方法。不少孩子之所以会出现攻击性行为，是因为语言能力的缘故而不会恰当表达自己的情绪。家长可以与孩子玩“踢枕头”、“打毛绒公仔”、“撕报纸”等游戏，让孩子懂得并学习恰当的发泄方式。⑤通过体育活动、游戏等，帮助孩子消耗多余的精力和力量。⑥培养孩子的同情心、同理心，进行力所能及的公益服务活动、照顾小宠物等，都是很好的教育途径。

（四）赶走孩子的嫉妒

即使是几个月大的婴儿，在妈妈关注其他孩子的时候也会用大哭来表达不满，吸引妈妈重新关心自己。而当孩子进入幼儿园，嫉妒心理就会表现得更加明显。总结起来，孩子嫉妒的表现形式主要有以下几种：不能容忍自己的父母或其他亲近的人疼爱别的孩子；对获得老师表扬的孩子怀有敌意，甚至会表现出攻击性；排斥玩具比自己多的小伙伴；用尽各种方式吸引成人的关注以示自己的优点。总体来说，嫉妒是一种消极情绪，有嫉妒心的孩子喜欢指责他人，或想一些办法让他人不如自己；不仅如此，有些孩子还会因为强烈的嫉妒心而发展出古怪、孤僻、小气、虚荣等不良的个性品质。

消除孩子的嫉妒心可以从以下几个方面入手：①应该具体了解孩子产生嫉妒的原因，而不是以“你这小孩怎么这样”的口吻责骂孩子。孩子由于认知水平有限，嫉妒往往是由羡慕转化而来的，这时家长应该深入了解原因，这是消除嫉妒的前提。②耐心倾听孩子的感受。儿童的嫉妒不像成人那般复杂，而是直观、真实的，是孩子愿望得不到实现而产生的一种本能的心理反应。家长应该耐心倾听孩子的感受，让孩子能够宣泄因为嫉妒而产生的不良情绪。③嫉妒心强的孩子往往伴有自卑心理。因此家长平时要多关心孩子，多发现孩子身上的优点并及时给予表扬和鼓励，注意培养孩子的自尊心和自信心。④在平时的生活中要注意孩子性格的培养，帮助孩子形成宽厚、谦逊、友爱等良好的性格，同时要注意帮助孩子树立正当合理的竞争意识。

（五）家里有个“破坏王”怎么办

不少妈妈抱怨家里出了个“破坏王”：刚刚买的玩具汽车被拆得四分五裂；新买的图书被撕得乱七八糟；就连爸爸种的花也被扯得不像话。以前乖巧听话的孩子突然变成这样，妈妈们纷纷表示“伤不起”。

从心理学的角度来分析，孩子喜欢“搞破坏”，最大的可能是出于好奇。3～4岁的时候，孩子学会了用“我”，自我意识得到极大发展；同时，孩子肌肉的功能和力量以及神经系统的功能也日臻完善。这些都为孩子的好奇心和探索欲望提供了可能。出于对周围事物的好奇，孩子用自己的“破坏”行为探索着这个世界。另一种可能是为了发泄情绪而破坏物件。孩子搞破坏，可能是有不良情绪，但由于表达能力不足，他们不懂得如何排解不良情绪，而是通过破坏行为来发泄。还有一种可能是孩子为得到家长的关注而故意破坏。这种情况的孩子，或是因为自我中心性过强，或是因为家庭成长环境恶劣而极少得到成人的关注，当忍受到一定程度以后，孩子会以这种爆发式的行为表现出来，以寻求家长的关注。例如一个孩子的父母总是吵架，从来不关心孩子，突然某一天，平时乖巧怯懦的孩子一反常态，把家里的玻璃杯全部打碎了，之后他发现父母不吵架了，而是将注意力都集中在自己身上，长此以往孩子就会在这之间建立条件反射，而之后只要父母吵架他就会搞破坏。

基于上述分析，我们建议家长细致耐心地倾听孩子，理解孩子的行为，并辨别孩子“破坏行为”背后的心理动机，切不可一棒子打死。对于好奇而搞破坏的孩子，家长首先要保护孩子的探索欲，并积极创造环境满足他们的这种心理需求。可以给他们买一些拼图、贴画或是组合玩具，借以锻炼孩子的精细运动能力、手眼协调能力和想象能力；或者也可以拿一些废旧的物件让孩子随心所欲地拆，并在一旁给予指导和支持；家长只需要保证孩子的安全即可。对于为发泄情绪而搞破坏的孩子，家长首先要做的是帮助孩子将消极情绪发泄出来。家长可以通过耐心跟孩子沟通等办法明白孩子的当前处境，也可以通过情境扮演等方法了解孩子的内心世界。疏导完孩子的情绪以后，再从认知上对孩子进行教育，告诉孩子正确表达情绪的方法。对于为求得关注的孩子，如果是一个任性霸道、以自我为中心的孩子，那么应该采取漠视、不理的态度；而对于另外一种情况，家长则要好好反省自己的教养行为和方式，一方面为孩子创造良好的成长环境，另一方面也多关心孩子，满足孩子的正当心理需求。

（六）如何面对日渐要求独立的孩子

孩子三四岁时，逐渐学会用第一人称“我”，这是儿童自我意识一次飞跃性发展。随之而来的，就是孩子日益要求独立。可能的表现有：对周围环境充满了好奇；初步产生了参加社会实践活动的愿望；急于摆脱父母的照料，常常说“我来”；开始用“不、不要”等来反抗家长。但同时由于身体和能力的客观限制，孩子在做很多事情时仍需要依靠成人，那么家长该如何面对和处理孩子发展中的这一矛盾呢？

第一，要表示理解。家长对此要有正确的认识。孩子能主动要求自己做事情，是孩子长大的标志，值得高兴，而不应该天天抱怨孩子不再听话了，或是以粗暴的方法责骂孩子。第二，积极引导。面对孩子日益凸显出来的探索精神和动手愿望，家长要积极给予引导，帮助孩子发展各种有益的兴趣爱好，鼓励孩子动手、探索，培养孩子独立自理的生活能力。第三，经常请孩子帮忙做一些他力所能及的事情并及时给予表扬和鼓励。这不仅能够锻炼孩子的动手能力，还能培养孩子的责任感和主人翁意识。第四，在孩子需要的时候伸出援手，给予适当的帮助，同时还要注意防范一些危险，以免孩子受到伤害。

三、针对小学儿童的教育教养问题

（一）警惕孩子患有“感统失调”

“感统”是一个心理学术语，是指将人体器官各部分感觉信息输入组合起来，经大脑统合作用，完成对身体外的知觉并作出反应。而“感统”失调则会导致大脑和身体两者之间无法协调发展。感统失调在严格意义上不能算是真正的病症，通过药物治疗配合康复训练能够达到纠正的目的。

一部分感统失调的孩子在婴幼儿期就能被甄别出来而得到及时的康复训练。而另有一部分孩子，可能会因为症状不够明显而未被及早发现，而是等上小学以后在学业和学校表现上反映出来。例如，视觉统合失调的儿童可能会在学习时出现困难，如窜行、翻错页码、忘记进退位等，或是写字时出现过重或过轻、大小不一等视觉上的错误，从而造成学习障碍。听觉统合失调的儿童，则表现为上课注意力不集中、多动，平时有人喊他，他也不在意，好像与他无关。同时，这样的儿童记忆力差，对学习和生活都会产生不良的效果。而本体统合失调，会让儿童在体育活动中表现出动作的不协调，如不会跳绳、拍球等；在音乐活动中发音不准、走调、五音不全等；甚至与人交谈、上课发言时会口吃等。这些问题可能在孩子学龄前并不太明显，从而被粗心的家长忽视。

研究表明，在12岁之前，通过训练能够很容易纠正孩子的感统失调，而12岁之后就会发生定型，导致难以改变。因此，我们在此提醒各位家长警惕孩子的“感统失调”问题。在平时的生活、学习中，多关注孩子的表现和变化，切忌粗心大意。有的家长觉得自己的孩子是个男孩子，写字大小不一无所谓。这样轻视的态度是不可取的，我们应该本着“大胆假设，小心求证”的原则多关注孩子。如果怀疑自己的孩子可能存在感统失调的问题，应立即到专业机构寻求帮助。

（二）不要培养“标准儿童”

所谓的“标准儿童”，是指任何事情都听大人嘱咐和安排、特别乖巧温顺听话的孩子。他们一般比较安静、温顺、行为克制、很少闹事、几乎不犯错误、几乎不吵闹打架；在学校，他们总是遵守纪律、循规蹈矩、认真听讲，老师和家长说什么就是什么。这样的儿童一般比较受老师的喜欢和推崇，也往往是父母盼望和希望培养的目标形象。许多家长甚至让自己的孩子以这样的孩子为榜样，常常说些“你看看人家多听话，你也不学学”、“你要是像人家一样乖就好了”的话。

但这样的孩子是成人按照自认为正确的标准培养的，其代价是抹杀了孩子的独特性、想象力和创造力，把孩子变成了批量生产、千篇一律的“标准产品”。孩子或主动或被动地接受大人的标准，逐渐变得刻板、狭隘、压抑，从而约束了智力等各方面的发展。“标准儿童”以成人的要求为行动准则，一旦脱离成人就变得茫然无措，没有独到见解和创新思维。而淘气调皮的孩子往往兴趣更多样、知识更宽泛、更富有创造精神和独立能力。他们总能提出一些奇特的点子和主意，富有开创精神，勇于探索新鲜事物。因此，家长乃至学校，在教育孩子的时候并不需要面面俱到，事事管制、时时约束；只要把握好教育的大方向和基本原则，教育孩子遵守良好的生活制度，讲卫生，有礼貌，不自私，不说谎，培养孩子的良好个性品质，其他问题不必过于深究。

（三）注意孩子的攀比心理

攀比是指个体发现自身与参照个体发生偏差时而产生的负面情绪的一种心理过程。如果孩子过分地追求物质，盲目与同龄小朋友比较，则需要引起家长的关注。盲目攀比中，如果孩子是优胜方，则会滋生出自大、看不起别人等不良品质；小小年纪就会认为人是分等级的。而如果孩子是失败方，则有可能产生自卑、孤僻等问题，严重的甚至会自暴自弃；或是导致孩子的虚荣心更加膨胀，以至于发展出一些违法犯罪的行为。

消除孩子的攀比心理，主要可以从以下几方面入手。①家长以身作则。不少家长不能当好孩子的正面榜样，常常表露出自己的攀比心。如有的家长当着孩子的面会说“晓丽妈妈的包有什么好看的，不就是贵点么？我还有一个更贵的呢，还是从国外带回来的呢”等等。这种攀比心理会无形中被孩子习得。②只满足孩子的正当要求。不少家长唯恐孩子被比下去而受委屈受打击，于是乎孩子要什么买什么。其实，这不但不利于孩子形成健康的心理品质，反而会助长孩子的攀比心理。③不拿孩子作比较。家长在教育孩子的时候，总爱说“××家的孩子样样好”“××家的孩子比你强”等等，殊不知，这不仅伤害孩子的自尊心，还会让孩子形成攀比心理。④培养孩子的理财能力。这可以让孩子懂得感恩，懂得节制消费，还能培养孩子的家庭责任感。⑤转移孩子的攀比心理，引导孩子参与良性竞争。孩子的攀比心理源于孩子的竞争心理。因此，家长要做好引导工作，将孩子的注意力转移到学习、运动、创造性活动中去，鼓励孩子参与良性竞争活动。此外，家长还可以广泛发展孩子的兴趣爱好，帮助孩子扩大知识面，开阔眼界。

（四）孩子爱说谎怎么办

孩子在6岁以前说谎跟他们的认知能力有关。他们看问题的角度和大人不一样，对问题的理解与成人有出入，因此他们的话有时候听起来像撒谎。而6岁以后，孩子的撒谎则是有目的的。对于后一种说谎情况，家长一定要给予关注。分清孩子为什么撒谎是关键。有的孩子说谎是因为大人的教育方式不当。家长在孩子犯错误的时候，不是循循善诱，而是以责骂、体罚、冷漠等方式对待。这样的教育方式之下，孩子为了躲避成人的责罚而选择说谎。对于这样的孩子，家长应该做的是检讨自己的教育行为和方式，用爱包容孩子的错误。有的孩子之所以会说谎是因为模仿了成人的行为。儿童的是非辨别能力还不完善，面对成人的说谎行为会进行模仿。对于这样的孩子，家长一方面应该为孩子创造良好的生活环境，减少反面榜样的出现；另一方面应该做好自我监督，做到不说谎，至少是在孩子面前不说谎。有的孩子因为自己的虚荣心而撒谎。在与别人比较的过程中孩子为了抬高自己的身价，或是在群体中为了哗众取宠，孩子也会选择说谎。面对这一情况，家长一方面要培养孩子的良好性格，让孩子知道大家都喜欢诚实的孩子；另一方面，家长也要给予孩子更多的爱和关注，满足他们这方面的心理需求。总之，家长在面对孩子的说谎问题时不要太过焦虑，要明白每个孩子都会经历这样的发展阶段。总的处理原则是：不以“诚实不诚实”来判断一个孩子的好坏；分清原因对症下药；始终用爱和信任与孩子相处；注重培养孩子的诚信品质。

（五）关注孩子的学习障碍

有一些孩子没有智力、机能或情绪上的障碍，但在一些学习领域，如阅读、算术、书写等方面表现出不同程度的学习困难。美国特殊教育专家柯克提出，有学习障碍的儿童是指那些无显著的智力缺陷，但在行为和心理上表现出相当的偏差，以至于无法良好地适应家庭生活，在学校靠通常的教育方法未能有效学习的儿童。

儿童学习障碍主要有以下几类：阅读困难，主要包括阅读、回忆、理解以及阅读策略的运用存在偏差和障碍；书写困难，主要包括书写姿势不准确、力量控制不当、字不均匀、字间距不当、字迹潦草以及字词混写等；数学困难，主要包括读写数字困难、数位困难、计算技能不良、问题解决缺陷以及空间组织困难。如果您发现自己的孩子学业较差、学习效果不佳，无明显的智力发育障碍以及生理机能障碍且存在上述多项表现，则应该及时到专业机构进行咨询和诊断。专业的矫正训练可以帮助孩子缓解学习障碍。

除此之外，家长和教师能做什么？在此我们还为家长和教师提供几条孩子教育方面的建议：①家长和教师的态度很重要。家长应该对孩子抱有赏识的态度，给予孩子“无条件”的爱护；而教师应该保证客观公正的态度，不把孩子当异类。②培养孩子的自信心。孩子在学业上受挫，会失去自信，形成自卑、抑郁等消极心理。

家长一定要注意孩子的心理动态，鼓励孩子表达，并利用各种机会帮助孩子建立自信。③方法合理，循序渐进。家长可能为了尽快让孩子摆脱学习障碍，采取高强度的训练，这样不仅不利于孩子的康复，反而还会让孩子心生厌倦，更加排斥。正确的态度是在专业人士的指导下制订合理的训练计划，循序渐进、持之以恒。

四、针对中学生的教育教养问题

（一）如何处理孩子的网络痴迷问题

随着电脑和网络的普及，越来越多的孩子沉迷网络，不能自拔。有的甚至由此而引发出一些违法犯罪的行为。我们之所以将其定义为“网络痴迷”，是因为真正意义上的网络成瘾，单靠家庭和学校的教育恐怕很难改变，而是需要到专业的机构依靠行为甚至是药物治疗才能够戒除。

对于中学生痴迷网络的原因，可能存在以下几种：①青少年的心理需求在现实中得不到满足，由此只好转向网络。不少孩子进入初中以后，学习不适应致使学习成绩下降。不良的成绩使他们在现实中无法体验成就感。于是这样的孩子会将注意力转向网络，在网络游戏中体验成就感。②家庭关系不和，青少年无法承受父母无休止的争吵，只好在网络中求得一时的安静。有的家庭夫妻关系不好，经常吵架，孩子不仅得不到正常的关爱和照顾，反而可能成为父母的出气筒。③孩子的自控能力较差，上网常常一发不可收拾。有的孩子自控能力较弱，原本打算上网查找学习资料，却被其他内容吸引，导致一上网就下不来。④有的孩子人际交往能力弱，在现实生活中无法找到朋友，与人建立和谐良好的人际关系，转而投向网络，在虚拟的世界中寻求友谊。

了解了网络痴迷的产生原因，我们就可以对症下药：面对第一种情况，应该着力帮助青少年改进学习方法，提高学习成绩，使其能在现实生活中获得成就体验，从而逐渐摆脱对网络的依赖。而对于第二种情况，则需要家长维持良好的家庭关系和亲子关系，多给予孩子关爱和温暖，鼓励孩子多表达、多沟通，将孩子拉回现实中。如果是第三种情况，则需要家长和老师在课内课外多注重培养孩子的自我控制能力，对孩子进行时间管理和时间规划的教育。最后一种情况需要家长与老师帮助青少年学习人际交往的策略，提升人际交往的能力，最终促使他们建立良好的人际关系，在现实中收获友谊。

（二）化解孩子的逆反心理

逆反心理是中学生，特别是初中生常见的一种心理现象。追根溯源，逆反心理依旧是来源于青春期的生理和心理的发展不均衡。生理的迅速发展，使初中生的身体等已基本接近成人，这使他们产生了一种强烈的成人感。这时，他们要求独立、要求自主，不喜欢受约束，不喜欢顺从成人的意思，反对父母等为他们安排的一切，与成人之间存在一种“你叫我往东，我偏要往西”的抵触情绪。

中学生的逆反心理主要有三种表现形式：①“硬抵抗”，是指中学生在与成人的对抗中态度强硬、行为狂烈。比如一个孩子因为吃饭吃什么的问题与父亲对抗，最后气得摔门而去，就是一种硬抵抗的表现。②“软抵抗”。这是与硬抵抗相反的一种对抗方式。采取软抵抗的孩子，常常将父母或教师的话当作耳边风，采取一种“你说你的，我做我的”处事态度。如一个孩子对父母嘱咐他添加衣服的话置若罔闻。③反抗的迁移。这是指中学生将自身对特殊情境、特殊人物、特殊事件的反抗，迁移到普通情境、普通人物、普通事件上去。如一个孩子由讨厌自己的某一位老师发展成为讨厌整个学校。

如何化解孩子的逆反心理呢？可以从以下几方面入手：①调整孩子的认知。让孩子明白，追求独立和自主是好的，而且这种愿望的达成并不一定要通过反抗来达成，相反如果说出来，说不定还能得到父母和老师的赞同。②对于孩子的“硬反抗”，家长千万不要“以硬碰硬”，这样只能事倍功半。合理的方法是先给予冷处理，给孩子一定的空间，等情绪稳定以后再进行教育和疏导。③对于孩子的“软抵抗”，家长不妨忽略它，始终以包容和爱的态度接纳孩子，用温情感化他。④如果孩子的逆反非常强烈，家长不妨放手让孩子走些弯路，因为实践是最好的老师。在现实中碰壁的孩子，才会明白长辈的一片苦心。

（三）合理看待孩子的偶像崇拜

偶像，是认知和情感的符号，是青少年行为举止的风向标。在如今大众媒体的强势宣传炒作之下，青少年的偶像崇拜越来越强烈，越来越鲜明。关于偶像崇拜的利与弊，各方面的专家和学者已经争论了很久。对于这一论题，本书的观点是：正面积极的偶像崇拜是有一定利处的，如为青少年的成长树立了健康向上的榜样，能够为他们的发展提供动力。但盲目、过度的偶像崇拜则是不利的，会让青少年失去判断力，迷失自我，甚至会发展出影响和干涉他人正常生活的行为。

偶像崇拜的原因包括：偶像崇拜是青少年追求独立、崇尚个性的一种心理需求；偶像崇拜是青少年寻找团体、融入团体的一种方式；青春期之前，父母在孩子心中有比较崇高的地位，而到了青春期，偶像取代了父母的位置，成为约束和指引青少年的精神依靠。

如何解决孩子的过度偶像崇拜？①家长应注重引导，帮助孩子认清究竟崇拜偶像的哪些方面。如果是偶像的自强自立精神，那么家长应该予以保护和鼓励；但如果只是崇拜偶像挥金如土的奢华生活或是衣着外表等，家长就要予以引导，让孩子认识到光靠这些是不能长久的，而应该注重精神上的修养。②家长应该鼓励孩子有自己的思想和看法，而不是追随偶像，让孩子认识到，自己的观点才是最有价值的，最珍贵的。③家长在生活中要注意帮助孩子选择合适的偶像，科学巨匠、文学大师等，都是较好的选择。不仅如此，还要帮助孩子寻找他们身上的“可崇拜之处”，引导孩子学习这些可崇拜之处。④为青少年提供健康积极的成长环境。

（四）正确处理青春期孩子的性幻想

进入青春期以后，特别是在性生理开始发展以后，青少年对与“性”有关的事物或内容有高度的敏感性，不少青少年都可能会经历这样的情况：看到有关两性内容的书报或是影视节目的时候会产生不能控制的兴奋和冲动，男生甚至会出现阴茎的不自主勃起，而女生则会出现阴道分泌物增多。这就是我们所说的性幻想。在青春期内，由于雄/雌性激素的作用，个体会产生性的意识，并对探究“性”产生极大的兴趣和热情。但是少男少女们还不能像成人一样在婚姻的合法条件下通过真实的性活动来满足自己的性欲望。在这种情况下，男女生就会出现性的幻想，并以此来满足性的欲望。

不少青少年会因为自己产生了这样的念头而自责不已，认为自己是肮脏不洁的，这样的念头是龌龊下流的。如果不加以正确的引导，可能会导致青少年出现自卑、孤僻、回避等不良心理，甚至会对他们今后的两性正常交往埋下定时炸弹。其实，对于进入青春期的青少年而言，性幻想是正常而合理的生理和心理行为，是生理发育导致的必然结果。但是，承认其合理性并不表示可以沉溺其中。那么，我们该如何正确面对并处理这一问题呢？本书提供几点参考意见，供各位青少年朋友参考：①不把这个问题当成特殊问题对待。性幻想是人在成长成熟中必须面对的一个问题，它与首次遗精或是月经初潮一样，并不可怕，也并不特殊，更不是龌龊的、下流的事情，因此首先需要以平常心来面对。如果过分关注，反而会将更多的注意力吸引过来。②正确处理男女生交往，建立健康的友谊。中学生要学会自我教育，提升自己的精神境界，树立远大的理想和目标。在与异性同学的交往中，不应关注性别等，而是应该把眼光放在发展共同兴趣、相互学习优点之上。③中学生要洁身自好，坚决抵制淫秽书刊和报纸杂志。这些黄色读物就像是精神鸦片，侵蚀着青少年的身心健康。应该多读名家名作或科学杂志，发展正当兴趣。④青少年朋友可以积极参加各项体育和文化活动，既能够转移自己的注意力，还能够发掘更多更健康的兴趣和爱好。

第九章 学校心理卫生

第一节　教学过程的心理卫生

所谓教学过程就是教师和学生之间的互动过程。教师就是在这种互动过程中通过一系列行为扮演自己所充当的角色，完成自己所承担的教育教学任务。在教学过程中，师生之间的影响是相互作用的。一方面，教师通过在课堂和课下与学生的交往，用自己的语言或行为影响着学生；另一方面，学生通过自己的平时表现、学业成绩等影响着教师对他们的评价和认识。因此，师生之间的这种互动关系十分重要。它能影响师生之间彼此认同的程度，进而影响着他们之间的内心感受和内心体验。

一、教学过程中的心理卫生问题

在学校心理卫生中，一个重要的部分是在教学过程中产生的心理卫生问题。这种心理卫生问题主要表现在以下几个方面：

（1）由于外界的压力而形成的心理卫生问题。现阶段我国的教育虽然有了长足的进展，但由于一系列的原因而使教育出现了令人不是很满意的现象。应试教育是任何一个人都无法回避的现实。在应试教育的指导下，无论是家长、教师还是学生，都为了一个共同的目标而奋斗。升学率在很大程度上已经成了衡量一个班级、一个学校教学质量的唯一标准。家长的望子成龙和社会上的舆论压力给学校提出了一个新的课题，那就是家长把孩子送到我们学校来的唯一目的是让孩子考上大学。我们的任务也就是尽量不让任何一位家长失望。学校领导的这种压力会时常传给教师，而带着这种压力来上课的教师也会把这种压力传递给学生。由于这一系列的外界压力而引起的诸如焦虑、神经性衰弱等心理卫生问题就会应运而生。

（2）在课堂活动中师生之间的相互压力而形成的心理卫生问题。事实上，教学过程中师生之间的影响是相互的。教师在讲授课程内容时，对学生是否理解其内容而存有疑虑，他们生怕学生不能很好地抓住所要掌握的内容的实质，从而产生过分的焦虑。同时，学生在上课时存在着以下几种压力：来自教师对自己的期望的压力；来自对教学内容的压力；来自于同学之间的相互比较之间的压力。这些压力如果不能很好地控制，就会产生一系列心理卫生问题。

（3）来自课堂之外的师生之间的压力。不能否认，现在社会上存在着一些不良风气。这些不良风气与学校所教育的内容是相悖的。学生在学校中接受的一些处理人与人之间的方法有时在社会上并不能很好地利用，甚至会有截然相反的现象，这就使他们产生迷惘。这种迷惘的增加会产生一系列如反社会、游戏人生、没有责任感等不良个性品质。

总之，教学过程中的心理卫生问题可以从学习、人格方面分为以下两种：

一是对于学生来说，由于学习方面的压力而产生的厌学、不遵守纪律、逃课，进而形成考试焦虑症、学校恐怖症等心理卫生问题；对于教师来说，由于学生、领导和同事等方面的压力而产生的焦虑，进而会产生神经衰弱、失眠从而走向孤独，封闭自我。

二是学生与老师、同学关系不融洽，嫉妒心强，过高或过低地评价自己，盲目自负，过分自卑，对周围的人产生怀疑，久而久之，会形成病态的人格，如暴发型人格、偏执型人格障碍、强迫型人格障碍、癔病型人格障碍、反社会人格等不良人格类型。

二、教学过程中心理卫生问题产生的原因

教学过程心理卫生问题，主要是由于对教学过程中的一系列矛盾处理不当造成的。这些矛盾是否能被正确地处理，不仅影响着学生对知识的掌握，而且直接影响着学生和教师的心理卫生问题。教学过程中的主要矛盾，我们认为主要有以下几种：

（1）教师和教材的矛盾。这种矛盾表现在：①了解教材和掌握教材；②对教材内容知之不多，知之不确切或根本不知；③教师能否更好地引导学生的学习；④如何使书本知识变成学生可接受的知识，成为他们自己的知识财富。这些问题都是教师在教学过程中不可避免要面对的问题，这些问题能否解决，会影响教师能否用积极的心态去面对学生，面对教材。

（2）学生与教材的矛盾。这是教学过程最主要的矛盾，因为教学的最终目的，就是要使学生掌握人类全部知识体系中最基本的内容，各科教材就是这一内容的反映，舍此，教学过程就失去了意义。教材的内容对学生来说属于未知领域，掌握这些内容，是学生认识世界的一个过程。因此，教学过程的本质就是学生的一个认识过程——认识未知领域的过程。

（3）教与学的矛盾。教师的教与学生的学的矛盾是贯穿教学过程始终的主要矛盾，是推动教学过程向前发展的根本动力。它既表明了教学的性质，又是在整个教学过程的矛盾系统中起主要作用的矛盾。其他各种矛盾实际上都可包括在教与学这对矛盾之中。在教学过程中，教和学的矛盾，实际是教师讲授教材与学生接受教材的矛盾，这个矛盾解决了，其他矛盾也就基本解决了。

（4）教师和学生之间的矛盾。心理卫生研究的最主要的内容就是人的语言和行为。教学过程的心理卫生问题最主要的还是教师与学生之间的关系问题。如果能够很好地处理他们之间的关系，解决好他们之间的矛盾，那么就不会存在心理卫生问题。而事实上，在教学过程中无论是老师还是学生都未能很好地处理这一矛盾，致

使产生了很多心理卫生问题。

对这四对矛盾的处理是否正确，直接影响着教学过程中的心理卫生问题。

三、教学过程中心理卫生工作的特点

我国现代化的进程，使教育的目标、教育的手段、教育的内容以及教育的功能等方面发生了巨大的转变。教育的相对落后与现代化的进程间的矛盾使我国的教育走上了一条相对畸形的发展道路，千军万马一齐向高考这条独木桥走来，从而产生了应试教育的模式。在这种“只有考上大学才有出路”，“学业成绩决定学生的一切”的错误认识下，学生、家长、教师及社会都存在极大的压力。学校为了追求升学率而给老师增强压力，带着这种压力上课的教师在对学生进行言传身教的过程中不可避免地把这种压力传递给学生，因而，在我国，教学过程心理卫生有其独特的一面。

（1）双向性。这是由教学活动的双边性决定的。在教学过程中，师生间的影响是相互的。苏联教育学家巴班斯基把教学看作教师与学生相互联系的活动，美国心理学家布鲁纳也认为教学乃是教师与学生的合作，法国教育家 R. 加里则将教学视为教师的教与学生的学的统一。因此，教师对学生的认识和态度，会直接影响到学生对教师的认识和态度的形成，师生之间的情绪体验具有相互可感性，教师在教学过程中对于学生的反应极为敏感。同样，学生对自己的态度在很大程度上是由教师对他们的态度的影响而形成的。因此，在教学活动中，师生之间要注意彼此的心理体验，争取做到和谐统一。

（2）教育性。教学中的师生关系对教学效果的影响是直接而明显的，同时对他们的心理品质的形成同样起着不可忽视的作用。教学经验表明，师生感情好，老师表扬，学生认为是鼓励；老师批评，学生认为是爱护，表扬和批评在融洽的师生感情中能成为学生前进的动力。如果师生关系紧张，表扬，学生认为是哄人；批评，学生认为是惩人，在这里批评和表扬就成了教育的障碍。这后一种现象久而久之，就会对学生与教师产生不利的影响。教师总是为了学生进步而付出心血，但他的行为不但不能说服学生，反而被学生认为是在“哄人”、“惩人”，从而会对教育事业产生迷惘，严重者会形成心理障碍。而学生对教师的行为不能理解，总是认为教师和自己过不去，逐渐形成反抗性格，发展下去容易形成病态人格。师生关系的教育性告诉我们，对于教师来说，师生关系直接影响到教学效果和学生的发展。正如英国教育家洛克所说：你不能在一个战栗的心理上面写上平正的文字，正同你不能在一张震动的纸上写上平正的文字一样，而只有在学生与教师相处时思想上感到“安舒与自由”，只有当学生心理保持一种“安闲澄静”时，他“才能接收新的知识，容受印象”。[①]

（3）可控性。教师在建立教学中师生关系方面始终处于主导地位，因为师生关系的发展方向、性质和水平是可以控制的。如学生对教师的错误认知或不适当的情

① ［英］洛克．教育漫话．傅任敢译．北京：人民教育出版社，1957.

感需求，可以通过教师的引导而逐步矫正；教师可以创设有利于师生关系健康发展的活动情境，使师生在相互交往中深化认识和感情；当师生关系出现问题和危机时，教师可以通过反省、调查找出原因并加以排除。在教学中师生关系的协调、引导、转化、升华方面，教师应采取主动有为的态度。当然仅凭一股热情还不够，还需要教师具有优秀的教师素质，这是师生关系实现优化控制、健康发展的必要保证。

（4）动态性。师生关系是在教学实践中随教师和学生的交往活动而产生，并逐步发展形成的。它不是一成不变的，而是处于动态变化之中的。比如，师生之间的相互认识需要经历一个从感性到理性，从现象到本质的不断提高的过程。缺乏经验的教师往往从表面现象上认识学生，从而容易对学生作出错误的判断，单纯幼稚的学生有时也会仅凭“第一印象”对教师作出武断的结论。这种从表面看人的方法很容易使人产生与预期的目的不一致的结果，从而产生对自我的否定，进而会产生对自我认识的不协调。师生关系的动态性告诉我们：良好师生关系的建立不是一蹴而就、一劳永逸的，需要教师很好地把握时机，做艰苦细致的培育工作，并注意在教学过程中不断巩固和深化，使师生关系实现良性循环。

第二节　管理过程的心理卫生

学校管理是学校管理者通过一定的机构和制度采用一定的手段与措施，带领和引导师生员工，充分利用校内外的资源和条件，整体优化学校教育工作，有效实现学校工作目标的组织活动。大体上可以分为学校领导者和管理者对教职工的管理及教师对学生的管理两个部分。学校管理过程中的心理卫生涉及干群关系、教职工之间的关系、师生关系等多种关系，无论是对教职工的管理，还是对学生的管理，都关系到整个学校能否正常运行，教师能否积极工作，学生能否努力学习。因此，学校管理过程中的心理卫生是学校心理卫生的一个重要方面。

一、对教职工的管理

教职工的管理是由学校的领导者或组织者进行，主要做好教职工的组织与激励工作。也就是要根据上级教育部门的要求和学校的实际情况，确定学校工作目标，制订工作计划，合理地用人，建立科学的管理指挥系统。同时，要采取各种措施提高教职工的自觉性和积极性，努力提高工作效率和质量。一所学校的教师、职员、工人是这所学校的主人，是管理的主体。要想实现科学有效的管理，充分发挥每一个教职工的作用，就必须了解在学校管理活动中教职员工的心理现象及其规律，懂得运用学校管理心理学的知识，努力提高学校管理水平。

（一）要了解教职工的个性差异

教职工首先是作为一个普通人存在的，因此，他们有自己的个性特点。千差万别的个性反映了他们自己不同于别人的独特的心理特点。只有在掌握了教职工的个性特点的基础上，才能有的放矢地进行以人为本的管理。

（1）要根据先天气质类型的差异进行管理。气质是表现在心理活动中的强度、速度、灵活性、指向性等方面的一种稳定的心理特征。在管理工作中，首先要明确气质是人的天性，无好坏之分，不直接具有社会道德评价意义，也不能决定一个人的成就。管理工作应该以多血质、胆汁质、黏液质、抑郁质四大气质类型各自的特点为依据，一把钥匙开一把锁，提高管理水平和效率。例如，严厉的批评对于胆汁质或多血质的教职工会促使他们遵守工作纪律，改正工作错误，但对抑郁质的教职工则可能产生不良后果；多血质的教职工很容易适应新工作，无须特别关心，而对于黏液质、抑郁质的教职工则需给予更多的关怀和指导，才能使他们逐步适应新的工作环境。教职工的气质类型差异也可作为安排工作的一个参考，这就要求管理者要发挥各种气质类型的积极因素，克服消极因素，取长补短，做好工作。

（2）要根据教职工的性格差异进行管理。性格表现了人们对现实和周围世界的态度，并表现在他的行为举止中，包含有许多社会道德含义。性格主要体现在对自己、对别人、对事物的态度和所采取的言行上。教职工的性格特点在教学和学生管理工作中直接影响到师生之间的信息传递，良好的性格品质可以创造和维持一个愉快而有动力的学习氛围，从而提高学生学习的积极性和学生管理工作效率。同时，教职工拥有良好性格也有利于学生良好性格的培养。管理者只有在了解教职工不同的性格特征的前提下，才能有针对性地帮助教职工扬长避短，做好本职工作。

（二）要使教职工形成正确的态度

态度是在社会生活中的人对事和对其他人逐步形成的相对稳定的心理反应倾向。态度是由认知、情感和意向三个要素构成的。认识是态度的基础，情感是认识转化为行为意向的关键。态度的三个要素在通常情况下是协调一致的，但在他们不协调时，情感成分往往占有主导地位，决定态度的基本取向与行为倾向。在社会生活的影响下，个体态度是逐步形成和完善的，态度形成后又是相对稳定的。态度可以从人们的言语表情和行为方式中间接地进行分析和判断。如，有的人对工作认真仔细，兢兢业业，一丝不苟，有的人则马马虎虎，得过且过，蒙混过关；对同一件事，有的人举双手赞成，有的人则极力反对。

不同的态度在很大程度上决定着教职工的思想觉悟、工作表现和生活方式，这就要求管理者及时关注教职工的态度发展和变化，帮助教职工树立正确的态度，改变错误的态度。要使教职工保持端正的工作态度，就要注意从提高认识入手，晓之以理，动之以情，在行为意向上给予引导，在态度不明确时，特别要注意加强情感的作用。首先，要加强宣传教育工作，宣传要讲求权威性强、针对性强、说服力强，从认识上把握大方向。然后，可以鼓励教职工参与有关的活动，通过他们亲身感受，使其认识有所改变、情感有所触动，进而改变错误态度，做出正确行为。

（三）要了解教职工心理健康状况

心理健康的教职工表现为：①智力正常，具有从事教育教学或日常行政工作所应具备的基本能力；②情绪稳定与愉快，意志健全，行为协调，言行一致，表里如一，稳重灵活，受学生爱戴和尊敬；③良好的人际关系，能与其他教职工和学生友好相处，助人为乐；④良好的心理适应能力，对社会环境、对领导、对同事、对学生、对家长，在各种人际关系上都能保持良好的心理适应能力。但是由于各种原因，教职工心理健康方面也难免会出现一些问题。如，有的教职工对自己的职业缺乏满意感，难以控制情绪，工作和生活态度消极；有的教职工和领导者的关系不融洽，由于不受重视不被信任，而对领导者充满愤恨，情绪低落；还有的教职工觉得工作负担过重，长期疲劳，产生了职业倦怠，影响到心理健康。

学校是个组织健全、分工明确的工作场所，职责各不相同的教职工在工作和生活中经常会遇到各种各样的困难与障碍。当所定目标难以实现，需要难以满足时，就容易产生愤怒、抑郁、苦闷等不愉快的情绪状态，使心里有挫折感。这时，就要求管理者对教职工在受到挫折时出现的攻击、退让、固执、冷漠等行为表现有所了解，分析挫折产生的主客观因素，以及由此带来的不良后果。管理者要对受到挫折的教职工持正确的态度，对非理智的情绪和行为要做到宽容忍让，耐心帮助。要积极采取有效措施，从实际情况出发，努力改变带来挫折的客观环境。要帮助受挫折的教职工正确认识产生挫折的原因，在情绪上得到宣泄，在情感上得到安慰，在理智上得到调整，使其自尊心获得补偿，树立百折不挠的精神，磨炼克服困难的毅力，变挫折为动力，变逆境为成功。

作为学校的管理者，要对教职工的心理健康状况加以重视和主动关心，积极查找造成教职工心理健康问题的各方面原因，处理好学校中的各种人际关系，为教职工营造一种轻松和谐的心理环境，帮助教师面对和战胜心理挫折，正确对待工作和生活中的挫折事件，培养健康健全的人格，使我们的教职工愉快地工作，更好地为学校和社会贡献自己的力量。

（四）要了解教职工人际关系特点

学校教师、职工、学生之间在工作关系的基础上建立起来的心理联系构成了学校人际关系网络。虽然说学校人际关系相对于社会人际关系较为简单，但学校人际关系也涉及学校领导者之间、教师之间、干群之间和师生之间等各种关系，影响着学校精神文明的建设，影响着教职工和师生之间的团结，影响着工作效率和质量。因为学校工作性质的特殊性，所以使得学校人际关系具有了教育性和示范性的特点。它既是教育的目的和内容，也是教育的手段和方法，言传身教并举。良好的师生关系、干群关系也是有效的激励手段和沟通方法。同时，干群之间民主平等，教师之间团结合作，师生之间尊师爱生等人际交往中的良好示范，能对学生的人际交往起到良好的模范作用，为学生以后处理工作中的人际关系做好榜样。

要建立良好的学校人际关系，管理者的作用不容忽视。在处理上下级关系上，管理者要正确对待教师，尊重教师的职业地位，重视教师的劳动成果，团结各级教职工；在处理领导成员之间的关系上，管理者要以学校发展为共同的目标，在坚持原则的基础上，团结合作，理解信任。总之，管理者要根据人际关系的知识和学校人际关系的现实特点，建立人与人之间的平等、团结、互爱互助、和谐的人际关系，调和组织之间、教职工之间、师生之间的人际矛盾，使众心一致，合作互助，共同完成学校的教育目标和管理目标。

（五）要对教职工运用适当的激励

由于教职工职业的特殊性，他们处于相对单调和枯燥的工作环境，承担着较重的工作压力以及教育学生的精神压力，这使得教职工这一群体更容易产生职业倦怠，也给管理者的工作带来了一大难题。这就要求管理者要懂得一定的激励理论知识，善于运用激励手段，提高管理水平。

激励是指运用各种有效方法调动教职工的积极性和创造性，使其努力完成工作任务，实现工作目标。管理者懂得一些激励管理知识，能有效地激发教职工的工作积极性，使他们在工作上保持积极的态度和强大的热情。

（1）可以给教职工设立一个适当的目标，为教职工的工作指出明确的方向，起到积极的导向作用，教职工才会不断克服各种困难，朝着既定目标努力工作。目标要符合教职工难易适中的心理，并已具备“只要我们努力”就可实现的情势和条件。同时，一个总的目标可以把教职工各自的工作统一起来，使其团结合作，相互配合和激励，提高工作效率。

（2）要顾及教职工的合理需要。教职工不仅有物质性的需要，还有精神需要。管理者应在满足教职工基本物质需求的基础上，重视精神需要的满足，才能全面调动教职工的工作热情和积极性。

（3）要善于利用奖惩制度。管理者应遵循重赞许、少责罚的原则，在提供一定物质奖励的同时也应重视精神奖励的作用，将物质奖励与精神奖励相结合，奖励要及时有针对性。惩罚时要弄清事情原委，实事求是，保持公平公正的态度，轻重适宜，主要起到惩前毖后的作用。

（4）重视工作中的情感关系，通过真诚的情感交流，使教职工形成积极的情感体验，从而激发他们积极的工作态度。对教职工生活上的关心、工作上的支持等都可以让他们感受到被关爱和被重视的积极情感体验，感受到管理者不再是高高在上的发号施令者，而是与他们平等的知心人，使教职工在获得上级更多理解、尊重、赞许的基础上保持平衡心理，以更好地发挥其行为积极性。管理者真心实意地关心、理解、尊重和信任教职工，是正确处理干群关系的重要原则，也是激励教职工积极性的有效方法。

此外，还可以通过建立健全教职工代表大会制度，加强教职工对学校各项工作的参与，加大教职工对学校工作的心理投入，提升教职工的主人翁责任感，关心爱护学校，真正急学校之急、想学校所想，与学校同呼吸、共命运，进而激发教职工工作积极性。

（六）要运用领导心理学知识

管理者是学校的组织者和领导者，必须以身作则，以自己的一言一行去影响、改变教职工和学生的心理与行为，从而提高学校管理水平。在管理过程中，不仅要发挥权力性影响力的权威作用，同时也不能忽视非权力性影响力的效果。权力性的影响力来自于管理者的已有地位和权力，管理者可以采用行政手段作出决定，处理问题，进行管理工作。非权力性的影响力是由管理者自身的人格、品德、能力、知识经验等方面构成。管理者非权力性影响力，虽然没有权力性影响力那么有明显威信和约束力量，但它却能潜移默化地发挥权力性影响力所不能发挥的领导作用和激励作用，是学校管理工作中不可缺少的一个方面。

只有把权力与非权力两种影响力有机地结合起来，学校管理工作才能取得最佳的效果。这就要求管理者在工作过程中，一方面要有效地利用权力性影响力，明确自己的职权范围，办事公平公正，绝不能滥用职权，以权谋私，接受各方的指导和监督；另一方面管理者要努力提高自身的非权力性影响力，完善健全人格，加强品德修养，努力学习教育科学的基础知识和教育管理知识，提升综合能力，从而提高领导和管理水平。

（七）要加强校风建设

校风是学校教职工和学生共同具有的思想作风与行为习惯，是学校在办学过程中长期积淀而成的具有行为和道德意义的风气。校风是一种无形而强大的力量，若是在学校管理工作中能利用好已经形成的良好校风，无疑会达到事半功倍的效果。良好的校风可以抵制不良学习风气，促进和激励教职工开展各项工作，帮助管理者有效贯彻实施各项方针政策，顺利开展各种管理和教育活动，增强集体凝聚力，创造良好的心理氛围。

同时，良好校风的形成又离不开必要的心理条件。认识上，要明确树立远大的理想、坚定信念和奋斗目标的航标性作用，在此基础上所形成的校风才能长久保持；情感上，要创设能深入人心的心理气氛，激发广大教职工和学生的集体荣誉感与自豪感，让他们在内心深处对校风产生认同感，进而在行为上，自觉地热爱学校，维护校风，继而发扬校风。在形成良好校风的过程中，管理者要学会运用心理定式作用和强化规律，充分发挥第一印象的巨大作用，要办好第一件事情，处理好第一个问题，上好第一节课，搞好第一次活动，以好的开始引导和影响以后的管理工作。对有利于校风建设的人和事应及时给予肯定及表扬等正强化，对不利于校风建设的人和事，要及时给予正确引导，促进良性转化。形成良好的校风，还离不开学校管理者和领导者的模范带头作用。管理者和教职工要以身作则，言传身教，特别是管理者和领导者的言行举止，不仅是学生的学习模范，也是教职工的参考范本。总之，管理者要依据校风形成的心理条件，通过反复的教育和实践，使师生形成和发扬良好的校风，从而提高管理水平和办学水平。

二、对学生的管理

班级是学校的基本单位，也是学校行政管理的最基层组织，因此，学校对学生的管理也是以班级为单位进行的。班级管理是一个动态的过程，它是教师根据一定的目的要求，采用一定的手段措施，带领全班学生，对班级中的各种资源进行计划、组织、协调、控制，以实现教育目标的组织活动过程。班级管理是一种有目的、有计划、有步骤的社会活动，这一活动的根本目的是实现教育目标，使学生得到充分的、全面的发展。这就要求班级管理者能正确运用心理学知识和教育学原理，查明班集体所存在的心理特征方面的问题，找到问题产生的原因，提出解决问题的方法和措施，建设一个具有良好社会心理特征的健全的班集体。一个管理良好的班集体应该具有以下特征表现：

（1）班集体有明确的目标。一个班集体不仅要有自己的班级具体目标，还应该有与学校和社会发展相联系的大目标。每个学生都应以个人努力为出发点，在完成班级具体目标的基础上，逐步实现社会目标，班级具体目标应该服从社会目标。这也是衡量一个班集体作为优秀社会成员的重要条件之一。同时，又不能忘记为学生创造发展兴趣、才能和个性的有利条件与心理氛围。

（2）班集体要有规范的班纪班规和正确的舆论导向。众所周知，班纪班规和舆论对班级成员的心理及行为有相当大的影响与作用。班纪班规作为硬性规范，对学生的心理和行为起到一定的限制作用，避免了出现不利于学生发展和学校管理工作的行为出现；舆论作为软性引导，更能让学生自觉自愿地做出管理者所期望的行为。

（3）班集体要有强大的集体凝聚力。集体凝聚力表现为班集体对每个学生的吸引力，每个学生愿意为班级作出贡献的程度。处于有强大凝聚力班级的学生，会对集体忠诚一心，充满责任感和荣誉感，同学之间团结友爱，互帮互助，从而使学生为自己在这样的集体而感到骄傲和自豪。在这种友爱、和谐的心理氛围中，学生能更自觉地遵守纪律，为实现班级目标而不断努力。

（4）班集体要有良好的班风。良好的班风是建立在健康的、积极的心理氛围的基础上，一旦这种氛围相对稳定了，就形成了良好的班级风气。良好的班风能帮助学生抵御外界不良习气的影响，促进和激励学生为实现班级目标而努力。

班主任作为一个班集体的主要管理者，若管理方法不恰当，则有可能导致整个班集体社会心理状态出现偏差，影响到班级的正常运行和学生的正常学习与生活。例如班主任提出的班级目标不切实际，高不可攀或过易达到，不符合学生的主观愿望和要求，使学生感到无法实现或毫不费力而松懈斗志；班主任对于班级中的违纪违规行为和错误舆论没有及时发觉与处理，对不合理的规范和措施没有加以重视与改进，使得学生行为难以规范；班主任缺乏组织和领导能力，难以处理教师和学生之间、学生和学生之间的人际关系，使得班集体缺乏凝聚力，如同一盘散沙；班主任不能以身作则，言行不一，赏罚不明，处事不公，导致班风不正等，这些都可能导致班级和学生出现各种各样的心理问题。

要处理好班级管理过程中的心理卫生问题，要求班主任大体上做到以下两点：

（1）树立班主任的威信。班主任在学生管理工作中要树立较高的威信，这是做好班级管理工作的前提和保证。班主任的威信应建立在引导学生、关爱学生、服务学生中。要树立威信，则班级管理应当首先做到一个字——“严”。

学生是班级的主人，班纪班规的制定要由学生共同参与，班集体的事情应该参考学生的意见和建议。每次重大活动都要由班集体讨论，一经表决通过，就要立即严格实行，对于班级日常事务要做到分工明确，责任到人，实现班级管理的严而有序。各项规章制度的实施要加强监督和检查，对班干部的要求应更加严格。如果学生出现违规、违纪现象应严肃处理，决不姑息迁就。同时，班主任要带领学生树立严谨的治学态度，引导学生制定一个切实可行的学习目标。班主任可以运用自己的学习经验和成绩，在学生心目中树立严谨治学的榜样，从而树立威信。

（2）表现班主任的慈爱。学生在学校的时间比在家中的时间更长，还要承担繁重的学习压力，若在学校能得到老师的一份关心和帮助，得到那犹如慈母般的爱，定能更好地学习，老师的管理和教学工作也能更好地开展。作为班级的管理者，若能给多一点关怀与引导，就能温暖学生的心，并影响学生树立正确的世界观和人生观。

人与人交往的前提是真诚，将心比心，以理解为纽带，人与人之间便能达到思想和情感上的交流。班主任是与学生接触最多的人，也是学生最容易接近的人，班主任要真诚地做学生的良师益友，当双方处于朋友的位置进行交流时，才能更好地拉近彼此的心理距离，班主任开展班级管理工作才会如鱼得水、游刃有余。

班主任在处理学生问题时，首先要了解学生的问题症结之所在，冷静分析问题的起因及学生的内在心理活动。在对学生的问题情况有所了解以后，要向学生讲事实、摆道理，同时要注意充分运用情感这种重要的激发力量，以情动人。一般情况下，如果方法引导得当，学生会将问题和心事向班主任倾诉。这时，班主任就应该是一个专心的听众，在认真倾听的同时要采取冷静及理智的态度，对学生的谈话进行正确的分析与判断，从学生的叙述当中，抓住真实、本质的内容。

在严、慈相结合地对学生进行管理的基础上，要提高管理工作的有效性，班主任要学会运用心理学的理论和方法来处理学生当中存在的问题。如心理暗示法，包括语言暗示、情景暗示、权威暗示、自我暗示等，心理暗示既有积极作用也有消极作用，应根据实际情况，正确选用。心理震慑法，当学生固执己见，一意孤行、胡搅蛮缠、情绪激动时，应及时采取强制措施，适当地发挥心理震慑作用能收到一定的教育效果。但心理震慑是不得已的手段，一定要把握分寸，决不能滥用。当犯错误的学生冷静下来时，班主任的谈心工作一定要跟上，只有这样才能真正起到教育作用。换位思考法，通过师生角色互换来体味，体会自己的情绪，调整和改变行为取向与心理状态。

第三节　学生心理卫生

现代社会的学生面临着不同以往的压力，他们所承受的压力已经远远超过其他时期的压力，这样说是相对的。因为学生时期是身体、心理各方面还远远没有成熟的时期，这时他们受到来自家庭、学校、社会等关于升学、就业等方面的压力。他们幼稚的心灵已经不堪重负，这又反过来严重影响着他们身体、心理各个方面的发展与成熟。因此，重视学生的心理卫生对学生的发展有着重大的意义。其具体体现在以下几点：

第一，重视心理卫生是学生身体、心理发展的需要。

既然现代健康的观念不仅包括身体健康，还包括心理健康，那么关心学生的成长，就必须兼顾他们身体、心理两方面的健康成长、发育。学生的身体和心理二者之间是相互制约、不可分割的。如果人的心理不健康，这本身就可能已罹患了心理疾病，轻者如神经官能症、病态人格，重者如各种精神病；反过来学生心理障碍、心理疾病会影响他们机体的发育并对其躯体健康造成危害，从而导致罹患各种心身疾病，如高血压、冠心病、糖尿病等，给学生带来痛苦。

学生处于长知识、长身体的时期，他们的生理和心理迅速地发展、剧烈地变化。他们的身体、心理的健全发展需要重视心理卫生。据李百珍对天津大学生的一项调查发现，人格障碍者占21.8%，单项障碍者（如偏执、抑郁、焦虑、敌对等）高达78%。据杭州的一项调查，有16.79%的学生存在严重的心理障碍问题，且随着年龄的增长，心理障碍问题有较大的上升趋势。其中初中生为13.76%；高中生为18.79%；大学生为25.39%。女性重于男性；农村学生重于城市学生。以上调查数据表明：我国学生负面影响是不容忽视的。它严重地阻碍着学生智力潜能的充分发挥，阻碍着他们学业的进步，优良道德品质的形成，人与人之间的稳定和安宁。总之，我国学生心理健康严重影响着我国未来国民的精神面貌和心理素质的提高。

第二，重视心理卫生是学生人格健全发展的需要。

学生的成长过程，不仅是增长知识、发展智能、增强身体健康的过程，而且也是人格（个性）形成和发展的过程。作为表现人的整个精神面貌，体现一个人如何立身做人的学生人格，其发展是十分重要的。但是目前许多教师、家长在片面追求升学率的思想支配下，仅仅重视学生知识的获得、智能的提高，而忽视了下一代优良品质的形成和优良人格的塑造。在1994年《走向21世纪的青少年素质》专题研讨会上，提出目前一些青年人格发展中有五种倾向值得注意：一是主体价值的迷失：盲目遵从资本主义国家的以“自我”为中心的价值观，与社会、群体利益对立起来；二是道德滑坡：重实惠、轻责任；重索取、轻贡献，个别青年甚至为了私利道德沦丧。三是国民心态危机：表现为冷漠化、无约束、粗俗、躁动的心态。缺乏方向和理智，为低级欲望所驱使。四是人格的不协调、不和谐：德、智的严重分离等。五是审美意识差：有些青年将调侃、庸俗当作美。不少学者认为，虽然学生的本质基本是好的，但如果忽视学生的人格素质的提高，青年的正当需要得不到解决，将会表现在对社会的反抗上，诸如青少年犯罪率增高问题。因此，我国学生人格发展中的问题是不容小视的。学生心理健康的高层次的标准，即是健全人格的标准。讲究心理卫生，重视学生心理健康，是学生人格健全发展的需要，它有助于学生人格的健康、全面、和谐的发展。

第三，重视心理卫生是学生社会适应能力发展的需要。

现代社会的学生是社会的人，是21世纪的主人。他们不仅是未来社会的建设者、参与者，而且他们从一出生就生活在与人类交往的社会环境中。作为社会的人，他们不仅需要有为社会作贡献的真才实学，更需要有良好的社会适应能力。这不仅是现代健康的标志之一，也是社会对学生的要求。所以家长、教师和心理医生应该关心学生社会适应能力的培养。学生心理障碍问题表现是多方面的，如与老师、同学、父母关系不良，友谊、恋爱挫折，以致罹患焦虑症、恐惧症、抑郁症等心理疾病，均与他们在人际交往中社会适应不良有关。社会交往能力、社会适应能力的指导也是心理卫生教育、心理咨询的重要内容。讲究心理卫生、开展心理卫生教育和心理咨询工作，这无疑对提高学生的社会适应能力有重要作用。因此，讲究学生心理卫生，也是学生社会适应能力发展的需要。

一、小学生的心理卫生

（一）小学生心理卫生问题的主要表现

由于现代教育的特点，尽管在小学时期学生离高考还很遥远，但他们已经被动地开始进入了紧张的学习活动中，并且由于教师或家长的压力，他们幼小的心灵已经背上了沉重的学习和精神的双重负担。这个时期他们面临的心理卫生问题主要有如下几点：

（1）怀疑和反抗。小学生常由于成绩不良或表现不好，而遭到家长的指责、教师的批评和同学的耻笑，他们深感别人对自己的轻视和嫌弃，从而产生对老师、家长的疑惧和对立情绪。他们处处躲避着老师和家长，不愿与成人接触和谈话，更不轻易暴露自己的真实思想。这些学生与成人之间，已形成了严重的心理隔阂，这种隔阂如不及时消除，就会严重地损害小学生的心理健康。

（2）破罐子破摔和破坏。有些小学生由于在学习和品德等方面的问题受到批评与指责以后，产生了严重的自卑或抵触情绪，认为“反正自己什么都不好”，以致出现自暴自弃、“破罐子破摔”的状态。他们对学习缺乏信心，在行为上放任自流，甚至产生破坏性行为。他们不爱护公共财物，轻视纪律和集体荣誉，缺乏权威观念。这种自暴自弃和具有严重破坏性的学生，影响是十分恶劣的。

（3）粗暴、具有极强的攻击性。粗暴、无礼、不文明行为常与一些学生相联系。有的小学生由于受到父母和周围的人的影响，养成了态度粗暴、野蛮、说脏话、欺侮弱小的不良品行，这是心理不健康的表现。

（4）说谎和偷窃。说谎是以欺骗方式故意编造某种情节，以达到某种个人目的的一种行为。学生说谎的原因，有的是为了获得某种东西、某种利益或得到奖赏和赞扬；有的是为了避免惩罚、逃避责任；也有的是为了损害别人，从中取乐；还有的小学生说谎成性，造成扭曲的性格等。小学生说谎，必须纠正。而偷窃是一种把别人的财富偷偷地占为己有的违法行为。小学生偷窃的是受不良环境影响的结果，父母亲本身的行为不检点，贪小便宜，或对偷窃行为不加制止，甚至加以鼓励，都是造成小学生偷窃行为习惯的不良因素。

（5）胆小怕事，孤独封闭。胆小和孤僻是具有退缩型性格学生的一种表现。这种学生在班级中往往不被重视，遇事不敢上前、缺乏自信、不合群、人际关系紧张等。小学生在缺乏温暖、遭受压抑或神经类型属于弱型的情况下，易形成胆怯、抑郁和孤僻的不良性格。

（6）盲目自信，自高自大。这些学生由于学习或生活上比别人优越，而且大部分是独生子女，在家中一切顺着自己的性子，说一不二，久而久之，在他们心中总是认为这个世界是为他们而存在的。同时由于所有困难都有家长或其他人为他们克服，他们从出生以来一直没有遇到什么困难，所以总是认为对他们而言，没有克服不了的困难，于是渐渐形成了一种目空一切、盲目自大的非正常心态。

（二）影响小学生心理卫生问题的原因

在小学，学习已是小学生的主要任务。因此，小学生的心理健康与学习活动的关系十分密切。教师应通过良好的教育，使小学生产生学习科学知识的浓厚兴趣，形成良好的学习态度和习惯。同时，他们面临着不同以往的生活方式和思想观念，他们面临的相对易于接受的新思想，从而使成人对他们的要求相对落后。他们就无形之中成了这种矛盾的直接载体，从而使他们承受更大的压力。

（1）小学生爱玩的天性与过重的学习任务造成了他们在学习上过重的心理负担。小学生的年龄一般在六七岁到十二三岁之间。这是人生发展中的重大转折时期。一方面由于他们的年龄特点决定了他们是一群无忧无虑活泼好动的孩子；另一方面尽管现代教育已经意识到高考的负面影响，但对任何一个家长或教师来说，在高考的指挥棒下谁也不敢潇洒地不去关心孩子的学习成绩。即使是离高考还有差不多十年之遥，他们已经开始对孩子进行“考前教育”，告诉孩子考不上大学就会出现“多么可怕的结果”。家长和教师不停地给他们补课、加课，剥夺了他们的童趣，加重了他们的课业负担。使他们成天淹没在作业的海洋里。事实上，真正给小学生造成严重后果的并非是这些过多的作业，而是由此给他们造成的心理负担。升学的压力首先体现在教师和家长身上，而教师和家长的这种压力又通过各种各样的途径有意无意地传递给学生，这样，在他们幼小的心灵上已经过早地背上了沉重的枷锁。

由于这些压力的存在，使他们惧怕学习上的一些问题。哪怕在一些无关紧要的极为细节的地方，他们也必须花大量时间去记住。由于这种过分的敏感，使他们在考试时极为紧张，从而造成常见的考试焦虑。心理学的焦虑理论认为：焦虑与学习成绩并非是直线关系，过分的焦虑会引起认知上的失调，从而极有可能引起学习成绩的下降，这种成绩的下降同时也会使学生对学习存在着恐惧情绪，从而形成恶性循环，引起对学习的厌倦。

（2）小学生对新鲜事物的高度敏感与对他们的传统的要求之间的矛盾引起他们对社会的迷惘。我国自改革开放以来，社会发生了巨大的变化，新鲜事物层出不穷。同时，一些新的思想观念也随着时代的进步而出现。由于儿童对事物的高度敏感性，他们对这些新鲜事物和新鲜思想的接受能力比成人要强得多。但我们民族文化的特点是重视传统，新鲜事物肯定存在着与传统观念相悖的地方。这样一来，教师、家长往往用自己的眼光来看待小学生的思想和行为，从而产生了一种新旧思想的冲突，这种思想上的冲突的最直接的载体是小学生本身，其结果是在他们幼小的心灵上又加上了一套沉重的枷锁。

（3）小学生家庭条件的贫富差距造成的恶性攀比，使他们产生了过分的自负和自卑。由于我国改革开放的政策，我国的大部分家庭进入了小康水平，家庭生活有了巨大的改善，而这些家庭的父母由于以前所经受的贫穷，使他们对贫穷产生了一种恐惧心理，从而千方百计地满足自己的孩子在生活上的一切要求。而这些孩子由于从没经受贫穷，他们一直生活在现代物质极为丰富的社会中，因而不但不能体会到父母的良苦用心，反而觉得他们所享受的这一切都是应该的，是自然而然的事。生活上的一帆风顺，使他们认为社会是为他们而存在的，对他们而言是没有任何困难能够阻止他们的一切想法和欲望的，从而产生了一种盲目的自负心态。带着这种心态到学校里，面对着一些家庭较为困难的学生，他们自然而然地产生一种比其他学生高出一等的感觉。相反，那些家庭条件相对比较贫困的学生，在这些“富贵”子弟面前就有一种莫名其妙的自卑感。小学生的这种盲目的攀比使他们无论是什么样家庭条件的学生都处在这种不正常的心理状态之下，影响着他们正常的心理发展。

（三）小学生心理卫生工作的一些方法

（1）建立良好的学习气氛。主要是教师和学生之间、学生和学生之间要平等友好地相处。教师要热情地教，平等和蔼地向学生提出问题，引导学生主动积极地参加学习。如果教师对学生冷漠和过分严厉，或只以自己的主观意见武断地指挥和指责学生，就会大大影响学生的学习兴趣和积极性。

（2）向学生提出切合实际的学习要求。小学生对学习的兴趣是与其学习成绩的高低、学业的成败直接相联系的。如果教师对学生的要求过高，学生经过努力仍然不能达到目标，也必然会降低其学习兴趣和积极性。此外，学生的能力也是有个体差异的，教师应根据学生的不同能力因材施教，对他们提出不同的要求，采用不同的教育方法。如对差生学习上的点滴进步，都要给予表扬；对成绩优秀的学生在学习上的任何疏忽，都要认真提出并适当进行批评。这样，才能使后进的得到激励，先进的更上一层楼。

（3）保护和激发学生的自尊心和自信心。具有自卑感的学生，容易因外界刺激而受到挫折。他们感觉抑郁，常常觉得孤独：在工作上怕负责任，唯恐失败而裹足不前；学习上信心不足，以为努力只是白费力气。也有的学生原来很自尊，但由于多次遭到失败而产生自卑感，这种学生易被触怒而产生问题行为。教师应当善于激发儿童的自尊心，帮助他们克服困难，以取得成功，增强自信。教师还应针对学生的不同能力和自制力水平，提出切合实际的要求，使学生在经过一定努力后，都能取得成功，这是鼓励和增强学生自尊感的有效手段。

二、中学生的心理卫生

中学生的年龄，一般是十二三岁至十八九岁。这时已经到青春期，是从儿童到青年，从幼稚到成熟的过渡时期。在这一时期，中学生的生理机能迅速发育成熟，个性心理逐渐形成，这是一个人身心发展变化最大的时期。身体迅速成长，性的成熟带来了他们以前不曾有过的紧张感。他们无论在性意识上还是在个性心理的发育上都面临着一种全新的考验，从而必然产生一系列的心理卫生问题。

（一）中学生心理卫生问题的表现及原因

1．中学生性意识发展的心理卫生问题

中学生在青春期性生理的发育成熟，必然带来性意识的发展。心理学家赫洛克把性意识的发展分为四个阶段：

第一阶段：显露出青春萌发期疏远异性的否定倾向。

第二阶段：向往年长异性的“牛犊恋期”。

第三阶段：青春中期积极接近异性的狂热期。

第四阶段：青春后期正式的浪漫的恋爱期。

由于中学生性意识的发展，所以他们对异性产生好奇、关心、爱慕和接近的心理与行为，都属正常现象，成人不必大惊小怪或进行干涉。但是，对于中学生过早谈恋爱的现象应当引起教师和家长的关心与重视。

（1）中学生的早恋问题。早恋就是过早地谈恋爱。一般来说，17～18 岁前的中学生谈恋爱均属早恋。根据我们的调查，早恋的年龄一般在 13～15 岁，最早的有 9 岁就开始谈情说爱的，也有 11～12 岁就有恋爱行为的，说明早恋的年龄有提前的趋势。同时在早恋的学生中，女生又多于男生。

心理学家林崇德在《中学生心理学》中分析：对于 80% 以上的初中生和半数以上的高中生来说，两性恋爱还是一个“谜”，只是有某种念头一闪而过，这部分学生通常是把主要精力放在学习上的；极少数初中生和 20%～30% 的高中生已经懂得如何谈情说爱，但并未付诸行动；也有 10% 左右的中学生（主要是高中生）产生早恋行为或发生两性关系。中学生出现早恋行为的原因很多，既有主观因素，也有客观因素。主观上由于生理的发育，性心理的萌芽，使他们对异性产生好奇心，对爱情产生向往；客观上由于社会环境中性刺激因素的增多或家庭、朋友不良言行的影响，甚至有坏人的教唆等。正常的早恋多见于高中阶段，而在初中生中，大多数并不懂得恋爱，只是出于好奇，或对性刺激的追求。

中学生的早恋一般都是与学习有矛盾的。由于中学生年纪轻，认识幼稚、不成熟，早恋使其不能抑制自己的感情冲动，容易在学习上分心、注意力不集中或产生精神恍惚现象。我们在调查中发现，多数早恋学生的学习成绩低下。有的学生早恋前成绩优良，早恋后成绩显著下降，个别人甚至有很多门功课不及格，成为特差学生。此外，我们也发现，有早恋行为的中学生，多数不关心集体和公益活动，品德有下降的趋势。由此可见，中学生的早恋是应该防止的。对于那些已经早恋的学生，教师应耐心地进行教育，使他们认识到早恋对身心健康的危害，及早中断恋爱关系，把精力投入到学习中去，但在教育中必须注意方法，做到因势利导，循善诱，切忌采取粗暴手段，生硬拆开，以免发生意外。同时，教师必须注意学生的男女接触是否属早恋问题，如果情况没有弄明白而盲目地把男女学生的正常交往视为早恋，将会出现严重的后果。会使原本没有这种想法的学生不得不去考虑这方面的问题，致使他们承受过多的压力，有的会由于老师、同学的众口一词，果真发展成恋爱行为，严重者会带来不良的后果。

（2）中学生两性关系的错误行为问题。中学生出于性满足的需要而有两性关系的错误行为问题，目前在中学生中有滋长的趋势。北京市某工读学校的调查发现，14 ~ 15 岁是犯两性关系错误的高峰年龄。其中，男孩多由于生理冲动和好奇心的驱使，女孩多由于表钟情、贪钱财而被诱迫。这些犯有两性关系错误的男女青少年，一般在行为动机上都带有某种自觉性。他们缺乏法制观念，精神空虚，感情冲动，自制力差，有的由于受西方腐朽文化的影响，甚至追求所谓的性自由和性解放等。其实，性欲只是人们的一种生理需要与心理需求，这是男女双方的正常要求。但是，对于性欲应当有意识地进行控制，任何一个受过良好教育的人，都应当能够自觉地控制自己，把性的欲望限制在一定的道德规范之中。中学生对性欲缺乏控制的行为，是教育不良的表现。中学生在两性关系上的错误行为，主要有两方面的表现：一是不正常的肉体接触；二是发生性关系。这两种表现，不论是对男孩或女孩，都会产生极为有害的影响，它将严重地损害青少年的身心健康。教师和家长应当及时发现，并坚决制止。

2. 中学生的个性心理卫生问题

（1）自我同一性问题。中学生的个性发展正处于“同一性与角色混乱”阶段。这时，青少年的自我意识已得到明显发展，他们的生活空间扩大了，已从家庭走向学校，并接触到社会，他们不仅对现实世界已有所认识，还能展望自己的未来和对自己未来的适应，这是理想的雏形，是世界观和人生观的基础。但是，由于社会的复杂性非中学生一时所能理解，碰到某些情况，他们会感到要使“自我”和客观现实“同一”起来多么不易！他们面对自己的“将来”，觉得无能为力，不能在纵横交错的各种矛盾中找到自己的目标，自我理解变得模糊起来。他们感到自己失去存在的价值，失去客观现实的“同一”感，产生“我将来应扮演什么角色”、“我将如何适应”等想法，于是烦恼、苦闷和孤独感产生了。他们终于陷入心理混乱之中。中学生的烦恼多半来自学习、升学的压力，家庭对中学生的要求过高，又没有具体帮助；社会舆论的倾向助长了这种压力，再加上同学之间的激烈竞争和教师的不恰当要求，都会使学生产生心理上的恐慌和焦虑，以致影响其个性的良好发展。这种情况发展下去会导致妄想症。笔者的邻居有一个小女孩，上初中时给她的班主任写了一封信，在信中称自己是一个"私生女"，她的"生父在香港"，她的"养母"对她如何"凶狠"等，但事实上，这些全是她自己妄想出来的，她说的这些根本不存在，这是典型的对自己不能同一认识的表现。

（2）性格上的缺陷。中学生性格上的不良倾向，主要表现在以下几个方面：①狭隘和抑郁。狭隘和抑郁是性格上的一种缺点，严重的会产生心理病态。狭隘的特点表现为受到委屈或遭受到贬抑后，耿耿于怀，常为一些小事而烦恼，不能自解，以致出现神经过敏、情绪不稳或意志消沉等情况。这种学生的另一典型表现是嫉妒心极强，自我估计过高，当看到别人取得比自己优异的成绩后，便无缘无故地怀恨在心。抑郁的特点表现为郁郁寡欢、沉默寡言、消极颓丧、食欲不振和失眠等状况。②怯懦和自卑。怯懦即胆怯和懦弱，自卑即丧失信心。有怯懦和自卑心理的人，常常认为自己什么事都做不好，害怕在别人面前说话和做事，生怕别人耻笑自己。③孤僻和离群。孤僻和离群也是性格上的一种缺点。具有这种性格的学生一般特点是喜欢独处、沉默寡言、性格抑郁，甚至有点怪僻，他们往往脱离群众，人际关系也比较紧张。④对立和破坏。对立和破坏是个人屡遭挫折所引起的一种反常心理。当学生对教师不信任时会产生对立态度，认为周围的人都轻视自己，伤害自己，以致产生极端不满情绪，从而表现出处处与人作对、做恶作剧、无理取闹、破坏公物和公共秩序等行为。

根据《中学生心理健康的调查研究》，在南京市 34 所中学 4 698 名学生的调查中发现，中学生心理健康的有 2 647 人，占 56.3%，属大多数；有心理健康问题的有 736 人，占 15.7%，其中严重者 41 人，占 0.9%。

3. 中学生的情感障碍

（1）过度焦虑反应。焦虑是一种预料到威胁刺激又无能为力去应付的痛苦反应。过度的焦虑则会使学生变得退避、消沉并带有持久的焦虑，形成一种焦虑的人格特征，这又会成为其他精神疾病的基础，如抑郁症等。

（2）忧郁。忧郁时的心境同悲伤时相似，但较为持久。忧郁的特征性症状为心境悲闷、缺乏活力、丧失兴趣等。这多见于高中学生，其中女生多于男生。大多是由于主体突然遇到严重打击而造成的精神创伤。

（3）胆怯。胆怯的主要特征是对人或对事容易产生害怕的感情反应和退缩的行为动机，做什么事都畏首畏尾，言行紧张。这类学生自我感觉一切都不如别人，感到前途渺茫因而丧失信心。造成胆怯的原因有：①父母对他们娇生惯养，过分溺爱袒护，使他们缺乏独立能力，因而意志薄弱，遇到困难容易消极，畏难发愁。②智力发展缓慢，在学习及其他活动中遇到的困难较大，失败的体验也多，深感痛苦。③教师和家长只看到他们学习成绩差，不分析他们成绩差的原因，看不到他们取得的微小进步，只一味地训斥和羞辱他们。因此他们便同父母、教师和同学产生了很大的心理距离，有困难不敢诉说，而自己又无法处置困难，使胆怯状态成为主导心境。

（4）恐怖。恐怖是惧怕的激情或指不应该有的惧怕。人对某种事物或情境发生恐怖时，伴有相应的生理变化。中、小学生容易患学校恐怖症，常见的有上学恐怖、学科恐怖、考试恐怖、教师恐怖等。此外，学生学习能力较低，更容易感觉家庭和教师的沉重压力；学生的生理、心理有缺陷，也容易造成恐怖反应。

（二）中学生心理卫生工作的一些方法

针对中学生存在的一些心理卫生问题，应采用以下方法：

（1）教师对适应环境困难者，要耐心帮助，逐步进行训练，不要苛求太甚，应避免各种不良刺激。在心理治疗过程中，着重培养坚强的意志，引导他们用积极的感情去克服消极的感情和多参加集体活动，消除以往的紧张心理，培养开朗的性格，逐步克服焦虑病状，严重者可用药物治疗。

（2）教师对忧郁的学生，应与家长配合，认真分析造成忧郁的原因，有针对性地进行心理疏导。创设情境使其战胜困难，增强自信和自治自理能力。尽量多诱导他们参加集体活动，增加与同学们友好往来的机会，并对他们热情诚恳，多加鼓励，使他们解除忧虑，增强力量感。

（3）胆怯型学生没有什么破坏性，既不影响别人，也不扰乱家庭、学校和社会的安宁，教师和家长容易忽视。其实这类胆怯学生倒是需要我们关心的。①绝对不能嘲笑他们的胆怯；②对他们的教育不能过急，要根据他们的接受水平，对他们提出稍高一些的要求，是否在公开场合点名提问，要看当时的实际情况；③对他们所取得的一些微小进步，要及时鼓励，使他们经常体验成功的喜悦，逐步树立信心；④利用他们工作中取得的成绩来提高他们的胆量；⑤有意地训练其胆量或用条件反射来减轻或转变对某种事物的胆怯。

（4）预防学生的学校恐怖症，应采取以下几个措施：①改革教学模式。把教师在教学过程中的单向传递改为师生共同活动的双向传递，使教学气氛活跃，充分调动学生的学习积极性。②改革考试制度，改变由一张试卷定终生的不合理现象，全面评估学生的学习成绩。③纠正“片面追求升学率”的错误倾向。④学校要和家长紧密配合，针对学生的个性特点和认知水平，进行说理教育，以消除其逆反心理和恐惧不安的心理状态。

三、大学生的心理卫生

（一）大学生心理卫生问题的原因及表现

1. 学校环境的变迁引起的不适应

学校环境对大学生尤其是新生有重要影响。对于绝大部分新生来说，他们面临的是陌生的校园，生疏而关系密切的新群体。多数学生首次远离家门，离开长期生活在一起的父母以及其他的亲人、朋友和熟悉的环境，意味着今后将开始独立生活，对众多的问题要自己拿主意，自己动手解决。所有这些都会给每个大学生带来不同程度的环境应激。当这种应激超过限度时，就会造成心理卫生问题，出现失眠、食欲不振、注意力不集中，以及烦躁、严重焦虑不安、头疼等，甚至可能出现擅自离校的冲动行为。

进入大学校园，他们必须面临几个重要的转变。①许多大学生在入学前是当地的学习尖子，自我感觉良好，信心十足。但在集中了各地学习优等生的新群体中，他们可能不再是校园中的宠儿，学习上也可能不再是优等生了，假若对此现实不能恰当地接受和对待，就会造成心理卫生问题，表现为自信心降低、自卑，甚至会出现强烈的嫉妒心理和攻击行为，从而使其更难于适应现实。②学习方法不当等造成的学习困难，比如对新的大学课程仍沿用已不适用的中学学习方法，结果造成学习成绩不理想但又忽视了学习方法的探讨，使之在学习问题上疲于被动应付，心理上承受较大的压力，出现焦虑、紧张等情绪，反过来又会严重影响其自信心，带来苦恼及自我否认等心理问题。

2. 与自我有关的不适应

大学生作为同辈人中的佼佼者，进入大学后在脑海里即设计出自我的完美未来。然而现实生活中的种种客观障碍会阻碍“理想自我”的实现，这一矛盾会严重影响他们的心理状态，使他们有可能引起消沉、郁闷等心理卫生问题。同时，在他们发展自我的过程中更加意识到了“自我”，进而产生出强烈的充实自我、发展自我的需求。但一些客观原因使他们顾此失彼，不能达到期望的目标，从而产生了不良的心理反应。

3. 人际关系及人格中的问题

在大学阶段，个体独立地进入了准社会群体的交际圈，大学生们尝试人际交往，为将来进入成人社会做准备。在这一过程中，部分学生会遭受挫折，或表现为自我否定而陷入苦闷与焦虑，并由此产生了心理卫生问题。同时他们人格特征已基本形成，部分大学生人格特质中存在着不良方面，从而严重影响他们的学习、人际关系、社会性活动及进一步的发展和自我完善；并且，个体意识到这些不良方面及其后果，在无力改变的情形下会表现出消极防御反应及自我的否认，结果给个体的顺利发展造成了严重影响。

4. 与性有关的不适应

青年人的性生理已发育成熟，与之伴随的性心理也基本成熟。因而他们面临着一系列与性有关的事情的困扰。这种困扰通常只带来一般程度的不安和躁动。但当其达到严重程度时，即会产生心理问题，从而影响到学习、生活、休息等各个方面。这也是使他们陷入心理问题的重要原因之一。

（二）大学生心理卫生工作的一些方法

健康的重要内容是心理健康。对于大学生心理不健康的种种表现，即“不适应”，可以通过个体自我调节达到心理健康，也可以借助于外界力量帮助他们摆脱不适应，以保持心理健康。

1. 个体的自我调节

（1）正确地认识自我。这是个体进行自我调节、尽早摆脱不适应的一条有效途径。事实上，大学生对自己的估计并不完全正确，有的对自己估计过高，有的对自己估计过低。有效地认识自我的途径有四条：

一是勇敢地走向群体，自我开放。只有摆脱离群索居、独来独往的小圈子等自我封闭的习惯，才能在交往中积极、主动，才能换来别人的坦诚相待、直言相告，从而为自我认识打下基础。当然，自我开放也有一定的策略，既要有一定的限度，也要看自我开放的地点和对象。

二是注意别人对自己的评价来获得认识自我的反馈信息。在与别人接触的过程中别人对你的态度可能是你行为的阴晴表。有的肯定你，有的否定你，我们可以通过这种反馈分析自己，看看自己身上具有哪些令人赞赏的优点，有哪些令人生厌的缺点，然后才能扬长避短。当然他人的态度只能作为参考，由于人们认识上的局限，如偏爱、成见、缺乏了解等因素，别人的评价往往会有歪曲或夸大的地方，因此，不妨多与人接触，在众多的评价中更真实地了解自己。

三是与别人相比较。现实生活中人与人之间喜欢相互比较，从而确定自己的形象和位置。一般来说，比较是在自己生活圈子内进行，在社会上同自己条件相似的人之间进行。如高中同班考上大学的同学，会比较各自学校的名望和专业，而不大会去和高考落榜的同学相比。应该看到，与自己生活圈内的人比较，视野容易受到限制，所以要常常提醒自己，得意时应与历史上的名人比，与更有成绩的人比，从中激起奋进的力量；失意时与生活困难者比，以获得心理平衡，然后再重新调整前进的航向。

四是通过工作成果认识自己。大学生应积极主动地参加各种工作，通过工作的成果来表现自己的特长，挖掘自己的潜能，提高自己的社会价值。当然，我们也可以借此发现自己的弱点，有针对性地加以克服。

（2）情绪的自我调节和控制。情绪对身心健康具有重大的影响。乐观、积极的情绪可以使我们的生活充满活力，悲观、消极的情绪会给我们的生活带来抑郁和沉闷。大学生正值青春年少，血气方刚，努力调节自己的情绪是必须面对的一个问题。

首先，要确定合理的需要和远大的理想。情绪的基础是需要，需要得到满足，就能引起积极的情绪体验。但任何个人需要的满足程度及满足的方式，都受社会历史条件的限制。现代社会的高速发展，已经很难找到一个大一统的人生模式，但对每一个人来说，谁都不可避免地面对自己的发展目标，因此要在正确认识自我的基础上根据自己的能力与兴趣，确定适合于自己的需要和理想，心平气和地去面对社会上的一些事情，这样才能保持健康的心态。

其次，要增强适应生活的能力。情绪的产生往往是由某种客观刺激引起的，如果不能承受生活中的种种不顺心，可能会导致身体的不健康。因此为保持良好的情绪状态，我们推荐以下几种有效的方法：一是认识生活的复杂性。挫折和失败在所难免，聪明的办法是承认它、接受它，然后想办法对付它、解决它。二是正确地认识自己。要意识到，别人行，我也行。三是不要自卑、消沉。一个人的不幸并不重要，关键在于他对遭遇要有一种积极的态度，不要自卑、消沉。四是明白“金无足赤，人无完人”的道理。容忍和体谅不仅能使你与他人和睦相处，而且对自己的行为也不至于苛求。五是以诚待人，加强交往，从友情中获得欢乐。六是“畅所欲言”，坦诚和直率能消除许多障碍及压力。

再次，健全心理防卫机制。挫折和失败会使自我受到威胁、伤害，并可能引起焦虑、自卑和痛苦。这时人的心里有一种摆脱痛苦的愿望，我们称之为心理防卫机制。防卫机制有积极的，也有消极的。我们应尽量采取积极的防卫机制，以防在心理不适的道路上越走越远。这里介绍几种防卫机制：①升华法。这是指当个体遇到挫折，产生压力时，及时将压力转移，将其引向崇高的、对社会具有创造性和建设性作用的工作上去。②幽默法。这是一种积极的心理防卫机制，是人们适应环境的一种工具。一个人遭受挫折时，要善于用幽默法化解困境，维持自己的心理平衡。③补偿法。它指的是当遇到挫折时，可以通过别的途径达到目标，或者用其他方面的目标来代替原有的目标。④合理化。它是一种心理上的“开脱”办法，通过给自己找一些有利的理由来缓解内心的紧张情绪。

2. 社会调节的途径

（1）校园文化途径。校园文化的加强与完善是帮助大学生摆脱不适应、促进大学生社会化、形成良好校园氛围的有效方法。

校园文化是指知识密集、人格集中的高等学府所具有的特定的精神环境和文化氛围。校园文化可分为物质态文化和精神态文化。校园文化能为大学生社会化创造条件。大学生作为社会新一代中的个体，为了能取得社会性成员的身份参与社会生活，必须要完成社会化。而校园文化恰能满足大学生的社会化要求。大学生通过校园文化的熏陶，能养成社会责任感，学会承担一定的社会义务，遵守社会规范，而且，也有助于大学生的个性完善与心理健康。通过一定的社团活动锻炼，能逐渐变得活泼、开朗，善于与人打交道。因此，校园文化能充实大学生的生活，使大学生课余生活能在愉快之中度过，从而保持心理健康。

（2）心理咨询的途径。心理咨询在我国是一门新兴的学科。为了帮助大学生更好地适应大学校园生活，尽早摆脱对校园生活的不适应，在大学生中开展心理咨询工作是十分必要的。心理咨询不同于平常的“谈心”，它有自身的学科理论和科学方法。目前较典型的方法有：

第一，支持疗法。支持性心理咨询与治疗是最基本的方法，可以运用于许多领域。通过支持与鼓励，使面临困难无所适从而情绪低落、抑郁者看到光明，得到依靠。通过细听倾诉，使内心装满痛苦者有机会宣泄积压的情绪，从而减少心理负担。

第二，心理分析法。心理分析法旨在通过一定方式把压在当事人潜意识中的冲突诱发出来，使其明了症状，从而使症状失去存在的意义而消失。常用的四种方法是自由联想、梦的解析、阐释、移情。要让当事人在安静、舒适的环境中，无所顾虑地向咨询员倾诉，使咨询员释其疑，宽其心。

第三，行为疗法。该方法认为，人的行为是通过后天学习得到的，不良行为可以用学习原理来矫正。

第四，人本主义疗法。此法的典型代表是罗杰斯的“患者中心疗法”，其基本思想是，咨询员不是要治疗当事人的行为，而是指导当事人进行自我探索、内省，发现与判断自我的价值，调整自我观念，促使内心发生变化而达到治疗的目的。

第五，认知疗法。此法认为，人的行为受人的认识所支配，某些个人问题主要是在错误认识前提下对现实曲解的结果。咨询的关键在于指导当事人改变原来的认知结构，解除歪曲的想法而代之以更现实的思维方式，纠正不合理的信念而代之以合理的信念，从而改变其行为。

第六，森田疗法。此法的治疗原则可以概括为一句话：“顺其自然，为所当为。”森田疗法认为人应该具备与自然事物相协调的生活态度。对自己面临的症状，要老老实实地接受它，真正认识到对它的抵制、反抗、回避压抑都是徒劳的。要认识精神活动的规律，接受个人头脑中出现的各种想法和观念。要认清主观与客观的规律，接受事物的客观规律。同时要努力去控制那些可以控制的事物，而不要去控制那些不能控制的事物。

第四节　教师心理卫生

教师的工作既崇高又艰巨。要想很好地完成教学任务和提高教育质量，教师自己必须具备好的心理素质。因为，教师的心理状态是影响学生心理健康的重要因素。课堂内外，教师是学生的模范，他以精湛的学识和教学艺术启发学生的智慧，而且还以高尚的道德素养和人格魅力熏陶学生的心灵。同时，教师也是学生心理健康的保护者，他们有责任在学校各种活动中积极地创造条件，去促进学生心理的健康发展，以及防止学生受到各种不良影响。因此，学校要想完成对学生的心理卫生工作的任务，首先教师必须有健康的心理状态。

一、研究教师的心理卫生问题的必要性

（一）教师职业活动的艰苦性要求教师要意志坚强，不怕困难

教师的工作是艰苦繁重的，这是因为：①教育的对象是身体、心理尚未健全的人。他们正处于身心迅速发展的过程中。由于学生的思想和感情都在剧烈地变化，教师要塑造学生的良好性格，就必须呕心沥血地进行紧张劳动。②学生的成长过程是长期的。教师的工作，无论是“传道、授业、解惑”，都不是短时所能奏效的。只有具有高度自觉性和积极性的教师，才能循循善诱，诲人不倦。③教师要不断更新自己的知识。当前，正处于科学技术迅速发展、信息激增的时期，教学改革势在必行，教师的工作任务更加繁重，而且自己必须加倍努力进修，否则就难以完成任务。④社会对教师的要求日益提高。在当前商品经济的大潮中，有的人大发其财，而教师的报酬相对很少，但教师的付出却高出一般的人，这就要求教师要有淡泊名利、刻苦耐劳的精神。这种种原因，都使教师承受的心理压力相当沉重。因此，加

强教师的心理卫生工作是非常重要和迫切的。

（二）教师职业的崇高性要求教师正确对待各种冲突和矛盾

教师的工作是崇高的，他担当的使命是为社会培养一代新人，而教育的兴衰又直接影响着国家的命运。因此，教师崇高的职业活动要求教师精益求精地工作，以不愧这光荣的称号。然而，在教师的职业活动中同样存在着成就需要与成功可能性的冲突，工作责任感与工作疏离感及自尊心的冲突。这一切有待促进教师的心理健康而加以解决。

另外，由于教师的工作任务主要是接收并传播现实中的理想方面，是真、善、美的东西，而现实中又往往存在不少缺点，于是理想和现实的矛盾就自然地产生了，希望和失望的心理冲突就这样形成了。于是，教师产生了那种“心有余而力不足”的矛盾情绪。加上社会对教师的要求很高，但对教师这种职业的真正重视却不够，轻视教师的事情不断发生，这又使教师产生自尊和自卑的冲突。这些心理冲突和矛盾都需要教师正确对待，妥善解决。所以，不仅教师自己，学校领导者对教师心理卫生问题的研究也应引起重视。

（三）教师职业为人师表的特性要求教师成为学生心理健康的楷模

学校是培育学生健全人格，促进良好生活适应的主要场所。教师是学校教育的主要推动者。在整个教学过程中，教师扮演着十分重要的角色：制定合适的教学目标、选择适当的教材、安排有利的教学情境、评价教学结果等，都是教师所必须担负的责任。教师是学生心目中认同的楷模，在师生互动过程中，最能发挥潜移默化的影响。教师的人格是否健全、心理是否正常，对社会的影响要远大于其他职业的人。由于教师人格对学生具有深远的影响，因此，教师心理卫生问题是值得注意的问题。

二、教师心理卫生的内容

教师心理卫生的内容，指的是一个优秀教师所应有的心理素质，也就是教师能对环境及人际关系有着良好适应的条件。这些条件是：正确的价值观，良好的情感，高尚的行为，良好的人际关系和健全的个性。

（1）正确的价值观。教育是一种特殊的社会劳动，教师对此应有正确的认识。他们首先要认识教育工作的社会意义，且认识要从实际出发，不能与客观现实脱节。教师必须思想高尚，热爱教育事业，自爱和自重，并且对自己的个性特点有正确的认识，要有成就感，又要量力而行。对社会发展和国家前途要有理智分析，并具有历史感、现实感和使命感。对教育现实要有正确估计，对学生要有正确的学生观。教师要对学生的年龄特征有一定了解和掌握，既看到学生的“向师性”，又看到学生的“独立性”。对教学活动和工作，对教材和教法的具体情况都要有深刻的理论认识。

（2）良好的情感。教师的感情对学生的学习和生活，以及人格的发展起着催化和感染的作用。教师的态度要和蔼可亲，与人为善，不能冷漠无情。教师的职业特点是热爱学生和期望学生成材。热爱学生包括对学生的了解、信任和尊重。教育不能没有爱。爱是动力，也是追求。从教育过程来说，爱既是目的，也是手段，对学生既要晓之以理，又要动之以情。学生的感情反应敏锐，往往是情通理方通，情阻理亦阻。此外，教师本身的感情修养也是很重要的，要善于控制自己的情绪，要培养自己具有高尚的情感。

（3）高尚的行为。教师为人师表，行为要为人所敬佩。言行要合理、合情，对待他人要有分寸。教师的言行往往会成为学生的学习榜样。行为是心理活动的外现，所以教师除了要注重文明待业和礼貌待人外，更需要塑造自己的心灵美。教师并不必道貌岸然，但是要有使人尊重和赞许的形象。例如教师应有一定的威信，教师的威信有时就是教师的工作取得效果的杠杆。教师的心理健康有助于教师威信的建立，而受人爱戴的威信又能促进教师心理健康。只有那些勤恳工作、行为大公无私、生活朴实、言行一致的教师才能受到他人的信任和赞许。也只有这样的教师才能搞好团结，与他人共同合作，办好教育事业。

（4）良好的人际关系。心理健康的教师能正确地对待人际关系，并且能以不同的心理适应去处理人际关系中的不同问题。他们尊重领导和同事，热爱学生，虚心接纳别人的意见，同时对人的评价公正。教师应是人际关系的艺术家。为了提高教育质量，教师应该搞好以下三种关系：

①师生之间的关系。这种关系的核心是尊师爱生。教师对学生要亲切、严肃而有温情，风趣而有高尚意境、不流于庸俗，自信而又谦虚。在中学里，教师对异性学生的友谊要有分寸，与学生的关系应包括与学生家长的关系。要和他们的家长取得联系，不要等到学生有了问题才去找家长。这种“告状性”联系有时也是需要的，但最好是建立在平时交往的基础上，这样，对问题的解决容易产生效果。

②教师之间的关系。这种关系的核心是相互友爱、学习、帮助、共同进步。不应有嫉妒心，如果自己有委屈，则应诚恳地、坦白地向有关教师说明白，不记恨，更不应该打击报复。

③和学校领导的关系。这种关系的核心是尊重领导者的职权，对他们工作上的失误要谅解，坦白建议，诚心合作，不要把社会主义的组织关系看成封建的等级关系；表扬是应该的，奉承是不对的；应该遵从领导的意图，但不可唯命是从。

总之，教师在人际关系或交往中应成为受欢迎的人。能悦纳自己，也能悦纳别人，同时也能被别人悦纳。全校教师应成为一个融洽无间的集体。

（5）健全的个性。教师健全个性中所具有的良好心理品质，如理想高尚、意志坚定、个人需求合理、工作动机纯正、言行一致等都有利于在学生中建立真正的威信，也有利于对学生进行教育，提高教育质量。

在教师的健全个性中最关键的特点是自我认识、自我评价和自我监督。教师要热爱自己的工作，自尊而不自夸；能自强不息地排除生活和工作中的挫折，不自暴自弃；对自己要求严格，对别人宽容。

教师健全的个性还意味着它在发展过程中，应该避免偏离正常，对某些正常和不正常的心理、行为间所产生的不协调要加以警惕，控制激情中的冲动，否则，就不能很好地适应环境，完成教育工作的光荣任务。

三、教师心理健康的维护

教师心理健康的维护需要双管齐下，才有明显的效果。一方面社会和学校应重视对教师教导工作的激励，另一方面，教师自己要掌握有关心理卫生的知识。

（一）学校领导者对教师的工作要积极激励

学校管理心理学中最关键的问题是研究如何激励教师教导工作积极性的问题，这也是学校管理的重要工作之一。教师心理健康的因素和表现或多或少都与学校领导是否重视激励有关。对教师教导工作有制约作用的因素有下列五种：学校领导者和社会的评价、对教师教导工作的理解、教师的工作动机、教导工作的空间条件和学校领导者（包括学校上级领导机构和领导者）。当教师的教导积极性受到阻碍而不能发挥时，不可避免要出现心理健康问题。这里我们要从学校领导者维护教师心理健康出发，讨论一下如何对教师的教导工作进行激励。

（1）了解并尽量满足教师的合理需求。需求与教导工作积极性的关系是通过动机表现出来的。因为需求不一定转化为动机，只有转化为动机以后，才能产生行为。教师的教导事业也是这样，动机才是行为的直接原因。如果我们对积极性进行分析，便可发现积极性是由需求→动机构成。由于动机必伴有相应的需求，所以学校领导者必须对教师的需求进行了解。

教师的需求因人而异，有人根据心理学家马斯洛的需要层次理论结合中国教师的实际需求的情况，概括成五个方面：生活需要、学习需要、尊重需要、政治需要和成就需要。这些需要又可以概括为物质生活需要和精神生活需要。这两种需求，日前教师都普遍存在，而且实际上不可能绝对分开。精神需求必然有物质基础，物质需求也常被精神需求所充实。所以，学校领导者还要了解教师各种需求的关系或变化情况。

（2）要使教师的工作目标明确化、具体化。教师的教导工作的目的性是非常明确的，但长远目标是什么？这并不是所有教师都能自我建立起的。学校领导者应该帮助他们，在帮助中使教师能体会到学校领导者对自己的期望。正如教师对学生的期望能激励学生的积极性一样，学校领导者对教师的期望也会激励教师教导工作的积极性。教师应有什么样的奋斗目标？学校领导者对教师应该有什么样的期望？下面对这个问题提出几点要求：

①要和学校整体目标一致，教师的奋斗目标要为实现学校整体目标铺垫道路。

②要符合教师实际。如期望过高，教师即使非常努力仍达不到目的，就会失望，成就需求就得不到满足；期望过低，不能充分发挥教师的潜能，不能做到人尽其才，

是学校的损失，也会使教师个人产生“无用武之地”的想法。

③要和具体工作联系在一起。使具体工作成为奋斗目标实现的起点，而奋斗目标又是目前工作的理想。否则，教师的精力分散了，不是奋斗目标影响了当前的工作，就是当前的工作使奋斗目标的实现受到阻碍。

（3）适当地鼓励和强化，不断提高教师的角色认识水平。学校领导者要密切注意并及时了解教师的工作情况，一旦发现教师的成绩或优点，就要及时肯定、赞许或表扬来强化教导工作的绩效。时过境迁，即使是物质鼓励，强化的效果也不会大。

（4）科学地对待教师的心理挫折。教师在生活、工作中，不如意的事总是有的。学校领导者知道了，如何对待？处理不适当，教师的挫折所引起的焦虑和痛苦就会加强，对心理健康就有很大的影响。

引起教师挫折感的事物是很多的，例如工作困难和过失、学校领导的不公平、学生不良行为一时难以纠正、教育学生的方法和学校领导者有分歧、人际关系的障碍等。学校领导者知道后，如何对待？首先是关心，使教师把自己当作知己尽情诉说；然后帮助他分析挫折的原因，消除障碍，积极地帮助他创造条件使他得到成功。和疾病一样，预防挫折比对待挫折重要得多。能够实现理想是预防挫折的最好办法，避免消极灰心是妥善对待教师挫折的目的。

学校领导者应该清楚，满足教师的物质需求和精神需求以及对待教师的挫折，有时非一所学校的领导者力所能及，但重视和关心是可以做到的，教师一般都能理解学校领导者的处境，如能诚恳解释，表示自己的由衷关心，在一定意义上，也是一种对教师的安慰和激励。

（二）教师心理健康的自我维护

影响心理健康的因素有外因和内因，而影响主体心理健康的客观因素仍要通过主体内因起作用，所以，教师对于自己的心理健康主要应做到自我维护。教师心理卫生的自我维护的原则有以下几个：①要有正确的人生观和价值观，教师应该能够进行自我评估、自我检查和自我督促。②尽量防止和克服心理冲突，人的主观要求与客观限制可引起强烈或持续的心理冲突，并在一定条件下引起心理疾病。教师在生活与工作中不可避免地会发生某些心理矛盾，要正确解决这些矛盾，不能消极对待。③要有自知之明，为了提高自身心理健康的水平，必须了解自己当前的健康程度，了解自己的长处和短处。④置自己于集体之中，积极参加教师和学生的集体活动，与其他教师、学生进行友好交往。⑤有规律地生活，保持健康的身体和乐观的情绪等。

1. 培养积极愉快的情绪

愉快的、稳定的情绪是健康的重要心理条件，抑郁的、不稳定的情绪在一定条件下可以导致心身疾病。因此，培养良好的情绪对增进心身健康是非常重要的。

（1）热爱生活、热爱教育工作。一个人对生活的意义有正确的认识，就会热爱生活，热爱生活的人才能有稳定的、充满乐观的情绪。热爱教育工作的教师，在完成一天的教学工作，在自己或自己的学生取得一定成绩时，就会体验到满足感与成功感，而这种情感正有益于心身健康。热爱教育工作的教师，才能有强烈的上进心，也会正确地对待和积极克服困难。而那些对教育工作不感兴趣的教师，讨厌教课、讨厌学生，往往情绪郁闷、怨天尤人。

（2）正确处理人际关系。人与人之间的关系最容易引起人的情绪变化，良好的人际关系，使人感到愉快、心情舒畅，有益于心理健康。教师之间、师生之间的人际关系，也是直接影响教师情绪的重要因素。紧张的、不友好的人际关系，会引起不满意、不愉快的情绪反应，使人心情抑郁不快。

（3）积极锻炼身体。人的身体健康与人的情绪有密切关系，身体健康是情绪愉快和安定的基础。一个人身体健康，往往表现出精力充沛、心情开朗。一个人长期身体虚弱、多病，则容易引起抑郁的心情。因此，教师应该积极锻炼身体，合理安排生活。

与培养积极愉快的情绪相联系，良好的情感品质的培养也是非常重要的。提高对教育工作意义的认识、丰富生活内容和积极参加各种教育实践活动等都是教师培养良好情感品质的途径。

2. 培养优良的意志品质

意志不是生来就有的，而是在后天生活实践中逐渐培养起来的。优良的意志品质更是长期培养出来的。所以，教师应该从进入教师岗位时起，加强意志的锻炼。

（1）树立正确的人生观和教育观。这是自我培养和锻炼意志的主要条件。一个教师有了正确的人生观和教育观，充分认识自己所从事的教育工作的重要意义，才能使自己的行动服从于教育教学工作的要求，才能设法克服教育工作中的各种困难，不断提高教育质量。

（2）勇于克服困难。坚强的意志不是凭空而来的，而是在克服困难的实践活动中形成和发展起来的。教师在教育教学工作中主动克服各种困难是自我培养坚强意志的基本途径。在教育工作中，凡是自己能够完成的工作，都要主动去做，并且为自己确立有一定难度的正确的工作目标。根据工作目标为自己制订计划，为达到工作目标而努力奋斗。

（3）培养有效的情感。人的情感和意志是密切联系着的，各种不同性质的情感对意志行为产生不同的影响。积极的情感会对意志行为产生鼓励和支援的作用，消极的情感会对意志行为产生削弱和阻挠的作用。所以，教师要培养坚强的意志，就必须积极培养自己热爱事业、热爱学生等深厚的有效的情感。

（4）养成评价自我行动的能力。我们知道，意志是表现在一个人主动的，有效的以实现某种目的的实际行动中。因此，一个有着优良意志品质的人必然也是善于评价自我行动的人。只有善于评价自我行动的人，才能随时针对实际情况来调节自己的行动。

（5）不断提高教育科学知识和技能水平。一个人必须确实地掌握有关的客观规律后，才能遵循和利用客观规律，在行动中努力实现目的。人的意志行动是和一定的科学知识及技能密切联系着的，一个教师只有在熟练地掌握了必要的知识和教学技能技巧之后，才能运用这些知识和技能来有效地从事教育教学活动以实现其教育目的。因此，教师要培养坚强的意志以实现崇高的目的，就要不断地学习和钻研科学知识，不断提高自己的教育教学的技能技巧。

3. 采用合理有效的工作方式

有关教师劳动的特点的研究指出：教师劳动的对象、劳动的内容和劳动的过程以及教师劳动的能力、需要等，都是复杂的。仅就教师劳动的过程来说，它是一种综合运用、消化、传递和发现科学知识技能的复杂的脑力劳动和体力劳动的结合体。在教师的劳动中，知识的积累、传递和转换是其主要手段，而这种积累、传递和转换知识的过程是一个非常复杂的脑力劳动过程。所以，教师应该了解自身工作的特点，采用科学有效的工作方式，使自己能够轻松愉快地工作，以增进心理健康。

（1）明确教育工作的目的。教师的工作是以脑力劳动为主的，而其劳动的效果如何，取决于劳动时大脑皮层的机能状态。人在从事脑力劳动时，大脑皮层相应的区域处于一种优势兴奋状态，也就是我们平常所说的注意力集中点。这种大脑皮层呈优势兴奋的区域的反应能力好，工作效率就高。而工作时大脑皮层是否容易进入这种优势兴奋状态，是与活动的目的性相联系的。教师应该明确教育工作的目的，这样才能对自己从事的工作感兴趣，工作时也能集中注意力，从而提高工作效率。

（2）积极防止脑力疲劳和过度疲劳。人在从事脑力劳动时，大脑皮层兴奋区域的代谢加强，脑血流量和用氧量都在增加，大脑皮层兴奋区域的代谢逐步提高。但是，大脑的工作能力不是无限的，工作超过一定时间，其工作能力就会逐渐下降，产生疲劳，这是一种大脑的自我保护性抑制。如果长期在大脑显著疲劳后，得不到应有的休息，使疲劳积累，就会产生过度疲劳。疲劳在经过及时适当的休息后就会消失，而过度疲劳则是一种病态。另外，大脑皮层的工作有着兴奋区和抑制区相互镶嵌的活动方式，随着工作内容的变化，兴奋和抑制也在不断变换，可以使大脑皮层的各个区域轮流休息。所以教师应该学会科学用脑，合理安排生活和工作，使大脑得到适当的休息。也可以安排不同性质的工作交替进行，以使大脑皮层的不同区域得到休息，提高大脑工作效率。

（3）加强脑的营养。营养是大脑活动的物质基础，合理的营养是大脑工作的必要条件。由于教师劳动的特点，脑力活动带来的营养消耗较大，而大脑对营养质量的要求很高。在物质极其丰富的现代社会，人们摄取食物的营养量已不成问题，重要的是营养素的合理搭配。对从事脑力劳动的人来说，高蛋白、低热量的饮食是最为理想的。但是，在人体内，无论是蛋白质还是糖类，剩余的营养素都会变成脂肪。体内的脂肪过多，不但会使人发胖，还能引起一些疾病。所以，在注意合理营养的同时，还要安排适当的运动。

此外，建立良好的人际关系、培养乐观的人生态度、增强挫折的耐受能力等，都是教师自身心理保健应该注意的方面。

第十章

职场心理卫生

第一节　职业性质与压力特点

职业压力是指由职业要求与个体的知觉不平衡所引起的一系列生理、心理和行为的反应过程，是由于工作环境的某些特点或工作中某些使人烦恼的事件，导致从业人员的身心紧张状态。职业压力概念有广义和狭义之分，广义上的职业压力包括个体在工作情境中体验到的压力和来自职场之外的对工作产生影响的压力，而狭义的职业压力仅为工作情境中的压力。

职业压力作为一种心理社会因素对心理健康的影响已经引起人们高度的关注，在强大的职业压力下，人们产生的一系列生理、心理和行为的反应不仅会威胁到个体的身心健康，也关系到整个企业的生存与发展。有数据显示，美国每年约有100万员工由于工作压力而缺勤，每一名员工的缺勤会造成大约668美元的损失，40%的员工“跳槽”或转行是由于心理压力所致，而企业培养一名员工大约需要支出1 000～30 000美元。由此可见职业压力影响之大。

各行各业的职业压力与其各自的职业性质有关，其中警务人员、医护人员和教师是公认的职业压力较高的职业。

一、警务人员的职业压力

警察是维护社会公共秩序，保护国家和人民安全的行政力量和刑事司法力量，具有武装性质，手中握有国家机关赋予的执法权力，这就意味着警察这一职业的特殊性，不仅是一份神圣的职责，更是一种高强度、高负荷、高风险、高压力职业，是世界上公认的应激性最高的几项职业之一。

警察的职业压力是基于警察的职业特点，基于在其所处的特殊工作环境中，出现威胁性情境或不良事件时，表现出的生理或心理上的紧张状态。警察职业的特殊性决定了警察群体必然承受着与其他不同职业工作人员截然不同的职业压力。社会在不断发展，科学技术在不断进步，也使新型犯罪手法层出不穷，给公安工作带来了日益严峻的挑战，也对警察的工作提出了更高的要求，不仅给警察的身心健康带来一定影响，也影响了人民警察的执法水平和整个人民警察队伍工作能力和战斗力。

在日常工作中，巨大的工作压力，使警察长期处于高度紧张的应激状态，很容易导致各种精神疾病，甚至出现自杀等极端行为。有研究指出，警察群体的自杀倾向和自杀率都显著高于一般的水平，而工作压力过大已成为当前警察职务犯罪、执法过程中出现粗暴行为倾向等问题的主要原因之一。

要想全面地认识警察的职业压力，对压力之下的警察人力资源进行保护，合理构建警察职业压力的疏导和调适机制，寻找减轻警察职业压力的有效方法，我们首先需要对警察心理压力的来源有一个全面的分析。

（一）工作本身的压力

1. 工作任务繁重

随着社会的不断发展，中国已经进入了全面建设社会主义小康社会的关键时期，一方面国力不断增强、国民生活水平不断提高，另一方面社会矛盾也愈显突出，贫富分化严重，刑事案件频发，社会治安形式也日渐复杂，导致人民警察承担的工作任务量越来越大，涉及的范围越来越广，拉开的战线越来越长，工作难度越来越大，需要处理的问题也越来越繁杂，同时警察工作中的不确定因素也在增加，给警务工作带来了前所未有的挑战。加上不少地区警力配备不足，使得警察必须牺牲休息时间，长期加班加点，生活极其缺乏规律，身心俱疲。据不完全统计，我国警察一年的工作量相当于其他公务员两年半的工作量，警察每年平均要多干 130 多个工作日，而且经常是通宵达旦地加班、值班，大量民警都在超负荷工作，身心疲惫不堪。2007 年全国因公伤亡民警 3 797 人，因公牺牲 452 人，其中有 211 人是因为常年超负荷工作而猝死，约占牺牲总数的一半，比 2006 年上升了 20.6%。猝死民警平均年龄是 41.14 岁，猝死原因多是心脑血管疾病，占到 72.2%。

2. 工作的危险性和高应激性

警察职业被称为和平时期唯一一个每天都在流血的职业，也是和平时期牺牲最多的职业群体之一。警察职业的特殊性质决定了警察群体的职业风险系数远高于其他职业，有数据显示，为维护国家安全和社会稳定，2002 年至 2007 年，全国有 2 717 名公安民警牺牲，平均每天 1.24 人；有 2.9 万多名公安民警负伤，平均每天 13.24 人。每当各种突发事件发生时，人民警察总是冲到第一线，处在和各种犯罪分子对抗、处理各种危险和困难问题的最前沿。

警察职业的高危险性也决定了它具有高应激性。应激是由危险的或出乎意料的紧张情境所引起的一种情绪状态。由于紧急的情景刺激整个有机体，就能使其激活水平很快发生改变，使得心率加快、血压升高、肌紧张度增加等，从而引起情绪的高度应激化。警察在工作中经常会遇到各种突发性事件，有时还需要与犯罪分子对峙、肉搏甚至交火，这些危害性的人或事件所引起的心理应激通常是处于极端状态，也就是最高强度的心理应激状态。这些过度的心理应激无疑将大大超出人体承受力，给人造成强烈紧张感和极大的压力体验。很多警察经历了巨大的心理应激性体验以后，再回到正常的工作和生活状态时，思想和行为都会变得难以自控，因为强大的压力体验让这些创伤性事件的场面如放电影一般在脑海闪回，导致他们在现实生活中变得焦虑、恐慌或者抑郁，难以维持正常生活。

人民警察的职业特点致使民警长期处于高应激状态，也许对于普通人来说，一次工作上的失误影响的仅仅只是一个月的工资、奖金和受到上级领导的评价，但对于警察来说，一次失误可能意味着罪犯的逃逸、战友的鲜血，甚至牺牲自己的生命。在所有的应激性职业中，警察工作所承受的心理压力指数高居首位。心理学研究表明，警察仅在任职头3年内耳闻目睹的丑恶面，比普通人一生中见到和感受到的还要多得多。警察角色的职业特点使他们始终感到被敌对、紧张的氛围所包围，精神上时刻处于高度紧张状态，长期的应激易引起人体免疫机能下降或心理功能失调，严重影响警察的身体健康，也很容易引起心理障碍，发生心理危机。

3．非警务工作占用大量时间与警力

我国警察的职责范围划分不够明确，使得警察的工作压力还来源于原本不属于他们的非警务活动。比如，除了众所周知的打击违法犯罪、维护社会治安等职责之外，警察还要在做好本职工作之余，为社会和人民提供各种义务服务，这个问题在日益发展的社会形势下更为突出。“有困难，找民警”的承诺，使得人民有任何鸡毛蒜皮的小事第一个想到的就是警察，也导致了警察有做不完的工作，8小时的正常工作时间被无限延长。更有一些地方领导把公安机关当作解决疑难杂症的“万能法宝”，特别是在基层，将警察推到各种社会矛盾的第一线，使警察卷入如旧城改造、拆迁等非警务活动之中，不仅增加了警察的工作量，使原有的警力捉襟见肘，同时也恶化了警民关系，使警察充当了群众发泄不满的“替罪羊”和“出气筒”。这些非警务活动常常使警察陷入矛盾之中，身心疲惫。

（二）警察内部管理压力

1．大量培训和考核

除了工作本身高强度、高危险所带来的压力，警察内部的组织管理也会给许多警察带来很大的压力。由于目前警察知识水平和结构难以满足繁杂的公安工作的需要，为了加快公安队伍建设的步伐，不断提升整个公安队伍的专业知识水平和业务素质，使整个公安机构的管理趋于合理化、规范化和科学化，各地公安机关普遍实行了目标管理、量化考核制度，并开展了大量的文化知识和业务技能的培训工作，积极推行任职资格考试和“三个必训”——上岗前必训、职务和警衔晋升必训、一线民警必训。应该说，如果培训课程和考核制度设计合理，是可以充分调动警察工作积极性，提高组织内部效率的。然而，目前公安机关内部考核机制仍存在许多亟待解决的问题，如考核名目过多、考核次数过于频繁、考核标准设定不够科学等现象。这些大大小小的考核，不仅占用了考核和被考核单位大量的时间与精力，也给警务人员带来了前所未有的学习压力，使警察产生“为了考核而考核”的思想，大多临时抱佛脚，而不是在平时的工作实践中逐渐积累，考核目标出现导向性偏差，最终达不到预期的培训和考核效果。调查表明，近1/3的民警参训主要是源于外部动机，只是为晋升、考专业证书、完成上级布置的任务等，而不是源于内部个人发展与提升的动机，参加教育培训也大多不是“积极主动型”，而是“消极被动型”、“服从命令型”。从某种意义上说，这种缺乏积极动机和效果的培训考核也给民警带来了很大的心理压力，无休止的培训和考核，让很多警察在完成实际工作中的攻坚战后感觉力不从心、心力交瘁。

2. 半军事化管理

警察作为国家的准军事力量，它所采用的管理方式也是半军事化的，比较严格。公安机关中上下级之间权责分明，下级必须绝对服从上级的命令，而这种绝对服从关系容易滋长领导的粗暴与专横，使得下级民警的一些有效意见和建议得不到传达与采纳，也使下级民警们在工作中处处感到压力，难以适应。此外，某些领导的偏见与不信任，对个体表现判定失当，也容易使一些警察因领导失之公正而产生逆反心理。上级对下级民警工作不理解、不认可、不给晋升机会，导致上级在下级心目中产生蛮横、专制等不良形象，都会使下级民警引起一系列的综合反应，如埋怨、担忧、愤怒、不理解、委屈、报复、消沉等，这些不良反应也导致了警察心理压力的产生。

（三）社会压力

1. 群众对警察形象过于理想化，期望过高

警察被民众认为是正义的化身，是法律的捍卫者和执行者，行使着国家的执法权力，是国家与人民之间的一根纽带。因此，社会民众对警察有着更高的道德要求和更严格的行为规范，希望警察能全心全意为人民服务，这容易使人民警察这一职业陷入孤独中，很难起到国家和人民之间的纽带作用。随着社会的发展，国家和人民都要求对警察服务职能标准进行强化，加上传统警察形象的塑造过于理想化，希望警察就是无所不能的“超人”，使人民群众对警察寄予了过高的期望和信任，而一旦警察的某些行为达不到人们的要求或不符合公众的期望，便会引起轩然大波，舆论哗然。

警察机构是行使国家权力最多的机构，所以警察的一言一行都很容易引起广大人民群众的关注。由于在现实中出现了一些关于警察失职或者滥用权力的负面新闻，再加上报纸、电视、网络等公共媒介的肆意炒作行为，使得公民对于警察的认知和评价受到一定程度的影响，导致整个舆论导向发生偏差，很容易致使公众将矛头盲目地对准整个警察群体，形成公众对全体警察的偏见，由此引发了警察的形象危机，这在无形中也给处于这个群体中的警察个体造成了巨大的心理压力。在基层的调查中，许多民警都反映目前公众对警察存在一定的偏见，警察的工作经常得不到群众的支持和认可，使警察的工作困难重重，这些压力也使警察这一职业陷入了困境。有时，这种人数众多的公众指向压力比起面对犯罪分子时的压力更加让警察难以承受，长期的压力积累很容易使警察群体形成与公众对立的情绪，从而扭曲警察的执法心理，影响到警察正常执法工作。

2. 社会支持系统的缺失

人民警察的工作对象大多是违法乱纪的人员，工作相对单调乏味，工作繁忙也使得警察的社会交往范围较为狭窄，人际关系也比较简单，而且长期加班加点，尤其是基层一线干警，需要长期倒班，生活没有规律，周末和节假日也不能和其他公务人员一样放假休息，与亲人、朋友相处和交流时间甚少，甚至无暇陪伴配偶、孝敬父母、关心子女，尽不到为人妻或夫、为人子女、为人父母的责任，容易在维系夫妻感情、赡养老人、教育子女等方面出现家庭危机，这些危机无论爆发与否，都会给警察这一群体带来或大或小的心理压力。再加上警察长期与社会阴暗面接触，很容易形成负性或消极的心境，产生各种各样的心理问题，如果缺少良好的社会支持系统，没有有效的防御机制和宣泄渠道，心理问题得不到及时有效的解决，便会在原有工作压力基础上加重其心理危机。

公安工作是一个有组织的工作，需要警察团队共同努力来完成。警察之间的关系作为社会支持系统不可或缺的一部分，不仅影响到工作的顺利完成与否，还会影响到警察个体的心理健康。然而，警察团队内部也会出现一些不和谐的因素，比如成员之间个性不和、意见不统一或者有一些利益冲突等，这些因素都有可能会导致警察群体之间出现矛盾，造成成员关系的紧张，从而影响到整个社会支持系统。

除了身边的亲人和朋友，广大人民群众的支持与否也影响着警察的各项工作与身心健康。随着国家法律体系的不断完善，对警察工作的标准越来越高，要求也越来越细化，群众和舆论监督的力度与广度也随之不断加深。但是，社会上有少数别有用心的人，正是利用了这一点，对警察的工作鸡蛋里挑骨头，恶意投诉、侮辱、诽谤，使警察在付出了辛勤劳动后，合法权益却得不到应有的保障。基层警察中流行这样一句话："执法为民一本书，从优待警一句话。"由于国家对执法人员的要求，基层警察在执法时，对一些群众的无理谩骂和厮打是不能反抗的。这使得警察执法工作难以正常进行，执法环境日益恶化，暴力袭警、抗拒执法事件也时有耳闻。而国家相关法律、法规在警察权益保护方面的缺失，反而使人民心中最有力、最高大的警察成为社会中新的"弱势群体"，导致他们工作的成就感、荣誉感不断降低，心灵受到强大的压力，严重影响警察的身心健康和正常工作生活。

（四）生活压力

我国警察待遇的地区差别很大，而且警察的平均工资水平不高，与繁重的工作付出不成正比。依据规定，人民警察的经费列入中央和地方财政预算。警察队伍的管理依据"条块分割，以块为主"的方针，因此，警察工资的绝大部分和奖金主要由地方财政负担，但由于各地经济水平不均，使得各地警察待遇差距也甚为明显。近年来，物价水平的日益高涨，衣、食、住、行诸方面的基本生活成本逐年提高，尤其是房价突飞猛进、居高不下，相对于居住生活成本的"日新月异"，干警的收入增长就显得"微不足道"了。在这个处处都追求利益最大化的社会中，人们学会了"一切向钱看"，学会了"以最小的付出得到最大的回报"。那些财大气粗的商人，与生活清苦的人民警察形成了鲜明的对比，尤其是在家庭经济紧张的状况下，势必会影响到作为家庭主要经济支柱的警察的心态，导致其心理失衡，也影响到家庭正常生活和家庭和谐。在很多经济条件比较落后的地区，警察的日常办公和出差费用得不到有力保障，甚至警察的工资也不能按时发放。警察的工作性质和全心全意为人民服务的宗旨，使得民警在工作和生活中有更多机会接触到各种需要帮助的人，一些地方还出现了“私贴公用”现象。工作强度的超负荷加上经济和物质上的激励不足，让基层民警压力重重，很容易引起心理失调。

（五）个体压力

人民警察还承受着比其他公务员更重的个人职业发展压力。我国司法行政系统与政府同等级别的部门相比，长期以来，都存在人数多、职位少的现象，个人发展空间十分有限，也导致了晋升难度大，竞争激烈，在一定程度上也导致了民警之间人际关系的紧张。根据公务员管理部门提供的数据，2003 年我国公务员人数是 653.67 万人，警察约占公务员的 26%，县一级以下的公安部门，有 80% 的民警可能一辈子都只能做普通民警，到退休时有相当一部分人连科级都争取不上。一些业务能力强、工作业绩好的优秀警察若没有及时得到提拔和晋升，便会得出“干多干少一个样，干好干坏没两样”的结论，他们心灰意冷或心理失衡，在以后的工作中难以竭尽全力。

由于市场经济环境的影响，不少单位花大力气在经济发展上，从而忽视了对警察的政治思想教育、职业道德教育，使得部分民警一味地感到工作任务繁重，心理压力大，对政治学习毫无兴趣，导致了对人民警察的性质、职责理解不深刻不全面。与此同时，由于警力不足，高密度、超强度的工作负荷导致警察学习业务的时间非常有限，绝大多数警察忙于处理日常工作事务，没有时间和精力参加更多的业务培训与学习，专门外出进修学习或挂职锻炼的机会更是少之又少，降低了警察的自我教育、自我提高、自我完善的积极性和主动性，使得工作的创新精神不足，献身精神不强，久而久之，容易产生职业倦怠感，甚至产生职业枯竭感，这影响了警察对职业的认同度和工作的积极性。

二、医护人员的职业压力

医护人员也是一个充满工作压力的职业群体，工作任务负荷过重、重复性较强，工作环境风险性大，感染的危险机会多，对技术专业水平要求高等因素导致了医护人员感到有较大的职业压力。医护人员的职业压力不仅威胁到他们自身的身心健康，也直接影响到整个医疗服务质量，影响到患者的利益和医院的生存与发展，进而影响到医患关系的构建。有数据显示，美国大约有 12% 的医师曾经患过抑郁症，与一般民众相比，医师自杀的几率更大。男性医师的自杀率比普通人高 3.4 倍，女性医师的数字则达 5.7 倍。可见，医护人员的职业压力问题值得我们重点关注。

医护人员的职业压力主要来源于以下几个方面：

（一）医护工作性质问题

1. 应急性

医护人员每天处在医疗工作救死扶伤的最前沿，时常面临急症抢救工作。对于病人的处理需要医护人员迅速作出正确决定，这要求他们时刻保持清醒的头脑和高度兴奋的机体状态。特别是医院急诊科的医护人员，最能体会到“时间就是生命”这句话的意义。急诊科是整个医院最嘈杂的科室，病人及家属较其他科室多，流动人员多而杂，面临的病人经常病情紧急严重，需要立即救治。有时，医务人员甚至来不及明确诊断病情就需要进行抢救，包括各种处于传染期的患者，这种抢救有可能造成医护人员和患者之间的交叉感染，使医护人员的身体健康受到巨大的威胁。

2. 紧张性

医护工作的特殊性决定了他们经常处于一种紧张和应激状态。临床上病人病情千变万化，不确定因素太多、获取的信息不够全面和准确，同时还需要经常面对许多急症抢救、生离死别、疾病威胁、技术更新等，特别是面对患者的垂死挣扎和最终死亡，作为一种直接刺激因素，在造成医护人员直接心理压力的同时，还会使他们精神上产生一种极度的紧张感和恐惧感，在这种心理状态下，会造成医护人员强烈的情绪波动，使其机体长期处于应激状态，超负荷运转，身心疲惫，更容易发生差错和医疗事故。由于生活质量的提高，病人就医的要求也越来越高，期望值也不断提高，当现实情况达不到期望值时，家属往往不能接受，使医患关系紧张。在这样的环境下工作，医护人员常常担忧自己的人身安全，工作小心翼翼，担心说话不慎引起病人误解，害怕工作中的失误或差错会引起病人病情恶化而导致纠纷，精神处于高度紧张状态。而一旦医护人员在工作中出现差错事故，将威胁到病人的身心健康，甚至生命，他们自己也必须要为此承担相应的法律责任。

3. 风险性

医疗卫生工作具有风险水平高、风险不确定及风险后果严重等特点。由于工作的特殊性，医护人员需要经常接触患者开放性伤口、血液、体液、分泌物等，存在高度的危险性。如果不注意个人防护，不仅会造成自身感染，而且还会成为传播媒介，造成交叉感染，引起严重的后果。被注射器、输液器针头刺伤是最常发生的，有20多种血液传染病通过针刺间接传播。有调查表明，护理人员每年被针刺伤发生率为80%；美国疾病预防控制中心检测报道，每年至少发生100万例意外针刺伤，而护士中有2.5%的HIV、40%乙肝及丙肝感染病例源于意外针刺伤。有时，医护人员还需要面对各种突发的不明原因的传染病，使职业防护无法到位，对他们的身心健康直接造成威胁，如2003年爆发的“非典”，全国18.13%医护人员感染的病例中，北京、广东、天津医护人员感染构成比分别为15.85%、22.87%、38.29%。

（二）医护工作负荷问题

由于我国人口众多，医护人员相对缺乏和配备不合理，导致了医护人员的工作任务极其繁重。据调查显示，有 60.3% 的医护人员认为工作负荷繁重，69.3% 的医护人员报告工作压力大，医护人员工作平均满意度仅为 3.3%，收入满意度也仅为 2.6%。

有调查研究显示，工作量太大是大多数被调查的医护人员不约而同提到的居于第一位的压力源。医护人员的工作具有较强的专业性和较高的特殊性，工作中要求熟练、快速、精准，而原本人力资源配备不足的医护人员不得不加班加点，失去了正常生活规律，使其承受着更大的压力和负担，这是导致医护人员压力源的主要因素。

随着“生物—心理—社会”医学模式的推广和贯彻实施，人们对医疗服务的需求日渐增加，从对单纯的疾病治疗转向疾病的预防以及身心保健等广泛的卫生服务上。医生除了进行具体的医疗治疗外，还要花费大量时间完成科研项目、完成医疗实践记录、与病人及家属沟通交流，教学医院的医生还有讲课带实习生的任务。医护模式的改变，也对医护人员在业务能力、医疗服务态度、医护职业形象、医护工作效率、医护安全等方面提出了更高的要求，需要满足不同层次病人的要求，为病人提供生理、心理、社会和文化的全方位照顾。全面性的医护工作无疑需要我们的医护人员拥有娴熟的技能，付出更多的辛勤劳动和工作精力。加之临床不确定因素诸多，要求医护人员在认真观察、详细记录的基础上，迅速作出自己的判断和反应，同时还要满足患者各种合理需要，尊重患者的各种权利，避免医疗差错和事故的发生，否则将产生无法估量的严重后果。

医护人员编制不足，使得他们工作量大，工作节奏快，无法保证按时下班和正常的休息时间。长期超负荷以及倒班制的工作，干扰了医护人员身体生物钟节律，容易出现体力透支，更容易出现疲劳、焦虑、抑郁、失眠、记忆力减退等症状，影响了医护人员的正常社交活动和家庭生活，造成情绪波动及不良心理状态，出现心身耗竭的症状，甚至造成人际冲突和家庭矛盾等，从而影响了医护人员的身心健康，使医护人员工作和生活质量下降。

随着社会竞争意识的增强，迫使医护人员在忙碌的工作之余还要不断充实和提升自己。要想医护人员的知识水平、业务能力与高水准的服务要求相匹配，这就需要护理人员付出更多的劳动和精力。职业范围的扩展和责任的增加，给医护人员提出了更高的要求，要求他们必须不间断地学习充电，不断更新自己的知识，否则，老化的知识将难以跟上现代医学发展的步伐。

（三）医护工作环境及仪器设备问题

医护人员的工作环境也比较特殊，不仅病房辐射多，工作环境拥挤、嘈杂，还会经常接触到一些对身体有害的药剂和设备，这些都是影响医护人员健康的潜在危害因素。比如手术室常用的各种仪器、电切镜、腹腔镜等设备，使用时产生的刺激性烟雾和气味，直接刺激到眼结膜和呼吸道黏膜；经常会用到的刀片、缝针、注射器、输血输液针头等等医疗锐器，有刺伤皮肤的危险，容易通过皮肤黏膜直接接触患者的血液、体液而感染各种传染源；常用的挥发性消毒剂，如过氧乙酸、甲醛、戊醛、氯等，都会对皮肤黏膜、上呼吸道、眼结膜产生强烈的刺激，导致气喘、憋气、呼吸困难等症状；化疗药、C 型臂的辐射、MRI、CT、X 射线的污染以及骨水泥使用时产生的强烈刺激性物质，均可引起头痛、脱发、白细胞下降以及呼吸道刺激症状；麻醉废气、吸入性麻醉剂也会直接导致头晕、恶心、呕吐、烦躁，长时间接触还会引起肝、肾功能的损害，并导致机体免疫力下降，直接影响医护人员的身体健康，也会成为他们潜在的心理压力因素。

也有部分医护人员接触的病人比较特殊，如精神症状患者、犯罪分子等，在医疗实践中都有可能对医护人员造成人为的伤害。或是由于医患间的医学知识及信息极不对称，患者对医学知识缺乏等因素影响，医护人员在行为上稍有闪失或言行上稍有不慎，医疗处理过程中稍有差池，就有可能导致医患关系紧张，从而激发医患矛盾，医生很可能成为医院暴力的受害者和医疗纠纷的被告。对广州市 10 所医院的调查显示，医院工作场所暴力发生率为 64.48%，医生是受工作场所暴力的高危职业人群。也有报道称，超过 60% 的医生对工作环境不满意，认为工作环境正在日益恶化，医生的处境也日趋艰难，对自身权益担忧者占被调查人数的 74% 以上。

医护工作者接触病人时，看到、听到的大多是痛苦的表情和呻吟，要面对死亡的残酷现实，感受病患及其家属的悲伤、抑郁、愤怒等负面情绪。而情绪本身是可以传染的，况且医护工作的职业道德要求医护人员要全身心投入——喜病人所喜，忧病人所忧，这就使得医护人员也容易产生负性情绪，带来心理压力，从而影响身心健康和正常工作与生活。

（四）医护工作人际关系和组织管理问题

医护工作中的人际关系比较复杂，存在着医护、上下级、科室间、医患等多种人际关系，而相互交织的关系间难免发生各种矛盾，增加了医护人员工作难度，也对医护人员处理人际关系的能力提出了更高的要求。医护人员不仅每天要和各科室不同性格、不同习惯的同事交往合作，还得为不同文化程度和不同心理状态的病患服务，既要协调与其他医护人员的关系，还得每天微笑面对病患的愤怒、恐惧、悲伤等情绪变化，避免与病患发生纠纷。不论哪种人际关系发生冲突，都会使医护工作陷入困境。错综复杂的人际关系也会给医护人员带来巨大的心理压力。

医护之间会因上级管理不到位、下级执行不力、同事间猜疑嫉妒、工作量分配不合理、班次安排不均衡等因素发生矛盾，导致医护人员之间不能相互尊重和很好地合作，影响病患的治疗效果。

医患之间会因病患及其家属医学知识匮乏、期望值过高、医疗费用高昂、病患治疗效果不理想等因素发生冲突，造成医患关系紧张，直接或间接地涉及医患双方的健康问题、权益问题、经济问题和有关道德与法律责任问题。有的医院甚至把“打不还手，骂不还口”当作铁的纪律来约束医护人员，把“服务无止境，病人无过错”当作调整医患关系的依据，以保证道德规范的贯彻落实，使得医护人员在承担繁重工作任务的同时还承受着巨大的精神压力，这种长期的心理压抑容易引起各种心理问题。

随着市场竞争愈来愈激烈、医疗体制的改革、《医疗事故条例》的颁布，医院管理层对医护人员的要求也越来越高，希望医护工作能尽善尽美，杜绝医疗差错和事故的发生。但对其培养重视程度不够，进修、深造、晋升的机会少，容易使医护人员产生委屈、悲观、失望心理。在医院的管理过程中，为了控制医疗质量和提高工作效率，很多医院对医护工作更多强调监督、控制、惩罚等手段，而缺乏应有的理解、支持、关怀和帮助。一旦出现医疗纠纷，医护人员不仅要受到病人的投诉甚至是暴力，而且还要接受来自医院内部的惩罚，许多医院将医疗纠纷事故记载和医务人员聘用、考核晋升奖惩直接挂钩，对违反医疗规章制度的人和事实行“一票否决”，从严处罚，严重挫伤了医护人员工作积极性，医护人员只能小心翼翼，时刻保护自己，没有工作满足感，工作压力加大，容易产生职业倦怠，从而影响医疗工作的开展。

（五）医护工作者自身成就感及竞争压力问题

随着科学技术的飞速发展，医疗器械不断更新换代，更多的新知识新技术在临床展开应用，为医学发展提供了良好的条件，提高了医护水平，但同时也对医护人员提出了新的挑战。这也迫使医护人员在完成了紧张繁重的工作之余，还要不断学习充电，以便有足够的知识和扎实的技术准备，尽量跟上医疗行业发展的脚步。否则知识老化、技术落后，便难以胜任临床医护工作，工作起来力不从心，事业无成就感，心中压抑、恐慌、紧张，最终导致身心健康水平下降，影响个人的前途发展和自我价值的实现。

特别是护理人员，不仅工作多、任务重、风险高，其职业和社会地位也相对医生较低，工资和福利待遇也偏低，晋升和继续深造的机会偏少。护士每天的工作大多是重复性的，缺乏独立性和自主性，并且还会因为没有配合好医生的个人性格和习惯等问题，受到医生过激或指责性的语言，如果遇到比较困难或进展不顺利的病患，这种情况更突出。护士的工作主要是配合医生，每天的工作就是打针发药，而治病救人的功劳在患者及家属眼中仅仅属于医生，护士付出的辛勤劳动不被患者及家属注意和认可，贡献仍得不到社会的完全承认。这些都会使护士产生强大的挫折感，自信心严重受损，个人成就感明显降低，心理失去平衡，产生职业形象紊乱的心理压抑，直接影响到他们的心理健康。

（六）来自社会方面的压力问题

医院是人才密集型单位，社会各界对医护人员的工作的期望普遍高于一般人群。有时遇到一些起病急、病情重的患者，尽管医护人员已经竭尽全力抢救仍无法挽救病人的生命，此时，患者的家属容易将悲伤、愤怒等负性情绪发泄到医护人员身上，并全盘否定医护人员付出的艰辛和努力，使得医护人员工作积极性大打折扣，不良情绪长期压抑，影响身心健康。而护士劳动长期得不到社会的承认，社会地位低，社会上普遍重医轻护，对护理人员的工作很少给予肯定，护士的付出得不到社会认可及应有的尊重，使护士产生职业倦怠感。

大量研究表明，社会支持与医护人员的职业压力呈负相关。在工作中，缺少管理者的认可和支持会降低工作满意度，导致消极的情绪状态，同时，亲属及朋友对自己工作的理解和支持也是社会支持系统的重要组成部分。

社会媒体的片面报道也会给医护人员的工作带来不少压力。报纸杂志、电视、网络等媒体为了吸引大众眼球带来经济效益，往往会利用同情“弱者”的大众心理，站在患者的角度，过多的报道医护人员的负面信息，甚至夸大医疗差错过失行为，不能真实、准确地把医疗过程的全部情况反映出来，对医院和医护人员的一些不足加以放大，误导大众，形成强大的舆论压力，这样使原本应相互信任、相互依赖的医患关系产生了距离和裂痕，也激化了医患间的矛盾，从而严重影响了白衣天使的形象，增加了医护人员的工作压力，挫伤了医护人员的工作积极性。

三、教师的职业压力

教师的职业压力也是一个普遍性问题。据调查显示，有 70% 的教师认为自己面临较大的职业压力，63. 8% 的教师报告职业压力给自己造成了较大或很大影响，并且已给自己带来诸如心理、生理以及个人发展方面的负面影响。这主要体现在以下几个方面：①身心健康的影响。长时间的工作压力常常会使教师表现出疲惫、失眠、头痛、胸闷等生理问题以及自尊水平下降、抑郁、易怒、焦虑、无助感等心理问题。②容易引发教师负性情绪情感。教师工作本身是一种情绪劳动，如果还有过高的压力，就会使情绪劳动过重，导致情绪出现衰竭现象，影响工作积极性和效率。③导致教师产生消极工作态度，进而出现消极的行为。受工作压力产生的生理和心理因素的影响，教师会出现自信心下降，工作时错误、漏洞百出，消极怠工，经常旷工甚至体罚、漫骂学生，有的甚至产生了职业枯竭感，逃避工作，还出现抽烟、酗酒、暴食等不良行为等，这就严重影响了教师的身心健康，从而降低了教师的工作效率。④影响团队的凝聚力。过重的工作压力，不仅使教师个体产生消极情绪和消极行为，而且这些消极的情绪和行为极容易在团队之间传播，造成整个团队的压力过重，从而影响团队的凝聚力以及团队工作效率。而所有的这些不良影响最终都会在学生身上得以体现，影响学生的学习和发展。

教师的职业压力主要来源于以下几个因素：

（一）工作量大

教师的工作职责是教书育人，其工作性质的特殊点在于其教育对象的生命性、发展性与差异性，这也决定了教师工作的复杂性，使得教师工作量大，工作时间长。有调查数据显示，我国教师的每日工作量接近 10 个小时。

中小学教师基本每周要上十几到二十几节课，有的老师还担任班主任，班级学生人数又多，教师的工作量很大。而且除正常的授课任务外，课余时间还要精心备课、批改大量作业、对学生进行课外辅导和思想工作、与家长沟通等，使得他们身心疲惫，负担很重，压力很大。

高校教师则身兼教学、科研两项重大职责。特别是近几年来高校持续扩招，学生人数急剧增加，导致师资力量配备不足，教师工作负担不断加重，特别是公共课、基础课教师，每年都要承担几百个课时的教学任务。随着社会不断向前发展，也对高校提出了更高的要求。为了提高学校的竞争力和综合实力，争创高水平大学，许多高校开始高度重视科技创新工作，高校自身发展要求最终落在高校教师身上，要求教师在完成已有教学任务的同时必须抽出大量的时间开展科研工作。而科研课题申报、经费申请和开展创新工作难度又在不断加大，使教师特别是青年教师产生了沉重的压力。繁重的教学和科研工作，使高校教师的工作量加大，工作时间延长，有时教师不得不牺牲自己的休息时间用于教学和科研工作。

有数据显示，教师每天的工作时间比国家法定时间要多 1.67 个小时，积累起来，一年超额劳动时间为 420 小时以上。抽样调查也表明，高校教师在晚上 10～12 点休息的占 42.9%，在晚上 12 点以后休息的占 21.6%，有 54.4% 的教师经常在双休日加班。长期超负荷工作，使不少教师表现出体力不支、精力不足、精神紧张、失眠及神经适应能力下降等症状。也有部分教师不能正确处理教学与科研之间的关系，产生教学与科研冲突的矛盾心理。

（二）教学质量要求

提高教师教学质量是学校生存与发展的关键和基础，也在根本上影响着学生的学习和发展。现今，各类学校对教师教学工作都很重视，有较为严密的质量监控体系。为了确保各学校的教学质量，理论上要求教师必须有先进的教育理念、与时俱进的创新精神，要求教学目标明确且设置恰当、教学内容正确、教学方法科学合理、语言简练感染力强、教学积极性和热情高等。但是这些教育理论上的要求，在现实教学工作中教师很难完全做到。看似简单的传授知识，实际操作起来却很难。教师传授的知识本身是科学的，但是传授的过程和方法却要讲究艺术性。这就要求教师在向学生传授科学知识时，要心系学生，吸引学生，不能只照本宣科，缺乏感情。由此可见，教师只有使自己具备“科学家”的头脑和“艺术家”的个性，才有可能把课教好，才能取得好的教学效果，提高教学质量。

（三）学生因素

学生因素是我国教师的重要压力来源之一。学生的品行与学习情况与教师的职业压力密切相关。这与教师职业的特殊性、时代与国情对学生高要求等特点有关。首先，教师的工作对象具有特殊性。与其他职业不同的是，教师的工作对象是不断变化的生命个体，是具有独立思维活动的各种类型、各个年龄阶段的学生。学生的思想和行为有其独立自主性，很难被教师所控制。学生的学习成绩差、学习态度不端正、厌学情绪重、不良行为多、人际矛盾复杂等等，都是教师每日工作必须面对并加以重视和解决的难题。若是没有丰富的知识和经验积累，这些问题处理起来就犹如一座座大山，压得老师喘不过气来，使教师产生厌倦感和挫折感，严重打击工作积极性。其次，开放的信息资源和我国特有的国情也在某种程度上加大了学生管理的难度。在这个信息开放的时代，充斥着各种思想、各种价值，不仅学生的人生观、价值观受到影响而难以被教师向正确的方向引导，还有许多家长和学生都把升入重点中学考上名牌大学作为唯一的出路，这也间接地把殷切的希望寄托在教师身上，无形中增加了教师的工作压力。尤其是当前实施的素质教育，更是对教师自身的素质提出了全新的要求，冲击着他们的心理，使之产生压力。作为言传身教的示范者，教师被期望在知识储备和行为规范上都尽善尽美，导致教师与其真实人格及真实情绪体验之间的冲突，容易产生各种心理问题。

特别是面对青春期的学生，需要老师付出更多的时间和精力。处于当今社会的青春期学生，他们知识面广，视野开阔，思维活跃，获取信息、知识的渠道增多，教师所传授的知识已经不能完全满足学生的信息需要，教师如果仅凭有限的知识和权威的地位，是很难驾驭教学课堂的，使得教师权威受到挑战。另外，现在的青春期学生，由于他们的选择能力、明辨是非的能力及自制力都有限，正确的人生观、价值观、世界观还未定型，再加上家庭条件的优越和社会正反两方面信息的冲击，他们身上会表现出倔强、霸道、不合群等个性特点，很容易出现一些品德和心理问题，如迟到早退、无故旷课、打架斗殴、无视校纪班规等。问题学生的增多，使得教师对学生的教育遭遇前所未有的挑战，这也使教师在传道授业解惑的同时，不得不花更多的时间与精力去教学生怎样认识自己和融入社会。而在大力提倡“给予学生主体地位”的环境中，主张张扬学生的个性，崇尚学生的个性自由，但思想并未完全发育成熟的学生却往往把这种所谓的“自由”扭曲成纪律上的松懈。这也使得教师的权威地位受到了动摇，有的教师面对学生的这种“个性自由”无所适从，但身为人民教师的责任感及国家的要求和社会的期望，又使他们不得不日复一日地面对这种局面并作出合理有效的应对，于是过度的职业压力便产生了。青春期的学生在学识、品德等方面的进步与发展无疑是教师工作和奋斗的最大目标，但由于学生是有独立自主性的个体，是自身学习和发展的主体，教师不能代替他们学习和发展，只能将学生的学习成绩和道德表现作为教师证明自己最好的凭证。仅凭教师的主观愿望是不能解决这个矛盾的，于是教育教学就会有挫折感，工作压力增大。

（四）学校因素

1. 人事制度带来的职业压力

现今社会正经历着一场深刻的变革，整个社会的经济、政治、文化和人们的利益结构正在发生重大调整，使得传统的教育体制模式也受到了一定程度的冲击。教育系统的学校人事分配制度改革在各地各学校全面展开，成为教师的一个新的压力来源。长时间以来，教师职业都被公认为是最稳定的行业之一，稳定性也成为了许多人选择教师这一职业的核心影响因素。但是随着教师聘任制在各地教育部门的贯彻施行，使得教师职业的职务终身制受到了巨大冲击。从理论上看，教师聘用制能进一步调动教师工作积极性，起到奖励先进、激励后进的作用。但是，竞聘上岗、合同工作制的实行使教师职业的稳定性被打破，教师感到了前所未有的生存竞争压力。面临着待岗、转岗、降级甚至失业的威胁及教师数量的相对饱和、质量相对不高的矛盾，不少教师感受到了“不努力，将落伍，将被淘汰”的生存危机，产生了恐惧心理，他们短时间内难以接受聘任制这一事实，因而觉得职业压力很大。

2. 绩效考核制度带来的职业压力

为了提高学校在现代社会的竞争力和综合实力，从中小学到各高校都制定了严格而又详细的绩效考核制度，中小学教师绩效与教学和学生学习成绩挂钩，高校教师绩效则往往与科研成果挂钩。该制度的各个方面都与教师的切身利益紧密相连，增加了教师的心理压力。

针对高校教师的考核有教学考核、科研考核，还有其他考核，并且都要进行量化。不同职称的教师在必须完成相应的教学工作量的基础上，还必须完成每年一定数量和级别的论文或学术著作的发表，主持或参与课题研究等任务，得到相应的科研分。而各项考核结果又与教师的职称晋升、工资福利待遇挂钩，教学、科研考核不合格者将得不到晋升机会，减发福利津贴。既注重教学，又特别强调科研，考核结果直接与津贴相挂钩的绩效考核制度，无疑给教师带来了巨大的教师职业压力。

部分高校还存在片面强调高层次科研工作，忽视基本教学工作的现象。也有部分高校在实施绩效考核制度的过程中，存在将一些无法量化的指标硬性量化的现象。高校教师的科研工作本身就是一项长期而又艰苦的工作，但高校却生硬地划定了考核时间段，要求教师必须在规定的时间内承担一定数量和级别的课题，发表一定数量和级别的文章，这些要求有违科学研究成果创新的客观规律，不仅达不到考核的目的，还会大大降低教师对科研的兴趣，促使一些投机取巧的教师为了功利性目的而造假，容易助长学术上急功近利、急于求成的浮躁风气，使教师一味地注重“短、平、快”的科研成果，甚至出现学术腐败，不利于原创性科研成果的诞生和科研质量的提高。

也有许多中小学，特别是一些私立学校，将学生学习成绩、升学率甚至招生情况与教师的职位晋升和工资福利联系在一起，让教师在承受沉重的教学压力的同时，还得为一些不确定因素分心，承担相应的心理压力。

3. 收入分配制度带来的职业压力

随着教育管理体制的改革的深入，许多学校开始贯彻实施效率优先、兼顾公平的分配政策，从而拉开了教师的收入差距，使得最高收入与最低收入之比扩大到8∶1，结束了过去“干多干少一个样”的分配制度，给教师带来不公平感的压力。教师会因教授专业、承担管理职务、职称高低等因素的不同，收入呈现不同层次的差距。一般而言，理工科教师、有职务教师、老教师比文科教师、无职务教师、年轻教师收入高。教师要面对收入分配制度的改革，面对工资福利待遇、住房等现实需要未得到满足，面对获得的收入与自身对学校、社会的巨大贡献不成比例等各种问题，容易导致各种心理冲突，怀疑自己的职业选择和自身的人生价值，产生各种心理问题。

随着社会主义市场经济蓬勃发展，人民物质生活水平和家庭消费水平也在不断提高，许多教师都表示承受着工资不能满足家庭开支的金钱压力。而这一点，在青年教师身上表现得特别明显。青年教师由于参加工作时间短、经验积累少、职称偏低等原因，同其他年龄段的教师相比，特别是与老教师相比，工资收入明显偏低。有调查显示，青年教师年收入在 3 万元以下的占 59.6%，而年收入在 5 万元以上的，只占 4.0%。青年教师不仅仅经济收入偏低，还面临着复杂的生活问题，如组建家庭、赡养老人、照顾小孩等现实问题，特别是日益凸显的住房问题。青年教师不能再像过去一样享受到单位的福利分房，而必须依靠自己微薄的工资和奖金解决住房问题。目前房价和工资收入的差距，对于没有任何经济基础的青年教师而言，无疑形成了强大的压力。

4. 教育体制和新课程改革带来的职业压力

在教育体制和课程设置不断变革的新形势下，对教师提出了许多新的要求，增加了教师适应的困难，使其感到职业压力重重。近些年来，我国教育为适应现代社会的要求，在不断对教育体制、教育理念、教学要求、教学内容、教学方法、教学模式、教学手段等方面进行深入改革。

特别是新课程改革，新的课程标准相继出台，带来了新旧观念的冲突，教师不仅要向学生传授科学文化知识，发展学生的能力，还要承担起培养学生优良品德和良好个性、促进学生心理健康等重任，使许多教师产生了教学困惑，增加了教学压力，一时间难以适应。教师角色也由传统的“组织者”和“管理者”逐渐变成“参与者”和“引导者”，学生对教师的态度也发生了质的变化，部分学生对教师产生了抵触情绪，失去了应有的尊敬，而教师限于师德的规范作用又束手无策，从而产生一定的心理压力。新课程改革使得教学内容综合性逐渐增强，而传统的教育教学提倡术业有专攻，学科专业化的师范教育培养出来的教师知识结构都比较单一，满足不了学生全面发展的要求。因此，要求教师必须转变已有旧观念，更新知识结构，掌握新的教学方法和教学模式，成为具备专业知识的综合型教师。这在无形中加大了教师的工作压力，使教师难以应付。许多教师面对新课改忧心忡忡，他们一方面认同新课改确实能提高学生的综合素质，培养学生的创新精神和实践能力，但另一方面他们也不得不承认，这是一种长效目标，不是短期内能够看到效果的。相比之下，传统的教学方法却能在短期内看到显著效果，能够提高学生的升学率。而现实的情况是学校最终以学生成绩优劣和升学率来作为评价教师教学质量的标准，与评级、奖金挂钩。这也将教师推入了“两难”的境地，导致很多教师对于新课改的实施只是流于形式。教师既要坚持新课程改革的新理念，又要切实保证升学率，这使他们难以进行角色定位，经常陷入角色模糊和角色冲突之中。新课程标准下，对教师的考核也是全方位的，许多教师因为外语、计算机的考核而缺乏新课程下的专业自信和能力，感到前所未有的紧张和焦虑。

5. 学校的管理制度带来的职业压力

即使在当今这个现代化飞速发展的社会，许多学校的管理制度仍然是陈旧和落后的，没有贯彻“以人为本”的管理理念，忽视了对教师的人文关心和关怀，教师的主体地位不强，物质和精神双重需要都得不到满足。学校管理者在思想上不重视教师群体作为“人”的存在，没有倾听、了解教师的需要和理想，不能正确处理教师需要与学校发展的关系，没有将教师个人的需要与学校的发展需要有机统一起来。一旦教师的需要得不到满足，理想得不到尊重，教师的主体性、能动性和创造性就不能积极发挥，使得教师在自身需要和学校发展目标之间的矛盾冲突面前产生巨大的职业压力。

也有的学校管理者忽视了给教师的工作环境和心理空间以足够的自由度，使教师工作的自由性和独立性缺乏。现在学校管理往往一味地强调科学管理、从严管理、量化管理，导致管理过于理性化、刻板化、机械化，人情味不足，不能给教师提供一个人性化的、轻松的工作环境，使得教师不得不花费大量精力去应付各种检查和考核，容易出现压抑、忧郁、担心、倦怠等不良情绪。很多的中小学学校还十分强调对教师的控制与监督，实行满工作日的“坐班制”，甚至对教师上课和办公实行“全方位”的电脑监控，给教师的正常授课和办公带来了一定的心理负担。目前在学校管理中，也极少关注教师的人格及心理状况，使得教师的心理人格系统成为许多学校管理中的薄弱环节。

（五）自身因素

1. 自我期望值过高

自我期望值，简单地说就是指个体采取某种行为对实现目标可能性的大小。有研究发现，自我期望值高会导致教师的职业压力。究其原因是较高的自我期望值，容易与现实产生比较激烈的冲突，从而产生较大的职业压力。过高的自我期望一方面来自于教师缺乏正确的自我认识，不能对自己有一个全面而充分的了解，造成自我评价不准确，容易产生理想和现实间的矛盾，以至于悲观失望而产生心理问题。另一方面，有些教师对自己要求太过苛刻，人生职业生涯规划目标过于远大，不切实际，使得期望值高，感到的压力很大。

在人们眼中，特别是在学生眼中，教师就是知识和道德的完美结合体，这也导致了教师常常把“完美”当作自己为人处世的目标，甚至希望自己像超人一般，无所不能。在工作上要求自己做到尽善尽美，并渴望得到他人百分之百的肯定和赞扬。这种追求完美的心态，使得教师容易忽略自身实际条件的限制，如个性缺点、能力限制、机遇把握等。而一旦过高的自我期望值不能达到时，就会有很强的挫折感，对自己过分苛责，对他人怀有不满和敌意，甚至和学生产生对立情绪，严重影响工作效果。

2. 能力较弱

目前，很多教师的自身素质及能力水平与自己的期望和要求之间存在较大差距，这也使得教师的内在要求与能力水平之间的矛盾日益凸显，达不到自身过高的期望值。许多教师希望自己拥有解决所有工作问题的能力，对自己职业能力的任何怀疑都会引起对自身价值的怀疑，因而感到威胁和压力。有的教师由于错误估计自己的工作能力，认识不到自己能力的局限性，再加上不断地对自己期望过高，就会对自己的工作表现感到不满意或失望，以至于很难从已经完成的工作中感受到轻松感和成就感。一旦教师觉得自己发挥了所有的才能却仍然得不到预想的结果，无能为力和自我贬低的感觉便会油然而生，就会感觉到自身的知识技能及能力素质不能适应教学工作和教师职业的要求，压力便会不期而至。

在现今的教师群体中教师之间的竞争是相当激烈的，能力较强的教师，自然工作效率高，教学、科研、管理等工作成绩斐然，在竞争中总是处于优势地位，所承担的职业压力相对较小。而能力较弱的教师，则很难将自身拥有的知识和技能很好地结合起来，即使在工作中投入更多的时间和精力，但所取得的成绩却十分有限，在激烈的竞争中一直处于劣势地位，感到事业发展受到阻力，各方面都比不上他人，没有安全感，从而产生较强的职业压力感。

3．感受力过强

在相同的工作环境压力下，有的教师容易产生身体不适和心理问题，而有的教师却兴致勃勃，干劲十足，这主要是由教师个体感受力不同所致。压力承受能力比较低的教师更容易感受到来自工作的压力。有的教师自身存在消极的认知，遇到事物时，更容易关注事物的消极方面而引起情绪低落；而有的教师性格上争强好胜，工作中有强烈的竞争意识和拼命工作的精神，但是缺乏耐心，固执己见，过分关注自己的工作，对自己和他人都要求严格，即使意识到工作负担过重，也丝毫不松懈，对自己不留余地。这样的消极思考和感受是造成教师职业压力体验的主要因素之一。此外，有疾病及生理问题的教师因生理机能的弱性也更易感受压力，因为身和心是紧密相连的，身体状况会影响个人的思考和感受。

（六）社会因素

1．社会期望值过高

教师一直被人们誉为“人类灵魂的工程师”、“辛勤的园丁”、“牺牲自己照亮别人的蜡烛”等等，他们被赋予了太多的使命、责任和角色，可见教师作为一项神圣的职业，在人类历史上所发挥的作用是极其重要的。因而，他们的所作所为、言行举止都受到他人和社会的广泛关注。教师的工作关系到学生知识积累、能力发展、身心健康等方面，也关系着人类文明成果的继承、传递与发扬，关系着教育事业的前途命运、国家的兴衰荣辱。也正因为如此，社会各界都对教师寄予了厚望，同时对他们提出过高的要求和期待。“百年大计，教育为本；教育大计，教师为本”，国家将民族振兴的希望寄托于教师，家长也将孩子的前途托付给教师，无疑给教师肩上又添上了沉甸甸的负担。大家都说“没有教不好的学生，只有不会教的老师”，社会各界对教师的监督在不断加强，一旦教师的工作有什么差池，政府、学生家长、媒体都会将矛头指向教师，而所付出的努力和取得的成绩却无人知晓，这会给教师造成巨大的心理压力。

教师作为一种对学生和社会都要高度负责的职业，所产生的角色冲突之多、心理压力之大是可想而知的。随着社会发展、科技进步以及知识的增长与更新，教师的角色内容也在不断改变，以顺应社会对教师的角色期望。教师要成为知识的传授者、集体领导者、品德示范者、纪律维护者和家长代理人等。这就要求教师必须要有丰富的知识，较强的管理能力，高尚的道德情操，公正严明的处事态度和高超的人际交往能力。这就使得教师在日常工作中不得不受到各种相互冲突的角色期望的冲击，同时还要承受这些角色期望与教师自我价值观之间的对立和冲突，最终这也成了他们职业压力源的一部分。

要想达到社会对教师的高期望和高要求，并不是仅凭教师单独的工作就能完成的，还必须有家庭和社会的大力支持，一旦教师接受了社会这一期望和要求，但又得不到家庭和社会的支持时，就容易产生苦闷、彷徨、无奈等消极情绪，并带来一定的职业压力。

2. 工作待遇相对较低

社会提供给教师的待遇也导致了教师的职业压力。教师职业是一种专业性很高的职业，它要求从事教师职业的人员必须经过专门的培养和训练，具备专门知识和技能。同时，由于劳动任务的复杂性、对象的主观能动性、手段的多样性等，导致了教师工作的负荷量高，体力和脑力的损耗大，理所当然获得的报酬要高。教师的学习永远不是一劳永逸的，即使在从业期间，教师还需要花费很多时间、精力和费用去接受在职培训，提高自己的专业知识和技能，以适应社会发展不断提出的新要求。然而我国教师经济待遇却在整个社会职业体系中处于较低的位置。教师超负荷的工作付出，创造出的巨大潜在价值，培养出一批批促进社会进步国家发展的人才，与教师微薄的工资收入形成了强烈的对比。另外，农村学校普遍存在拖欠教师工资的现象，而且有的城市学校也有不能全额发放工资的现象。随着国家和政府对教育的重视程度及投入的提高，教师的社会地位和经济收入有了较大提高。但是，随着科学技术的飞速发展，计算机网络、通信工程、生物技术等相关职业的工资待遇普遍增长较高，从而显得教师的待遇更为低下，使教师在比较中感受到了巨大的压力，产生了激烈的冲突和困惑。教师付出多，回报低，必然会使教师产生不公平感、失落感、自卑感和心理失衡。在市场经济体制下，教师的这种不平衡感及由此产生的心理冲突更加激烈。

第二节　压力的应付与管理

过强的职业压力会对个人的生理、心理和行为等方面造成不良影响。如易疲倦、头痛、胃痛、胸闷、失眠；情绪低落、忧郁、易怒、焦虑、紧张、冷漠、没有成就感、无价值感等；行为冲动或退缩、暴饮暴食、抽烟喝酒、迟到旷工、操作不当、工作效率下降、人际关系紧张、改行，甚至自杀（具体情况见表10－1）。对于团队来说也会有一定的影响，如人力资源大量流失、工作效率低下、凝聚力弱、团队发展受阻等。因此，我们需要掌握一些职业压力应付和管理的知识，并有效地运用到实际工作中，才能提高工作效率，提高身心健康水平，促进个人和组织的发展。

表10－1　职业压力的症状

心理症状	生理症状	行为症状
1. 紧张、焦虑、急躁 2. 生气、愤恨 3. 情绪低落、压抑、退缩 4. 对工作不满、厌烦 5. 注意力分散 6. 自卑、受挫感 7. 缺乏主动性和创造性 8. 孤独感、疏远感和无助感 9. 精神疲劳和工作低效能 10. 交流的效果降低 11. 多疑、敏感 12. 迷茫、不安、惊慌	1. 新陈代谢紊乱，免疫功能下降 2. 心律加快，血压升高 3. 消化系统功能下降，肠胃失调 4. 头痛、腰酸背疼 5. 疲劳，眼睛酸胀 6. 肌肉紧张 7. 睡眠状况不好 8. 易患心脏疾病 9. 皮肤功能失调，汗流量增加 10. 呼吸问题 11. 尿频，便秘 12. 癌症 13. 失声，口腔溃疡 14. 发抖、手脚冰凉	1. 工作效率下降，工作能力降低 2. 拖延和逃避工作 3. 缺勤 4. 跳槽 5. 过早退休 6. 抽烟、酗酒 7. 饮食习惯改变，如暴饮暴食或没有胃口 8. 与家人、同事、朋友或服务对象的关系疏远、恶化 9. 去医院和破坏行为出现或增多 10. 冒险行为出现或增多 11. 完全无法工作 12. 有自杀念头或行为

一、个人层面的压力管理

（一）正确认识职业压力

对职业压力有准确的认识是对职业压力进行有效管理的基础和前提。

（1）我们要改变对压力的固有看法，不要只看到压力带给我们的消极影响，也要认识到压力具有一定的积极作用，这样我们的压力感就会减轻许多。要对职业压力有明确的认识和接纳的态度，认识到工作中的压力及其影响是每个人都能感受到的正常心理现象，是不可避免的，而不是由于自己的个性弱点或能力不足决定的。面对职业压力，若个体只想着一味的逃避，便容易产生压抑的心理状态，使得压力反而有可能给我们带来更大的危害。这就需要我们学会换一种方式来考量自己的工作情境和在其中的角色，以及采用正确的归因方式，避免使用绝对化、夸大化、情绪化等思维方式。学会换一种方式看待来自各个方面的压力源，重新去评定它们，或者想象它们处于较小威胁，甚至是可笑的情境当中，这些对压力认知的再评价方式都可以在一定程度上达到减小压力的效果。

（2）要对自己抗压能力有足够的信心。很多时候，人们对于压力的承受能力远远超出自己的想象。当我们认识到这一点时，就会增强驾驭压力的信心和勇气。有了对职业压力的准确了解和应对压力的自信心，我们便能以一种客观、积极的态度和情感反应来处理压力，在压力事实面前进行积极的思维，去发现事物有利的一面，换个角度去思考，这样不仅能缓解不良的情绪，也能使问题导向正面的结果，使压力变成动力。

（3）要不断提高觉察职业压力的预警信号。强大的职业压力往往会在身心各方面给我们发出预警信号，敏锐的觉察这些信号，能帮助我们及早发现压力，判断压力对我们的影响，从而及时调整工作和生活模式。比如生理方面的信号：头痛、胃痛、消化不良、心悸、胸闷等；情绪方面的信号：烦躁、喜怒无常、焦虑、消沉、抑郁、失落、自卑等；精神状态方面的信号：注意力不集中、记忆力减退、判断力差、思维紊乱等。

（二）保持自身心理健康

良好的心理健康状态是我们积极应对职业压力的坚实后盾。提高自身心理素质，始终保持一种良好的心理状态，可提高心理对挫折和压力的耐受能力，扩大心理适应范围，对于个人的进步与事业的发展都起着非常大的作用。

在职业生涯中，我们难免会遇到一些工作上不顺心的事带来的压力。然而，对于同一件事情，我们如果以不同的心态去面对，便会产生不一样的情感体验。在紧张的工作和竞争压力下，最根本的压力应对方法就是保持心态平和。不要遇到一点困难和挫折，情绪就一落千丈，一蹶不振，也不要稍有成绩就骄傲自满，忘乎所以。如果太爱攀比、对他人的一言一行太敏感、过于计较个人得失，心里便会失去平衡，感受到更大的职业压力。面对压力存在的客观性，我们要学会面对压力、承认压力、分析压力、排解压力，合理调节情绪，保持良好的心态。

要想保持良好的心理状态，首先必须养成良好的生活方式，使生活达到一种平衡状态。这就要求我们保证规律的作息时间、健康合理的饮食、充足的睡眠、科学的锻炼等，这些都已经被证明可以对缓解工作压力起到积极的作用。健康的生活方式有助于我们更好地应对压力，而不健康的生活方式本身就有可能成为压力的来源。有效的时间管理是良好生活方式的重要组成部分。这就要求我们从日常工作和生活中发现规律，了解自己时间管理的特点，清楚自己工作效率高和低的时间段，有效计划和安排时间，明确每项工作的重要性和紧迫性，分清所要做的事情的主次，懂得量力而为，清楚自己的承受限度，不承担过多的压力，学会积零成整、充分利用时间的诀窍，做到劳逸结合，张弛有度，提高做事的效率，会有助于缓解工作压力。

其次，排解压力需要我们增强自我心理调适能力，学会职业压力状态下的自我心理调节，努力提供自我支持，设法改变对自己情况的评价，保持轻松心态。在树立正确的人生观和价值观的基础上，热爱工作，对自己的职业准确定位，消除自卑心理。保持性格乐观开朗，心胸豁达，增强承受来自方方面面的挫折和压力的能力。要时常提醒自己保持好心情，只有在心情好的时候，我们才会尽最大的努力去工作，并能充分体会到工作成功带来的成就感，相反，在情绪低落的时候就很难在工作中努力去克服困难，从而产生更大的工作压力。适时适当的幽默能减轻由工作压力带来的紧张和焦虑，还能起到发泄愤怒及不满的作用，给自己创造一个轻松的工作氛围，可轻松应对职业压力，提高工作效率。面对遇到压力时产生的焦虑、沮丧、愤怒等情绪时，我们应该首先承认这些负性情绪的存在，然后进行合理的分析、查找源头，进行排解。如：当感到激动、愤怒、思维混乱时，可选择暂时避开充满压力的环境，短暂休息与放松，尝试让自己在一个舒适的环境中冷静下来，反问自己面对这些问题时是否值得如此不快或激动。也可采取其他方法适当地宣泄内心的情绪，如做运动、深呼吸、大声唱歌或吼叫等。

（三）学会压力化解方法

1．合理宣泄

在工作中遇到压力与困难时，不要沉闷地压抑自己，要学会使用适当的宣泄方式来化解压力。可以向亲朋好友倾诉，必要时也可以向心理医生倾诉，在倾诉的过程中不仅自己的不满情绪得到了发泄，再加上倾听者站在客观角度的劝慰和开导，心中的不快和压抑便会慢慢消失。此外，在一个空旷无人的地方大声喊叫或哭泣也是排遣心理压力的良方。

适度的体育锻炼也是宣泄压力的好方法。生理方面的不健康是职业压力的来源之一，也是不良后果之一，因此，我们不能忽视日常工作和生活中的身体锻炼。特别是现在很多职业每天都是对着电脑操作，一天下来很容易腰酸背痛，精神疲惫，此时，进行适当的体育锻炼，如跳健美操、打乒乓球和羽毛球、爬山、慢跑等。可消除压力反应中产生的荷尔蒙、多肽等物质，在减轻身体疲劳促进生理健康的同时，还能够有效地放松紧张的情绪，缓解工作带来的心理压力。同时，锻炼又是一种精神娱乐法。由于在体育锻炼中，人的精神专注于运动，注意力进行了有效的转移，工作中的各种烦恼和压力便会暂时消失得无影无踪。运动中的竞争性和游戏性质又充满了乐趣，放松紧张的神经，能愉悦人的精神，调节不良情绪，达到缓解压力的目的。

2．适当放松

工作越是繁忙，工作压力越是大，就越要安排一定的时间来放松自己。只有在放下不必要的心理负担后，才能轻装上阵，集中精力于完成工作任务，也可以给内心腾出更多的空间，使心理的潜力释放出来，享受精神的自由。只需要在工作间隙的一小段时间，借助一些方法松弛一下过度紧张的神经，如深呼吸、闭目休息、按摩放松、音乐放松、静坐冥想、散步、做操等，就可以减少肌肉紧张，降低心率、血压及呼吸的速度，使自己能够保持冷静的头脑，更有效地处理工作压力。在时间充裕时还可选择适当的休闲活动。休闲活动最好以自己的兴趣为主，与工作性质有互补关系，实施起来方便快捷，可以与同事、朋友一起分享各式各样的休闲活动。

适时的转移注意力也是放松情绪的好办法。当工作压力过大、情绪紧张激动时，为了使它不致爆发和难以控制，此时我们可以有意识地转移注意力，把注意力从引起不良情绪反应的情境转移到其他事物或活动上去，达到放松的效果。

（四）寻求社会支持

社会支持顾名思义是指一个人通过社会联系从他人那里所能获得的精神支持，来自家人、朋友、同事的支持能够帮助我们采取更有效的策略应对职业压力。有了社会支持这种特定的人际关系，就意味着有可以信赖和依靠的人尊重、照顾和爱护自己。当我们遇到职业压力时，便能够从中获取有效的帮助。一方面，我们可以得到情感上的支持，如向别人倾诉苦恼、宣泄情绪继而获得他人的安慰和鼓励等；另一方面，我们也能获取工具性的支持，如征求他人的意见和建议、获得各种信息、与能够提供具体帮助的人商讨等。有效的社会支持还有利于减轻压力事件对我们可能产生的不良影响。这就要求我们在日常工作和交往中，学会积极主动去改善人际关系，积极参加一些必要的社会活动，与尽量多的同事建立有益的、愉快的合作关系，与上级领导建立特别有效和支持性的关系，与朋友、同事、家庭成员等建立创造一个相互信任、融洽、和谐的人际环境，建立起全方位的社会支持网络。和谐的人际关系、宽松的人际环境、顺畅的沟通交流，能够使繁忙工作中的人放松心情，缓解职业压力。人际关系的好坏还影响心理健康水平的高低、对挫折承受力的强弱和社会适应能力高低，从而影响着事业的成功与否。

二、组织层面的压力管理

（一）营造良好的组织环境和文化

组织的环境好坏对员工的工作压力影响很大，如果管理者能营造一个温暖舒适的工作环境，使员工心情舒畅，身心平静放松，工作压力自然也会减轻。很多国外企业的办公环境就值得我们好好借鉴。整个公司布局简洁、大方、美观，员工之间可以毫无阻碍地讨论和交流，员工和领导的办公室之间也并没有明显的界限与标志，可以让上下级之间的沟通渠道畅通有效；合理的办公格局设置、柔和的灯光照明、符合人体力学设计的办公桌椅、室内生机勃勃的绿色植物、轻松舒缓的背景音乐等，有利于员工减轻工作疲劳，更加舒适、高效地工作；有些企业办公场所甚至有专门设置的咖啡间、娱乐室，让员工在短时间内舒缓工作紧张情绪，缓解强大的工作压力，从而提高工作效率。

企业文化是企业的软环境，更注重以人为本的感情因素在企业管理中发挥的重要作用。企业文化使全体员工有了共同的价值观念和信念目标，让员工以主人翁的地位更多地参与工作设计和企业管理，对自己的工作有更多的自主权，这就可以增加他们的共同话题，创造更多交流合作的机会，使他们能更有效地进行信息沟通、感情交流，和谐关系、减少不必要的摩擦，营造一种融洽气氛，有利于调动和激发员工的工作积极性和创新精神，减少工作压力。在积极向上、和谐的企业文化中，管理者的作用不再是传统的对进行员工控制和约束，而是对员工进行积极的引导、激励和服务，使每一位员工都乐意为企业贡献自己的力量，并从工作中得到一种成就感、满足感和幸福感，提高员工对企业的归属感和忠诚度，使员工能够从工作中享受到快乐，在快乐的氛围中积极工作。

（二）建立科学的管理制度

管理者应尽可能减轻员工的工作负荷，尽量减少非本职的工作任务，采取科学的方法确定合理的人员编制。建立年休假制度，采取弹性排班，合理安排工作任务。管理者应当加强组织领导，提高管理层的管理水平，增加与员工的沟通与交流，对员工的工作压力给予理解和支持，设法消除工作环境中可引起工作压力的不利因素等，这些都是缓解员工工作压力的有效途径。

增加对员工的支持包括物质支持和精神支持两方面，具体可表现在优化组织的人员配置、改善工作条件、为员工提供更多的自由时间、支持员工的各项工作、对员工的劳动予以认可和积极评价等方面。组织的有力支持有助于员工解决工作中的问题及后顾之忧。

合理配置人力资源，能从根本上解决部分员工长期超负荷工作的局面。人力资源的配置与工作效率和工作质量有着直接的关联性。每个人都有各自擅长的工作领域，其压力感受能力也不同，这就要求在配置人力资源时要做到人尽其才，各有所用。当员工的工作都得心应手时，工作压力自然也不会大了。对于一些工作量大、工作任务重的岗位，人力资源分配上应当适当倾斜，增加相应的人员配备，缓解劳动强度，降低工作压力，保证工作质量和效率。

建立科学的竞争、激励和考核评价体系，可以激发员工的工作热情和职业自豪感。现代社会越来越注重公平，不公平的工作竞争是员工工作压力的一个重要来源。因此，建立公平的内部竞争机制非常重要，能有效减轻员工工作压力。工作效率高低和成绩好坏与组织的激励密不可分，激励的方式与强度都在一定程度上影响工作质量和工作效率。因此，组织应建立合理有效的激励机制，特别注意发挥精神层面激励的有效作用，可以使员工工作产生深层动力，坚持奖励过程中的人性化取向，令其具有集体荣誉感和自豪感。在日常组织管理工作中，对于员工的工作考核不合理、奖励和绩效相分离也是产生工作压力的重要因素。这就要求组织建立起公开透明的绩效考核机制，将报酬与绩效有机结合起来。把物质和精神奖励与工作效果、工作效率联系起来，这样就可以提升员工工作的积极性和工作满意度，从而减少工作压力。应该注意到员工的正当利益与合理需求，要改进僵化单一的量化考核指标，改进不完善的奖惩评价体系，以提高员工工作积极性、主动性和创造性。通过科学的考核评估，帮助员工树立正确的政绩观，为广大员工指明工作方向，激发其为实现既定目标而奋力进取的工作热情，尤其是为其晋升、调动、奖惩等提供可靠依据。要将定性分析与定量评价有机结合起来，建立起重创新、重质量、重效率的科学合理的考核评价体系。

沟通是宣泄不良情绪、释放压力的良好渠道。组织建立正式有效的沟通机制，实现无阻碍的沟通，将大大缓解员工职业压力。有效的沟通渠道可使员工及时了解公司的状况及外部环境的变化，及时反映实际工作情况，从而及时对工作作出调整，变被动为主动，减轻压力。沟通的方式也是多种多样的，如面谈、开集体讨论会、建立意见箱、开通员工咨询热线等。

（三）提供相关培训和辅导

1. 开展职业生涯规划管理

许多调查表明职业发展方向与工作可控性是员工感受到的主要工作压力之一。组织通过职业生涯规划的管理，帮助员工进行工作的再设计，可以将组织的大目标和员工个人的小目标统一起来，并为员工实现个人的工作和生活目标提供培训、晋升等有利条件，使组织在发展壮大的同时员工个人也能充分发展。站在员工个人的角度上来说，要想获得个人职业生涯的成功，不仅需要个人的不断努力，还需要组织的大力支持。而从组织角度来看，为了使员工能够不断地满足组织长期发展的要求，组织的主要工作是提供组织的职业需求信息及职业提升途径，有针对性地开发组织内部的人力资源，要注重发挥各级组织作用，在尊重员工意愿的基础上，帮助他们获得和发展各种知识与技能，积极为员工开展职业生涯规划创造有利条件，解决人才成长过程中面临的职业发展压力。如加强对员工发展的引导和专业培训，保证员工具备完成工作任务所需的知识和技能，减少其因为工作要求高于个人能力所产生的压力和负担，提高自信心和自身的竞争力，为其在职业发展道路中奠定坚实的基础。同时还可以设定一定的机构或人员，为员工在职业生涯规划过程中答疑解惑，帮助其设立正确的职业发展目标和途径。

2. 有针对性地开展员工职业培训

这里所说的培训工作主要针对两个方面，一方面要通过培训不断提高员工的专业知识和技能水平，另一方面让他们学会如何应付工作压力和减少工作压力的产生，为员工的职业成长提供支持。在社会和科学技术日新月异的今天，组织所需的专业知识、相关技术和管理模式都需要适时地更新，及时为员工提供充电的机会，可以减轻员工因为知识更新加快带来的职业压力。在工作技巧方面对员工提供的培训，能大大提高工作效率，提高员工工作愉悦感，减少工作压力。如谈判和交流技巧的训练、时间管理培训等，可以在一定程度上增加员工的沟通合作能力，消除人际关系压力源，消除时间压力源，提高个人工作效率，从而减轻工作压力。

3. 开展职业心理咨询与辅导

有条件的组织可以建立由专业心理工作者为员工开设的心理咨询室。因为员工来自家庭、婚姻、情感等各方面的心理压力，都会对工作效率产生一定影响，加重工作压力。专业的心理咨询更能体现对个体人格的尊重，同时提供有效的心理指导和治疗，并能定期对员工进行有计划、有目标的压力管理知识的培训，使个体增加主动管理压力的意识，接受压力是全社会普遍存在不可避免的现实，并变压力为动力，逐步体验战胜压力的成就感，并保持平和愉快的心境，在工作中极大地发挥个人潜能。

对新进组织的员工和原有员工进行心理测评，考察员工的压力承受能力和心理健康水平，对所有员工的心理状况有基本了解，并根据测评结果，建立每一位员工的心理健康档案，有针对性地对一些压力抵抗力较弱的员工予以更多的帮助和指导，灵活地采用个别咨询、集体咨询、团体辅导等方式，提高员工的心理健康水平，增强其抗压能力。

同时，要积极创造条件，给员工提供宣泄消极情绪的渠道，发泄压抑在心中的不快。可以在组织内部建立一个宣泄室，为员工宣泄不良情绪和工作压力提供一个专门的场所，以避免员工压力积压，或是在不适宜的时间地点和以他人为发泄对象进行发泄。也应该在工作之余多组织有益于身心健康的文体活动，如趣味运动会、野外郊游、素质拓展训练等。

随着以人为本的理念深入人心，还出现了专门针对员工职业压力和心理健康的员工援助计划（Employee Assistance Program，EAP）。该项目指的是相关专业人员针对员工出现的压力和心理问题等相关事件制定的援助措施，包括评估、咨询、培训和治疗等服务，为员工创设一种良好的内外工作环境和心理环境，缓解员工的压力和心理问题，从而提高员工的工作绩效，增加工作满意度，改善职业倦怠，提高组织的效益。可以说，员工援助计划是解决员工因工作、生活或其他因素引起的负面压力最系统、最全面和最有效的方法。员工援助计划包含的内容广泛，解决方法也在实践中越来越科学有效，不同的组织可以根据自身情况专门设立心理援助小组，或是从外部引入第三方员工援助计划专业团队，与组织人力资源部门合作，专门处理组织中员工的压力问题。

三、社会层面的压力管理

建立稳定可靠的人际关系网络，努力获得来自上级、同事、家庭、朋友和其他人的支持也是一种有效的压力管理策略。任何一个与个体间有着明显的社会关系的人，如家庭成员、朋友、同事等，都可以成为个体在需要时的社会支持网络的一部分。社会支持可以给员工提供情感上或信息上的帮助，让他感受到他是被爱、被关心、被尊重的，从而降低压力感受。社会支持至少在三个方面可以减轻压力感受：①社会支持可以让员工觉得他们自己是有价值的，这就可以提高他们的自尊水平，增强处理工作压力的自信心。②社会支持可以提供有效信息，帮助员工去认识、分析甚至消除压力源。③来自他人的情感上的理解和支持可以直接缓解员工的压力体验。

社会要采取有效措施使各行业在社会中有各自适宜的经济地位和社会地位，特别是要提高那些工作负荷繁重、工作压力大的职业的社会地位。许多行业的工作人员付出了相对较多的劳动，却只能得到相对低下的待遇，这会使得他们的心理失衡，产生失落感，压力也随之出现。对此，较为直接的解决方法是增加对这些人员的物质和精神鼓励，在经济上精神上对他们的工作予以肯定，提高他们的社会地位，引起公众关注和重视他们的工作，认可他们的劳动，这样能间接地吸引更多更有才华的专业人员进入这些行业，并且也可促进他们对自我价值的肯定，提高他们对工作的热情和满意程度。

也有许多职业的员工认为自己在社会公众眼中的形象与事实中的实际形象不一致，这样就容易出现角色认同上的偏差。这就要求社会各种媒介对他们的职业进行积极的报道，改变公众对他们的印象，达到重塑职业形象的效果。通过职业素质的提高和团体有效性的发挥，他们的地位会得到一定程度的提高，形象也会随之改变，同时也有助于他们取得更多更有效的社会支持，进一步减轻工作压力。

第三节　职场关系与心理卫生

人际交往是人们社会生活的重要内容之一。在日常的人际交往中，可以使自我得到发展，资源信息得到有效沟通，各种不同层次的需求得到满足。人际关系的协调，能使心理状态保持在一个相对健康的水平上。每一个人都希望自己是善于人际交往的，都希望通过交往建立起和睦的家庭关系、朋友关系、同事关系等，而这些良好的社会关系可以使个人在和谐的身心环境中愉快地生活和工作。

职场中的人际关系与其他人际关系相比，特殊之处在于它的竞争性与利益性，而其他的人际关系更重视情感性。这就要求处于职场关系中的人们不仅要学会情感投入及交流的程度和方法，还需要处理好与同事间的竞争关系和利益关系。任何一方面关系处理的闪失都可能影响到整个职场人际关系网络，带来心理压力，不利于身心健康。融洽、和谐的人际关系，能激发人们工作的积极性和创造性，提高工作效率。相反，如果人们互相疏离，互相猜疑，就会使内部矛盾不断，影响工作效率和心理健康水平。

在职场中，站在个体的角度而言，就面临着如何处理与上级、与下级、与同级的人际关系等一系列具体而实际的问题。无论哪方面人际关系失调，都不能顺利开展工作：与上级关系不协调，个人工作的开展得不到上级的认可和支持，容易影响个人职业生涯发展；与同级之间关系不团结，会导致人心涣散，无法进行工作上的沟通和合作，使得内耗不断；与下级的人际关系不和谐，会使布置下去的任务难以完成，带领的下属貌合神离。

一、与上级的人际关系

由于上级所处的特殊的权威性地位，决定了上级拥有领导权和命令权。对同一项工作任务，上级态度是支持还是反对，积极还是消极，都会影响到任务实施的最终效果。

全面了解上级，理解上级工作是取得上级有效性帮助的前提。在实际工作中，不少员工心中深知上级对自己工作开展的重要性，却因为搞不好与上级的人际关系，导致上级不重视和关心自己的工作，使得工作受阻，进展缓慢。有的员工一旦发觉上级对自己工作不够重视和支持时，便会一味地责怪上级不懂得“民间”疾苦，只会隔空指挥，而完全无视其他客观原因的存在。作为上级，一方面他们需要花更多时间和精力去统领全局，站在宏观的角度去处理问题。另一方面，由于他们还需要与社会各界人士打交道，难免公务繁忙，对某一项工作不如下级了解得那么深刻，容易导致某项工作在全局战略上受到忽视。每个上级都有自己熟悉和擅长的工作领域，能以自己丰富的经验给下属提供支持和帮助。对于上级熟悉的领域可以详细汇报，取得支持和帮助，在上级精力最旺盛、情绪状态最积极、工作效率最高的时刻，将重要的工作计划和意见提交上去，这样往往能获得最满意的工作效果。如果对上级的了解不够，弄不清上级的所长所短，一味地去汇报请求上级不熟悉的业务范围或不感兴趣的话题，上级便会感到为难，对工作的帮助也是微乎其微。要对上级有全方位的了解，我们可以先根据他的知识背景、个人经历、为人处世等，形成对他粗略的“第一印象”，并在日后的工作交往中，逐一印证和丰满这一印象。

对于上级不给予正面认同、经常回避的工作问题，我们要学会从侧面突围，起到影响上级思考问题、转变上级态度的作用。比如在正式场合上级不予以支持的项目，我们可以换到私下的场合，选择上级比较欣赏和信任的人去说，并适当地运用情感上的说服效果；面对上级因为不了解、不熟悉而不支持的项目，我们可以反复阐述项目的信息，强调完成项目的现实意义，摆出项目需要的支持和帮助，甚至带上级参观考察已取得成效的同类型项目，使其对该项工作有感性化的认识。当上级对项目有了深入的了解时，更容易对其进行肯定和支持。必要的时候还可以对上级施加一定的精神压力，可向上级展示更高层次领导部门的相关文件或指示，提供同类型单位的先进材料、经验总结，通报由于未及时开展此项目工作而蒙受的损失等。

对上级必要的尊重是协调与上级人际关系的重要一环。对上级最好的尊重无疑是工作上的支持和配合。一旦上级在工作上作出了决定或指示，我们要坚决贯彻执行，不推诿和回避，挺身而出，勇挑重担，积极地贯彻上级意图，尽量不给上级带来麻烦，这样，上级就会感到离不开你的支持，你们之间的关系也会随之融洽起来。即使面对一些在某些方面能力不如自己的上级，也应该表示对组织上作出的人事委托的绝对尊重。当然，当你表现得过于出色、取得巨大工作成绩的时候，又可能使上级感受到一种“威胁”，导致上级的嫉妒心和防范心理。这时我们就要以较高的人格修养和谦卑的处事态度，一如既往地协助上级工作，完成上级下达的任务，并充分肯定上级的帮助和指导作用，与上级保持正常的人际往来，对其尊重如常。

二、与下级的人际关系

与下级人际关系的实际状况，反映了领导者在员工中的实际影响力。处理好与下级的人际关系，是做好领导工作的出发点。领导者的战略规划、真知灼见，必须通过下级员工的努力工作，有时甚至需要赴汤蹈火的精神来实现。这也是对领导者领导魅力的一大考验。有的领导仅凭高高在上的权力性的影响力发号施令，依靠强制性的行政手段开展工作，而忽视了与下属心灵上的沟通和交流，这是不对的。作为上级应该了解下级对自己的期望，使自己朝着下级心目中的“理想”上级一步步靠近。要了解下属心中的期望并不困难，因为每个人都是从下级开始做起的，而当下的领导身份也只是相对的，还存在比自己更高级别的领导。

要朝着理想的领导角色靠近，就要求我们做到工作上职责明晰，赏罚分明，处事公正公平，在掌握大方向的前提下给予下属充分的发挥余地。尊重下属的不同意见甚至是反对意见，就事论事，不把私人感情和矛盾带入工作中。适当的宽恕下属的过失和错误，而不是借题发挥，落井下石，以致失去基本的信任感。生活上也要主动关心下级，切实为下级排忧解难。

在推行“以人为本”管理理念的今天，领导者与下属的人际关系不再是传统的领导与被领导关系了，而是更强调互助合作。领导者在考虑履行自身职责、促进自身职业发展的同时，也应该为满足下属的类似需要或其他需要提供有利条件。对下级工作中出现的问题和过错，不能一味地埋怨和问责，而要主动承担责任，善于体谅下属的苦衷，工作中有了成绩，要首先想到下属付出的辛劳。有的领导遇事只考虑到保全自己，利用职权之便谋取个人权利，对下属的需求视而不见，这无疑会动摇上下级之间的合作基础，使下属产生被“利用”的感觉，也就对领导失去基本的信任，甚至对整个人际网络产生怀疑，出现心理问题。

下属会有各自的性格特点和能力水平，也会有不同的工作表现。领导很容易重视那些与自身性格和谐，有某方面特殊才能的下属，而忽视那些特点不突出的下属，这样容易使这些人产生自卑感和对抗情绪，如不加以重视和引导，会发展成为下属间的内部矛盾甚至产生小帮派，以至于更难领导和管理。事实上，每个下属都希望把上级交付的任务圆满完成好，受到上级的肯定与表扬，并从中体验到自我实现的感觉。尤其是经常被领导忽视的人，反而有着更强烈的自尊心。要使下属任劳任怨地甘愿付出，就得信任和重视他们，做到疑人不用，用人不疑，就得关心他们的成长与进步。因此，领导不仅要对下属的工作及时反馈和肯定，更重要的是创造有利于下属发挥各自才干的条件，提供在实际中增长才干的机会，增加他们的被重视感，让他们体会到自身的价值。领导者需要通过工作和生活中与下属的交往，了解并根据下属的不同性格类型，采取不同的策略来使下属的潜能得到最大程度的发挥。对于主导型性格的下属，应尽量尊重他们的意见和建议，多给他们安排带有创造性的工作任务，满足他们成为群体中举足轻重人物的愿望。对于依附型性格的下属，要给他们提供明确的工作思路，多帮他们出主意、想办法，充分肯定他们的自我表现。领导者只有一视同仁地对待下属，与下属之间才能建立真正和谐的人际关系，使得领导和下属心理都处于平衡状态，有利于工作的开展。

三、与同级的人际关系

同级之间的人际关系不像上下级之间的关系那样，有权威性在中间起作用。同级之间既要在工作中相互配合，又要相互竞争。这种复杂而微妙的关系更需要我们用心去经营。

由于每个人的时间和精力有限，而工作部门和人员众多，我们不可能面面俱到去和每一位同事都建立起亲密的人际关系。因此，我们有必要站在宏观立场去权衡轻重，分清主次，判断优劣，客观地分析自己和诸多同级在工作中各处什么位置及有怎样的工作关系与人际关系，并从中确定位置重要、联系密切、合作较多的同级作为重点交往对象，建立较紧密的人际关系。

由于同级间既渴望合作，又害怕竞争的复杂心理矛盾的存在，就要求我们拿出自己的真心诚意，通过自己的实际行动，逐步建立相互信任、相互支持的协调关系，而不是时时刻刻警惕竞争的出现。在工作中，同级之间更应该相互尊重，和谐共处。对需要共同处理的工作不擅自做主，属于别人管理的任务不随便干预，该自己承担的工作不推卸给别人，该自己担负的责任决不逃避，即使自己遇到些矛盾，也心平气和，以情动人，以理服人。

诚然，同级之间的关系也不能只一味地强调合作，而回避竞争。因为适当的竞争不论对个人还是对组织来说都是有益的，能起到一定的推动作用。在现代社会处处充满竞争的大环境下，组织所吸收的人力资源也应该是积极进取、富有竞争实力的。合作和竞争是同级关系中不可分割的两个部分，合作中包含了竞争，竞争中离不开合作。因此，只讲合作不讲竞争，最终会减弱与人合作的能力，无法达到长期有效的合作。与同级之间的竞争，应是积极健康的竞争，而绝不是踩着别人的肩膀往上爬。如果我们通过依靠自己的不懈努力，奋力创造最佳工作效果，在与同级的竞争中，领先时不骄傲自满，落后时不沮丧气馁，并毫无保留地帮助在竞争中暂时落后的同级，就能得到同级的敬佩与尊重，建立起稳定、相互信赖的同级间人际关系。

同级关系间更需要注重平等和诚信。由于各自的岗位分工不同，职责任务不同，加上人格、气质、兴趣爱好方面的差异，难免会产生一些不和谐因素，但是如果我们能站在平等的位置上相互尊重和信任是完全可以消除隔阂、化解矛盾的。如果我们每个人都感受到了尊重和信任，就会产生一种稳定、舒畅的感觉，就会使同级之间友好合作，亲密无间。

第十一章
社区心理卫生

在过去二十年，心理卫生保健模式发生了巨大的变化，在大多数发达国家，心理障碍患者的住院率比以往任何时候都低，这并不是大家突然间都变健康了，而是学会了如何在社区中管理那些曾经住过院的患者，并更加注重心理疾病的预防。

社区是指在某一地理区域，因某类功能自然而然地相聚而成的若干群体或组织，这些群体或组织在社会生活中相互依赖、彼此关联，形成一个大的集体。社区一般包含以下要素：具有一定的地域空间；由具有一定生产关系或社会关系为基础的人群组成；社区内人群在心理和情感的取向上，具有该区域的地方观念及潜在的亲和力；社区的活动及约定俗成的状态具有特定的人文特征。

如此一来，社区作为人们聚集和赖以生存的生活环境，在提供快捷、价廉的医疗服务及健康保健方面具有无可比拟的优势，并有着大中型医院等医疗机构起不到的特殊作用。

社区医学就是解决有关社区群众健康照顾的一门科学。社区医学的特点是要求把人群中的个体（健康人和患者）的卫生需求（医疗、预防、保健和康复）问题回归到群体（家庭、社区和社会）中，与他们生活的家庭、社区和社会联系起来去认识、分析和处理。它通常是应用流行病学及医学统计学方法进行社区调查，并经由社区诊断发掘和确定社会群众中的健康问题及其在医疗保健照顾方面的需求，继而拟订出社区的健康计划，动用社区内的资源，通过社区医疗保健工作改善群众的健康问题，适时地对实施的健康计划进行评估，以达到预防疾病、促进健康的目的。

社区心理卫生服务，是指在社区服务工作中运用心理科学的理论和原则来保持与促进人的心理健康，即通过讲究心理卫生，培养人们的健康心理，消除引起心理压力和各种不良心理的因素，从而达到促进居民正常的心理发展，预防各种心理障碍的目的。

现代社区心理卫生服务起源于 1965 年，一群心理学家在美国波士顿附近的一个小镇召开有关从事社区心理卫生工作的心理学家应如何训练培养的研讨会时，与会者提出了不同于临床心理学的知识与价值追求和服务方式，社区心理学（community psychology）由此诞生。

目前而言，我国的心理卫生服务还基本处于单一的心理咨询项目上，其中又以医院心理咨询为主，远远不能满足各类人群的需求。社区卫生服务机构是医疗卫生服务体系的网底工程，社区医生是社区卫生服务的守门人，发展社区心理卫生服务，对维护居民的心理健康、促进我国精神文明发展具有重要作用。

第一节　社区环境的构建

一、我国社区心理卫生的发展现状

我国的心理健康服务出现在20世纪80年代末，经过30年的发展，取得了较大的进步，但主要的心理卫生服务还局限于医院心理咨询，各高校也纷纷建立了心理咨询中心，但对于更广大的城乡居民来说，获取心理健康知识和心理健康服务的途径还比较窄。近年来，个别城市开始探索社区心理卫生服务的模式，一些非专业的支持系统，如妇联组织等，在社区心理卫生服务方面也做了一些工作，但整体上我国社区心理卫生服务的研究与实践还不够普及和深入，发展缓慢，突破不大。影响我国社区心理卫生服务发展的因素有以下方面：

（1）重治轻防、人才缺乏。大多数社区心理卫生服务只针对重性精神病人，即已达到临床诊断标准的病患的治疗，其提供的治疗服务也多以药物方式进行，缺乏各类促进心理健康和预防心理疾病的有效措施。

大部分地区开展心理卫生服务依托于原有的社区卫生服务机构进行，心理卫生服务人员由原有社区医院医生兼任，有些医生经过短期培训，掌握了一些心理卫生的相关知识，并考取了相关从业证书，还有相当一部分人员不具备提供心理卫生服务的相关知识和技能，社区卫生服务机构缺乏具备心理咨询、心理治疗专业知识人才的参与。

（2）宣传不够、知晓率低。社区心理卫生知识的宣传度不够，许多居民无从获取心理健康相关知识，或不知道获取心理卫生服务的途径，居民的心理健康问题得不到及时、有效的专业帮助。

一方面，社区居民对心理健康相关知识的了解不够，什么是正常心理、什么是异常心理、什么是神经症、如何进行心理健康的自我调节、如何识别自杀的迹象等等，许多居民对这些心理健康知识不了解，自己或身边的人出现了问题也不知道如何处理。调查发现，普通市民了解心理健康知识的途径大多数是通过电视、网络和报刊，较少的市民从心理健康讲座或专业人员处获取知识，这种获取心理健康知识的途径可能使居民获取的知识量比较少，心理健康知识的普及度不够，同时也可能导致对相关知识的理解不够深入，甚至误解了一些概念，或学习到一些不够恰当的知识，这样一来，居民的心理困惑不能在专业指导下进行调适，就可能发展成为严重的心理问题或心身疾病，甚至造成无法弥补的损失。

另一方面，社区心理卫生服务的宣传不到位，提供哪些服务、何时何地向哪些人提供、获取这些服务的条件等等，被知晓率低。当居民遇到心理问题，需要专业人员的指导时，没有简便轻松的就诊途径，许多人不知道如何取得帮助。社区卫生服务机构即使有提供心理卫生服务，却很难让居民知道和方便获取这些服务，那便是形同虚设。

（3）功能欠缺、方式单一。开展了心理卫生服务的社区中，大多数采取的是开设心理咨询门诊的方式，以及对于精神病患的药物治疗方式，方式相对比较单一，缺乏针对普通居民的心理健康讲座、心理治疗、心理健康活动等。心理卫生服务局限于此，对于广大居民来说是远远不够的。

（4）重中老年、轻青少年。针对中老年人的关怀和支持服务较多，许多心理健康活动也是针对中老年人士举办的；而对于青少年的成长、适应、学习、人际等方面的需求关注不足，事实上，社区与学校结合起来，共同关注青少年的心理健康发展是十分有必要的。

（5）重视不够、资金不足。社区心理卫生服务之所以在我国进展缓慢，一个重要的原因便是对于心理健康知识的认识不到位，不够重视居民心理健康的发展，进而没有在人员和设备等各方面投入足够的资金。开展了心理卫生服务的社区医院中，不乏是为了应付上级检查而设立的门面工程。

二 、社区心理卫生服务的模式

目前，国内外社区心理卫生服务领域的开展，基本上遵循两种模式。一种是以社区为单位，由地区行政部门建立专门的心理卫生服务机构，如以美国和英国为代表的大部分西方国家，我国香港地区、新疆克拉玛依区、广西桂林等；另外一种是依托卫生系统在原有社区卫生服务体系中，补充心理卫生服务的内容，如澳大利亚、日本，我国的深圳、杭州和武汉等地区。

在第一种模式中，社区建立心理卫生服务机构，如美国在国家物质滥用及心理健康局的管理下，由美国心理健康服务中心指导建立社区精神卫生中心；英国和我国香港地区由卫生系统建立与管理社区精神卫生服务中心；新疆克拉玛依和广西桂林则在当地民政部门支持和管理下开设社区心理卫生服务站。在社区心理卫生服务机构里，有专门的心理卫生服务团队开展各项服务，团队成员均接受过良好的心理服务及精神疾患治疗的专业训练，有一整套的服务设施和系统的治疗方案。由于国情、技术和人员等各方面的差异，我国这些地区的社区心理卫生服务站开设时间较短，但已经取得了较大的成绩，获得了社会各界的认可。

第二种模式是在原有的社区卫生服务体系中，补充心理卫生服务的内容。如澳大利亚、日本，在社区卫生服务体系中，包含有心理咨询辅导、精神疾患治疗和康复等较为全面的内容，配备有专门的心理学医生和护理人员。由于开设时间长，服务内容全面而广泛，效果良好。在我国深圳、杭州和武汉等地区，由于在社区卫生服务体系中开展心理服务的时间较短，发展还不完善，但都在结合本地社区卫生服务的实际情况，摸索建立适合当地发展的心理卫生服务体系。

无论是专门设立的心理卫生服务机构，还是依托原有社区卫生服务建立起来的社区心理卫生服务机构，都可以采取以下运作方式，开展心理卫生服务：

（1）住院治疗、日间医院、夜间医院、家庭病床。这几个概念都是为重性精神疾患提出的。对于社区中出现的重性精神病人，目前而言一般是转入精神病专科医院进行住院治疗的，待患者病情稳定出院后，需要回到社区和家庭进行康复训练。

日间医院采取患者回归社会期间过渡性的“部分住院”形式，让患者白天来住院，晚上回家，在日间医院里，患者继续接受治疗和康复训练，并根据目前所遇到的问题积极开展心理社会治疗。

夜间医院也属于“部分住院”形式，患者白天在社区，晚上住医院，一般适用于那些一时不愿接受或者在当地无家庭且处于病情稳定期的患者。随着社会人口流动性增加、家庭小型化与人口老龄化的发展趋势，今后这类康复形式在城市可能会逐渐增多。

家庭病床指患者在家庭环境中接受医疗与护理，充分利用社会、家庭的有利因素，促进病情好转。在农村地区，精神障碍患者在就诊不便、住院困难的情况下，家庭病床是重要的精神障碍康复服务形式。

（2）开设心理咨询门诊。建立心理咨询门诊，至少配备 1 名具备心理治疗医师资格的专职医生。

全科医生要介入社区心理卫生工作，地段医生应指导社区医生并做兼职心理卫生宣教员。购置必要的心理测试仪器和治疗设备，在现有的社区卫生保健网络内补充心理保健内容。心理卫生服务内容大体包括：①对有心理障碍的患者和心身疾病患者的心理治疗；②建立心理治疗医疗卡制度，定期随访患者，让患者感觉到社区服务的方便优越；③发现有严重心理障碍的心理疾病患者，应及时和精神专科医院联系，进行转院就诊。

（3）建立社区心理健康活动中心。该中心应设置 1 名专职人员，另聘请离退休人员和兼职人员担当健康宣传员。中心的任务是：①编制相关心理健康宣教资料，普及心理卫生知识，进行心理健康普查；②定期召开心理健康宣传员会议，分析社区公众的心理健康问题，制订集体心理咨询和心理健康教育活动计划；③针对不同年龄、不同人群的具体情况及公众关心的热点问题安排活动，活动内容要丰富、有趣，形式多样化，例如电影治疗、音乐疗法、团体训练、角色扮演、演讲比赛等；④成立心理疾病和心身疾病患者俱乐部，如“抑郁症之家”、“高血压之家”、“糖尿病之家”等，对这些有心身疾病的人群进行生物、心理及社会综合治疗；⑤组织家属联谊会，邀请专业人员，定期为精神病患家属讲授有关精神障碍基本知识和治疗康复方面的知识，提高康复训练水平，减轻家属心理负担。

（4）建立社区心理卫生服务质量评估体系。定期通过问卷调查，了解社区公众需要和需求，评价心理卫生干预措施对该社区人群健康水平的影响以及居民对心理卫生服务的满意度。定期进行心理障碍和心理疾病以及心身疾病发病、患病的流行病学调查，为进一步加强社区心理卫生服务提供依据。

（5）上级医疗机构应加强管理与指导。政府应针对心理医生的培训和资格审核等一系列问题制定相关的法律法规，建立监督管理机制，加强对心理卫生服务的监管力度，对不合乎标准的私人心理服务机构予以取缔。在选配好社区服务站的同时，应给予相应的优惠政策，解决培训经费问题和编制指标。同时要支持和帮助各社区医院之间及其与相关医学院校之间建立联系，组成卫生服务网络，进行互动式心理疾病的交流。

三、社区心理卫生服务的共同之处

有学者认为，从英美等国社区心理卫生发展得较完善的国家来看，无论采取怎样的模式，以社区为基础的心理卫生服务都有一些共同之处：

（1）这样的服务应该是整合的。住院治疗、门诊治疗、日间保健、家庭病床和初级保健应该整合在一起，这样患者才能从其中的一种服务转向另一种服务，而不至于晕头转向，不知所措。

（2）要在建立服务体系时达到上述的一体化要求，在规划时就应该让涉及该体系的方方面面及早参加进来。这一服务体系应反映出患者、家庭和社区的需求，而不是凑合原有的服务体系。

（3）规划应该为社区所认可，按照社区的价值观进行。

（4）规划前应先对服务人群进行定量分析，明确他们的需求。以服务人群的需求来确定应该配置多少病床或独立病房，配备多少医务人员，应主要提供哪些方面的服务等。

四、在我国发展社区心理卫生服务的几点建议

（一）建立适合本地区的社区心理卫生服务模式

借鉴国外的经验，结合中国的国情和本地区的实际情况，在社区开展丰富多彩的心理卫生宣传教育活动和针对个人的心理卫生服务。在提高社区居民对心理健康重要性认识的基础上，开办社区心理卫生服务门诊，满足居民群众寻求心理帮助的需要。

（二）加大扶持力度，整合本地区卫生系统资源开展心理卫生服务

当前开展心理卫生服务面临的主要困难是缺乏人员、知识、技术及场所。如果这些困难不能及时解决，将阻碍这项工作的开展。

要加强对全科医生的培养，重视对心理卫生专业人员的引进和培训，建议地区精神卫生中心、心理卫生学会等上级心理卫生管理部门积极搭建心理咨询师成长的平台，开展学术交流、聘请专家授课、举办心理咨询师沙龙活动，对社区心理咨询师、心理治疗师进行定期督导和培训，为社区心理咨询的良性、持续发展创造良好条件。

充分发挥地区精神卫生中心、疾病预防控制中心以及各社区卫生服务中心健康教育网络的功能，大力宣传心理卫生知识，提高居民的心理健康意识。大力加强对社区卫生服务中心心理门诊的宣传，提高居民对社区心理门诊的知晓率，从而使心

理咨询服务成为居民调节心理困扰、开发个人潜能、提高生活幸福感的重要保障。

建议将地区卫生系统具备心理咨询师资格的医务工作者充实到社区心理咨询门诊中来，与社区的心理咨询师一起为社区心理卫生工作奉献力量，提高社区居民的心理健康素质。

卫生主管部门要重视对社区医院的督导和管理，最好使每一区域的社区卫生服务网络与本地区心理卫生服务技术力量较强的综合医院或高校建立紧密的联系，定期派心理卫生专科医生或心理健康方面的学者到各服务点指导工作，协助社区医务人员及时为群众进行心理咨询等心理卫生服务，如果各服务点遇到困难不能解决，则可以请专家帮助解决问题，或转到上级部门进行处理。

心理卫生服务涉及当事人的隐私问题和内心的秘密，没有一个安静、不受干扰的场所实际上是无法开展正规的心理卫生服务工作的。所以有必要在社区心理卫生服务部门建立符合规范的心理咨询室和心理治疗室，并配置相关的仪器、设备和常用心理健康评测量表等。

（三）尽快规范我国的心理卫生服务

可参照国外有关资格认定的标准，考虑我国的有关国情，规范我国的心理卫生服务。心理治疗师和心理咨询师应同时具备临床医学和心理学两方面的知识，应该普及心理咨询师和心理治疗师的考证制度，并提高考证门槛和难度，加大培训力度，加强科学研究，提高理论水平。

（四）加大对心理卫生知识的宣传力度

要提高一个社会市民的心理健康水平，最根本的就是要培养市民对于心理健康的价值观和认同感，使得注重心理卫生成为社会的一种氛围、一种文化。社区心理卫生服务在这点上能起到重要的作用。各社区卫生服务中心应该根据本社区居民的特点和对心理知识的了解情况，广泛进行心理卫生知识的宣传，如利用黑板报、心理咨询专栏、心理卫生读物、定期举办学习班等方式，扩大普及面，丰富社区居民的心理卫生知识，帮助人民群众提高心理素质，正确认识“心理问题”，方便居民进行初级心理保健，有心理问题可及时解决，有心理障碍能及时预防或就医，以便及早发现和治疗精神疾病，从而提高全民的健康水平。

第二节　社区心理卫生服务的任务

一、建立社区心理卫生服务的三级预防体制

建立社区心理卫生服务的三级预防体制，即对普通居民做好心理健康知识的宣

传和教育，关注重点干预人群的心理健康状况，对于重性精神病患要做好监护和管理。

（一）一级预防——普通居民的心理健康教育

一级预防即病因预防，通过消除或减少致病因素来防止或减少心理障碍的发生，并最终消灭此类疾病的发生。属于最积极、最主动的预防措施。

社区心理卫生健康教育是社区心理卫生工作的一级预防，应该把心理健康教育作为社区心理卫生服务的重要工作来抓。

应针对社区不同人群的心理特点，采用多种方式对社区居民进行心理健康知识的宣传，同时开展丰富多彩的心理健康活动，努力营造重视精神卫生、崇尚精神健康的社会氛围。可以邀请专业人员开展公益讲座、义诊咨询等活动吸引社区居民踊跃参加，可以邀请精神卫生方面的专家与社区医院医生共同深入社区内的学校、企业、残疾人活动场所，把心理卫生保健知识送到居民身边，解答居民在心理健康方面的困惑。

通过主题日宣传、知识讲座、发放宣传资料、办专题宣传栏等活动，使心理卫生走进社区、深入人心，进一步提高社区居民心理卫生保健的意识，居民心理卫生知识增长的同时，也增强了社会对精神疾患的接纳程度。同时开展心理卫生进社区的工作，也能为建设和谐安宁的社区环境起到良好的促进作用。

（二）二级预防——关注重点人群的心理健康

二级预防着重对心理障碍的早期发现、早期诊断、早期治疗，并争取在疾病缓解后有良好的预后，防止复发。

重点人群的心理辅导及心理健康指导是社区心理卫生工作的二级预防。慢性病病患，处于孕期、更年期的妇女，单亲家长，老年人，残疾人，儿童，灾难事件的目睹者等，他们可能比常人遇到更多的困难，经历更多的挫折，需要更多的支持，他们都应该成为社区心理卫生服务的重点关注人群。针对他们各自不同的特点进行心理健康教育，并为其提供便捷有效的专业支持。对于其身边的人也要进行教育，指导他们如何为这些心理健康高危人群提供支持和帮助，并识别和正确处理可能出现的危机。有学者认为可以从以下方面开展二级预防的工作：

（1）积极深入、有计划地向居民宣传精神障碍的相关知识，使居民对精神障碍有初步的认识，同时改善对精神障碍及精神障碍患者的不正确态度，消除社会偏见，把疾病控制在萌芽或初发状态。

（2）对已发现的精神障碍患者进行充分有效的治疗，争取疾病的完全缓解；同时积极进行随访与巩固治疗，减少复发。

（3）对病情好转的病人，应进行多种形式的心理治疗和康复训练。让患者正确认识疾患，进一步正确认识自己，正确应对生活中的各种心理社会因素。

（4）做好出院病人的定期随访工作，使病人接受及时而有针对性的医疗指导和医疗服务，并指导和协助家属帮助病人解决各种心理卫生方面的问题。

（5）对社区医院医务人员普及心理学、精神病学的知识，设立精神科、心理咨询门诊。定期举行不同类型的培训班，系统地介绍心理疾病的主要症状、常见心理障碍的诊断要点、常用的治疗方法、精神药物的使用原则及药物不良反应的识别与处理，不断提高心理疾病的防治水平。

（6）关心并满足心理障碍患者的合理要求，重视心理、社会环境因素对疾病的预后、复发等的影响。做好病人出院后的各种合理安排，避免不必要的生活应激事件，尊重病人的人格。

（三）三级预防——重性精神病患的监护管理

三级预防的要点是做好精神残疾者的康复训练和监护管理，最大限度地促进患者的社会功能的恢复，减少疾病的复发。

重性精神病人从精神病医院出院后，大都回到原有家庭和社区，重性精神病人的康复训练和有效监护管理是社区心理卫生工作的三级预防，也是促进社区、家庭和谐安定的重要环节。

应该指派有一定专业基础、责任心强的医生负责此项工作。医生应对精神疾病患者进行分级管理，定期对患者进行家庭访视，访视的内容主要有：①督促患者按时服药，不可自行减药，停药或增药，注意拒药、藏药行为，药物可由家属保管。②观察药物不良反应，及时与专科医生联系。③加强饮食、睡眠及生活指导。④为患者及家属提供有关精神疾病的健康知识，动员家庭成员支持与参与精神障碍患者的康复活动。⑤对具有幻觉或妄想的患者，应注意安全知识的学习，防止其自杀、自伤、攻击或破坏行为出现。⑥鼓励患者多与社会接触，参与适量社会活动，多与他人交往，防止社会功能的衰退。⑦督促参加免费服药，定期到医院复诊。⑧注意发现疾病复发的早期征象，一旦发现随访患者出现危害行为，及时请上级医院精神科执业医师会诊，并增加随访频度。⑨妥善解决精神障碍患者以及精神残疾者恢复工作或重新就业的问题，这对支持其心理处境、促使其投身于社会大环境接受锻炼有相当重要的作用。

二、开展各种形式的心理卫生服务

社区心理卫生服务机构应积极开展各种形式的心理卫生服务，为社区居民提供便捷有效的专业帮助，提高居民心理健康素质。

（一）心理咨询

心理咨询，就是来访者与心理咨询师之间，就来访者提出的心理困惑、心理矛盾、精神痛苦和异常行为等问题，共同分析其发生的原因，协商解决问题的可能条件和方法，使其纠正认知偏差，克服情绪障碍，增强自信心，恢复与社会环境的协调，摆脱困境，度过心理危机或更好地适应社会的过程。

然而不是所有人都适合心理咨询，心理咨询的对象需要具备以下条件：

（1）文化和智力水平合适：来访者要具备交流能力和领悟能力，能通过与咨询师的正常有效沟通来解决问题。

（2）年龄适宜：年轻人最适合心理咨询，因为其可塑性较大；年长者咨询效果相对没那么好，因为其已形成固定价值观和信念，不易改变，可以为其提供心理支持；未成年人的心理咨询需要结合对其监护者的咨询，并以行为训练为主要方式。

（3）咨询内容属于心理问题：例如自我认识问题、学习问题、人际关系问题、适应不良问题、情绪问题、婚姻问题等。

（4）人格基本健全。

（5）正确的求助动机：心理咨询中要正确识别来访者的求助动机，防止诈病者以病为理由逃避工作学习。

（6）信任心理咨询和心理咨询师：只有对咨询和咨询师抱有信任态度的来访者，才能最大程度地开放自己的内心世界，与咨询师探讨内心的困惑和苦恼，来访者的这种坦诚的态度对于咨询效果是十分重要的。

（7）与咨询师的匹配性好：一方面是咨询师要善于处理来访者类型的心理问题，另一方面是双方的价值观要匹配，一个排斥同性恋的咨询师是无法对同性恋来访者做有效咨询的。

（8）主动求治，真诚配合：心理咨询必须由来访者主动提出，双方共同投入，在积极探索中解决问题。

《心理咨询师》一书把心理咨询的任务概括为以下七点：

（1）建立新的人际关系。

（2）认识内部冲突。

（3）纠正错误观念。

（4）深化来访者的自我认识。

（5）学会面对现实问题。

（6）增加心理自由度。

（7）帮助来访者做出新的有效行动。

社区心理卫生服务机构应开设心理门诊，提供心理咨询服务，通过面谈、电话、网络咨询的方式，对居民的心理困惑进行咨询和辅导。需要注意的是，心理咨询的对象只能是心理健康人群和一般心理问题患者，对于精神病康复期的患者也可以尝试做心理咨询，但对于严重心理问题和精神病患必须采取心理治疗与药物治疗。社区医生解决不了的个案，应及时转交上一级咨询机构进行处理，以免耽误病情。

（二）心理治疗

心理治疗（Psychotherapy）又称精神治疗，是指以临床心理学的理论系统为指导，以良好的医患关系为桥梁，运用临床心理学的技术与方法治疗病人心理疾病的过程。

心理治疗适用于适应障碍、心身疾病、神经症性心理问题等心理障碍的治疗。与心理咨询针对正常人或康复期精神病人不同，心理治疗的主要服务对象是有心理障碍者。

心理治疗的技术和方法有认知疗法、暗示、催眠术、精神分析、行为矫正、家庭治疗、团体治疗、生物反馈、气功、瑜伽、体育运动、音乐、绘画、心理剧等。社区心理卫生服务机构提供心理治疗服务，对于患有心理障碍的居民来说是十分有益的。

（三）心理测量

心理测量是指依据一定的心理学理论，使用一定的操作程序，给人的能力、人格及心理健康等心理特性和行为确定出一种数量化的价值。

社区居民可能在升学、就业等各方面出现各种困惑，希望通过心理学量表了解自己的人格特征、智力水平、气质倾向等。社区心理卫生服务机构提供心理测量的服务，使用心理学专业评估工具对居民的某方面特质进行评估，从专业的角度为其作选择提供一个有力的指导，同时心理测量的结果对于心理咨询的进行也能起到重要参考作用。

（四）团体辅导与培训

团体心理辅导是在团体的情境下进行的一种心理辅导形式，它是通过团体内人际交互作用，促使个体在交往中观察、学习、体验，认识自我、探索自我，调整、改善与他人的关系，学习新的态度与行为方式，以促进良好的适应与发展的助人过程。

个别咨询的方式是一个有效的心理辅导途径，但不足之处是耗时多、受众面窄、解决问题单一等。而团体心理辅导通过设立特定的场景活动，利用团体成员间的互动达到集思广益、互帮互助、提高心理健康水平的目的，能有效克服个体心理咨询的不足。

团体心理辅导的优点主要有：①适用面广，既可以针对具有共同心理问题的十人左右的小组，又可以针对几十人的发展性群体；②形式多样，生动有趣，有利于吸引学生积极投入；③耗时短，效率高，收效好，每个成员既是“求助者”又是“助人者”，可在有引导的相互影响中多视角地学习，有理论，有实践，有体验，有分享，获得多重的反馈，从而产生心理与行为的改变。在团体中不但可以更有效地影响或改变个人的某些自我概念或想法，还可以协助解决原本在个人之间难以解决的问题。

社区是一个人群密集的区域，其中的居民相互影响和相互作用，他们之间可能有很大的共性，容易产生情感共鸣，也可能因为各种原因产生邻里冲突。社区心理卫生服务机构采用团体心理辅导的方式，可以对团体成员的态度和观念产生重要影响，还可能解决通过个体辅导无法解决的问题。

（五）心理健康知识宣传

心理保健工作最重要的，其实是培植社区成员的价值观念，当全社会开始重视自身和周围人的心理健康，更多地去爱护自己和相互关心，那么整个社会成员的信念、社会的氛围就会发生彻底的改变。

应通过海报、社区心理卫生宣传册、心理健康活动等方式，大力宣传心理健康相关知识，提高居民对心理卫生相关知识的认识水平。还可以通过开展心理健康专题讲座的方式，定期邀请心理卫生领域的专家到社区来，针对不同的需要，开展各类心理健康讲座，普及心理健康知识，使社区居民对常见心理问题的概念、预防、自我调适等有一个正确的理解，有利于提高社区居民的心理健康水平。

开展心理健康教育，唤醒居民对自身心理反应的关注，加强居民对专业心理卫生服务的了解，引导需求应该成为社区心理卫生服务的一项重要工作内容。

（六）建立心理健康活动中心

建立社区内的心理健康活动中心，由专业人员负责指导，由社区内居民自发组织进行管理，开展各类心理健康宣传和教育活动，如爬山、练气功、做瑜伽等，还可以把社区内的“糖尿病之家”、“高血压之家”等组织纳入心理健康活动中心，调动起整个社区讲究心理健康的气氛，通过各种活动激发居民的热情，使社区形成活跃、和谐、互相支持的氛围。

（七）心理档案的建立与管理

建立社区内每个居民的心理健康档案是十分必要的，对居民心理卫生进行信息化管理，可以在居民原有的健康档案中加入心理健康状况的相关内容。对于重点人群要做好跟踪和访谈工作，心理健康档案要注意及时更新，还要注意做好保密工作。

三、针对不同人群开展心理卫生服务

（一）精神障碍病患的康复

精神病人弭患精神病，自身痛苦，更是给其家庭带来极大的负担，在医院治疗后稳定下来的精神病患，最终要回到其原来的居住环境，回到社区，回到家庭生活。社区心理卫生服务机构应该采取各项措施保障这些患者的权益，为其康复提供尽可能的条件和支持，降低其患病所带来的损失。

康复（rehabilitation）是指恢复原来的良好状态。就现代医学而言，康复主要是指躯体功能、心理功能和社会功能以及职业能力的恢复，就是指通过治疗和训练最大限度地发挥潜力，以便在生理、心理、社会和职业上正常生活，即用最大可能去达到最理想的功能。

康复精神医学服务的对象包括各种类型的精神病和精神疾病的残疾者，这其中大部分是精神病人，并且主要为慢性患者。精神障碍康复就是运用可能采取的手段，尽量纠正病态的精神障碍，最大限度地恢复适应社会生活的精神功能。精神障碍的康复工作不能孤立、局限在医院内进行，病人的家人、朋友以及社会各界人士与医务人员的密切配合是保证康复工作顺利进行并达到目的的关键。近年来，人们越来越认识到社区干预、家庭干预对精神疾病康复的重要意义。

社区康复是以社区为基础的康复，是指启用和开发社区的资源，将患者及其家庭和社区视为一个整体，对患者的康复和预防所采取的一切措施。社区康复要达到的目标是：提供患者所需要的各种康复服务，减少或消除各种环境方面的障碍，最大限度地保障患者的各项权利，支持患者在社区发挥作用，作出适当的贡献。

（二）妇女

大量研究表明职业女性与女性在特殊生理期的心理卫生问题较为严重。世界卫生组织的调查认为女性异常心理发生率高于男性，职业女性群体心理障碍、亚健康发生率普遍增高。她们心理负荷很重，心理健康问题多，程度严重，远远超过人群中的平均水平。另外，特殊生理期的女性心理卫生问题存在着普遍性与严重性：不同的妊娠期女性存在着不同程度的焦虑、恐怖、躯体化症状；孕妇的心理健康水平低于一般人群；更年期妇女存在一系列心理问题，下岗者尤为严重，其中尤以强迫、抑郁、焦虑、恐惧症状为突出。

社区心理卫生服务机构应当特别关注妇女，尤其是职业妇女、单亲妈妈和特殊生理期妇女的心理健康状况，采取各种方式增长其心理健康知识和引导其学习自我情绪调节的方法；对于其中出现明显心理问题者，要特别重视，采取干预措施，帮助她们度过心理困境，重新适应生活。

（三）青少年

根据世界卫生组织统计：全球有超过 20% 的儿童青少年患有精神障碍，估计到 2020 年全球儿童精神障碍会增长 50%，成为最主要的 5 种疾病之一。

目前的心理卫生服务比较重视中老年人的心理健康，相对忽视了青少年的心理健康。事实上，青少年在不同的成长阶段都会遇到不同的发展问题，产生各种压力和困惑，如果处理不好，将不利于其健康成长。社区心理卫生服务机构可以与社区学校结合起来，共同关注青少年的心理健康。

另外，在教养孩子方面，许多家长出现了一些困惑，不知道应该采取怎样的方式教育孩子，当孩子在成长中出现了问题时，许多家长不知所措，无从求助。心理卫生服务机构应该在孩子教育方面，通过讲座等方式进行宣传教育。

（四）慢性身体疾病患者

慢性病是指不构成传染、长期积累形成疾病形态损害的疾病的总称。慢性病会导致巨大危害，一旦防治不及，会造成经济、生命等方面危害。每个社区中都存在慢性身体疾病患者，尤其在老年人中，糖尿病、心血管疾病等病患很常见，患病本身对患者就是一个严重的生活应激事件，除了疾病给患者带来的痛苦，长期治疗的经济负担、患病对工作生活的直接影响，都会使糖尿病、高血压等慢性病患者出现多种心理问题。研究表明慢性病患者的特质焦虑得分明显高于对照组，在社区心理卫生服务中，应经常举办慢性病知识健康讲座，这样有利于患者对疾病形成正确的认识，减少由于疾病引起的不良情绪和行为，增强战胜疾病的信心，提高他们的生活满意度。

在对慢性病患者的心理健康教育中，要充分利用现有资源，以社区为单位，对辖区内的老年居民开展心身疾病普查的工作。相关专科医生和心理卫生专科医生应该定期开展社区居民心身健康教育活动，普及心理学知识，改善居民的认知，使患者了解心身疾病与情绪之间的关系，并向患者传授一些比较简单的自我放松方法，指导其进行自我调适。另外，还应该充分发挥社区慢性病患联合组织的作用，开展各种有益身心的活动，进一步建立、完善慢性病患者心身健康档案，对其心身健康状况进行追踪服务。

（五）老年人

现在社区中老年人的数量越来越多，他们的心理保健不容忽视，影响老年人心理健康的因素有：离退休后生活方式的转变；子女成家立业后所出现的“空巢”感，老人独自在家难免产生失落、孤独的感受；和晚辈相处的不和谐，老年人长期生活中形成了自己的生活模式，对儿女的生活方式不理解影响家庭和睦和身心健康。

老年人要保持一个健康的心理，应注意以下几点：认识到生老病死的自然规律，乐观地接纳自我、评价自我，保持好的心态。生活有规律，起居饮食合理。适度运动，有的社区中有老年活动中心，老人们可以参加适度的娱乐活动；没有条件的社区中，老人们也可以适度慢跑、散步、打打拳，聊聊天。参与社区活动，走亲访友，是排解孤独寂寞的一剂良方。多用脑，老年人多写作，学书法，学绘画，包括使用现在广为应用的电脑，使大脑不断接受信息刺激，这样既能延缓智力退化，又可安度晚年。

（六）近期遭遇应激事件者

人在遭遇或对抗重大压力后，包括生命遭到威胁、严重物理性伤害、失去亲人、遭遇自然灾害后，其心理状态可能出现不同程度的失调。表现出噩梦、性格改变、情感解离、麻木感（情感上的禁欲或疏离感）、失眠、逃避会引发创伤回忆的事物、易怒、过度警觉、失忆和易受惊吓等症状，以致不能正常生活和工作。

对于近期遭遇应激事件的居民，心理卫生服务中心应当及时采取干预措施。首先要让他们宣泄心中的恐惧、生气、哀恸等情绪，给予无条件的支持与鼓励，可以让他们反复述说心中的痛苦，以帮助情绪宣泄。必要时可以透过医师处方，用低剂量镇静安眠药来处理严重的焦虑、失眠等状况，但要避免药物滥用。

在应激事件过去后，应当跟踪其心理状况，根据情况安排心理咨询或心理治疗，鼓励宣泄，有些居民会出现自我责备、独自存活的罪恶感，或出现对于生存意义的怀疑，甚至出现自杀的意念，这是要特别引起注意的，应动员其周围的亲人朋友和社区资源，为其提供最大程度的支持，帮助他们走过痛苦的日子。还可以采用团体辅导的方式，把具有类似遭遇的居民集合起来，共同分享经验，互相支持，引导他们逐渐恢复正常生活。

第三节　社工人员的配置和作用

一、精神卫生人力资源现状

专业人员的缺乏是阻碍社区心理卫生服务发展的瓶颈，精神卫生服务的资源总体不足，结构不尽如人意，与我国目前精神卫生服务的需求及今后国家精神卫生工作规划提出的任务不相适应。

（一）精神卫生人员的缺乏

有关资料显示，我国从事精神科的医师人数相当缺乏，精神卫生专业人才欠缺，心理咨询、心理治疗师缺乏，基本没有专业临床心理治疗师、专业社工师、康复治疗师，不能满足日渐增长的社会心理卫生需求与社会康复的需求。

（二）精神卫生服务人员整体素质不高

很多精神卫生机构工作人员都是由其他临床学科转岗而来，而且目前资历较深医生的原始学历大多都是中专，为了照顾职工子女就业，还要放宽招录条件，使得工作人员业务水平参差不齐，服务缺乏统一的质量评估标准和质量控制机构。另外，人员培训机制欠缺，使得许多机构的精神卫生专业人才疾病诊断与治疗能力十分有限。

在广大医学院校中，精神医学和医学心理学教学较为薄弱且不受重视，相关课程学时数少，且多被定为要求较低的考察课。全国能够培养精神病学和精神卫生学专业博士学位的单位目前不超过10家，近5年内估计培养出获得博士学位的人员50~60人。这都极大地阻碍了心理治疗、心理咨询的正规学历教育和专业人才培养。目前地市级精神卫生机构以大中专水平的人才作为主力，然而我国中专或“中专续大专”医学教育中却没有精神科教育内容。

（三）人力资源管理制度不完善

我国精神卫生专业机构属于医疗卫生机构，按照医院的人事管理政策，卫生专业人员中只有医师、药师、护士等相应的技术职称晋升、工资制度。由于技术职称、工资待遇等无法解决，心理学、社会工作、康复治疗等专业的人员无法进入精神卫生专业机构工作，即使进入，也无法评定技术职称和解决工资待遇，导致机构服务人员流失较多。

（四）政府投入不足

精神卫生机构职工的年收入，较其他医疗机构的同级人员普遍偏低。有学者分析了其中的原因：①精神卫生机构自身补偿能力低。②政府财政对人员经费的补助不足。在人员补助经费上，根据我国医院补助政策，对于精神病医院等专科医院实行定项补助，补助水平要高于综合医院，但基本用于离退休人员。其余部分补贴职工工资，但财政拨款不足工资的30%。有些医院仍然存有拖欠员工工资的情况。工作环境恶劣，工作人员被精神病患攻击致伤、致残甚至死亡的事例屡屡发生。而精神卫生法又迟迟未能出台，不能在法律上给予工作人员人身安全的保障。在一线工作的职工大多都遭受过精神病患者的人身攻击，轻则言语谩骂，重则拳打脚踢致伤。同时，精神卫生专业机构工作人员还要时时担心精神病患自伤、自残，心理压力巨大，常有医护人员焦虑、失眠甚至患上心理疾病。政府对精神卫生的科研与培训不够重视，投入不足，使得这方面工作的开展还十分受限。通常是由医院自筹资金支付这方面的费用，因此能开展的活动与项目都十分有限。此外，精神卫生专业的科研项目申请立项十分困难，这主要是由于政府对精神卫生不了解、不重视。精神卫生科研成果能带来的经济效益也十分有限。

如何吸引更多优秀人才从事精神卫生工作，防止人才流失，建立和加强五支队伍（医生、护士、心理工作者、社会工作者和工作娱乐治疗者）的建设，提高专科服务水平，这是我们要着力解决的问题。

二、社区心理卫生人员的配置和作用

世界卫生组织指出“未来的精神卫生工作者”应具有满足人们对精神卫生服务需要的知识、技能和工作态度等核心能力。同时还对各级精神卫生机构内的精神卫生专业人员的资质要求给出了具体建议：①初级医疗机构的精神卫生服务人员应具有进行临床评估和访谈、诊断和治疗，为患者及其家属提供基本的心理咨询和指导，提供支持、危机干预、精神健康教育以及向更高级精神卫生机构转介患者的能力；②综合性医院精神科工作人员应具有如下一些能力：对常见和严重精神障碍患者进行诊断和提供专业治疗、对初级医疗机构的精神卫生服务人员提供培训和督导、通过与患者家庭和社区相关资源进行协商为患者及其家属提供支持、具有精神卫生法律及其他相关法律知识、具有资源管理能力以及开展科研的能力等；③社区精神卫生服务系统内的专业人员和准人员除了应具有与综合性医院精神科专业人员类似的资源管理能力、科研能力、知晓相关法律知识和提供培训与督导等能力之外，还应具备提供临床精神卫生服务、制订和执行社区治疗计划、为患者及其家属提供支持性资源的能力，以及与相关部门和个人进行协商的技巧；④精神卫生专业机构内提供专科服务的工作人员，应具备其专业领域内的特定技能，具有相关法律知识，具有进行教育和培训、管理资源、提供资源支持和开展科研等的能力。

具体说来，社区心理卫生服务要顺利开展，为广大居民提供专业和有效的心理卫生服务，需要以下多学科人员的共同参与。

1. 精神科医生

精神科医生经过临床精神医学的专业培训，并取得相应执业执照，主要负责精神障碍的诊断和用药治疗，对重性精神病患伤害他人和自我伤害的可能性进行评估，并依此制订管理和监督方案，对重性精神病人制订治疗计划、对康复期精神病人制定康复计划。

此外，精神科医生还应协助制定社区心理卫生服务的组织规划，根据自己工作的实际情况，向上级部门提出促进社区心理卫生服务的建议等，帮助完善社区心理卫生的服务体系，提高居民的心理健康水平。

2. 全科医生

现阶段而言，精神科医生非常缺乏，并且主要集中于精神病专科医院，如果要求每个社区配备精神科医生，恐怕比较难。在这种情况下，我们需要发挥全科医生的作用，加大培养全科医生的力度，使全科医生成为促进社区心理卫生服务的重要力量。

全科医疗是一种综合生物医学、心理科学和社会科学的新的医疗模式，其原则和特点是以个人为中心、家庭为单位、社区为范畴的医疗和保健，着眼点在于完整的人而不是单纯的疾病。全科医生是受过专门训练的全科医疗执行者。他能以独特的观念、态度和技能，向服务对象提供临床内、外、妇、儿各科并覆盖心理学和社会学各方面的连续性、协调性、可及性、综合性的保健服务。

全科医生担负有开展精神卫生服务的责任，其中包括心理问题的诊断、测量评估、社区精神病防治等，在社区资源不足以配备临床心理学家的情况下，全科医生还要兼任心理咨询和心理治疗的工作。全科医生不仅应该掌握心理保健的原则和方法，不同年龄阶段、不同人群心理卫生需要注意的问题，还应该掌握心理咨询和心理治疗的主要理论及基本技术，掌握判断心理健康的标准。此外，为了加深对疾病的认识，全科医生还应该掌握心身疾病的相关知识，包括应激与心理生理间的相互作用，并将心理治疗技术应用于临床实践。

3. 精神科护理人员

精神科护理不同于普通疾病的护理工作，精神障碍护理是一门专业性很强的临床护理工作，科学、良好的护理不仅是提高医疗管理水平、减少医疗事故的关键，对于促进精神疾病的康复也具有重要作用。社区心理卫生服务机构应该配备专门的精神科护理人员，或通过专业心理卫生知识的培训，让原有的一些护理人员兼任精神科护理的工作。

精神科护理工作的对象是罹患各类精神疾病的患者，他们或者思维怪异、行为离奇，或者否认有病、拒绝治疗，甚至出现自伤、伤人、毁物等行为，影响社区的正常秩序，给护理工作带来困难，也给护理人员的工作提出了更高要求。精神科护理工作是社区心理卫生服务工作的重要组成部分，心理护理对促进精神疾病患者的全面康复，对促进社区居民心理健康水平的提高有着至关重要的作用。

精神障碍的特点和社区心理卫生服务的特点，决定了社区心理护理工作的特点和难度，护理人员应该针对患者的不同情况，采取与之相适应的护理措施，对不合作的患者要以极大的耐心去说服，并配合使用特殊的护理技巧，保证患者遵医嘱顺利进行治疗。为防止意外情况的发生，还需要开展精神科特殊护理，采取与家属或单位互相合作的方法，将精神障碍的常见知识的护理方法传授给家属，为患者顺利康复、重返社会做好准备。除了在医院内针对精神病人进行专门护理，社区护理人员还要配合做好精神卫生的宣传教育工作。

4. 临床心理学家

美国较为成熟的心理健康服务模式历来为世界各国所学习和参照，其社区心理健康服务主要由社区初级护理人员在精神科医生和临床心理学家的指导下完成，在家庭、社区与正规医院之间起着纽带作用，形成广泛的心理健康服务网络，是目前美国心理健康服务工作发展的重点。

临床心理学家就是我国民众所认识的普遍意义上的心理医生，主要担负心理咨询和心理治疗的工作。

（1）居民日常生活困扰的咨询：包括恋爱、婚姻、家庭关系以及性心理问题的咨询。对于青少年，还可以进行升学就业、适应、学习障碍和人际关系等的咨询。

（2）身心疾病患者的咨询：许多躯体疾病如高血压、冠心病、肿瘤等，其疾病的发生、发展和转归与心理因素有一定关系，应及时进行心理咨询和治疗，从而解除心理压力，以防止躯体疾病加剧。

（3）心理危机干预：如果居民遇到沉重的心理打击和创伤，应及时进行咨询。

（4）精神障碍患者的咨询：对于神经症性心理问题、精神分裂康复期患者，可以进行心理咨询和心理治疗，以促进疾病康复。

（5）对于一些在某些方面有共性的居民，可以针对他们的实际情况和需要，开展自信心锻炼、人际关系技巧训练等团体培训和辅导活动。

心理咨询和治疗的工作需要定期的专业督导，缺乏专业督导将限制咨询技能的提高。督导的主要目的是首先对咨询师的专业技术提供帮助，其次是维持心理咨询专业化的行为，帮助咨询师对反移情进行分析，使咨询师在与病人的共情中保持中立态度。应聘请经验丰富的资深心理学家作为督导、主持典型个案讨论或处理疑难问题；要鼓励和督促咨询师成立自助小组，定期组织案例讨论，互相学习和分享彼此的经验和挫折，在咨询师之间形成强有力的相互支持体系，预防心理枯竭现象的发生，以确保咨询师的身心健康，提高咨询效果。

每个社区应配备至少一名临床心理学家，开展心理咨询和心理治疗的工作，部分社区在没有条件聘请临床心理学家的情况下，可由本社区卫生服务中心的医生在考取心理咨询师资格后兼任。

5. 社会工作人员

社会工作是在一定的社会福利制度框架下，根据专业价值观念，运用专业方法帮助有困难的人或群体走出困境的职业性的活动。而社会工作者则是遵循助人自助的价值理念，运用个案、小组、社区、行政等专业方法，以帮助机构和他人发挥自身潜能，协调社会关系，解决和预防社会问题，促进社会公正为职业的专业工作者。

在社区心理咨询中存在的一个问题是，社区心理咨询师缺乏足够的精力开展心理咨询，社区心理咨询师一般都兼任其他条线的疾病防治工作，工作繁重、精力不足。调查发现，社区居民的心理问题不是单一的，多和家庭环境因素有关。比如：孩子的问题与其父母教育方式不当、缺乏亲子间沟通和理解等有关，看似单一的学习困难，其实背后隐藏着大量的家庭问题。而心理咨询师在心理咨询过程中需要投注大量精力，关注来访者本人及其家庭成员，有时甚至要利用业余时间拜访来访者的家庭，寻找心理问题的成因以及解决心理问题的切入点。心理咨询师在其他工作占据大量精力的情况下，缺乏足够的时间和精力帮助来访者摆脱心理困扰。

因此，社工人员加入社区心理卫生服务队伍，就显得很有必要了。除了以上协助心理咨询师处理来访者家庭方面的问题，社工人员还应负责组织开展社区心理健康活动和宣传心理卫生知识等工作。

为了面向社区广大群众开展心理卫生宣传教育，应在社区成立心理健康活动中心，该中心应由社区的社工人员负责，聘请少量兼职工作人员开展工作。中心的主要任务是：①编制心理健康宣传材料，普及心理卫生知识，进行心理健康普查。②定期召开心理健康宣传员会议，分析社区公众的心理健康问题，制订集体心理咨询和心理健康教育活动计划。③针对本社区不同年龄、不同人群的具体情况及公众关心的热点问题开展社区邻里互助和社区关爱活动，如“青春期心理”、“子女教育”、“择业心理”、“人际关系”、“婚姻心理”等；在时间安排上，主要利用周末和假日及学生的寒暑假举行活动。活动内容要丰富、有趣、形式多样化，如电影赏析、音乐欣赏、团体训练、角色扮演、演讲与表达等活动。④成立心理疾病和心身疾病患者俱乐部，如“抑郁症之家”、“高血压之家”、“糖尿病之家”等，对这些心身疾病进行“生物—心理—社会”综合治疗。⑤与康复者家属建立良好关系，改善康复者的遵医用药行为，缓解其家属的焦虑、恐惧情绪，促使康复者的家庭重新获得对生活的信心。

社工人员应该深入家庭，一方面发送心理卫生宣传材料，发布心理健康中心的活动信息；另一方面及时发现心理困扰及心理障碍者，劝其去心理门诊就诊或参加心理健康中心组织的集体咨询活动，尽快摆脱心理困扰。社工人员应该成为社区居民与心理健康活动中心、心理咨询门诊之间联系的纽带。

三、精神卫生人力资源需要量的评估和预测

对各个精神卫生系统内的人力资源需要量的预测是一个难题，并无公认的标准研究方法，方法学和研究结论均存在一定争议。

这里介绍两种评估方法：人口比值法和以患者需要为中心的研究方法。

传统方法一般利用人口比值法进行预测，如预测每 10 万人口所需全职精神科医生的数量。此种方法较为直观，简便易行。但人口比值法并未综合考虑到各类精神疾病的复杂性、个体患者对精神卫生服务的实际和预期需要、精神卫生专业人员的可获得性，以及现代精神医学发展下精神卫生专业人员作用和职能的转变等因素对需要量的影响，因而显得较为粗糙。此外，人口比值法也不适用于预测特定精神卫生机构内或某项研究计划中的专业人员需要量。

近年来，学者们发展出了一系列方法用以评估预测各精神卫生服务体系中的专业人员需要量。其中，以精神障碍患者的需要量为基础进行精神卫生人力资源需要量的评估方法越来越受到重视，这种以患者为中心的研究方法被认为可以尽可能地涵盖影响人力资源需要量的各种因素。

福克纳（Faulkner）等提出一个以需要为基础的人力资源需要量预测模型①。该方法分为五个步骤，即分别确定产生精神卫生问题的人员数量、预期需要精神卫生服务的人数、需要精神科治疗的人数、满足患者需要的精神卫生服务时间和精神科医生可为患者提供直接服务的时间，然后通过以下公式计算精神科医生的需要量：

精神科医生需要量 = 需要精神科治疗的患者数量 × 个体患者需要的精神科治疗时间/个体精神科医生可提供的直接治疗时间

福克纳（Faulkner）等据此模型预测出 1997 年全美国所需的成年精神科医生的总数量为 41 250 人，每 10 万人口所需成年精神科医生数量为 15 人，以上数据同美国医学会于 1992 年的研究数据相一致。

世界卫生组织也建议在对本地精神卫生服务的需要量、满足上述需要的各级精神卫生服务水平、提供各级精神卫生服务的人员资质要求进行评估的基础上，通过将精神卫生服务的需要量转化为所需提供的工作量，来预测各级服务水平上所需的精神卫生人员的数量。计算公式如下：

某机构人力资源需要量 = 该机构预期工作量（源自服务需要量）/标准工作量（个体服务人员）。

运用此方法还可以对包括精神卫生专科、社区精神卫生、综合性医院精神科、初级卫生医疗等在内的各级精神卫生服务机构的人力资源需要量进行评估和预测。

总之，政府应加大投入，提高精神科医师待遇，吸引更多优秀人才、研究型人才从事精神卫生工作，提高精神科医师的准入门槛；加强在职工作人员的继续教育

---

① 吴志国，谢斌．精神卫生人力资源的预测和规划研究．上海精神医学．2009，21（4）．

和系统培训；把社区精神卫生纳入公共卫生体系，明确培训机构，加强通科医师及社区医师的精神病学知识的培训，使之能担负起精神疾病社区防治任务；加强精神卫生机构高级人才的培养，培养学科带头人，带动学科的发展；培养或引进专业人才，如临床心理师、社工师、康复治疗师等，提高精神卫生服务质量，满足公众不同层次的需求。

第十二章
特殊群体心理卫生

第一节　残疾儿童心理卫生

残疾儿童，包括身体残疾和智能残疾的儿童。他们自身常常要忍受长期的伤痛和不便，存在严重的社会适应性问题，同时也给家人带来巨大的负担和精神压力，因此，做好残疾儿童的康复工作，提高其心理健康水平，需要全社会的共同关注和努力。

一、智力残疾儿童的心理卫生

（一）智力残疾的分级和类型

智力残疾又称智力低下或智力缺陷。1973 年美国智力缺陷学会在《智力落后分类术语手册》中提出了智力残疾的新定义，即智力残疾是指在发育期间表现出来的智力功能显著地低于平均水平，并同时伴有社会适应行为方面的缺陷。1987 年我国进行全国残疾人抽样调查时，印发的《残疾标准》一书中界定了智力残疾的定义，智力残疾是指人的智力明显低于一般人的水平，并显示出社会适应行为的障碍。由此可见，智力残疾诊断的三个标准为：智力缺陷，智商显著低于平均水平；社会适应性行为存在缺陷；智力发育期间（18 岁前）或智力发育成熟以后，由于各种有害因素导致智力损害或智力明显衰退。

1. 智力残疾的分级

美国教师联合会根据智力残疾儿童在教育上的表现，将智力残疾划分为可教育的（educable）、可训练的（trainable）和需监护的（custodial）三个等级。我国根据智商水平和社会适应性行为功能状况，对智力残疾儿童作了四级划分：

（1）一级智力残疾（极重度）：IQ 值在 20 或 25 以下。适应行为极差，面容明显呆滞；终身生活需全部由他人照料；运动感觉功能极差，如通过训练，只在下肢、手及颌的运动方面有所反应。

（2）二级智力残疾（重度）：IQ 值在 20～35 或 25～40 之间。适应行为差；生活能力即使经过训练也很难达到自理，仍需要他人照料；运动、语言发育差，与人交往能力也差。

（3）三级智力残疾（中度）：IQ 值在 35 ~ 50 或 40 ~ 55 之间。适应行为不完全；实用技能不完全，如生活只能部分自理，能做简单家务劳动；有初步的卫生和安全常识，但阅读和计算能力差；对周围环境辨别能力很差，能以简单方式与人交往。

（4）四级智力残疾（轻度）：IQ 值在 50 ~ 70 或 55 ~ 75 之间。适应行为低于一般人的水平；具有相当的实用技能，如能自理生活，能承担一般的家务劳动或工作，但缺乏技巧和创造性；一般在指导下能适应社会环境；经过特别教育，可以获得一定的阅读和计算能力；对周围环境有较好的辨别能力，能比较恰当地与人交往。

2. *智力残疾的类型*

根据智力残疾儿童的不同特点，可将其分为五种类型：

（1）基本型：缺乏认识复杂事物的能力和概括抽象能力，思维呆板，灵活性差，对学习感到吃力，注意力比较集中，能听话和遵守纪律。

（2）兴奋型：容易激动和兴奋，动作忙乱、不协调且无节制，精细运动较困难，注意力不集中或集中时间很短，情绪不稳定，对事物没有特别的兴趣，易冲动，好和人发生争执，无礼貌，行为和年龄不符，不容易听人劝阻。

（3）抑制型：精神萎靡，消极被动。表情呆滞缺乏生气，不喜欢且不善于接近别人，性情孤僻，遇到陌生人往往表现出惊慌失措，双手动作不协调。

（4）严重个性障碍型：个性发展存在明显障碍，整天无所事事，对游戏和玩具缺乏兴趣，情感活动明显失常，对人对事缺乏鲜明的态度，不知恐惧和难为情，动作贫乏，手足无力，经常会摔倒，生活不能自理。

（5）语言障碍型：听觉和言语活动存在严重困难，语言发展迟缓，词汇贫乏且发音不准。

（二）智力残疾儿童的心理发展特点

智力残疾儿童的心理发展与正常儿童心理发展同样也遵循发展的阶段性和连续性，但智力残疾儿童与正常儿童相比，心理发展存在明显的差异。具体表现为：①心理发展的起点滞后，智力残疾儿童的诸多心理特征和行为开始出现的年龄都比同龄正常儿童要晚。②心理发展速度慢，智力残疾儿童经常需要反复训练才能掌握同龄正常儿童自然学会的一般技能。③智力残疾儿童心理发展最终达到的水平低，人的智力不会随年龄的增长而无限制地发展。智力残疾儿童的心理发展的起始年龄晚，发展的速度慢，决定了其最终达到的水平低。一般认为，轻度智力残疾儿童的智龄极限是 10 ~ 11 岁；中度智力残疾儿童的智龄极限是 6 ~ 7 岁；重度和极重度智力残疾儿童的智龄极限则在 3 岁以下。一般而言，智力残疾儿童的心理发展特点包括以下几方面：

1. *感知觉发展特点*

智力残疾儿童的感知觉范围狭窄，知觉速度慢，知觉辨别性和整合能力差，视知觉分化不好，对颜色的分辨力弱，视图能力低于正常同龄儿童，感知缺乏积极性，观察具体事物时往往停留在事物的表面特征上，缺乏深入细致的观察和思考的兴趣。

2. 注意特点

注意是指心理活动的指向和集中。注意缺陷在智力残疾儿童身上普遍存在，具体表现为：注意发展的水平低，无意注意占优势，有意注意能力差，注意带有明显的情绪色彩；注意广度狭窄，注意分配难，注意转移不灵活，注意的稳定性差。

3. 记忆发展特点

记忆障碍是智力残疾儿童认知活动的主要缺陷之一，具体表现为：记忆范围狭窄、容量小和记忆不完善；记忆的目的性欠缺、有意识记差、选择功能薄弱；记忆编码不深刻、不系统、不全面；记忆的联想功能薄弱，语词逻辑记忆能力差，机械识记较好；记忆速度慢，遗忘较快，再现不准确，记忆水平低。

4. 思维发展特点

思维速度缓慢；思维直观具体，多为直觉行动思维；思维的概括水平低，归纳能力较差；思维缺乏灵活性和目的性；思维缺乏独立性和批判性，易受外界影响和他人的暗示。

5. 言语发展特点

言语能力出现迟，表达能力较差，发音不准、吐字不清；词汇贫乏、语法简单。

6. 情绪和情感发展特点

情绪和情感的发生晚、分化迟；情绪和情感不稳定，体验不深刻，喜怒无常；情感外露、单调，缺乏明显的层次性；情感体验强度与外部刺激强度往往不匹配；情感调节和控制能力薄弱、易冲动；表情认知发展落后，表情呆板、贫乏；高级情感出现较晚且发展速度慢，轻度智力残疾儿童在早期教育影响下，其高级情感可以得到一定程度的发展，中、重度智力残疾儿童则发展得较少。

7. 意志发展特点

意志行为发展晚且缓慢，坚持性差，自控力也差，耐受力差，很难坚持较长时间的学习。意志易受外界影响，受暗示性高；意志缺乏主动性、独立性，智力残疾儿童渴望独立人格的愿望不强烈，很晚都形成不了“我自己来”的意愿；事事需要依赖他人，如果成人不注意到这一点，给予过分的溺爱，则不利于智力残疾儿童独立性的锻炼。

8. 个性发展特点

智力残疾儿童的需要系统发展失调，需要层次发展缓慢，达到的发展水平较低，原始欲望亢进，高级的社会文化需要发展缓慢且落后，需要满足自我中心化，经常以自己的需要为出发点来考虑他人的需要。兴趣范围狭窄，兴趣内容贫乏，稳定性差。其信念、价值观和世界观形成和发展有很大的局限性。

（三）智力残疾儿童的心理卫生原则和方法

1. 用发展的眼光看待智力残疾儿童

智力残疾儿童虽然比正常儿童的智力水平低，但就其本身发展来说，大脑仍处在发育之中。查尔斯（Charles）曾对 24 名智力残疾儿童进行追踪研究，结果发现在 1935 年对这些儿童第一次进行智力测验时，他们的平均智商是 58；1950 年进行第二次测验时，他们的平均智商是 72；1967 年进行第三次测验时，他们的平均智商达到 78。可见，这些智力残疾儿童的智力是处于动态变化中的。通过有效的教育和训练，可以在某种程度上提高智力残疾儿童的认识能力，增强社会适应水平。因此，如果忽视智力残疾儿童的这种发育和发展的趋势，就容易对智力残疾儿童的教育、训练失去信心，这不仅是缺乏科学根据的，而且不利于智力残疾儿童的心理健康。

从心理卫生的角度来看，用发展的眼光看待智力残疾儿童，对智力残疾儿童积极进行早期干预、教育和训练具有重要意义。家长和特殊教育工作者，要牢固树立发展的观点，努力帮助和引导智力残疾儿童在可能的条件下，获得心智的最有效发展。这是智力残疾儿童心理卫生的首要原则。

2. 用适宜的态度对待智力残疾儿童

智力残疾儿童由于智力发育的水平较低，社会适应能力薄弱，经常会引起人们的歧视或反感。父母可能因孩子的长期拖累而产生厌烦、急躁情绪。随班就读的智力残疾儿童可能会受到同龄正常儿童的排斥、冷落或嘲弄。社会上的某些传统观念和舆论会给智力残疾儿童造成很大的心理压力，这些都非常容易刺伤智力残疾儿童的自尊心。

智力残疾儿童作为社会的成员，是处在一定的社会关系中，也要和他人发生各种接触和交往，和正常儿童一样有着基本的情感需要。他们需要有安全感，能够在家庭、学校和社会受到人们的尊重；他们既需要父母的爱抚，也需要老师的关怀和鼓励；他们需要同伴的接纳，如果遭到同伴拒绝，内心将感到非常沉重；他们需要发展和独立，需要新事物的刺激和新环境的陶冶。这些基本需要是否得到满足，对智力残疾儿童的个性发展和社会适应能力的提高具有重要意义。因此，家长和特殊教育工作者必须对智力残疾儿童的心理需求和需要有深刻的认识，并结合智力残疾儿童的心理特点，形成正确的教养态度，表现出更大的爱心、耐心和容忍心。作为智力残疾儿童的父母，要理解孩子智力的缺陷不是其自身的过错，要更关心、爱护、支持、鼓励孩子，抽出更多的时间和孩子一起生活与游戏，积极为孩子创造一个良好的家庭气氛，既不嫌弃，也不急躁，既不溺爱，又不放纵，尽量满足孩子的基本情感需要和生活需求。特殊教育工作者要树立职业的责任感和科学的学生观，深入了解智力残疾儿童的内心痛苦和心灵创伤，开展有效的教育康复训练，避免对智力残疾儿童使用侮辱性的称呼，重视智力残疾儿童的心理辅导工作，及时帮其解除精神压力和心理问题。

3. 用科学的方法教育智力残疾儿童

1975 年美国通过的《全体残疾儿童教育法》中，从法律上确定了“回归主流”的教育思想。所谓“回归主流”是指把特殊儿童和与他们同龄的正常儿童安置在普通班级，一起接受特殊教育，尽可能让智力残疾儿童在最少限制的环境中和同龄伙伴相互接触。目前，我国的智力残疾儿童教育有三种形式：一是专门为接收智力残疾儿童设立的特殊学校；二是在普通学校附设辅读班；三是随班就读。无论采取什么样的教育措施，在教育和训练方法上都应符合智力残疾儿童的心理特点，做到讲究科学，注重实效，充分挖掘智力残疾儿童发展的最大潜力。举措方面包括：

（1）确定智力残疾儿童的教育目标和教学原则。

美国学者柯克和约翰逊（Kirk & Johnson）提出智力残疾儿童的教育目标：①学习与人相处的社交技能，以便获得和睦相处的社交经验。②学习自力更生的职业技能，以便在生活上独立自主。③学习安定与独立的情绪反应，以便在学校与家庭均能有适当的情绪经验。④学习良好的清洁与保健习惯，以便维护健康的体格。⑤学习读、写、算、说的基本课程，以便获得必要的“工具”。⑥学习正当娱乐的能力，以求闲暇时间的充分利用。⑦学习如何成为家庭的成员，以便在家庭中充分扮演其应有的角色。⑧学习如何成为社区的成员，以期在社区参与有意义的活动。

柯克还提出针对轻中度智力残疾儿童的教学原则：①设法不让儿童再遭受失败；②让儿童马上知道其工作或学习的结果；③尽量进行即时性强化，以激励其正确的学习行为；④寻求儿童能做最佳表现的学习难度；⑤将教材加以系统地组织和提示；⑥尽量控制教学进度，力求做到小步跟进；⑦注重学以致用，发挥学习的正迁移作用；⑧进行必要的重复和练习，必要时使用过度学习；⑨学习时间要适当分配，避免集中学习；⑩不要同时学习过多的概念，防止概念混淆；⑪指导儿童提纲挈领地学习，以便做到去粗取精；⑫提供成功的学习经验；⑬尽量采用个别化教学。

（2）注重培养智力残疾儿童的良好习惯和生活自理能力。

有专家认为，习惯是智力残疾儿童的一切，是使其得救或最终毁灭的一切。因为智力残疾儿童的智力缺陷，限制了他们认识活动和个性的发展，只有结合日常生活，教给他们正确的行为方式，并养成习惯，才有助于他们的心理补偿和行为发展。

培养智力残疾儿童的良好习惯应从日常生活和学习抓起。例如，在个人生活方面，教育工作者应协同家长，共同教会智力残疾儿童扣扣子、解扣子、系鞋带、洗手帕、保持衣服整洁、正确进食等生活技能和习惯，督促智力残疾儿童养成勤洗澡、常理发、早晚刷牙、常剪指甲、饭前便后洗手的良好卫生习惯。在集体生活与学习方面，要引导智力残疾儿童养成打扫卫生、维护教室清洁的习惯，养成遵守课堂常规与学校纪律的习惯，养成按时做作业、经常复习功课的习惯，养成讲文明、懂礼貌、团结友爱、互相帮助的行为习惯等等。在培养智力残疾儿童良好习惯的过程中，特殊教育工作者所提要求尽可能明确，指导要具体，练习要反复进行，并及时提供反馈信息，予以积极鼓励。

（3）积极参加生活实践，拓展智力残疾儿童的视野。

让智力残疾儿童参加力所能及的生活实践、生产实践活动，不仅可以弥补智力残疾儿童的知识贫乏、视野狭窄，而且还可以使其从劳动中体验到欢乐。弱智学校或辅读班，不能办成封闭式的教养机构，而应办成开放式的教育场所，并为智力残疾儿童回归普通班级积极创造条件。特殊教育工作者要经常性地组织智力残疾儿童接触大自然，接触社会，使他们的生活丰富多彩，使他们的生活阅历和知识经验不断扩充。同时，学校本身的活动要力求多样、活泼，尽量适合智力残疾儿童的发展需要和训练要求。例如，各种文化娱乐和竞赛活动，既有助于智力残疾儿童认识能力的发展，又有助于他们个性的塑造和道德品质的培养。学科教学应贯彻“全校一盘棋”的思想，为智力残疾儿童的矫治与发展着想，使读、写、算的学习和音、体、美的发展有机地融合，使课堂学习和课外活动相补充，以求达到丰富知识、开阔视野、发挥长处、弥补缺陷的目的。

4. 从情感培养入手，进行早期的综合干预

对智力残疾儿童的干预越早，康复效果就越好。要针对智力残疾儿童的具体情况和类别，制订切实可行的培育康复方案。一般来说，主要是针对动作、感知、言语和思维以及交往行为五个方面进行。以情感的培育为核心，用爱去抚慰和温暖智力残疾儿童冷漠的心灵，使其情感复苏，并获得发展，为进一步的教育和训练打下基础。在实际的教育训练过程中应注意如下几个方面：①提供丰富的刺激，使智力残疾儿童更多地接触事物，感受生活。②教育训练的材料难度要适宜，太难的学习材料容易让智力残疾儿童遭受挫折体验，产生消极情绪，降低学习的积极性；而太容易的材料又往往不能有效地促进其发展，唤起兴趣。③富有耐心，鼓励智力残疾儿童多练习、多重复。④学习内容要富于变化、力求生动形象，经常变换学习方式，充分利用现代化的教学手段，吸引智力残疾儿童的注意力。⑤多鼓励、肯定和表扬，防止挖苦和讽刺，保护其自尊不受到伤害。

5. 创造有利于智力残疾儿童早期干预的良好家庭氛围

智力残疾儿童的出现对家长而言，的确是一个残酷的现实。父母要敢于接受生活现实，积极调整心态，保持正常的家庭气氛，培养其独立生活能力。做父母的要注意如下方面：

（1）帮助子女过好空闲时间。家长不应该因自己子女智力低下而把他们禁锢在家里，应该充分利用儿童的空闲时间，带他们去公园和动物园游玩，去看电影、看戏，参观博物馆，参加少年宫的活动，串亲访友等。不要剥夺他们接触社会和自然的广泛机会，不要人为地阻碍孩子的发展。

（2）把智力残疾子女视为家庭中的平等一员。智力残疾儿童的家长应明确智力残疾儿童在家中的地位及同其他成员的相互关系。关键是家庭中不应歧视智力残疾的子女，要平等地看待他们。家务劳动是家庭每个成员对家庭的义务，应给子女安排一定的家务活，并督促他们完成，以培养他们的劳动态度和习惯，形成对家庭的责任心。

二、肢体残疾儿童的心理卫生

（一）肢体残疾的界定和分类

肢体残疾是指人的四肢残缺或四肢、躯干畸形、麻痹，导致人体运动系统不同程度的功能丧失或功能障碍。肢体残疾儿童是指由于发展迟缓，中枢或周围神经系统发生病变、外伤或其他先天性或后天性骨骼肌肉系统疾病而造成肢体残障，在接受教育和从事职业方面发生困难的儿童。

导致肢体残疾的原因比较复杂，残疾部位、程度也不尽相同。而且从事肢体残

疾研究学者、专家的理念各不相同，因而对肢体残疾的分类也存在差异。

康纳（Connor，1971）把肢体残疾分为五类：①先天性残障：主要在出生前及出生时所导致的残障，例如脑性麻痹、骨骼发展过程中的畸形，形成许多不同的残缺症状。②传染性疾病：主要在婴儿期、儿童期的发展过程中因疾病所导致的残障，尤其是一些传染病，如小儿麻痹、结核病和骨髓炎等。③生理形态异状：如肌肉萎缩、手足变形等。④外伤所致的残障：主要是由于意外事故导致的损伤，如骨折、火伤、烫伤。⑤其他原因或原因不明者：如肌肉或骨骼肿瘤、大脑神经系统的硬化等。

有学者则根据日常生活机能将肢体残疾者分为：①轻度障碍者：个体在日常生活中能够运用自己肢体的某些部分，处理自身生活上必需的一些工作。②中度障碍者：需要特别设计的辅助工具或是支架、轮椅，给予特别的训练，可以料理个人简单的生活和需要。③重度障碍者：肢体有部分残余机能，在生活上，大多数时间要由他人协助方能生存。④极重度障碍者：其肢体的机能几乎完全失调或失效，必须时时依靠他人协助，否则便不能生存。

也有研究者对肢体残疾者采取了独特的分类，根据其能否上学将其分为四类：①免除就学者：此类儿童的病症医生无法证明其何时能治愈或康复成功，有些病是不定期地复发，或许终生不能治愈。②暂缓就学者：此类儿童的病症，经医生诊断认为可以在某一期间内，或在治疗期间病情有显著改善者。③进入特殊学校或班级接受矫正和教育者：此类儿童经残障专家诊断分析和认定，其治疗和矫正时间需要两年以上，或经矫治不能回到普通班级就读者。④进入特殊班或普通学校接受指导者：这类儿童经医生诊断，认为其矫治康复可在短期内痊愈，但在生活上还需要一段时间来适应，接受一般的生活辅导。

（二）肢体残疾儿童的心理特征

1. 肢体残疾儿童的自我观念

自我观念是指个体对自己、对他人以及对事物的看法、态度和感情，是个体人格结构的核心。肢体残疾儿童由于其肢体的残缺，在人际交往中会经常遭受意外挫折和失败的体验，内心出现冲突，很容易受到成人和同龄团体的排斥，而产生一种消极的自我观念。哈瑞（Haring，1978）研究了72名肢体残疾学生，结果显示：①肢体残疾学生比正常学生存在着显著的身体不适感。②肢体残疾学生较少有亲密的人际关系和参与社会交往的机会。③肢体残疾学生在生活目标上与正常学生并没有显著差异，但在目标的实现程度上很少体验到满意感和成就感。④肢体残疾学生的“理想的我”和“现实的我”存在显著差异，表现为不能适应社交生活和接受自我现状的心理。⑤肢体残疾学生在学习、生活、人际关系方面，比正常学生明显出现不适应现象。⑥肢体残疾学生在自我描述时，很少选择积极的陈述方式，这说明其在日常生活中有一种自卑感，因而时常局限在自我影像中。

我国学者王振德以“田纳西自我观念量表”为工具，调查了98名肢体残疾学生，结果表明：①肢体残疾学生在心理自我、生理自我、社会自我方面，都比正常学生显得消极，且存在显著差异。②肢体残疾学生在伦理自我、家庭自我方面，和正常学生没有差异。③肢体残疾学生在自我认识、自我接受、自我行为方面，显著地比正常学生消极。

2. 肢体残疾儿童的情绪

一般来说，肢体残疾儿童由于其肢体的缺陷，容易在情绪上体验到自怜、自卑与自惭。他们通常在归属感、成就感、参与感等方面，较正常儿童具有很大的情绪不满，其需求定向偏高，在日常生活中、人际交往中承受挫折的能力也较正常儿童显得脆弱。另外，他们对自身的身体缺陷或和身体缺陷有关的事物出现时，会产生强烈的恐惧感。

3. 肢体残疾儿童的社会适应力

赫韦特（Heweet，1974）研究肢体残疾儿童对待社会成人、父母、同学及朋友的社会适应状况时发现，他们常常不满于成人对其所表现的差别待遇，不愿意接受成人的建议或干预，厌恶过度的保护；对母亲的适应要优于父亲；对同辈的适应程度比一般的成人要好。而王振德使用“少年人格测验”来研究肢体残疾学生的人格适应，结果发现肢体残疾学生在个人适应的自恃、价值意识、相属意识和退缩倾向的四个项目上，都显著地低于普通学生。

总之，肢体残疾儿童由于其在运动能力、体力方面存在缺陷，因而，其日常生活自理能力较差，学习方面会经常感到困难。个性特征方面易出现一些消极的心理品质，需要特殊教育的指导和帮助。肢体残疾儿童的不良个性品质，对其生活的适应和成长，具有很大的阻碍作用。因此，家长和教育工作者应积极地进行教育与引导，采取有效措施和方法，帮助其及时克服消极的影响，促使他们的个性品质向着好的方面发展。

（三）肢体残疾儿童的心理卫生原则

（1）采取积极的矫治、教育措施，力求伤残的最大康复。伤残康复是为先天或后天在生理上残障的人，运用药物、手术、物理、职能、心理及配合社会有关的资源，给予矫治或治疗，以减低其残障的程度，尽可能使其恢复已失去的部分或全部的功能，成为一个残而不废的人，能与正常人享受同样的生活。首先要对肢体残疾儿童进行积极的矫治，可以从物理矫治、作业矫治和语言矫治三个项目入手，旨在试图改善其残障程度，提高其肢体应有的功能。其次要实施正确的教育，满足其基本的心理需要和生理需求。肢体残疾儿童和正常儿童在心身需求方面并无差异，因而，在教育上应和一般儿童享有同等的权利和义务。教育的目的在于培养其健全的人格、与人友好合作的态度、正视现实以及克服困难的勇气和心理，树立独立自主的观念和正确的人生观，提高自我的社会适应能力，参与社会建设。

（2）引导肢体残疾儿童认清机体补偿的巨大可能性。人体器官具有巨大的补偿功能，甚至不同的器官在一定程度上也能相互补偿。通过讲故事来引导肢体残疾儿童从具体实例中，认识到自身肢体缺陷的机能的可补偿性，增强其生活的热情和自信心，打消自卑感，积极参加全心投入肢残补偿训练。例如，一叶肺受损，另一叶肺可以超额工作以起到代偿作用；无臂残疾人用脚代手，写字作画；肢体残疾运动员取得优异运动成绩等。

（3）重视心理补偿，战胜自我。心理补偿是人的机体补偿的基础和动力。如果一个人在肢体残疾的现实面前，万念俱灰，听天由命，不思进取，就很难实现机体缺陷的巨大补偿作用。因而，家长和教育工作者要善于引导肢体残疾儿童战胜自我，培养顽强的意志力和自强不息的精神，有效地排除肢体残疾儿童的不良心理状态，最终实现机体缺陷的巨大补偿。例如，美国总统罗斯福凭借顽强的毅力和不屈不挠的精神，终于战胜肢体残疾的种种折磨，成为轮椅上的政治强人。

（4）督促肢体残疾儿童持之以恒地进行补偿训练。肢体残疾的补偿训练可采取多种形式进行。例如，通过自然或人工手段所进行的物理康复训练；通过体育锻炼所进行的肢体残疾补偿训练；通过矫形支具和假肢所进行的形体矫正训练；通过作业手段所进行的整体补偿训练等等，都对肢体残疾功能的部分恢复有积极意义。肢体残疾儿童的补偿训练，最重要的是使肢体残疾儿童树立信心，坚持不懈，持之以恒，百折不挠，这样才能取得好的训练效果，因而，家长和教育工作者的适时督促、检查、鼓励和鞭策是必要的。

此外，社会要重视残疾者，积极营造有利于肢体残疾儿童最大限度康复的、宽松的社会心理环境，提供必要的福利服务，这对于肢体残疾儿童的心理卫生有重要意义。

第二节　留守儿童心理卫生

留守儿童，是由于父母双方或一方外出打工或经商而留守在家，由祖父母或其他亲人代为抚养的孩子。狭义的留守儿童专指农村留守儿童，广义的留守儿童则包括农村、城镇和城市留守儿童。

一、留守儿童所面临的心理行为问题

由于无法获得正常的家庭教育和情感关怀，不少留守儿童在学习、生活、品德和行为养成等方面都出现了一些问题，其中尤以心理健康问题最为突出。许多相关研究都显示留守儿童在心理健康方面存在以下问题：

1. 性格缺陷

作为孩子的第一位老师，父母对孩子的健康成长具有无可替代的作用。现代教育理论认为，家庭教育重于学校教育。良好的家庭教育氛围，有利于培养身心健康发展的下一代。中小学生正处于身心迅速发展的时期，在这一过程中，他们的烦恼与冲突需要倾诉的对象，需要有人能够告诉他们如何正确对待这些问题。

而由于父母与孩子缺乏沟通联系，致使这些孩子的性格变得内向、自卑、悲观、

孤僻，他们可能对自己缺乏信心，感觉别人瞧不起自己，做事怕被人耻笑，不愿对人透露内心的秘密，同时也难以和他人沟通。而作为托管人的祖辈或亲戚又不敢管，不会管，留守儿童几乎生活在无限制状态下，无形中又助长其自私任性、蛮横霸道、心理逆反、以自我为中心等极端性格。

2. 不良情绪

情绪是个体对客观事物是否满足自己的需要而产生的态度体验。稳定的情绪是心理健康的重要标志。留守儿童长期与父母分离，安全的需要、爱的需要得不到满足，情绪波动成为留守儿童的一个重要的心理特征。

留守儿童多数由祖父母或亲戚、朋友托管，祖辈们由于年龄偏大，文化程度较低，与留守儿童存在巨大的心理代沟，很难与儿童进行心灵上的沟通。亲戚、朋友大多也无暇顾及他们的情感需求，他们更多的是在尽看管的义务，而不是监护的责任。亲戚们一般只在乎满足儿童的温饱，至于孩子们在想什么，心理上、感情上缺失什么、需要什么，很少顾及。有的溺爱孩子，要什么给什么；有的则连孩子的正常要求也不能满足。留守儿童托管在家中，内心却对父母有强烈的思恋之情，他们极度渴望早日与父母相逢，向父母倾吐内心衷肠。

留守儿童正处在心理发展的关键期，他们更需要亲情的关心和呵护。从现状来看，他们与父母大多数是通过电话来沟通，只有极少数家长还能给孩子写书信。亲子交流减少，爱被剥夺，长期下去必然导致孩子情绪波动、焦虑、紧张、缺乏安全感。

有许多研究者对留守儿童的情绪情感状况进行了研究，发现他们中的许多有脾气暴躁、情绪自控力差、好冲动、敏感抑或情感冷漠、畏惧、抑郁、自卑、优柔寡断、多愁善感等不良情绪。他们可能更加在意周边人群的评价，容易迁怒和怀疑他人，媒体曾经多次报道个别留守儿童因为几句批评而自杀的悲剧。

3. 行为问题

青少年时期，孩子的价值观、人生观还有很大的改变空间，容易受到周围环境和人的影响，留守儿童因为父母不在身边，祖父母或亲戚朋友因受人之托，往往把留守孩的“平安”作为第一要务。孩子一旦有了缺点，总认为孩子还小，听之任之、放任自流。因无人教管或家庭教育不严，一些留守儿童无视学校规章制度，纪律松懈、行为散漫，经常说谎、旷课、逃学，迷恋网吧、游戏室，小偷小摸、打架斗殴，甚至与社会上一些有不良习气的成人混在一起，导致行为偏差。

4. 价值观偏差

听着衣着鲜亮的大人们天南海北、夸大其辞地谈论外面的世界，留守儿童很容易形成实用主义的价值观和人生观，打工挣钱是他们最现实的选择和梦想，都盼望像父母一样外出打工。而许多父母为了补偿无法照顾孩子产生的负疚感，纷纷采取物质弥补的方法，使得留守孩拥有零花钱的数量增加，使他们从此养成乱花钱、摆阔气的陋习，甚至把人生发展方向定位为打工挣钱，热衷于吃喝玩乐。在学习上他们往往缺乏进取心和刻苦精神，得过且过，不求上进，产生“读书无用”、“拜金主义”等错误思想。

二、导致留守儿童出现心理行为问题的原因

许多学者都认为，导致留守儿童出现心理行为问题的因素包括家庭因素、社会环境因素和自身因素。

（一）家庭因素

家庭因素是导致留守儿童出现心理问题和行为偏差的主要原因。在家庭结构不完整的条件下，留守儿童得不到基本的心理满足，缺乏最起码的心灵交流的机会，不良情绪长期积累，容易滋生自卑、孤僻、任性、暴躁等性格，甚至出现极端行为。另外，在缺乏关爱，却又极度渴望关爱的情况下，留守儿童普遍缺乏安全感，也不善于与人交往。

有研究发现，留守儿童的亲子教育缺失导致其家庭环境的恶化，家庭环境的恶化是形成其不良人格特点的重要原因；亲子教育缺失、家庭环境恶化、亲密度较低以及监护人对留守儿童关注过少，直接导致留守儿童的心理问题。可见，家庭因素对留守儿童心理健康起着至关重要的作用。父母离开时间的长短对留守儿童心理健康有显著影响，父母离开时间越久对这些儿童的心理影响越大。留守儿童心理健康问题在不同的监护类型上也有差别，同辈看护、隔代看护，或无看护的儿童比单亲看护的儿童更容易表现出焦虑情绪，更容易感到孤独，也更容易出现学习方面的困难。

亲子分离、父母的家庭教育缺失，可能是导致留守儿童产生心理行为问题的原因，但有国内外专家认为，亲子分离未必会引起不可挽回的后果，问题的关键不在于分离本身，而在于代理看护者对儿童的关心程度能否补偿亲生父母对其的关心，这种观点为我们促进留守儿童的心理健康有重要意义。

有许多留守儿童的父母，尤其是在一些农村家庭，父母因为外出工作而不能尽教养的义务，内心有愧疚感，加上他们中许多缺乏正确的教养方法，于是常常会通过尽量满足孩子的物质需求，以求对孩子进行某种弥补，却很少关注孩子的精神需求和心理需求。一味地以物质供给弥补对孩子的亏欠，努力地满足孩子的物质要求，使孩子零花钱的数量增加，使用自由度提高，极易形成孩子功利主义价值观和享乐主义人生观，养成好逸恶劳、奢侈浪费、乱花钱、摆阔气的陋习。临时监护者或隔代监护的长辈，由于精力和能力有限、文化程度普遍较低，没有掌握正确的教育方法，往往力不从心，所以对于孩子的照顾往往局限在生活上，关注孩子的吃穿，却很少关注他们的心理成长和人格发展，更无法在成长上给孩子提供指导和帮助。有部分代理看护者对孩子溺爱放纵，使留守儿童几乎生活在毫无约束的状态下。缺乏正常积极的管教和引导，无形中助长了这些孩子自私任性、霸道蛮横、逆反心理重、以自我为中心等极端性格。

物质上的极大满足和精神上的极大匮乏，使相对富裕地区的留守儿童的心理矛盾和对抗更为激烈甚至扭曲：一方面是感觉自己遭到遗弃，被人鄙视，产生强烈自

卑感；另一方面是认为自己有钱，可以吸烟、喝酒、进娱乐场所，又非常自负和过度自尊。心理矛盾的长期存在，极易导致心理失衡。所以，富裕地区的留守儿童表面上看来衣着光鲜，面色滋润，其实他们的心灵比贫困地区留守儿童更脆弱、更不堪一击。他们心态极不平衡，情绪波动很大，在与他人的社会交往中很容易受伤，从而焦虑、孤独、自责，产生逆反心理和仇恨心理。这样的儿童成年后更易患各种神经症，如抑郁症、强迫症、焦虑症及社交恐惧症等。

完整的家庭结构和温暖的家庭生活对留守儿童的健康成长，是不可代替的，绝对不是物质可以补偿的，所以加强家长的科学教育观，合理引导孩子的消费观是迫在眉睫的心理健康教育任务。

（二）社会因素

从根本上看，农村留守儿童问题是城乡二元结构带来的问题。农民工留居城市的成本高昂，子女在城市就学困难，公办教育资源紧张，入学门槛高，农民工子弟学校在城市生存艰难；而当前的农村教育基础薄弱、教育资源缺乏、教育观念陈旧，农村孩子缺少公共活动的场所及设施，新“读书无用论”的蔓延等，都对留守儿童的心理产生了不同程度的影响。

多数留守儿童正处于生理发育的高峰期，但其身心发展不平衡。他们渴望独立及无人管束的自由，期望和社会接触、交往，但他们辨别能力差，缺乏选择和判断能力，易于受到社会不良因素的影响，从而导致成绩和品行下滑。少年儿童的好奇心和求异心理极强，很容易受现代传媒和新型娱乐方式的影响，特别是当前网络的普及和黄色文化的泛滥，少数庸俗和低级趣味的作品很容易影响缺少选择与判断能力的孩子们，这些因素都可能使留守儿童产生心理问题。

留守儿童，尤其是初中阶段的孩子，正处于人格品质形成的重要阶段，他们的心理健康和人格发展非常需要我们的关注，家庭、学校和社会应更加重视和加强对其健全人格及良好心理素质的教育与培养。

（三）个体自身因素

留守儿童容易在心理和行为上出现各种问题，许多学者对此作了研究，发现这些心理和行为问题在不同年龄、不同性别、不同性格等变量上，有不同程度的差异，并不是所有的留守儿童都会出现心理发展上的问题，他们中的许多还是班级和学校中的佼佼者，在品行和学习成绩方面都表现得很好。所以我们可以看到，留守儿童只是更容易产生心理行为问题，而不是必然出现这些问题，同样的条件可以出现不一样的人，每个留守儿童都有巨大的能动性。

三、动员各方力量，提高留守儿童心理健康水平

（一）强化父母及监护人的家庭教育责任

需要强化父母及监护人的家庭教育责任。父母要树立正确的教育责任观，明确教育子女是自己的应尽之责。父母应有完整的责任意识，要定期与子女沟通交流，更多关爱子女，通过多种方式和途径来表达对子女的爱，同时取得社会和学校的支持。父母应主动与子女的任课老师、班主任联系，加强沟通，共同商讨教育孩子的策略和方法。应加强与代理看护者的联系及亲子间的沟通。一方面加强与代理看护者的联系，及时掌握孩子的学业、品行及身体健康状况，寻求多种途径与方式对孩子的学习和生活进行指导；另一方面，加强与孩子的沟通与交流，尽可能地多与子女联系，加强彼此情感沟通，勤与子女通话或写信交流，有条件的尽可能多回家看望子女，或利用节假日将孩子接过来，弥补长期外出造成的亲子情感的缺失，让孩子知道自己是被爱的，父母离开家工作只是为了让他过上更好的生活；再者，改善“留守儿童”家庭生活氛围，减少家庭成员间的矛盾冲突，增强家庭成员的亲密度和情感表达，提高家庭组织性，加强办事原则，使家庭生活有序，为“留守儿童”提供一个和谐、温暖的成长环境。

研究发现，母亲在家看护的单亲留守儿童的心理发展与非留守儿童的差距最小，因此建议最好母亲可以在家看护孩子，尽管可能面临“父爱缺失综合征”，但只要加强与父亲的沟通，留守儿童的心理还是可以健康成长的。如果条件允许，可以带上孩子打工或避免双亲外出打工，给孩子的成长提供一个健康完整的家庭环境。

针对隔代和上代监护的留守儿童，监护人要在以下三方面改善家庭教育状况：①对儿童的学习和品德等方面给予更多的关心、关注；②加强与留守儿童的沟通交流，主动关心和接纳留守儿童的情绪情感；③改善不当的家庭教养方式，既不能溺爱，也不能不管不问，对留守儿童既要提出合理的要求，同时又能表现出对儿童成长的关注和爱，要耐心倾听儿童的观点，创设理性、严格、民主、耐心和充满爱的家庭教育氛围。

父母对子女成长起的作用是任何人无法取代的，来自父母双方的关爱和教育，有利于孩子的健康成长。

（二）发挥学校教育的主渠道作用

学校教育工作中要采取综合措施来帮助留守儿童克服面临的各种困难，应该对留守儿童给予更多的关注，对留守儿童的自我概念、人际关系、学习态度等方面的发展予以积极的鼓励和引导，使其学业和心理获得良好发展。

1. 积极开展心理健康教育

配备心理健康教育教师，开设心理健康教育课程，开展心理咨询、心理辅导和心理健康讲座等活动，开通心理咨询热线电话，及时发现和诊治学生出现的心理健

康问题。为了消除留守儿童因亲情缺失而导致的不良情绪，辅导教师要适时地给留守儿童提供条件和机会，比如设立留守儿童倾诉热线、宣泄小屋、心声留言等都是很好的方式，鼓励他们通过不同渠道和方式来表达、释放自己的情感与情绪。

2. 积极开展各类活动，使留守儿童融入集体

学校应以丰富多彩的有益身心的活动来引导学生的兴趣和爱好，以良好的教育来留住学生的人和心，从而避免留守儿童受到社会消极因素的影响。设立专门场地，让留守和非留守儿童相互娱乐、联谊，让他们感受到集体的温暖，设立方便、简单轻松的文化阅读场所，用书香和经典儿童电影滋养留守儿童的心理。

3. 建立代理家长制

为满足留守儿童对父母的渴望之情，学校可以安排有关教师做留守儿童的代理家长，与留守儿童“结对子”。通过结对子活动，让教师成为留守儿童的“专职家长”，掌握留守儿童的基本情况，关心他们的精神成长，关注他们的喜怒哀乐，像父母一样关爱他们。代理家长要善于发现他们的闪光点，有了进步及时给予表扬和肯定，帮他们树立信心，从而使留守儿童在享受关爱的同时各方面取得进步。

4. 建立留守儿童心理档案和联系卡制度

在心理健康教育中，对那些有代表性的问题进行分析、归纳、评价，积极建立每个学生的心理档案。收集监护人和代理监护人的信息，积极与他们沟通，协调解决留守儿童在成长中遇到的各种问题。

5. 积极开展针对网络成瘾问题的心理教育

开展各种心理咨询活动，对留守儿童出现的各种心理障碍进行救助，对其上网过程中遇到的各种困惑给予明确的解答，通过各种教育让其正确认识网络成瘾的危害，从而提高其自我控制能力。

6. 搭建亲子空中桥梁

对父母的信赖和依靠是孩子的天性，无论父母在外多忙，也让孩子尽可能多地听到他们的声音。家长和教师定期沟通孩子的学习和在校表现。大量的事实表明，留守儿童的精神核心常常是自己的父母，其他监护人靠得再近也很难占据这个核心位置。当被问及“你最想要什么”时，留守儿童大多回答：“我什么都不要，只要爸妈回来就够了。”能和父母短暂地相处一段时间，成了留守儿童一年中最奢侈的享受。可见，在父母与留守儿童之间搭建交流平台是弥补亲情缺失的重要途径。为此教师首先要做好留守儿童父母的工作，讲明亲子沟通的重要性，通过设立亲情电话卡、亲情网络平台或者鼓励留守儿童与父母通信等方式，加强留守儿童与父母间的沟通，为留守儿童提供情感支持。

（三）建立社会教育体系

留守儿童心理健康成长需要社会多方的支持，共同形成合力，促进留守儿童的身心健康。要通过教育部门的政策引导，加强社会各界对留守儿童心理健康成长的关注。可以协调多方力量，建立由基层教育部门牵头，联合共青团、妇联、机关工

委等相关组织，共同搭建爱心教育平台，构建留守儿童的社会化教育和监护体系。农村基层组织在管理机制上督促家长关注留守儿童的道德建设，与家长签订儿童道德建设责任状，实行预警机制和失范追究机制。加强农村乡镇文化建设，为农村未成年人的健康发展创造一个良好的社会环境，为农村留守儿童的道德发展提供良好的氛围。通过法规和宣传教育等手段，对农村地区出现的不良社会现象（如赌博）进行治理；对游戏室、网吧的营业活动进行规范，防止其给未成年人的身心健康发展造成不良的影响；组织针对留守儿童或未成年人的各种活动等。同时，可以通过举办留守儿童代理监护者的学习培训班，提高他们的素质，使其真正担负起监护人的职责，更好地完成对留守儿童的监护工作。组织各种形式的志愿者下乡活动，配合农村留守儿童的教育。可以结合大学生的社会实践开展对留守儿童的健康教育，这样既能使留守儿童接受到丰富多彩的健康教育，培养他们的学习兴趣，避免其在脱离父母和学校视线的情况下表现出各种问题行为，也为大学生提供了参与社会实践的机会。

留守儿童问题是一个综合性的社会问题，应该集合各方面的力量，政府各部门明确责任分工，使社会教育、学校教育、家庭教育三大体系形成合力，促进留守儿童心理的健康发展。我们相信通过全社会的共同努力，留守儿童的心理健康问题必将得到很好的解决。

（四）提高留守儿童的心理适应能力

（1）培养留守儿童的耐挫能力和适应环境的能力。要使每一位留守儿童明白：人的一生会遇到这样或那样的困难与挫折，祈求一切顺心，事事如意，只是一种美好愿望。在学习和生活中遇到困难与挫折时，应主动化解心理压力，冷静处理问题，要以平和的心态去适应环境。

（2）培养留守儿童的自我教育能力。教师在心理教育中要调动其积极性、主动性，培养留守儿童的自信心、自尊心和自制能力，增强其意志的自觉能动性，以达到培养留守儿童自我教育能力的目的。

（3）培养留守儿童正确面对竞争的能力。设法引导学生体验成功，并为他人获得成功进行鼓励，培养健康的竞争心理。留守儿童十分注重同龄人之间的相互评价，而且这种评价更容易满足尊重需要，更容易感受到温暖。若能创设留守儿童间为他人成功热情鼓励的气氛，引导留守儿童多赏识伙伴的行为，多赏识伙伴的进步，无疑对消除竞争带来的负面作用是有着积极意义的。

值得注意的是，目前对于留守儿童的研究都是为证明留守儿童有问题而进行的，鲜见对他们的积极性一面的研究。事实上，有不少留守儿童是品学兼优的优秀学生，其他留守儿童也各有各的优点，如果仅仅把注意力集中在留守儿童的负面问题上，如果全社会都认为留守儿童等于问题儿童，这样将对留守儿童的自我概念产生消极的影响，他们可能难以找到自己进步的动力。所以，我们应该多注重发掘留守儿童身上的闪光点，鼓励这些孩子不断成长和进步。

总之，留守儿童的健康成长值得全社会的共同关注，家庭、学校和社会应重视和加强对留守儿童的心理教育。家庭是个体成长的重要场所，父母要注意与子女进行心灵沟通，创设良好的家庭教育环境；学校要加强心理和情感教育工作；政府应改革与户籍相联系的城乡隔离的各种制度，建立适应社会和谐发展的新体制；留守儿童也应提高自身的心理适应能力。留守儿童的大量产生和存在，是我国现阶段的现实情况，需要各方面共同努力促进留守儿童的健康发展。

第三节　流浪乞讨者心理卫生

流浪乞讨作为一种特殊的谋生方式，是古今中外共同存在的一种社会现象。随着经济的发展，社会流动加快和城市化的发展，城市流浪乞讨现象已经成为社会各界普遍关注的一个焦点。流浪乞讨者，就是通常说的乞丐，是以流浪乞讨维持生活的人员，目前为了生存而乞讨的人员相对比较少，职业乞讨者占大多数。多数被政府有关部门护送到救助站进行救助。

近几年，在全国各地的救助工作中，心理救助的重要性日益凸显，不少救助站都开始尝试在救助管理的工作中引入心理救助的内容，以期提高流浪乞讨者的心理健康水平，同时，流浪乞讨者心理健康水平的提高也有利于规范和减少流浪乞讨行为，稳定社会秩序。

一、流浪乞讨者的行为表现

流浪乞讨者通常通过以下行为方式来行乞：

（1）示弱行为：通过各种各样的方式，将自己最弱势的形象、苦难的经历、悲惨际遇向路人展示，博取同情，获得施舍。例如有些乞讨人员故意暴露自己的残肢、裸露被烧伤的身体等。

（2）欺诈行为：这是多数非残疾的青壮年采取的乞讨方式之一，乞讨者为了得到别人的同情和施舍，伪装成残疾、伤病，假装受灾、钱包被扒，假扮孕妇等不同的角色，编造痛苦经历来获取同情。例如，有的假扮学生乞讨，跪在地上，前面放一张告白书、医院证明、死亡证明等，上书父母双亡、家有弟妹无钱读书，求好心人资助等。

（3）卖艺行为：流浪乞讨者利用自己所谓的“一技之长”，在人口密集的地方展现自己的“绝活”，卖艺乞讨。这种乞讨方式比较文明，乞讨时大多会表演一些节目，如拉琴、唱歌、写字画、耍猴等。

（4）强讨行为：流浪乞讨者利用特殊的身份进行强讨强要，或者变新的花样逼对方施舍。例如被操控的未成年人抱住路人的大腿卖花或强讨，不给钱就不让对方走；有的在主要交通路口，遇到红灯时就上前为对方擦车，然后向对方要求钱，如果不给钱就不让路。

根据其行乞的缘由，可把流浪乞讨者分成不同的类型，如职业型乞讨者、兼职型乞讨者、被迫型乞讨者及操纵型乞讨者。不同类型的行乞者其来源及行为表现有一些共性，通过对广州市救助管理站里的流浪乞讨人员的调研，我们发现：

（1）职业型乞讨人员，即是将“乞丐”当成一种取得收入的职业，其行乞过程中多具有欺诈性，他们的乞讨模式也呈现一定的规模性和规律性。如来自安徽的残疾村，全村村民出动；来自贵州的少数民族部落，以拍车门卖零件和少数民族饰品为生。职业乞讨人员中还出现了各种帮派，对乞讨势力范围进行了划分。

（2）兼职型乞讨人员，即主要指有些农民利用农闲时间出来乞讨或者是有些地方的学生利用学校放假的时间来乞讨，以赚取学费等。这部分人员最大的特点就是具有一定的时段性。

（3）被迫型乞讨人员，即是指无收入，或者有少量收入但不足以维持个人或家庭支出，亦有因其他原因如病重无钱治而被迫进行乞讨的人员。该部分人员占乞讨人员的比例少，而且在街面乞讨时，比较文明，不会出现强讨强要的现象，遇有政府部门人员来劝导时，多能听从安排入站救助。

（4）操纵型乞讨人员，即是指受他人控制或暗中控制，乞讨所得必须全部或部分上缴控制人的乞讨人员，主要是以小孩和残疾人为主要对象。如某些省份的农村里不少人把自己或亲属的小孩带出来卖花弄钱，大都采用抱腿、尾随等方式。

二、流浪乞讨的原因分析

流浪乞讨的类型不同，其形成的原因也各有差异。概括起来，导致流浪乞讨的原因主要包括社会因素、家庭因素、个人因素和经济因素等。

（一）社会因素

1．社会保障

有些地方政府的社会保障制度不健全，特别是对于弱势群体而言，年老、疾病时得不到有效的保障，一旦患病得不到治疗，外出流浪乞讨就成为保障生存的唯一出路。

2．社会治安

社会的治安与维稳有着极大的关系，如财物被盗、被骗、被抢等造成社会不稳定，导致部分受害者因此走上流浪乞讨的道路。

3．社会体制

我国现行体制不能完全适应经济发展的要求。例如现有教育体制以分数作为衡量学生优秀与否的标准，忽视了其个性发展和综合素质的培养，分数不达标、学习成绩差，就会遭到训斥、嘲笑、批评甚至打骂。日积月累，使学生产生严重的逆反心理和厌学情绪，有些学生因此离家出走，或被犯罪分子利用和操控，开始了流浪乞讨的生活。

4．社会风气

部分人致富心理遭到扭曲，“职业乞丐”就是其中最为典型的代表。一些辛苦打工的人收入反而不如一个乞讨者，他们的心理和思想观念很可能受到影响，甚至加入乞讨的行列。

5. 打击犯罪力度不够

对于犯罪分子操纵未成年人和残疾人进行牟利的行为，打击力度不够。有些人租借未成年人或残疾人进行乞讨，或监护人存在监管不严的情况，致使犯罪分子操纵未成年人或残疾人乞讨，亲属间利用未成年人乞讨的现象也呈扩大化趋势。

6. 同情之心

慈悲为怀是大多数民众的道德观念，民众对于流浪乞讨者的同情心往往成为滋生“职业乞丐”的温床，导致“乞丐三年半，回家盖楼房”，“在外磕头，回家盖楼”的现象出现。

7. 家境贫困

因为家境贫困，不得不到城市进行务工或乞讨，这部分人员大多来自偏远山区或贫困地区，当地政府的财政状况不好，很难兼顾到所有的百姓，单靠在家务农或工作很难解决生计问题，更提不上发家致富了。

（二）家庭因素

1. 教育不到位

因家庭的多种因素，如家庭暴力、解体、寄养等，使未成年人不堪忍受，得不到家长的教育和关爱，而导致离家出走、流落街头。许多流浪乞讨者的父母是文盲或只接受过小学教育，缺乏教育孩子的正确方法，对孩子的教育缺失很可能导致其问题行为的出现。

2. 孝心不到位

许多年老病残的流浪乞讨者，因为不能或很少为家庭增加收入，相反需要增加家庭的额外开支，对家庭造成沉重的经济负担，有些没有孝心的人因此把父母赶出家门，让其流落街头，任其自生自灭。

（三）个人因素

1. 自身技术

进城务工的农民，在得不到以出卖劳力谋生的工作时，他们有的会选择走上乞讨的道路，乞讨正日渐成为失业农民工新的谋生手段。另外，有些人因为缺乏技术和知识，不能找到一份舒服的工作，又不愿意从事重体力劳动，他们认为乞讨是更加省力的工作，并且能挣到更多的钱，故而选择乞讨为生。

2. 思想观念

从文化方面看，在任何一种社会形态里都会有主流文化和主流文化外的“亚文化”或“次文化”，流浪乞讨文化便属于这种文化性质，加上当地风气不正，甚至出现“乞讨村”的现象，村民的流浪乞讨不仅不会受到当地社会的谴责，反而为其他人所羡慕和效仿。

（四）经济因素

1. 发展失衡

我国社会结构的变化，造成城乡收入水平差距加大，地区发展失衡，最终导致农村人口大量向城市转移，农业生产逐步向工业生产转变。

2. 贫富差距加大

经济发展的不平衡和社会再分配制度的不完善，使得不同地区之间、城乡之间及不同社会成员之间的贫富差距日渐加大。部分边远地区收入极低，生活困苦，农民即使在城市流浪乞讨也比在当地收入高；因为社会保障制度不健全，迫使农村老人、残疾人走上流浪乞讨的道路。

3. 就业条件

由于城市国企改革的加速，使得不少人员下岗，造成失业率升高，在一定程度上加剧了城市流动人口的增长。在生存条件尚不能获得充分保障的情况下，一部分人就转向了流浪乞讨。同样，经济条件不好时，社会上的职业乞讨人员也相应增多，还出现成群结队乞讨的趋势。

三、流浪乞讨者的心理分析

（一）流浪未成年人心理分析

流浪未成年人的生活极为艰辛，生存方式主要有乞讨、捡拾（捡垃圾卖和捡东西吃）、偷盗、抢夺、卖假、打小工等。他们长期处于无人管教的状态中，往往形成一些不良人格特点，并存在严重的行为问题。中国流浪儿童研究报告中显示，流浪儿童出现情感和品行问题的比率大约是正常儿童的三倍，很多的流浪儿童有焦虑、抑郁和退缩倾向。

通过对广州市流浪乞讨人员的走访和调研，我们发现流浪儿童也有一些共同的心理特征。归纳起来主要表现有：

1. 天真却成熟的“小大人”

流浪未成年人和正常孩子一样，也充满了童真，他们活泼、顽皮，总是喜欢一起玩游戏。不会记仇，刚刚还因为玩具分配不公而争吵，转眼就又一起说说笑笑。对于生活极易满足，一份小小的礼物会让他们欢呼雀跃，对于喜欢的东西总是抑制不住地想去争取。在举手投足之间显出稚气，令人总是不自觉地将他们当成孩子。

然而当我们与他们进行深入的交谈时，又感觉他们远比同龄人要早熟。在谈及他们所经历的那些原本不该承受的磨难时，总能表现出坚强和勇敢。在街头流浪，不得不面对各种各样的困难：季节更替中，他们在积极地寻求安身之地；面对社会的歧视，他们在勇敢地对抗；警察的驱赶，成人的殴打等情况，都是每天不得不考虑的现实。为了生存，他们常常穿梭于大街小巷，在困难重重的社会环境中，仍然努力地生活着。他们付出了正常儿童无法想象的代价，过早地担负起生活的责任，所以又不能将他们仅仅当作孩子看待。

2. 无助

很多流浪未成年人都是由于家庭因素而选择外出，因此在生存方面的技能并不完善，他们不得不在摸索中成长。这个过程本身就充满了危险和伤害，但他们又没有其他的支持系统。如果求助于警察，又怕警察会抓他们，特别是一些有过偷抢行为的儿童，更不会去求助于警察。同时很多儿童对救助中心并不了解，以为是和看守所同类的机构，不敢主动求助。

另外，社会上又有很多以控制儿童获得暴利的犯罪分子，总是胁迫流浪未成年去做一些违法的事情。儿童又没有充足的力量去对抗这种情形，在不断地想办法逃避这些危险中，总是凸现出儿童无助的一面。加之社会对流浪未成年存在一种排斥，很多人看到流浪未成年都会采取不理睬或者恶语相加的方式，更使得这些流浪未成年人感觉无助。

3. 爱撒谎

据救助中心工作人员总结，撒谎在流浪儿童中是一个普遍的现象。特别是流浪时间较久的儿童，经常会谎报家庭的地址、自己的流浪生活等等。由于长期流浪在外，这些儿童变得不信任社会或他人，因此在最初接触救助站的工作人员时，也会不自觉地采取撒谎的方式去防御。有时，他们还会采用撒谎的方式去博得别人的同情。

但是，如果儿童可以感受到周围人的关心及所处环境的安全，他们也会带着尝试的心理逐步透露出自己所经历过的一些事情。在进行访谈时，有一个儿童最初一直说自己不会写字，在取得信任后，他说自己撒谎了，其实是会写字的，只是出于戒备心才撒谎的。

还有一个重要的原因是很多儿童是由于家庭暴力或父母离异等原因而外出，他们根本不想回家，一旦得知救助站会将他们送回老家时，就会以撒谎的方式来搪塞。

4. 好奇心强

儿童好奇心都强，他们对外界事物较敏感，容易被新奇的事物和现象所吸引，总想去探知外面的世界，外出流浪也就成为一些孩子的选择。在调查中，部分儿童说在家里感觉很没意思，想外出游玩，于是开始了他们的流浪生涯。

也有的流浪儿童是因为外出千里去看网友受骗导致流浪的。这些主要见于正值青春期的少年。他们在网上结识异性，感受异性的关爱，产生见面的冲动，于是外出寻求自己理想中的真爱。然而，这种行为又带有很大的危险性，有的流浪未成年人报告说自己由于外出见网友而被骗去做一些违法的事情，比如去偷东西等等。调查显示，23.3%的儿童是外出见网友而开始流浪的。

5. 自我意识较低

研究发现，流浪时间短的儿童比流浪时间长的儿童的自我意识要高一些。分析其原因，我们认为流浪儿童在街头所获得的信息与正常儿童有很大的区别，他们总是在别人的嘲讽中求得生存，在别人的轻蔑中艰苦生活，而这时他们对自己的认识正处于从外界评价转向自我评价的时期，接受不到良好客观的评价，会使他们对自我的认识也有些模糊，生活的目标和自我的价值感产生减退，不知道自己是为什么而活。在访谈中，80%以上的儿童都说自己没有什么目标，也不知道自己能够做什么，这给我们提供一个思考点，即对于流浪儿童的救助要尽早入手，要重视那些刚刚流落街头的儿童，这样可更好地增强流浪儿童对自我的认识，也更有利于改善他们的生存方式。

6. 有一定自尊

通过与流浪儿童深入的接触，可以感受到他们具备一定的判断能力，特别是那些有轻微的犯罪行为的流浪儿童，他们知道什么是对与错，但迫于生存及外界的压力，只好通过一些违法的手段去获得生存。他们也很希望自己能够长大一些，去通过自己的努力来挣钱生活，而不是进行流浪乞讨来度过一生的时光。相对于成人而言，流浪未成年人的自尊水平较高，他们不希望看到别人歧视的目光，有时甚至会因为陌生人的嘲笑而与其发生冲突。

7. 幸福感较低

程福财研究表明，流浪儿童的总体主观幸福感水平低于一般人群，对自己的生存状况很不满意。流浪儿童的生活中充满了饥饿、寒冷、疾病等危险因素，同时还经常受到他人的歧视、凌辱、虐待等，使得他们年幼的心灵里充斥了大量的负面情感。在调查中，有37.1%的儿童有明显的情绪低落，在对流浪生活进行回忆时，更多的是一些负面伤心的经历。

8. 偏差的行为

在流浪的生涯中，未成年人开始变得冷漠、脆弱、情绪波动大，并开始对他人产生敌对情绪，对行为的控制能力减弱，有暴力倾向。在访谈中，我们也发现他们遇到刺激时情绪化严重、易怒，并且会出现打架事件。过早的接触社会的不良信息，使得他们认为只有自己强大，能让别人怕他，生活才会安全，因此总是以打架的方式来证明自己的强大。这也是流浪儿童出现偏差行为的一个重要原因。

9. 对未来充满希望

在与流浪未成年人的交流中，我们发现很多流浪儿童都有学习的渴望，希望能学一门技术。他们退学的原因并不全部因为不爱学习，而是家庭观念或者经济因素。他们对未来还是充满了希望，大部分流浪未成年人都希望自己可以学一门能养活自己的技术，在18岁以后能开始工作，并认为自己将来的生活会比现在要好一些。

（二）成年流浪乞讨者的心理特征

成年流浪乞讨者和流浪未成年人的心态会有些不同，他们经历了太多的人情世故，心理更加复杂化。具体表现有：

1. 价值感

流浪乞讨人员中，有很多五十多岁以上的中老年人，他们已经没有了搏击的激情，也在流浪的生活中磨平了棱角，总是感觉一切都没有太多的价值。在调查中发现，他们对目前的乞讨生活是一种认命的态度。

2. 认同感

在流浪乞讨的成人中，很多人都有这样一种态度，即“我是乞丐我怕谁”。他们在长期的流浪乞讨过程中，不再拥有羞耻感，相反对自己的流浪乞讨行为拥有自豪感。现代社会出现了很多职业乞丐，他们身体健康也有劳动能力，但是他们看中了“乞讨”这一条发财致富的财路。乞讨者中不乏采用欺骗、强索等行为进行乞讨的假乞丐，他们认为只要可以养活自己就行，不在乎生存的方式，如果运气好可以攒到很多钱的话，过年回家时别人还会羡慕自己。

3. 懒惰

据救助工作人员研究，很多的成年流浪者都有懒惰的行为方式，他们总是对周围漠不关心，生活无秩序，不讲卫生，不愿付出体力或脑力去养活自己，却总是希望不劳而获，当发现乞讨可以不用费太多体力就可以获得一定的收入时，便开始从事乞讨而不再劳动。他们总是躺在大路边、公园、寺庙等处，以不同的方式向他人展示自己的悲惨经历（可能很大一部分都是自己编出来的），以获得同情的方式来骗取钱财。

4. 家庭观念复杂

很多的成人流浪乞讨者都是由于家庭的问题而外出。特别是在一些贫穷地区，儿女的不孝，亲戚的无情，让很多的老年人寒心，不得不外出乞讨。有些地区甚至会相互比较，看到别人家的老人在外面不但可以养活自己，还可以攒钱买年货，于是就开始驱赶自己家里的老人也外出流浪。

对于这样的家庭环境，流浪在外的老人有着复杂的看法，他们一方面很懊恼自己的儿女不孝，希望能通过一些渠道为自己讨回公道，但另一方面，又不希望自己的儿女受苦，总想着只要他们生活得好就行了。在访谈中，有的老人在谈到自己的儿女取得成就时，还会露出欣慰的笑容。

5. 盲目从众

从众指个人受到外界人群行为的影响而在自己的知觉、判断、认识上表现出符合于公众舆论或多数人的行为方式。但缺乏分析，不作独立思考，不顾是非曲直地一概服从多数，随大流走，则是不可取的，是消极的“盲目从众心理”。

在流浪乞讨的人员中，有很大一部分是存在从众心理的。当看到别人在外面乞讨能挣到很多的钱时，便也开始加入流浪乞讨的行列中去。在农村里流传这样一句话“在外磕头，回家盖楼”，更促使很多不想付出努力的人开始流浪乞讨。他们总是喜欢跟着大家的行为走，而不自己思考，只要有人在乞讨中挣到了钱，就认为自己这样做也一定可以挣到钱，却从未想过在流浪乞讨的过程中有多少的艰辛和痛苦。

6. 消极的应对方式

在访谈中发现，很多的流浪者总是会消极对待生活发生的事件，他们会在情绪低落时采用喝酒、吸烟等方式去宣泄，并希望自己能够忘记过去不愉快的事情，而不会去想如何解决目前的困境。在流浪的生活中，他们不再相信努力的成果，而是不断地否定自己，认为自己作任何努力都是没有效果的。成年流浪者总是以一副听天由命的姿态进行生活，认为过一天算一天。

7. 归因方式

归因是指个体根据有关信息、线索对行为原因进行推测与判断的过程。流浪乞讨者更多倾向外归因，认为我之所以成为这样，都是因为政府的政策不公，都是别人的错等等。他们总是喜欢提前将困难扩大，并以此来证明自己的流浪乞讨行为不是自己希望的，而是社会环境导致的，这样可以减少他们在流浪乞讨时的内心冲突。

8. 情绪状态

成人流浪乞讨者的情绪多为消极，并且情绪波动大，特别是一些流浪的妇女，谈及家庭问题时，更会出现大哭的情形。在调查中发现，67.2%的流浪乞讨人员在回忆流浪乞讨经历时，伴有“痛苦”的情绪体验。

四、对流浪乞讨者的心理援助

就社会整体而言，这些流浪乞讨人员多属于弱势群体，他们的自尊和各种生理心理的需要都未能得到基本的满足。因此，在他们中不少人都存在不同程度的心理问题和偏差行为，包括情绪失调、不良行为和认知障碍等，需要给予心理辅导和矫治。

一般而言，心理救助的内容包括：提供及时的心理支持和社会支持；提供宣泄的途径和通道；给予必要的解释和引导；进行认知梳理与调节；消除不良情绪和矫正不良行为；增强自尊和树立正确的自我意识；培养亲社会行为；促进自我与他人、与社会环境的和谐状态。

对流浪乞讨人员提供心理救助，需要洞察他们的内心需要，了解他们的心理感受，评估他们的情绪状态和分析他们的认知取向，还需要应用会谈的技术和各种心理学的方法去消解他们的不良情绪，矫正存在的不良行为，协助和促进他们的转变与成长。

在心理救助的理论基础上，救助的方法可以根据实际情况呈现多样化。比如个案辅导、团体辅导，心理教育讲座、心理健康教育课程、心理热线、心理信箱以及图书音像资料等。下面就其形式进行简要的介绍：

1. 个案辅导

指一对一的心理辅导。通常，在各个受助管理区设立心理咨询室，并配置专业人员负责咨询工作。受助者本着自愿的原则到咨询室主动求助，专业人员也可以根据观察或他人的反映去主动关心，但最终是否愿意接受个别辅导，仍取决于当事人。另外，针对受助者的心理问题，要严格遵照保密性原则，但是如果发现受助者有明显的自伤或伤害他人的动机与行为，则需要向相关部门反映，必要时转介到精神病院或上报公安机构。咨询时还必须客观真实地记录受助者情况，并不断进行总结，以发现一些规律性的东西，为受助人群的普遍心理干预提供必要的依据。

2. 团体辅导

指针对一组人员进行的心理辅导，一般成员人数是12～16人。通常会根据前期的访谈及心理测量评估，把具有同样心理困扰或问题行为的受助者组织起来进行团体辅导。在团体辅导中，主要以流浪乞讨儿童为主，以一定的受助人员为一个团队，在特定的团体活动室中进行，活动形式可以灵活选用，突出针对性、活泼性和实用性。在团体辅导中，如果发现某些成员有明显的异常情绪和行为，还需要进行个案辅导。每次团体辅导活动的时间一般是一个半小时至两个小时。在活动中，要鼓励每一个成员分享自己的感受及思考，整个活动结束之后，要鼓励成员写下自己的体会感受。

3. 心理教育讲座

指针对群体进行的心理健康和心理卫生知识的讲座。讲座因为其集中性、普及性及广泛受益性而深受一些心理干预者的喜爱。讲座需要根据当前受助者的心理需要和情绪行为状况，有针对性地进行。专业人员可以提供一些简单实用的心理调节技巧，进行现场演示，听众也可以根据自己的需要自由选用。

4. 心理健康教育课程

是以发展和预防为目的的系统性课程，其目标是培养被教育者良好的心理品质，促进情绪和行为的健康发展。内容可包括人际关系的建立、情绪的调节、青春期问题的处理及个性和不良行为的自我矫正等。心理健康教育课程主要适用于长时间留在救助站的儿童和青少年。课程设计要符合实际情况，以一定的理论为依据，实施课堂教学；教学活动形式多样、方法灵活，引导受教育者积极参与；当然，心理健康教育课也要有整体性与阶段性，主要让受教育者从认识上提高自己，不断地反思自身，以促进成长。

5. 心理热线

心理热线因为方便、隐蔽也比较深受需要求助者的青睐。心理热线同样需要运用心理咨询的方法和技术去引导与协助对方减除心理困扰、提高解决问题的能力等。但热线电话有一定的局限性，因为不能和对方进行面对面的交谈，不能很好地观察当事人的面部表情、肢体动作等，因此有时会影响其心理诊断的准确性及辅导的效果。

6. 心理信箱

信往往是那些胆怯、不善言谈者的重要沟通方式之一。心理信箱的自由度比较大，求助者可以在合适的时候倾吐心事。但信箱同样存在局限性，比如心理咨询师不能及时地对个案进行处理。

第四节　下岗待岗人员心理卫生

随着市场经济建立的不断推进，许多濒临解体或转化的企业职工都面临着无业可从的严峻现实，下岗已经成为当今社会人们最关注的社会问题之一。失业或待业作为一种严重的负性个人生活事件，破坏了人们长期形成的生活方式，并直接威胁着个人与家庭的基本生存问题，给当事人乃至家庭成员造成很大的挫折感、损失感与恐惧感，容易导致紧张、焦虑、恐惧、愤懑、抑郁、绝望等一系列的情绪反应。

失业或待业所产生的不良心理反应如此强烈，学会关于失业或待业的心理调适原则和方法就具有重要的心理保健意义。

一、失业、下岗现象的原因分析

长期以来，失业、下岗问题在不同程度上困扰着世界各国。市场经济体制下的失业，有其存在的必然性和必要性。国家只要维持一个与其经济发展和生产力发展水平相适应的失业规模，这不仅不会影响社会经济的稳定，而且能够成为有益于经济健康发展的积极因素。

在我国，职工下岗是近年来人们议论最多、最敏感的话题之一。传统的计划经济体制下形成的就业结构，已经明显地不能适应企业改革深化、技术进步和经济结构调整的客观需要，企业用工制度逐渐走向市场。通过市场杠杆调节来配置劳动力资源，是经济高速发展的客观要求，是市场经济逐步建立与完善的需要。随着企业改革深化，技术进步和经济结构调整，人员的分流和职工下岗是难以避免的。

人力资源的重新配置意味着流动。在科学技术迅猛发展的时代，在劳动力资源实行市场配置的情况下，任何一种职业都不会永远固定不变。无论是职业性质、职业特点，还是职业供给量、职业对劳动力的素质要求，都在发生着变化。因此，在市场经济条件下，劳动者的职业变换和劳动力的广泛流动是一个必然发生的现象。世界各国经济发展的历史与经验都表明，国家的经济要发展，结构必然要调整，这种调整相应必然伴随着人员的流动。这是符合经济发展规律的。

此外，从微观层面来看，失业人员自身素质欠佳是下岗的个体原因。下岗原因大致可以分为：①企业倒闭或被兼并而集体下岗；②为满足单位减员增效而下岗；③下岗者自身素质不高被淘汰下岗。调查显示：失业、下岗人员主要集中分布在文化水平低、技术适应性差、接受新职业培训能力较弱的中壮年职工中，而且女性比例要远远高于男性。

有学者认为，制约劳动者失业心理的因素非常复杂，其主要因素有如下几个方面：

1. 对失业的心理准备和风险意识

失业风险意识作为心理准备的深层次内容，受多种因素影响。其中个人内在的价值取向、人格类型是制约人们不同风险意识和承受能力的关键因素。我国长期以来实行的是高度集中的计划管理体制，高就业低工资是这一体制的基本政策取向，劳动者普遍具有一种依赖性的人格特征。这种人格特征必然导致把求稳、保安、拒变作为内在的价值取向，因而普遍缺乏风险意识，对风险的心理承受力特别脆弱。虽然改革提高了社会生活中的风险程度，将人们置于一个以往所没有经历过的风险环境之中，失业风险从无到有，不断增强，但由于受传统的价值观念的影响，总的情况仍然不很理想，所以我国城镇居民对失业心理承受力极低。

2. 失业给劳动者造成的损失程度

在劳动仍然是人们的一种主要谋生手段、工资是人们收入的主要来源和生存基础的前提下，失业意味着劳动者失去工作、收入来源中断以及原有的社会地位丧失。

失业者对失去原职业所造成的货币收入和非货币收入损失与失业心理承受力的关系表现为：原职业收入和社会地位越高，失业损失越大，其失业心理承受力就越低。失业者对自身劳动力资源质量自我评价较高，对其“机会损失”的主观预期普遍高于劳动力资源质量自我评价较低的失业者的主观预期，其心理承受力相对较低。

3. *失业持续的时间周期*

失业持续时间越长则劳动者失业心理承受力越弱，失业持续时间越短则劳动者失业心理承受力越强。失业持续时间的长短受社会就业压力及劳动者素质的制约。相对于等待就业的人数，如果新的就业机会越多，或者相对于新的就业机会，如果等待就业的人数越少，则就业压力越小。在就业压力较小的情况下，失业者较容易找到新的工作机会，从而失业的持续时间也较短，反之，失业持续时间就会较长。劳动者素质越高，其失业风险愈小，即使失业也较容易被用人单位选用，失业持续时间就越短；反之，劳动者素质愈低，则其失业所面临的风险就愈大，失业以后因择业困难，从而使失业持续的时间长。

4. *劳动者的经济适应能力*

劳动者的适应力越强则其失业心理承受力越强；反之，劳动者经济适应力越弱，则失业心理承受力也越弱。劳动者经济适应力主要受劳动者家庭经济保障力和失业保险状况所制约，而劳动者家庭经济保障力主要取决于劳动者失业以前收入水平及劳动者婚姻状况。劳动者失业以前收入水平越高，收入存量越多，则其经济保障力及失业心理承受力越强，反之也就越弱。从婚姻状况看，未婚的劳动者失业时，由于其生活费仍可依赖父母，从而其经济适应力及失业心理承受力相对要高一些。而已婚的有子女的劳动者，由于他们是家庭经济来源的主要承担者，一旦失业，则会使其家庭收入急剧下降甚至中断，因而其经济适应力及失业心理承受力相对要低得多。随着社会经济的发展，家庭的经济功能逐渐削弱，劳动者经济适应力的提高越来越依赖于失业社会保险。失业社会保险的实施范围越广，失业救济金的给付水平越高，则失业者经济适应力就愈强，劳动者失业心理承受力也愈强。

二、影响下岗人员再就业的非适宜观念

择业与就业观念的陈旧、落后是制约和阻碍下岗人员实现再就业的瓶颈。观念是行为的先导，影响下岗人员再就业的陈旧观念主要包括：

（一）因循守旧观念

随着市场经济的推进和第三产业的大力发展，许多下岗职工开始选择自主经营，他们中的许多更是通过自主创业过上了好日子。然而，一些下岗人员的再就业观念，仍然停留在计划经济体制下所养成的当固定工、国营工、抱着“铁饭碗”的陈旧观念里，没有完全解脱出来，缺乏市场经济体制下的竞争就业意识，就业观念相对滞后。诸多下岗职工仍习惯于计划经济时代的凡事靠单位的做法，对市场的竞争缺少必要的心理准备，造成对当前的就业形势、就业政策了解匮乏，不是积极地寻找再

就业机会，而是消极被动地等待原工作单位的重新安排，在市场中确定不了自己的适宜位置。此外，下岗职工仍然觉得自己还是“单位人”、“公家人”，心里就有依靠，到三资企业、私营企业、乡镇企业就没有保障，单纯认为工作单位是个人身份的一种象征，“一国营、二集体、不三不四干个体”、“宁可挣国有企业的生活费，也不要乡镇企业的高收入”的落伍观念，在很大程度上限制了其再就业的选择范围，使其很容易陷入心理困境。

（二）一次就业定终身观念

随着现代社会的快速发展，人们的就业已经不可能仅仅限于终生静态的一次性工作岗位或职业，而可能出现多次动态工作岗位或职业的转换。近年来，发达国家出现了大量的非正规灵活就业方式，如临时工、小时工、季节工、短期合同工、家庭工等。其从业人数迅速增长，20 世纪 90 年代初的美国 40% 的工人从事灵活就业，英国则有 25% 的男性工人和 50% 的女性工人从事灵活就业。正因如此，欧盟提出要改变“终身职业”的旧观念，提倡人们用“终身就业机会”取代“终身不变职业”的观念，实施通过“终身职业培训”来保障“终身就业机会”的新策略，重视通过有关的积极学习和训练，树立就业者的职业培训观念，适应不断变化的社会人才需求。发达国家的经验表明，那种签订一份长期劳动合同，尔后每天按照固定的工作时间上下班，领取固定工资，正逐渐被短期合同、部分就业合同所代替。随着我国市场经济的发展与完善，优胜劣汰的竞争机制迫使终身职业向多种职业嬗变，终身一次性的职业将不复存在。这从客观上要求劳动者必须具备不断适应劳动力市场变化的能力。下岗人员如果缺乏随机应变的能力，还停留在刻舟求剑式的静态思维层面，总是把自己的眼睛放在过去曾经干过的职业上，不愿审时度势，宁可一棵树吊死，缺乏跨行业就业的长远眼光，不积极地用新知识充实自身和寻找新的出路，不愿或不敢尝试新的职业，那么实现再就业的难度将人为性地增加。

（三）好高骛远心理

长期以来形成的“重学历、轻技术”思想，使我国职工技能人才严重匮乏。劳动者素质不高，职业技能偏低，不但严重制约着我国经济的发展，而且使得劳动者在激烈的竞争中很容易被淘汰。但是，在下岗人员群体中，尤其是下岗青工缺乏对自己的正确认识与评价，自视过高，对再就业好高骛远，期望偏高，本着“再就业的工种一定要比原来的要好”的原则，对工作百般挑剔，眼高手低，造成高不成，低不就的尴尬局面。例如，广州某劳动服务部门曾经 13 次为一名下岗青年推荐工作，该青年尽管自身没有任何职业技能优势，但对所介绍工作挑三拣四，嫌工作脏、累、收入低，13 次拒绝了所介绍的工作，放弃了就业机会。据调查显示，下岗职工选择企业的标准依次为：离家较近，工作条件较好；工作稳定；有社会保障；工资较高；能发挥专长。这种再就业的高标准和自身实际状况的矛盾与差距，如不及时调整，很容易造成心理冲突。下岗人员好高骛远的择业心态导致了“有人无工做，有工无人做”并存的社会现象。

（四）等待观望心理

很多下岗人员存在着严重的一切靠国家、政府、原单位的思想，逐渐丧失了自我，缺乏危机感、紧迫感，形成了随遇而安的心态。突然而来的工作丧失，使得下岗人员感到失去了依靠，感到惊慌失措，只好听天由命。有些下岗者尽管也选择了干临时工或个体生意，但其心理还始终抱着一线希望，等待原单位给自己安排工作，认为自己以前为单位和国家作出过贡献，政府和单位不会看着不管，宁愿仅靠微薄的下岗工资勉强维持生活，不愿主动寻找工作。有的下岗者认为下岗待业是大气候，单位让待业自己也无可奈何，只能顺其自然，能就近找点事干就干，找不到自己也无能为力。许多下岗工觉得擦皮鞋、修家电等活是不体面的，宁可待在家里等待和观望。强者善于制造时机，而弱者只会坐等良机，下岗人员的这种悲观失望、消极等待的观念，很可能造成自我的封闭，这是不利于其再就业的。因而，下岗人员要学会自救，争做生活的强者，重新振奋精神，再度扬起希望的风帆。

三、下岗人员的心理反应周期

下岗人员普遍存在的影响再就业的心态，一是不知所措的依赖感；二是择业上的贵族感；三是竞争上的自卑感；四是回首往事的委屈感；五是对主人翁地位的失落感；六是得过且过的满足感；七是没有归属的失望感。从失业到再就业过程中，下岗人员会出现一系列的心理变化：

第一阶段：心理困境期。当事人感到不知所措而陷入空前的困境，乃至会感觉到好似灭顶之灾的来临。尤其对老弱病残，或再就业能力差以及对突如其来的事件缺乏心理准备的当事人而言，这种心理反应更是强烈。

第二阶段：心理自慰期。通过主观的认知努力而尽量缩减或否认失业、待业所造成的负面影响来进行心理的自慰，有时会投射出自欺欺人的异常心理反应。

第三阶段：压抑情绪体验。当失业者意识到下岗会改变个人及家庭生活方式已经成为现实时，有时会变得心理压抑，通常表现为无能为力、无法控制生活；有时会出现精力过于旺盛的反常现象，如愤怒或躁狂，而后迅速退回到无望的感觉中。

第四阶段：开始接受现实。随着对下岗现实的进一步认识，尤其是由于时间的延长对自身遭遇的自然抚慰之后，当事人会进入接受现实的阶段，从而出现开始摆脱失业挫折的心路历程。

第五阶段：自我尝试。以积极的心态寻求新的生活方式，开始谋求新的职业或留在家中料理家务以支持配偶外出工作等，以此来消除先前失业或待业所带来的各种负面的消极的心理影响。

第六阶段：调整与巩固期。重新选择新的生活方式。当事人逐步接受现实，理解自我与环境，尝试适应转变，把转变纳入新的生活方式的周期过程。

四、提高失业心理承受力的措施

失业是市场经济中一种正常的社会经济现象，虽然它对社会经济有一定的积极作用，但同时我们更不能忽视失业的负面效应。对失业问题处理不好会引起或加剧社会矛盾，造成社会秩序的混乱，甚至危及整个经济建设的顺利进行。有学者从以下方面提出了提高失业心理承受力的措施：

（一）转变劳动者的就业观和失业观，强化风险意识

（1）要有正确的就业观。我国传统的劳动就业制度，宏观上实行统包统配的就业政策，在微观上实行一成不变的固定工的用工制度，从而造成事实上的就业终身制。从经济学角度看，就业是指劳动者与生产资料结合，形成现实的生产力，并由此而获得劳动报酬的状况。因此，劳动就业应实现国家劳动部门介绍就业、自愿组织起来就业和自谋职业的结合。

（2）要树立正确的失业观。失业是与社会化大生产相伴而生的一种社会经济现象，是市场经济的必然产物。通过竞争出现优胜劣汰和人才流动，可以达到整个社会劳动力的合理配置，实现生产要素之间的最佳组合，部分结构错位和素质低下的劳动者失业在所难免。要强化劳动者的风险意识，在市场经济条件下，就业和失业都要受市场调节，无论什么职业都有失业的可能。

（二）调整产业结构，增加就业机会

我国就业结构的根本问题在于就业过分集中于低层次产业，第一、二、三产业的从业人员比例分别为56.4%、22.4%、21.2%，而发达国家的从业人员比例一般为6.7%、34.5%和58.8%，第三产业从业人员占总就业人数的六成左右。我国就业结构层次过低，产业的低级化导致劳动生产率的相对低下。因此，调整产业结构，扩大第三产业的劳动就业比重，发展小城镇和社区服务，都是增加就业机会的有效措施。

（三）提高劳动者的素质，增强对职业转换的适应能力

我国的劳动者素质较低，受教育的程度普遍不高。素质的低下，既不利于产业结构的调整和发展，又影响劳动者自身的竞争力，使他们容易失业，且失业持续时间延长。那些具有一定技术专长、文化素质高又有一定实践经验的人是最受社会欢迎的，也最容易在社会上重新获得就业机会。在就业压力一定的情况下，劳动者素质的高低便起着决定性的作用。劳动者素质越高则其失业风险愈小，即使失业了，其职业转换能力较强，再就业的机会比素质低下的劳动者要多得多，失业的时间也就相应地要短，从而失业心理承受力越强。

（四）发展生产，增加收入，提高劳动者的收入存量

长期以来，我国实行的是高就业低收入的政策，城镇居民收入存量很少。改革开放后，我国城镇居民的收入虽然有了较大幅度的提高，但是总体水平仍然偏低。因此，要根据国民经济发展和劳动生产率增长水平，逐步提高城镇居民的收入，加快分配制度的改革。劳动者在就业期间必须有目的、有计划地进行失业保险的储蓄，做到有备无患。如果劳动者就业时收入水平高，储蓄倾向强，收入存量多，则其失业的经济适应力和失业心理承受力就越强。

（五）健全失业保险制度，完善社会保险体系

我国社会保障制度改革严重滞后，尤其是长期以来失业保险制度被排挤在社会保障安全网之外。1986 年我国确立并开始实施失业保障。但是这种失业保险制度很不完善。这主要表现在两个方面：一是保险范围过于狭窄，只限于全民所有制企业的固定工；二是给付标准太低，不要说维持职工家庭的基本生活，就连失业者本人的基本生活也没有办法维持。这种失业保险制度不可能提高失业者经济适应力，更不可能增强失业心理承受力。因而，失业保障要起到保险的作用必须做到两点：一是保险对象覆盖所有的城镇职工；二是失业保险金给付水平能保证失业者及其家庭的基本生活。

（六）提高和改善自身素质是实现再就业的关键

下岗待岗人员素质改善与提高的途径有：

（1）积极的自我改善。重在自我的调整与控制，要自尊、自信、乐观，善于分析自己的情绪反应处在何种状态，以及这种情绪状态对自己再就业的影响，调整心态，增强心理耐挫力。充分发挥自身的主观能动性，加强自我学习和自我锻炼，保持优势，强化弱项。树立自主、自立、自强的择业意识，培养竞争上岗意识和劳动保护意识。

（2）积极参加再就业培训。①心理辅导与咨询：通过心理咨询工作者的协助，改善自我的职业价值评价、认知与自我观念等心理因素，提高心理素质，平稳度过心理反应期，有效克服害怕失败、绝望等心理屏障，增加再就业的成功率。②技能培训：旨在改善能力素质，提高原有技能，或学习新的技能和技术，实质性地拓展再就业范围。

五、下岗人员心理调适方法

（1）正确面对挫折，调整对失业事件的认知评价。认知评价是应激源刺激与个体反应之间的一项重要的中介变量。尽管失业对当事人会造成一定的损失或伤害，

但最好是能够辩证地看待和评价失业所带来的心理冲击，塞翁失马，焉知非福。可以采用“酸葡萄与甜柠檬”心理防卫策略，有意贬低失业事件所产生的负性后果，或者运用“合理化”心理防御机制，进行外归因，减轻自身的心理挫折感。调整心态，振作精神，自立自强，积极迎接生活的挑战，充分认识到失业或待业可能是一种新机遇的萌芽，也许会带来生活、事业上的转机，至少给个体提供一次重新选择工作与生活方式的权利。

（2）重构新的个人支撑点。每个人都有一个赖以生存与发展的支撑点。有的人以家庭为重，有的人则以事业、人际关系、日常活动、个人兴趣爱好为中心。面对下岗现实，失业者应迅速重新寻找原有工作以外的“个人支撑点”，以维持个体最基本的心理平衡，避免出现精神的崩溃。

（3）合理疏导宣泄消极情绪，转变“自足”观念。下岗后最好不要过度压抑内心的焦虑、郁闷、愤怒、怨恨和绝望，可通过适宜方式加以疏导与宣泄。向亲朋好友、同事倾诉自己遭遇到的职业挫折感及心理困扰，有效地宣泄内心的苦闷、压抑与痛苦，减轻紧张、焦虑和恐惧的体验。有意识地参加一些文体活动，转移注意力，避免沉溺于工作往事的回忆，降低对失业事件的过分敏感性。积极寻求各种支持与帮助，改变过去“自足”观念，建立起“他求”观念。发扬“敲门试问野人家”的自觉性，主动与人交往，互通信息，主动走访人才市场和寻找招聘资讯，及时了解就业渠道，以增加再就业机会。

（4）重新审视自我，调整期望值。失业是市场经济发展过程中必然出现的一种社会现象。重新认识自我，深刻剖析自我，善于从导致自己下岗的诸多原因中，分析与自身的能力、个性相关的素质缺陷，痛定思痛，从过去的挫折中吸取经验与教训。这对于坦然接受现实处境，对于日后个人的发展都是大有裨益的。下岗人员要对再就业充满希望，不要总想着自身的短处，如学历低、无专长、年龄大、身体弱、不会说话、人老实、对自己没信心等，确定适宜的期望值，参与社会激烈的竞争，抱着“天生我才必有用”的自我定位，持有“长风破浪会有时”的期待，去寻觅“无限风光在险峰”。

（5）积极行动，不断优化就业选择。下岗后最好不要消极等待，应根据自己现有的个人特长和社会关系，暂时从事一些帮助自己适应这种突然转变的工作，从中不断优化自己的就业选择，不断充电参加再就业培训，最终实现找到理想工作的目标。

参考文献

[1] [美] Alan Carr. 积极心理学．郑雪等译．北京：中国轻工业出版社，2008.

[2] [美] 保罗·马森等．人类心理发展历程．孟昭兰等译．沈阳：辽宁人民出版社，1991.

[3] 陈创生．心理学基础．广州：广东经济出版社，2002.

[4] 陈明丽，许明．国外关于教师职业压力的研究．福建师范大学学报（哲学社会科学版），2000（3）.

[5] 陈起燕．产后抑郁症相关因素调查研究．中华护理杂志，1999，34（3）.

[6] 陈薅，陈红卫，韩钱芝．浅谈老年人心理卫生与保健．时珍国医国药，2003（12）.

[7] 陈秀英，汪桂琴，陈学建．危重病人的心理护理．临床和实验医学杂志，2007（1）.

[8] 陈一筠，陆士桢．家庭与下一代．北京：社会科学出版社，1996.

[9] 陈永胜．导引人生——心理卫生学．济南：山东教育出版社，1992.

[10] 陈仲庚．实验临床心理学．北京：北京大学出版社，1992.

[11] 崔以泰，黄天中．临终关怀学理论与实践．北京：中国医药科技出版社，1992.

[12] 杜新春，常翠华．更年期妇女的健康教育及护埋．中国实用医药，2009（4）.

[13] [美] 厄内斯特·贝克尔．拒斥死亡．林和生译．北京：华夏出版社，2000.

[14] 方巧，刘灵灵．宜春市社区卫生服务机构开展心理咨询的现状与思考．社区医学杂志，2011（9）.

[15] 傅振华．亲子关系与婴儿心理健康．家庭育儿，2004（3）.

[16] 高新义，周晨等．新疆克拉玛依社区老年人的孤独状况与心理卫生水平分析．中国健康心理学杂志，2009（17）.

[17] 古吉慧，殷堰华．以同伴支持促留守儿童的心理健康发展．宜宾学院学报，2011（3）.

[18] 贺漪．更年期综合征妇女心理健康水平及影响因素的探讨．实用妇产科杂

志，1997（13）.

［19］胡幼芳，秦锐，池霞等．双亲个性及孕母的心理行为方式对婴儿气质影响的研究．中国儿童保健杂志，2005（3）.

［20］蒋超文，刘树谦．教师的人际关系．广州：广东教育出版社，1993.

［21］江开达．精神病学．北京：人民卫生出版社，2005.

［22］李百珍．青少年心理卫生与心理咨询．北京：北京师范大学出版社，1997.

［23］李德高．特殊儿童教育．台北：五南图书出版公司，1987.

［24］李慧英，孙霞．亲子依恋视角下留守儿童心理健康问题研究．长江大学学报（社会科学版），2010（2）.

［25］李强．心理保健手册．天津：南开大学出版社，1997.

［26］［美］M. A. 拉曼纳，A. 尼雷德门．婚姻与家庭．李绍嵘等译．北京：世界图书出版公司，1995.

［27］李淑英．谈谈中年人的心理特点与心理保健．徐州教育学院学报，2002（4）.

［28］李晓捷．英国残疾儿童康复服务的机构特点及现状．中国临床康复，2004（8）.

［29］李序科．重庆市城市社区心理卫生现状调查及其对策思考．社会工作，2007（4）.

［30］李雪梅，宋文娟．危重病人的心理问题与护理措施．井冈山医专学报，2009（16）.

［31］李艳，韦国善．我国当代中学生“心理贫困”现象思考．南宁师范高等专科学校学报，2009，1（26）.

［32］李悦辉．下岗失业与再就业问题研究．华中师范大学硕士学位论文，2003.

［33］李兆良等．论高校教师的压力及压力管理．医学与社会，2007（10）.

［34］梁茂春．美国城市限制流浪乞讨的措施及其启示．北京行政学院学报，2011（3）.

［35］林崇德．发展心理学．北京：人民教育出版社，1995.

［36］林胜坚．基层民警职业压力研究——以青浦公安分局为例．复旦大学硕士学位论文，2009.

［37］刘爱民．浅谈老年病人心理护理．实用医技杂志，2005（8）.

［38］刘宝发，邹照菊．我国企业改革中员工失业心理的实证分析．工业工程，2005（7）.

［39］刘协和，刘志中．心理卫生大全．重庆：重庆出版社，1993.

［40］陆建华．孕妇心理特征及心理指导调查结果分析．现代康复，2000，4（3）.

［41］卢秀安．现代心理学纲要．广州：广州出版社，1994.

[42] 罗伯特·卡斯顿鲍姆．垂死状态．李维译．见李维，张诗忠．心理百科全书（人格发展卷）．上海：上海教育出版社，2004.

[43] 罗明基．教学论教程．哈尔滨：黑龙江人民出版社，1987.

[44] 罗苏群．我国智力残疾儿童家庭康复研究综述．教育导刊，2010（6）．

[45] 马建青．心理卫生学．杭州：浙江大学出版社，1990.

[46] 马有度．中国心理卫生学．成都：四川科技出版社，1990.

[47] 茅于燕，王书荃．弱智儿童的早期干预．北京：华夏出版社，1995.

[48] 孟宪武．临终关怀．天津：天津科学技术出版社，2002.

[49] 彭立荣．家庭教育学．南京：江苏教育出版社，1993.

[50] 钱铭怡．心理咨询与心理治疗．北京：北京大学出版社，1994.

[51] 邱鸿钟．大学生心理卫生．广州：广东高等教育出版社，1997.

[52] [美] 苏珊·桑塔格．疾病的隐喻．程巍译．上海：上海译文出版社，2003.

[53] [日] 上田敏晶．50 岁之后的自我开发．孙贺春译．北京：经济日报出版社，1991.

[54] 石林．工作压力的研究现状与方向．心理科学，2003，2（3）．

[55] 孙学娟，李静怡．论完善城市流浪乞讨人员政府救助机制．中国劳动关系学院学报，2009（10）．

[56] 唐书圣，王章豹．高校教师压力过度现象分析及压力管理策略．合肥工业大学学报（社会科学版），2007，8（4）．

[57] 陶滢．妊娠妇女焦虑状态的调查研究．中国初级卫生保健，2000，14（5）．

[58] 田慧生，李如密．教学论．石家庄：河北教育出版社，1996.

[59] 王爱玲，李春红，张新连．急诊危重病人的心理特点及护理．现代预防医学，2005，32（4）．

[60] 王长虹，李晏，苏林雁．青春期的心理行为问题及对策．实用儿科临床杂志，2008，23（12）．

[61] 王大伟等．教师工作压力管理的心理学策略．西华大学学报（哲学社会科学版），2009，6（3）．

[62] 王登峰，张伯源．大学生心理卫生与咨询．北京：北京大学出版社，1992.

[63] 王化远．老年心理和生理卫生．成都：四川科技出版社，1990.

[64] 王玲，徐福宪．心理辅导与社会救助．广州：暨南大学出版社，2010.

[65] 王效道．心理卫生．杭州：浙江科学技术出版社，1990.

[66] 王以仁等．教师心理卫生．台北：心理出版社，1992.

[67] 魏庆．妊娠期妇女心理状态相关研究进展．护理学报，2009，16（1B）．

[68] 吴志国，谢斌．精神卫生人力资源的预测和规划研究．上海精神医学，2009（04）．

[69] 夏益．社区精神疾病与心理卫生．中国社区医师，2011（3）．

[70] 许淑莲等．老年心理学．北京：科学出版社，1987.

[71] 许松芽．留守儿童心理弹性与社会支持关系的调查研究．集美大学学报，2011（7）．

[72] 许新源，邱乾隆．论警察职业压力与疏导．中国人民公安大学学报（社会科学版），2007（4）．

[73] 徐雪琴．试论领导者人际关系心理调适．社会心理科学，1998（3）．

[74] 徐云，秦伟，霍大同．临终关怀中的心理支持系统的现状与问题．医学与哲学（人文社会医学版），2006（12）．

[75] 许又新，吕秋云．现代心理治疗手册．北京：北京医科大学，中国协和医科大学联合出版社，1997.

[76] 许振媛．儿童发展心理学．长春：吉林教育出版社，1996.

[77] 杨文群等．学校心理卫生．福州：福建教育出版社，1988.

[78] 易法建等．心理医生．重庆：重庆大学出版社，1996.

[79] 银春铭．弱智儿童的心理与教育．北京：华夏出版社，1993.

[80] 郁景祖．大学生心理与调适．上海：复旦大学出版社，1995.

[81] 余小鸣，卫薇，高素红等．青少年未婚妊娠的多因素分析．中国妇幼保健，2010，25（1）．

[82] 张凤英，黄雪琼．高校辅导员压力管理研究．中国教育技术装备，2010（6）.

[83] 张勘．探索具有中国特色的临终关怀学发展之路．中国卫生事业管理，1994（3）.

[84] 张宁生．听觉障碍儿童的心理与教育．北京：华夏出版社，1995.

[85] 张砚民，许鸿凯．老年人的心理特点与心理卫生．中国冶金工业医学杂志，2004（1）．

[86] 赵恒起．小学校长要掌握学校管理心理知识．人民教育，1990（9）．

[87] 周国韬，张明等．教师心理学．北京：警官教育出版社，1998.

[88]［新西兰］Graham W. M ELLSOP. China's new approaches to an old problem. 上海精神医学，2011，23（4）.

后　记

在暨南大学出版社苏彩桃老师的建议下，我们对几年前出版的《心理卫生》一书进行了部分的调整和修改，主要是根据时代的发展增添了一些新的理论和研究成果，也对目前社会上比较关注的一些特殊群体心理卫生问题进行了讨论，还增加了一些应用性的知识。比如，在第二章“心理卫生的理论背景”中，介绍了近几年很热门的积极心理学的有关内容；在“特殊群体心理卫生”一章中，增添了留守儿童心理卫生、流浪乞讨者心理卫生等内容；还在“恋爱、婚姻与家庭心理卫生”的章节中，增添了孩子问题教育专栏，就如何处理孩子中常出现的各种心理和行为提出了具体的教育举措。另外，针对职业压力这一普遍性问题和社区心理服务这一需要，我们还专门添加了“职场心理卫生”和“社区心理卫生”这两章内容。力图使新版的《心理卫生》比前版更加全面和更具参考价值。

全书由王玲负责构思添加章节并进行统稿，各章节的编写人员分别是：第1~3章由王玲负责；第4、5章和第8章由周歆、王玲负责；第6、7章由陈志静、王玲负责；第9、10章由王佳、王玲负责；第11、12章由张丽玲、王玲负责。感谢暨南大学出版社的编辑同志，也感谢书中引用和提及的专家学者。由于时间比较仓促，加上水平有限，本书难免存在不当之处，恳请读者及同行批评指正。

王　玲

2012年5月于华南师范大学